Editor J. Bradley Randleman **Associate Editor** Iqbal Ike K. Ahmed

Intraocular Lens Surgery

Selection, Complications, and Complex Cases

人工晶状体手术

适应证、并发症及复杂病例

主　编　〔美〕J.布拉德利·兰德尔曼

副主编　〔美〕伊克巴尔·艾克·K.艾哈迈德

主　译　姚　克

天津出版传媒集团

天津科技翻译出版有限公司

著作权合同登记号:图字:02-2017-112

图书在版编目(CIP)数据

人工晶状体手术:适应证、并发症及复杂病例/(美)J.布拉德利·兰德尔曼(J. Bradley Randleman),主编;姚克主译.—天津:天津科技翻译出版有限公司,2018.8

书名原文:Intraocular Lens Surgery: Selection, Complications, and Complex Cases

ISBN 978-7-5433-3867-8

Ⅰ.①人… Ⅱ.①J… ②姚… Ⅲ.①人工晶体-植入术 Ⅳ.①R779.6

中国版本图书馆 CIP 数据核字(2018)第 152080 号

Original title:
Intraocular Lens Surgery by
J. Bradley Randleman (Editor)
Iqbal Ike K. Ahmed (Associate Editor)

授权单位:Thieme Medical Publishers, Inc.
出　　版:天津科技翻译出版有限公司
出 版 人:刘 庆
地　　址:天津市南开区白堤路 244 号
邮政编码:300192
电　　话:(022)87894896
传　　真:(022)87895650
网　　址:www.tsttpc.com
印　　刷:北京博海升彩色印刷有限公司
发　　行:全国新华书店
版本记录:889×1194　16 开本　15.5 印张　168 千字
2018 年 8 月第 1 版　2018 年 8 月第 1 次印刷
定价:158.00 元

主译简介

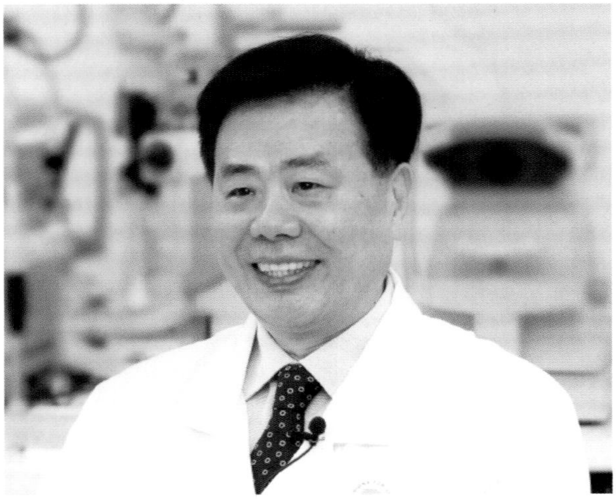

姚克，教授，主任医师，博士研究生导师，浙江省特级专家，浙江大学眼科研究所所长、浙江大学医学院附属第二医院眼科中心主任、浙江大学眼科医院院长。现任中华医学会眼科学分会主任委员、国际眼科科学院院士、国际眼科理事会理事、亚太白内障及屈光手术学会副主席、亚太眼科学会中国区负责人、中华医学会眼科学分会白内障与人工晶状体学组组长、浙江省医师协会会长兼眼科学分会会长、浙江省医学会副会长。

主要致力于白内障与人工晶状体的临床和基础研究，是我国现代白内障手术的创始者之一。在国际上首次提出非球面人工晶状体的设计并应用于实践，开创了手法切核小切口白内障手术方法，最早在中国大陆采用超声乳化白内障手术技术，创新与改良超声乳化联合黏弹剂小管扩张切开治疗青光眼合并白内障，首次进行了软性人工晶状体的单侧改性和药物装载研究。

主持并完成了30余项国家和省部级研究项目，累计发表学术论文360余篇，其中SCI收录160余篇。主编《眼科学》教材（英文原版改编版），以及《飞秒激光辅助白内障手术》《微小切口白内障超声乳化手术》《微小切口白内障手术学》《复杂病例白内障手术学》《白内障超声乳化吸除联合人工晶状体植入术》等多部眼科学著作。曾两次以第一获奖人获得国家科技进步二等奖，并获得5项国家发明专利。

先后获得瑞士Alfred-Vogt奖，美中眼科金钥匙奖、金苹果奖，亚太白内障及屈光手术学会认证教育者奖，亚太白内障及屈光手术学会金奖，中华眼科杰出成就奖等荣誉。

译者名单

主　译　姚　克

译　者　（按照姓氏汉语拼音排序）

李谨予　倪　爽　王　玮

徐　佳　姚　克　朱亚楠

主编简介

J.布拉德利·兰德尔曼博士是艾默瑞大学医学院 John H.和 Helen S. Hughes 眼科学教授，艾默瑞眼科中心和视光中心角膜、眼表和屈光手术部主任，*Journal of Refractive Surgery* 杂志主编。

兰德尔曼医师于纽约哥伦比亚大学的哥伦比亚学院获得学士学位，于得克萨斯卢博克市的得克萨斯科技大学医学院获得医学博士学位。在佐治亚州亚特兰大的艾默瑞大学完成了眼科实习培训。兰德尔曼医师曾于艾默瑞大学任实习总监助理两年，期间通过角膜/眼表和屈光手术的专科培训。2004 年，他作为全职教授助理在艾默瑞工作，2006 至 2012 年任职艾默瑞角膜专科培训主任，2012 年担任角膜组主任。

兰德尔曼医师是 Alpha Omega Alpha 国际医学协会会员，曾于 2004 年获得 Claus Dohlman 专科医师奖，2010 年获得美国白内障和屈光手术学会授予的 Binkhorst 青年眼科医师奖，2011 年获得国际屈光手术学会授予的 Kritzinger 纪念奖，曾被美国眼科学会授予 2007 年秘书处奖，2008 年成就奖，2014 年杰出成就奖。

兰德尔曼医师自 2011 年起担任 *Journal of Refractive Surgery* 杂志主编。他曾于顶尖眼科学杂志发表 100 多篇论著，参编 30 本屈光手术、白内障手术和角膜扩张方面的书籍。他还发表了两篇著作：*Collagen Cross-Linking* (2013，与 Farhad Hafezi 共同编辑)，*Refractive Surgery: An Interactive Case-Based Approach* (2014)。

伊克巴尔·艾克·K.艾哈迈德博士任多伦多大学助理教授，青光眼和前段手术专科培训主任，多伦多大学肯辛顿眼科研究院院长；同时就职于安大略米西索加的 Trillium Health Partner 和 Prism 眼科研究院；兼任犹他州大学的临床眼科教授。他因在复杂眼科手术领域经验丰富而闻名世界，尤其擅长复杂白内障人工晶状体手术并发症的处理和青光眼手术。他曾发表 100 多篇论著，参编 50 多本书和两本教材，担任诸多国际知名编委会委员，多次参与或点评手术直播。

2010 年，艾哈迈德医师因其年轻有为而被授予加拿大前 40 位的国家杰出奖。2014 年，艾哈迈德医师在美国白内障与屈光手术学会(ASCRS)年会上被授予 Prestigious Binkhorst 奖章，这一奖项是为了表彰世界上为眼科学术和临床做出卓越贡献的杰出眼科医师而设立。2015 年，他因手术日讲座而获得美国青光眼学会(AGS)表彰。艾哈迈德医师最近在新杂志 *The Ophthalmologist* 的最具影响力眼科医师评选中名列第 7 位。

主编名单

J. Bradley Randleman, MD
Editor-In-Chief, Journal of Refractive Surgery
Professor of Ophthalmology
Director, Cornea, External Disease, and Refractive Surgery
Emory University Department of Ophthalmology
Emory Vision
Atlanta, Georgia

Iqbal Ike K. Ahmed, MD, FRCSC
Assistant Professor
Director of the Glaucoma and Advanced Anterior
Surgical Fellowship
Department of Ophthalmology and Vision Sciences
University of Toronto
Toronto, Ontario, Canada
Director of Research
Kensington Eye Institute
University of Toronto
Toronto, Ontario, Canada
Trillium Health Partners
Mississauga, Ontario, Canada
Prism Eye Institute
Mississauga, Ontario, Canada
Clinical Professor of Ophthalmology
Department of Ophthalmology and Vision Sciences
University of Utah
Salt Lake City, Utah

编者名单

Amar Agarwal, MS, FRCS, FRCOphth
Dr. Agarwal's Group of Eye Hospitals and Eye Research Centre
19 Cathedral Road
Tamil Nadu, India

Iqbalike K. Ahmed, MD, FRCSC
Assistant Professor
Director of the Glaucoma and Advanced Anterior Surgical Fellowship
Director of Research, Kensington Eye Institute
University of Toronto, Toronto, Ontario, Canada
Clinical Professor
University of Utah
Salt Lake City, Utah

Anika Amritanand, MS. Ophthal, MScCH
Assistant Professor
Department of Ophthalmology
Christian Medical College
Vellore-632004
Tamil Nadu, India

John P. Berdahl, MD
Assistant Professor
University of South Dakota
Vermillion, South Dakota
Vance Thompson Vision
Sioux Falls, South Dakota

Camille Budo, MD
Emeritus Associate Professor
Medical Advisor
Ophthalmic Biophysics Center and Anne Bates Leach Eye Hospital
Bascom Palmer Eye Institute
University of Miami Miller School of Medicine
Miami, Florida
Emeritus Associate Professor
Medical Advisor Ophtec
Consultant Ophtec
Consultant Physiol
Ophthalmology
Maastricht University
Maastricht, The Netherlands

Jorge Perez Bustamante, MD
Cornea and Refractive Surgery
Unidad Oftalmologica de Caracas
Caracas, Venezuela

Florence Cabot
Ophthalmic Biophysics Center and Anne Bates Leach Eye Hospital
Bascom Palmer Eye Institute
University of Miami Miller School of Medicine
Miami, Florida

Xavier Campos-Moller, MD
University of Toronto
Toronto, Ontario, Canada

Brian DeBroff, MD, FACS
Associate Clinical Professor
Department of Ophthalmology and Visual Science
Yale University School of Medicine
New Haven, CT, USA
Chief of Ophthalmology
Yale New Haven Health System
Bridgeport Hospital
Bridgeport, Connecticut

Desiree Delgado, BS
Florida Lions Eye Bank
Bascom Palmer Eye Institute
University of Miami Miller School of Medicine
Miami, Florida

Uday Devgan, MD, FACS, FRCS (Glasg)
Private Practice, Devgan Eye Surgery
Los Angeles, California
Partner, Specialty Surgical Center of Beverly Hills
Beverly Hills, California
Chief of Ophthalmology
Olive View—UCLA Medical Center
Sylmar, California
Clinical Professor of Ophthalmology
Jules Stein Eye Institute
UCLA Medical School
Los Angeles, California

Vasilos F. Diakonis, MD, PhD
Bascom Palmer Eye Institute
Miller School of Medicine
University of Miami
Miami, Florida

H. Burkhard Dick, MD, PhD
Full Clinical Professor and Chairman
The Ruhr University Eye Hospital
Bochum, Germany

Nicole R. Fram, MD
Clinical Instructor
Jules Stein Eye Institute

UCLA Medical School
Los Angeles, California
Advanced Vision Care
Los Angeles, California

Gareth Lance Gardiner
Medical Student
University of Utah
Salt Lake City, Utah

Damien Gatinel, MD, PhD
Rothschild Foundation
Paris, France
CEROC
Paris, France

Ivayla Geneva, MD, PhD
Department of Ophthalmology
Upstate Medical University
State University of New York
Syracuse, New York

Ronald D. Gerste, MD, PhD
The Ruhr University Eye Hospital
Bochum, Germany

Howard V. Gimbel, MD, MPH
Professor
University of Calgary
Calgary, Alberta, Canada
Professor
Loma Linda, University
Loma Linda, California

Patrick Gooi, MD, FRCSC
Glaucoma Subsection Lead
Division of Ophthalmology
Department of Surgery
University of Calgary
Calgary, Alberta, Canada
Director
Cloudbreak Eye Care
Calgary, Alberta, Canada

Daphne C. Han, MBBS, FRCS (Ed), FAMS
Medical Director
Consultant Ophthalmologist
SMG Vision Center
Gleneagles Hospital
Singapore

David R. Hardten, MD
Attending Surgeon
Director of Cornea Service
Clinical Research Department
Minnesota Eye Consultants
Minnetonka, Minnesota
Adjunct Associate Professor of Ophthalmology
University of Minnesota
Minneapolis, Minnesota

Bonniean Henderson, MD
Ophthalmic Consultants of Boston
Waltham, Massachusetts
Clinical Professor of Ophthalmology
Tufts University School of Medicine
Boston, Massachusetts

Sumitra S. Khandelwal, MD
Assistant Professor of Ophthalmology
Cullen Eye Institute
Baylor College of Medicine
Houston, Texas

Douglas D. Koch, MD
Professor and Allen, Mosbacher, and Law Chair in Ophthalmology
Cullen Eye Institute
Baylor College of Medicine
Houston, Texas

Brent A. Kramer
University of Iowa Carver College of Medicine
Iowa City, Iowa

James C. Lockwood, MD
Emory Eye Center
Atlanta, Georgia

Kyle MacLean, MD
Ocular Pathology and Research Fellow
Moran Eye Center
University of Utah
Salt Lake City, Utah

Nick Mamalis, MD
Professor of Ophthalmology
Director, Intermountain Ocular Research Center
Director, Ocular Pathology
John Moran Eye Center
University of Utah
Salt Lake City, Utah

Samuel Masket, MD
Clinical Professor
David Geffen School of Medicine
University of California, Los Angeles
Los Angeles, California
Advanced Vision Care
Los Angeles, California

Thomas A. Oetting, MS, MD
Professor of Clinical Ophthalmology
Director Ophthalmology Residency Program
University of Iowa
Iowa City, Iowa
Chief of Eye Service and Deputy Director of Surgery Service
Veterans Administration Medical Center—Iowa City
Iowa City, Iowa

Thomas Olsen, MD
Professor, Doctor of Medicine
University Eye Clinic
Aarhus University Hospital
Aarhus, Denmark

Sotiria Palioura, MD, PhD
Bascom Palmer Eye Institute
Miller School of Medicine
University of Miami
Miami, Florida

Claudia Perez-Straziota, MD
Department of Ophthalmology
Emory University School of Medicine
Atlanta, Georgia

J. Bradley Randleman, MD
Editor-in-Chief, Journal of Refractive Surgery
John H. and Helen S. Hughes Professor of Ophthalmology
Emory University School of Medicine
Director, Cornea, External Disease, and Refractive Surgery
Emory Eye Center and Emory Vision Center
Atlanta, Georgia

Karolinne Maia Rocha, MD, PhD
Associate Professor
Cornea, Cataract and Refractive Surgery
Storm Eye Institute
Medical University of South Carolina
Charleston, South Carolina

Marcony R. Santhiago, MD, PhD
University of São Paulo
São Paulo, Brazil
Federal University of Rio de Janeiro
Rio de Janeiro, Brazil

Tim Schultz, MD
The Ruhr University Eye Hospital
Bochum, Germany

Zuhair Sharif, MBChB, MSc
UCL Institute of Ophthalmology
University College London
London, United Kingdom

Arsham Sheybani, MD
Assistant Professor of Ophthalmology
Department of Ophthalmology and Visual Sciences
Washington University School of Medicine in St. Louis
St. Louis, Missouri

Nisha Sihna, MS
Senior Consultant
Dr. Agarwal's Eye Hospital
Tamil Nadu, India

Michael E. Snyder, MD
Board of Directors, Cincinnati Eye Institute
Chair, Clinical Research Steering Committee
Volunteer Faculty, University of Cincinnati
Cincinnati, Ohio

Bruna V. Ventura, MD
Ophthalmologist
Vice-Mentor of the Specialization Course in Ophthalmology
Head of the Cataract Department
AltinoVentura Foundation
Recife, Pernambuco, Brazil
HOPE Eye Hospital
Recife, Pernambuco, Brazil

Li Wang, MD, Phd
Associate Professor
Cullen Eye Institute
Baylor College of Medicine
Houston, Texas

Mitchell P. Weikert, MD
Associate Professor
Residency Program Director
Cullen Eye Institute
Baylor College of Medicine
Houston, Texas
Medical Director
Lions Eye Bank of Texas
Baylor College of Medicine
Houston, Texas

Heather M. Weissman, MD
Department of Ophthalmology
Baylor College of Medicine
1977 Butler Blvd
Houston, Texas

Liliana Werner, MD, Phd
Associate Professor
Co-Director
Intermountain Ocular Research Center
The Mamalis/Werner Laboratory
John A. Moran Eye Center
Department of Ophthalmology and Visual Sciences
University of Utah School of Medicine
Salt Lake City, Utah

Sonia H. Yoo, MD
Professor of Ophthalmology
Associate Medical Director
Bascom Palmer Eye Institute
University of Miami Miller School of Medicine
Miami, Florida

中文版前言

随着白内障超声乳化手术的发展以及功能性人工晶状体的应用，白内障手术已从复明手术时代进入屈光手术时代。更加高超的手术技巧，更加精准且个性化的屈光方案都是这个时代对白内障手术医师提出的新的要求。作为中华医学会眼科学分会主任委员，全国白内障及人工晶状体学组组长，我一直希望将“屈光性白内障手术”的医疗理念以及基于这个理念的先进的白内障手术技术带给中国临床眼科医师，但一直遗憾没有一本以此为角度且系统性较强的学习工具书。有幸通过天津科技翻译出版有限公司接触到 *Intraocular Lens Surgery: Selection, Complications, and Complex Cases* 一书，此书由屈光白内障手术领域专家 Bradley Randleman 教授和复杂白内障手术领域专家 Ike Ahmed 教授编著。我初读此书便被编者独有的白内障及屈光手术医师视角所吸引，通读全书更深深感受到此书手术理念上的先进性以及知识点上的系统性，于是下定决心翻译此书，以分享给广大的中国眼科临床医师。

全书共 28 个章节，译文逾 15 万字，内容以人工晶状体手术为聚焦点，从人工晶状体的历史开始，层层展开，论述人工晶状体的选择、人工晶状体手术并发症的处理、复杂情况下人工晶状体植入方式，以及新一代人工晶状体的展望。此书着眼于临床实践中的常见问题，详细分解手术步骤及技术难点，配有大量精美的彩色图片以及超过 50 个手术视频，不失为一本图文并茂、内容丰富、有深度、有广度，并且实用性极强的专业书籍。此书适合各个水平的临床眼科医师阅读，译者相信不同水平的眼科医师在阅读此书时都能各取所需，有所收获。

本书能得以顺利出版，首先要感谢天津科技翻译出版有限公司的大力支持，同时，衷心感谢王玮博士、徐佳博士、朱亚楠博士、倪爽博士、李谨予博士在翻译过程中给予的帮助，感谢卞佳珺在全书成稿及编校中付出的辛勤劳动。期望本书的出版能给广大临床眼科医师带来手术理念上的提高与手术技术上的精进。

在翻译本书的过程中，译者虽然尽最大努力尊重原文，并尽可能避免意译产生的歧义，但难免还会存在翻译不当之处，敬请广大眼科同道批评指正，以便再版时更正。

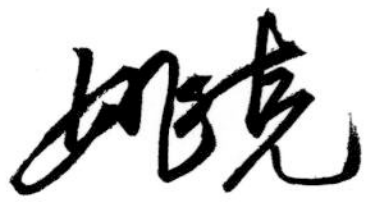

2018 年 8 月 1 日

序 言

当我还是住院医师的时候,人工晶状体研究和发展所关注的重点是安全性。认识到矫正无晶状体眼的重要性后,我们如何减轻眼内常规植入物可能带来的长期风险?置于前房还是后房?囊袋内还是睫状沟?平板式还是一片或三片式带襻?小直径还是大直径光学部?聚甲基丙烯酸甲酯(PMMA)、硅凝胶,还是亲水性或疏水性丙烯酸酯?黄色的还是透明的?如何避免后发性白内障?现代的年轻眼科医师可能很难想象这些争论有多么激烈。

时代变了，人工晶状体发展速度从未如此之快。我们的焦点已经转变为改善患者的屈光状态,减少对眼镜的依赖。人工晶状体技术的变革使患者获益,但同时也给白内障和屈光外科医师带来了新的挑战:需要掌握新技术、新手术和新的诊断技巧。

为了给临床医师们的繁忙工作提供参考，J.布拉德利·兰德尔曼和伊克巴尔·艾克·K.艾哈迈德主编了《人工晶状体手术:适应证、并发症及复杂病例》这部综合性权威著作。全书共6部分,由几十位作者共同撰写,着重论述了临床实践中的常见问题。本书的重点是屈光性人工晶状体手术及其并发症,以及复杂情况下的眼内植入。其中关于人工晶状体非囊袋固定方法的章节是必读内容。

作为 *Journal of Refractive Surgery* 杂志的编辑，兰德尔曼医师是屈光人工晶状体手术领域的领军人物。艾哈迈德医师是复杂人工晶状体手术和并发症处理方面的顶级专家。这本精心编写的书反映出了他们高超的专业技能,精挑细选的专家阵容更是他们治学严谨的体现。本书编者来自世界各地,我对这些知名专家和年轻有为的医师们印象尤为深刻。

总之，这是迄今为止出版的最综合全面的人工晶状体专著之一。我向编辑和作者们表示祝贺,我将这本书视为人工晶状体手术和并发症处理的新“圣经”。

David F. Chang,医学博士

前　言

数百年来，植入人工晶状体来替代白内障的天然晶状体一直是外科医师、配镜师和“江湖游医”的梦想，这一梦想通过20世纪50年代Harold Ridley先生的才华、毅力和奉献精神而实现了。此后，人工晶状体在世界上得到广泛应用。

随着超声乳化技术安全性的确立，人工晶状体植入成为现代白内障手术的关键步骤。在20世纪90年代之前，可选择的人工晶状体还很少。后来三片式、可折叠、复曲面、多焦点和可调节等不同材料和性能的人工晶状体相继涌现。现在，可根据患者的眼部病史和手术目标等情况个性化选择人工晶状体。我们对未来饱含期待。

为了充分利用现有的人工晶状体，我们必须熟悉其设计的基本原则，并根据实际情况做出选择。中度散光的患者、曾行准分子激光原位角膜磨镶术(LASIK)的远视患者，以及假性囊膜剥脱的患者，他们的病情各异，但大多数白内障手术医师都可能遇到。

尽管所有眼科医师在培训和实践中对人工晶状体手术都很感兴趣，但很少有像这本书中一样详尽的介绍。目前在角膜屈光手术后人工晶状体的计算和选择，囊袋缺陷患者的植入策略等方面尚无明确的人工晶状体应用指导。我们希望这本书能填补这些空白，成为初级和高年资眼科医师的主要学习工具和参考书。

本书包括6部分，主要集中论述3个基本概念：

1.常规及复杂情况下的人工晶状体选择；

2.人工晶状体相关并发症和处理；

3.囊袋缺陷患者的人工晶状体植入。

视频补充并突出强调了书中内容，展示了真实案例中手术技巧的应用。相关章节中提供的插图和步骤说明使读者可以学习每一个步骤或技术。

为什么要有一本书?

在当今的即时在线视频时代，外科技术和方法随处可见，绑定的文本在哪？这本书提供了一些宝贵资源，它将我们对现代人工晶状体手术的认识整理成文，并为未来的发展提供了一个框架。如前所述，相关视频是对文本的补充，有利于对人工晶状体手术进行全面了解。结合书中临床病例观看相应视频，才能获得最有价值的学习体验。

编写本书的目的是总结和整合我们现有的知识。我们汇集了全明星阵容的作者，利用他们的专业知识来传授人工晶状体手术各个步骤的技巧，包括优化人工晶状体选择、手术并发症的处理和复杂病例的人工晶状体植入等。我们希望本书可作为美国、加拿大等世界各国眼科住院医师和研究员培训的教学用书。

如何使用本书

本书不必从头到尾浏览，可以直接选择需要的章节阅读！虽然每一章都是建立在前面章节内容的基础上，但是每位读者的背景和学习目标不同。高年资的外科医师可能会觉得最后的外科手术章节最有价值，而初学者可能会从全面的阅读中获益。还有一些读者将本书作为随时翻阅的参考工具书。有了本书对我们现有知识和工具的详细介绍，确实能为这一领域的每一位医师提供帮助。

致 谢

致我的妻子，我的挚爱，我的伙伴和我出色的同事 Claudia，她爱我，支持我，包容我，激励我。

致我亲爱的孩子们，我崭露头角的作家兼决策制订者 Taylor，刚起步的科学家 Casey，还有我亲爱的 Mia，她有潜力成为她想成为的任何人。

致 George O. Waring，Ⅲ博士，他激发和培养了我对教学、研究和科学的热爱。这是一种自然的力量。

还有我的母亲 Patricia，她会喜欢读这本书的！

J.布拉德利·兰德尔曼

致我最好的朋友和最重要的人，我的妻子 Ruby，没有她，我不会成为现在的我。

伊克巴尔·艾克·K.艾哈迈德

目 录

第 1 部分

人工晶状体分类、材料和历史

第 1 章 人工晶状体简史

J. Bradley Randleman, Claudia Perez-Straziot

1.1 引言

如果缺少了对于人工晶状体(IOL)植入演变史的概述,任何现代 IOL 的论著都不算完整。IOL 可根据患者病理情况和屈光需求而定制。尽管白内障摘除术可追溯至数千年前,但关于 IOL 的严谨论述仅能追溯不足 75 年[1]。

白内障是眼科最常见的疾病。目前,世界上约 1.8 亿人患有视觉障碍,其中约一半患有白内障。正如 Norman Jaffe 医师在他的白内障手术史中所述[2],没有任何一项手术能像眼科的白内障摘除术那样占主导地位。

在 20 世纪,白内障手术领域取得了巨大进展,最终以常规植入 IOL 来矫正无晶状体状态达到了顶峰。在探讨白内障治疗的发展过程中,从针拨术到囊外和囊内摘除术,到超声乳化,到 IOL 的应用,到现在的飞秒激光在白内障手术中的应用,我们可以领会到眼科本身的发展;在每个阶段,关于眼的解剖学、生理学、病理学方面的理论知识都被用于改善白内障的治疗。进展来之不易,在很多情况下,程序的"改进"会被当时主流的保守派痛批。白内障摘除术发展至今经历了数千年。这些变革需要许多眼科领域杰出人物的努力,为改变我们专业的进程不断付出。没有任何一项胜利会比 IOL 植入的争取更艰难、更值得。

1.2 白内障手术的早期概念

公元 37 年,Celsius 有个关于白内障手术的记录,手术方式为针拨术,这一方法在大约公元前 1000 年印度的第一本手术学中被 Sushruta Samhita 详细描述[3]:

医生选在一个阳光明媚的早上,坐在及膝高度的长凳上,对面是梳洗用餐完毕席地而坐的患者。医生触摸眼球,患者注视医生的鼻子,助手固定他的头。医生用食指、中指和拇指捏住小刀,穿刺瞳孔边缘,进针半指宽度,距眼外缘 1/4 指宽度。然后向上拨。用右手行左眼手术,左手行右眼手术。如果手术到位,会听到声音,且有一滴水流出来。

这些 Suttiahs(印度眼科医生,或早期非意大利眼科医生)在印度实施针拨术直至 20 世纪。Suttiah 职业代代相传,实践前不需任何正式训练。

在中世纪,行医被许多不同派系执行,包括内科医生、外科医生及非正规医生,尤其是眼科医生和"白内障手术者",他们中的大多数掌握了许多眼科手术的技能。事实上,常规的医疗行业不愿意做眼科手术,因为手术效果不确定,通常比较差,以致于通常是非正规医生来做眼科诊疗。

1640 年,蒙比利埃的 Riviere 教授指出[4],白内障手术"应该留给那些江湖游医"。伦敦的理发师外科公司,莱茵兰州的沃姆斯市以及佛罗伦萨市都允许眼科医生做针拨术。这些眼科医生在 18~19 世纪都很活跃,顺利度过了白内障手术开始标准化的时期。

1.3 白内障病因学的争论

在拉丁语和现代西班牙语中,白内障被翻译成"瀑布"。有时很难向患者解释为什么他们终生拥有的眼部组织结构——晶状体会变混浊形成白内障而影响视力。随着我们对白内障认知的发展,误解才逐渐消除。与 Galen(公元 129—199 年)及其同时代的人认为,白内障是大脑的腐败液体在晶状体后凝固造成的。Guy de Chauliac(1300—1368 年),作为中世纪的杰出手术医生,并且是 18 世纪前罕见的白内障治疗医生,他提出:白内障是因大量水分渐渐渗入眼内后遇冷凝集而在瞳孔前形成的影响视力的斑点[5]。晶状体一直被认为是形成视觉的基础组织。正因为晶状体是视觉形成所需,摘除晶状体就显得特别荒谬,人们普遍认为白内障与晶状体无关。

从 1650 到 1660 年,白内障是晶状体本身而不是其前面某个组织的混浊这一观点开始被 Robert Cook, Françoise Quarre,Pierre Lasnier 和 Werner Rolfink 传授，但在相当长的时间内未被重视。法国外科医生 Antoine Maitre-Jan 通过 1685 年的针拨术和 1692 年的解剖证实了晶状体本身混浊学说[6],但未发表。1705 年 11 月 17 日,另一名法国医生,Michael Pierre Brisseau,发现白内障是晶状体本身的混浊(通过对一名法国士兵的解剖),并违背其导师的建议,投稿给巴黎的 *Academie Royale des Sciences*。他的观点得到了 Maitre-Jean 等人的支持,并与顽固的反对派相抗争,逐渐成就了他在法国学术界的教主地位。

关于晶状体混浊是白内障病因的证据不断增加,1707 年,Charles St. Ives 成为第一个记录在案的通过针拨术在活体眼中摘除白内障的人。1708 年,Jean Louis Petit 也有类似记录。学术界逐渐意识到晶状体混浊是白内障形成的原因。

1.4 首例白内障囊外摘除术:Jacques Daviel(1696—1762 年)

Jacques Daviel 是有记录的首位用囊外法摘除白内障的医生。1748 年,Daviel 为当地假发商 M. Garion 试行左眼晶状体针拨术失败。在行右眼手术时他遇到了同样的困难:晶状体碎成几块,无法从视轴上移除。他决定通过在角膜下方做切口,用针头将晶状体碎片从后房拨出来,将右眼的晶状体碎片摘除。术后眼球恢复良好,仅有部分玻璃体丢失。通过这第一次的晶状体囊外摘除,Daviel 使眼科手术发生了变革。1752 年,他发表了自己的成果,包含 206 例晶状体摘除术,成功率为 88%[7]。到 1756 年,数据增长到 354 例,98% 的成功率[5]。

Daviel 的手术方法高效但比较难，需要许多手术器械和丰富的临床经验,所以很多眼科医生仍坚持行白内障针拨术。1753 年,巴黎的 George de la Faye 和伦敦的 Samuel Sharp 大大简化了手术方法,减少了所需器械并缩短了手术时间。此后,大部分医生开始从针拨术向晶状体摘除术转变。

在 19 世纪,Albrecht von Graefe[8]发明了线状白内障摘除术,这在他有生之年(1828—1870 年)成为了老年性白内障摘除的首选方法。这一方法切口更周边,并联合虹膜切除术。

Daviel 和 Graefe 的白内障摘除术为囊外手术,术中摘除晶状体并保留囊袋。同时摘除晶状体和囊袋的囊内摘除法也在这一时期出现,直到更晚期才开始盛行。

Samuel Sharp 在 1753 年完成了首例白内障囊内摘除术[5],通过在角巩缘做穿刺并对穿后向下切,拇指向眼球施压将晶状体从切口排出。随后,各种各样的器械被应用于挤压眼球而排出晶状体，包括刮匙、勺子和斜视勾。

因为向眼球施压排出晶状体时会引起玻璃体流失,压迫很快被牵引代替,尤其适用于晶状体脱位患者。牵引法逐渐进化改良:Eugene Kalt(1861—1910 年)为手术设计了一种光滑的钳子,后来还发明了吸盘 (Paul Stoewer,1902;Vard H. Hulen,1910;Ignacio Barraquer,1917—1924),1961 年,Tadeusz Krwawicz 推荐了一种冷冻探针用于晶状体囊袋的摘除。

19 世纪到 20 世纪初，白内障手术领域其他显著的改进包括悬韧带破坏、缝合、表面或局部麻醉、轮匝肌麻醉,以及白内障摘除新技术的出现。悬韧带破坏能够协助晶状体从眼球内娩出，自 1958 年 Joaquin Barraquer 发现可由 α 糜蛋白酶的酶促反应消化后,于 1866 年由 Di Luca 首次用器械完成。1849 年,新英格兰的 Henry W. Williams 首次在白内障摘除术后行角巩膜缝合,随后于 1869 年行结膜缝合,这有利于创口快速愈合并减少手术感染。缝合技术于 1894 年由 Eugene Kalt 和 1916 年由 Frederick Herman Verhoeff 引入欧洲。

1.5 白内障术后无晶状体状态矫正

“无晶状体眼是白内障术后不可避免的并发症之一。”

Linksz,International Ophthalmological Clinics,1964 [2]

“这种情况无法治愈,只能忍受。”

（巴尔的摩威尔玛眼科研究所所长 Alan C. Woods 医生，术后无晶状体眼者）

无晶状体导致图像不能聚焦，患者几乎为盲，仅能够分辨明暗变化和模糊的影像。无晶状体眼可通过戴眼镜或角膜接触镜得到矫正。然而，这些方法并不方便，白内障术后的眼镜需要较高的放大倍率来补偿视网膜前的距离，所以戴镜后看到的物象会比未手术眼放大 25%，这会干扰双眼视的形成，失去深度感知觉，导致日常生活中诸如倒咖啡、下楼梯等都很困难。另外，眼镜会影响周边视野。

远视接触镜，因为离视网膜较近，物象放大率为 7%，更易接受，周边视野也更好。然而，白内障后无晶状体眼患者大部分是老年人，佩戴角膜接触镜比较困难。最早使用 IOL 植入的美国眼科医生 Jaffe 指出："许多患者白内障术后状态比术前更差。"[9]因此，亟须在白内障术后于晶状体的位置植入永久性的功能替代品。

1.6 早期 IOL 植入尝试

1949 年，英国的 Harold Ridley 医生首次成功行 IOL 植入。早先也有一些关于尝试白内障术后置换晶状体的报道。现存最早的记载出现于 Giacomo Casanova 的回忆录，其中记录了他在 1766 年与一位意大利眼科医生 Tadini 会见时，Tadini 提出想要在白内障术后将他提供的一种抛光水晶替代晶状体置于眼内。然而，Tadini 的设想最终未能实现。不过 Casanova 与意大利的眼科医生 Cassamata 分享了 Tadini 的想法。于是 Cassamata 医生在 1795 年尝试利用玻璃晶状体置换混浊晶状体，但最终得到了灾难性的结果[10]。

另一个奇闻轶事是关于俄国眼科医生 A. Kh. Mikhailov。19 世纪 30 年代末到 40 年代初，他曾在兔眼中实验 IOL 植入，也许人眼也试验过。不幸的是，所有关于这些实验的官方记录都毁于一场火灾，所以其真实性尚未可知。

鉴于这些早期实验的真实性比较可疑，20 世纪 40 年代 Harold Ridley 的工作被视为 IOL 植入领域的原创和先驱。

1.7 Harold Ridley 先生和 IOL

Nicholas Harold Lloyd Ridley，眼科医生 Nicholas Charles Ridley 的儿子，于 1906 年出生于英国的凯伯沃斯，在奥德比长大，1924—1927 年就读于剑桥的彭布罗克学院。于 1930 年在伦敦的圣托马斯医院完成了基础医学培训，并在普外科工作一年，然后跟随他的第一个导师，眼科的 A. Cyril Hudson 先生学习了 6 个月。Ridley 在伦敦莫菲尔德眼科医院完成学习后从事眼科培训。做住院医师的第一年，他实施了 109 例白内障摘除手术。1938 年，32 岁的 Ridley 被任命为莫菲尔德眼科医院的终身顾问。

早在 20 世纪 30 年代中期，Ridley 因白内障术后无晶状体导致的不良效果而开始考虑 IOL 概念。在 1947 年，Steve Parry 看到 Ridley 摘除白内障后提出，很遗憾不能用透明晶状体来代替白内障晶状体。这一评论激发了 Ridley 开始他的 IOL 探索之路。他认为 IOL 需要尽可能地接近于自然晶状体，所以设计了双面凸透镜，直径约 8.35mm，重约 112mg（图 1.1）[11]。

因为当时眼科届的主流当权者强烈反对 Ridley 的 IOL，所以他的后续工作都是秘密进行的。他第一次与外界讨论 IOL 的概念是和视光学家 John Pike，会议于夜晚在公园旁 Ridley 的车里秘密进行。Ridley 后来提到："两个男人晚上坐在 Cavendish 广场的车里讨论了一种新型手术的基本原理。"[12]

Ridley 对于植入物材料的选择源于他做军医时的发现：因为战火导致雨棚碎裂，飞机雨棚含有的聚甲基丙烯酸甲酯（PMMA）材料碎片常常飞入飞行员的眼睛。他注意到，只要这些碎片在眼内不会移动而划伤内部组织，就可以在眼内一直保持惰性。所以他选择 PMMA 作为 IOL 材料。

1949 年 11 月 29 日，Ridley 在伦敦的圣托马斯医院为一名 3 个月前行白内障摘除术的患者行二期手术植入了第一枚 IOL[11]。他植入 IOL 穿过瞳孔到达后房，由完整的后囊膜或玻璃体前表面支撑。IOL 植入后屈光效果并不理想，植入物厚度导致了高度近视。然而患者的中心视力提高到了 20/60。1950 年 8 月做的第二例手术效果更好，这次是在莫菲尔德眼科医院。

在随后的几年中，Ridley 顺利植入了 1000 多枚 IOL，结果各异。术后并发症主要是 IOL 脱位，然而其中的许多手术非常成功（图 1.2）。另一方面的进展是 IOL 的灭菌。最初使用溴棕三甲铵消毒，随后发现可引起术后感染，这也是当时眼内植入失败的主要原因。1957 年，改用 Frederick Ridley 推荐的烧碱湿灭菌，这种技术一直使用到 20 世纪 70 年代才换成环氧乙烷消毒。

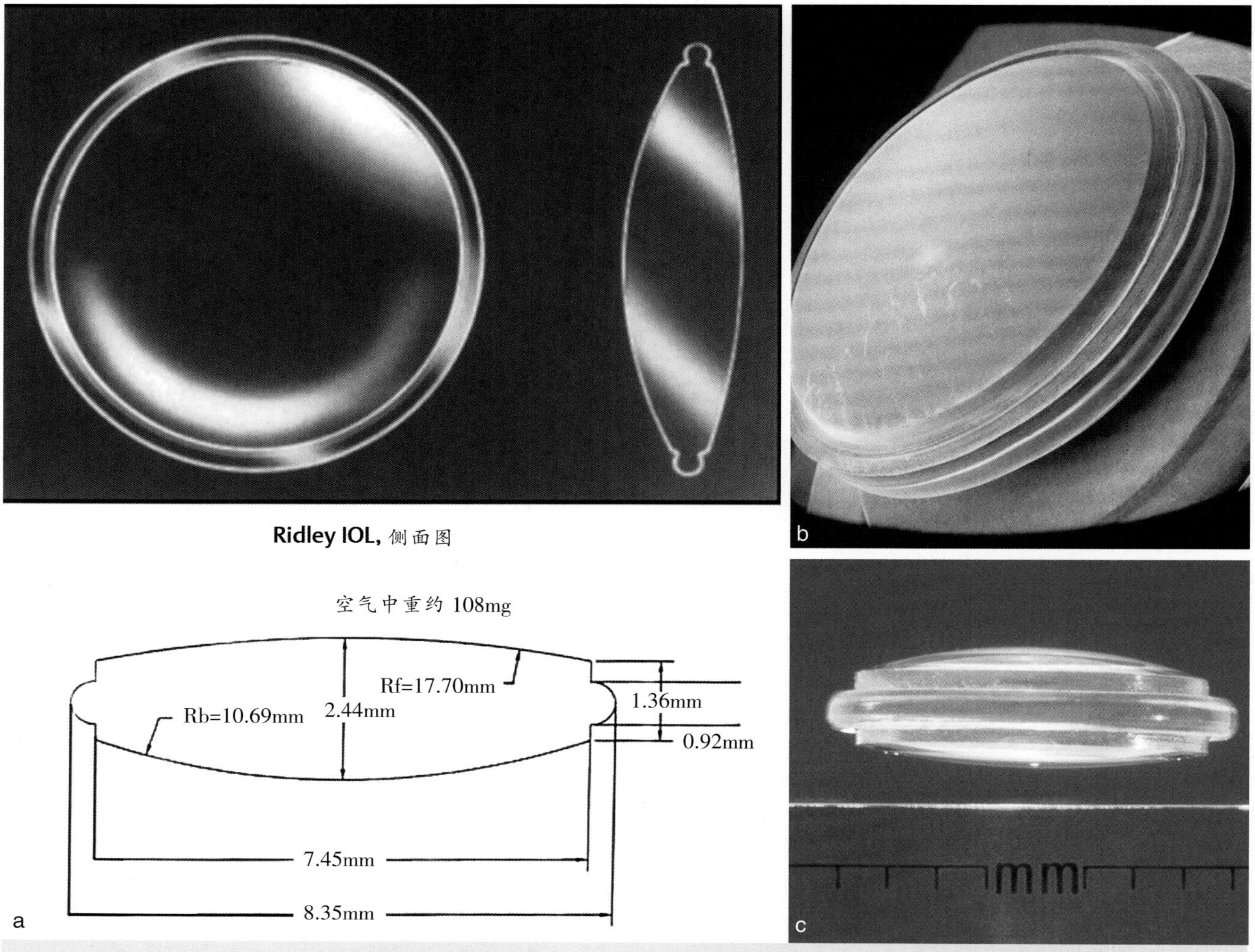

图1.1 首枚Ridley人工晶状体设计。(a)人工晶状体示意图。(b)人工晶状体表面。(c)人工晶状体前后直径和长度。(Images courtesy of Rayner,Inc.)

帝国化学工业公司的John Pike和John Holt医生也设计了IOL并尝试制造。有意思的是，三位IOL发明者(Ridley、Pike和Holt)都没有申请发明专利，所以并没有赚钱。原始的Ridley IOL由Rayner公司制造推广(图1.3)。

1.8 IOL的反应

Ridley计划两年之后再公开他IOL植入的步骤。然而在1951年初，因为有位患者误向Frederick而不是Harold，Ridley咨询，导致其他眼科医生提前知道了这项手术。所以Ridley被迫于1951年7月，也就是首例手术成功后20个月时，在牛津眼科大会上做了关于他一系列IOL植入的报道。在这次报告后，当时的一些主流眼科学家，包括Hermenegildo Arruga，Jose Barraquer，Louis Paufique和Edward Epstein深受鼓舞并开始使用Ridley的晶状体开展手术。然而，眼科届一些当权者强烈反对在眼内植入异物。

Stewart Duke-Elder先生，当时的国际眼科委员会主席，也是莫菲尔德医院眼科研究所的所长，甚至不愿意检查Ridley的患者。大概因为Duke-Elder的反对，虽然Ridley确实有几位支持者，但大部分英国眼科医生并不接受他的工作。当Ridley最坚定的支持者Peter Choyce拒绝声讨Ridley的工作时，Duke-Elder宣布不再支持Choyce获得很好的顾问职位。1952年，Ridley作为美国眼科学会的邀请学者被*American Journal of Ophthalmology*的主编Derrick Vail邀请到美国授课。Derrick Vail与Duke Elder从二战时期就私交甚好[13]。Ridley演说后，Vail写道[12]：

“尽管Ridley先生有这些成功的报道，这项手术

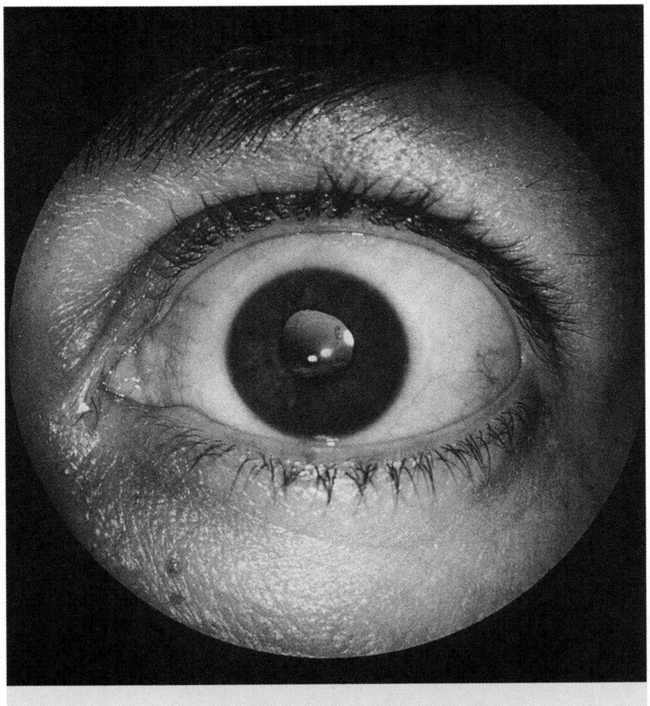

图 1.2　Ridley 人工晶状体植入眼的外观照片。(Images courtesy of Rayner, Inc.)

的鲁莽需要我们注意。它的危害不仅仅是患者的眼部不适,冒着巨大风险获得的双眼视觉也值得质疑。除非有进一步的工作投入,随访时间够长,否则我不会愿意自己被做这样的手术,也不会向我的患者推荐。我不想让他们在没有确切了解的情况下承担多余风险。"

Duke-Elder 也在 *Systerm of Ophthalmology* 就这一题目进行了评论[5]:

"尽管白内障摘除术效果通常很好,IOL 的使用安全简单(在选择好的病例),但在进一步的手术中,需要相当专业的技术和健康的眼睛来操作,对这些欠缺长期随访观察的结果(至少目前是)多少有一些疑问。"

1960 年,Peter Choyce 被邀请在洛杉矶的研讨会上展示他关于眼内植入物的研究,他同意了,条件是他的论文在 *American Journal of Ophthalmology* 上发表。Vail 回应[14]:"我不能发表你的文章,因为会鼓励美国眼科手术医生尝试去做,把好好的手术变成灾难。"

Ridley 的工作仅仅鼓舞了一部分美国和英国的医生,却招致了大部分人的批判。直到 1976 年,他在旧金山的美国眼科学和耳鼻喉科学会议上获得嘉奖,对眼科的杰出贡献才得到认可。随后其他许多荣誉接踵而至。1986 年,Ridley 当选为伦敦皇家社会学会专科医生,因为做出了"最突出的科学贡献"。Ridley 也于 1989 年在美国白内障与屈光手术学会(ASCRS)年会上获得奖励,1992 年因"眼科届最杰出贡献"授予 Gullstrand 奖章。1994 年,Ridley 成为第一位获得 Gonin 奖章的非视网膜专家。如果 Ridley 有生之年能更长久(死于 2001 年 5 月 25 日),直到他的理念普及且 IOL 植入成为眼科届主流,大概会得到更多的回报。Ridley 也受益于他自己的先驱工作,他接受了双眼白内障摘除术合并 IOL 植入。

Harold Ridley 指出,他希望自己因"通过 IOL 植入完善了白内障手术"而被缅怀[12]。

1.9 IOL 的变革:从瞳孔到后囊

1.9.1 前房和瞳孔固定

继 1949 年 Ridley 的第一例 IOL 植入术后,最初一段时间效果尚可,随后并发症发生率增高。其中包括前葡萄膜炎、后囊混浊、前房塌陷、继发性青光眼、虹膜萎缩,最糟糕的是 IOL 脱位至后房,最迟的在术后 12 年[11]。

IOL 植入经历了许多阶段,1953 年时前房被认为是最合适的植入位置。Barton 设计了一种漂浮在前房的 IOL。这种 IOL 因为离角膜内皮太近而在早期就失败了。Benedetto Strampelli 用前房角来支撑 IOL。这种 IOL 在 1953 年 9 月首次植入,又由其他设计者做了小的改进。Ridley 对最初设计的改良使它变薄了 0.55mm,并带有立起的针头可以帮助保持眼内位置。这一设计同样导致角膜内皮失代偿。尽管 1956 年 Dannheim,1957 年 Lieb 和 Guerry,1962 年 Barraquer 和 Boberg-Ans 都尝试改良来减少 IOL 对角膜的损伤,最终还是导致了角膜内皮失代偿。

1957 年,Cornelius Blinkhorst 设计了一种虹膜夹持型 IOL,有两条袢可以夹住瞳孔边缘;1959 年 Edward Epstein 设计了"领扣式"IOL,也是瞳孔支撑。尽管领扣式 IOL 导致角膜内皮损伤的概率比从前小很多,但有许多因瞳孔阻滞引起青光眼的病例。

1957—1963 年,Choyce 设计了一系列前房 IOL,从 Mark Ⅰ 到 Mark Ⅷ(图 1.4)。最终的版本 Mark Ⅷ避免了角膜内皮损伤,但有一些 IOL 弯曲,导致以葡萄膜炎、青光眼和前房积血为表现的 Ellingson 综合征(由 Thomas Ellingson 发现并报道)。1965 年,Binkhorst 设计了一种虹膜囊袋 IOL,类似虹膜夹持,但没有前面

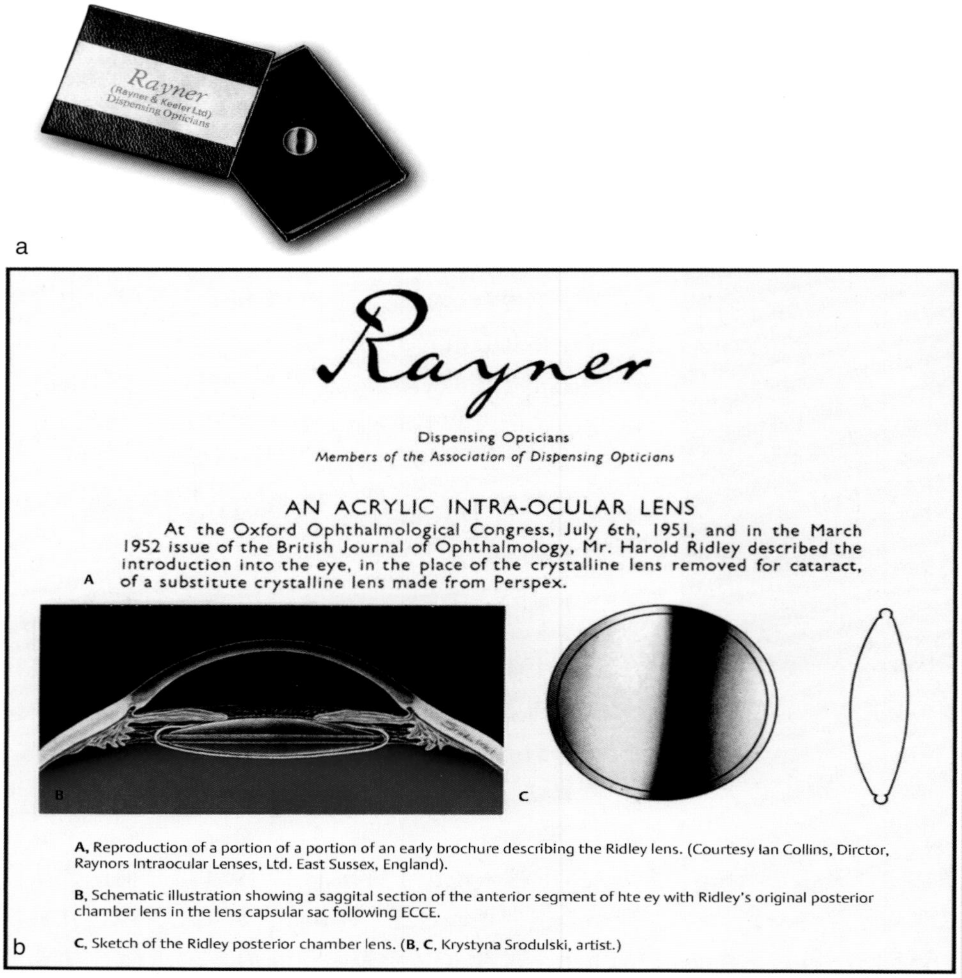

图 1.3 (a)Ridley 人工晶状体。(b)Rayner 公司早期产品说明书复印件，展示了 Ridley 晶状体设计的细节。Ridley 人工晶状体由 Rayner 公司推广。(Images Courtesy of Rayner,Inc.)

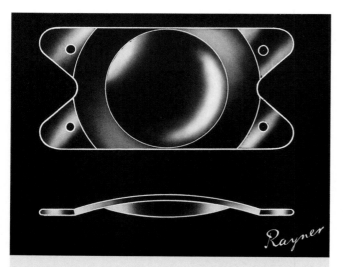

图 1.4 Choice Mark Ⅲ 人工晶状体。(Images Courtesy of Rayner,Inc.)

的袢。它通过将后袢置于空囊袋内固定，提供了更好的稳定性，并减少玻璃体的运动。

为了支持 IOL 植入和相关研究，国际眼内植入物俱乐部于 1966 年成立，Ridley 是第一届主席。这一组织获得了足够的支持来保持理念的活跃和发展，后续的发明逐渐获得主流的接受并应用于眼科临床。

1970 年，Jan Worst 开始将 Binkhorst 晶状体的后袢缝合到虹膜上来避免袢移位。他发明了虹膜奖章型 IOL，是对 Binkhorst 虹膜囊袋 IOL 的一种改良，将支撑力改到新月形袢上。此袢有两个洞，可以将其在 12 点钟位缝合到虹膜上。无论囊内或囊外白内障摘除术后都可以使用这款 IOL。

1.9.2 后房型 IOL 发展

前房型 IOL 很适合因所有晶状体组织被移除而普及的囊内摘除术。然而，随后超声乳化的出现为囊外摘除术和后房型IOL开辟了新天地。因为，正如Steven Shearing医生指出的："实践证明，囊外摘除术和后房型IOL是相辅相成的，其中任何一个的发展都必定对另一个有益。"[15]

尽管Binkhorst和Choyce的设计很适合囊内摘除术，1975年John Pierce改良了Binkhorst的IOL并通过将其下方支撑于囊袋，上方缝合到虹膜上而置于后房。这一改良将IOL置于更接近原始晶状体位置，成像大小和分辨率更好，同时远离前房，避免了与角膜内皮和前房角相关的并发症。

这种设计再次促进了后房型IOL的发展。在随后的几年内，进行了许多改革和更新。1977年，Azis why Anis设计了一种有软袢与光学部连接的后房型IOL，可以完全置于囊袋内[11]。到1983年，75%的白内障摘除术通过囊外摘除，其中70%联合后房型IOL植入，这与Ridley的初衷相符。

1.10 美国的IOL之争

1967年IOL的理念传到美国，最早的前房型IOL由Miles Galin医生（纽约），Henry Hirschman医生（长滩，加利福尼亚），Herve Byron医生（恩格尔伍德，新泽西）和Norman S. Jaeffe医生（迈阿密，佛罗里达）实施[9]。当Jaeffe医生在晨会展示他最初的几个病例时，巴斯科姆·帕默尔眼科研究所的员工持怀疑态度：他们有关于IOL摩擦可能导致虹膜萎缩的顾虑。在仅有少部分员工支持的情况下，Jaeffe医生决心减少潜在的偏见，他邀请资深住院医师Lee Duffner医生在他外出时检查他的前50例患者，并在巴斯科姆·帕默尔眼科研究所一年一度的住院医师汇报上做了出色的报告。随后Jaeffe医生在波士顿的New England Ophthalmological Society会议上做了报告。

1969年，有一些眼科学组织很关注IOL植入带来的风险。1969年10月1日，暂停所有IOL植入手术获得赞同[9]："所有已做的病例需继续规律随访，并向当地学者汇报。如果结果好，IOL植入手术将于1971年10月1日恢复。"最终，IOL植入手术于1971年10月1日恢复。

1975年，美国眼科学会举办IOL研讨会。随后，约翰霍普金斯医学院威尔玛眼科研究所的主席，Maumenee医生检查了Jawffe医生的12例IOL植入患者并为结果所动。尽管Maumenee医生对Jaeffe医生在IOL植入上的成功给予了赞许，美国食品与药物管理局（FDA）却对IOL进行了毁灭性的打击，他们在职权内将IOL植入归为药物。Jaeffe医生写了一封基金募集信，随后美国IOL植入协会主席在全国眼科医生那里募集到近150 000美金（约958 545元）。与FDA在波士顿举办了一次听证会，会上也有一些接受过IOL植入的患者阐述这一手术如何影响了他们的人生。美国IOL植入协会赢了这场诉讼，手术得以恢复。

全国范围内开展了培训课程，手术专家迅速普及。美国IOL植入协会随后更名为"美国白内障与屈光手术协会（ASCRS）"。

1.11 新需要，新模式：尝试摆脱眼镜

随着白内障手术不断完善，其安全性得到保证，为了满足医生和患者更高的屈光需求，IOL研究和设计有了新的进展。

1.11.1 通过IOL植入矫正散光

白内障手术患者中近20%有≥1.25D的散光，10%的患者有≥2D的散光[16]。第一枚用于矫正角膜散光的复曲面（Toric）IOL是1992年Shimizu等[16]设计的。它是由不可折叠的PMMA材料制成的三片式IOL，有2~3D的散光矫正力。他们将其应用于47例逆规散光的患者[17]。因为三片式设计，这种IOL在报道的病例中20%有超过30°的旋转，50%的患者有超过10°的旋转。

这促使第一枚一片式IOL于1994年设计而成，这款IOL由可折叠硅凝胶材料制成，可折叠并可通过更小切口植入。发表在*Ophthalmology*杂志上关于130例患者的报道中，84%患眼术后裸眼视力达到20/40以上，而植入普通IOL的患者达到这一视力的只有76%。在这篇报道中，75%的患眼IOL在术后3个月稳定未发生转动，18%的患者有20°~40°的转动，7%的患者有>40°的转动[18]。对这些早期设计的诸多改良大大提高了Toric IOL植入的术后效果，术后旋转稳定性增加，可矫正的散光的范围拓宽。

1.11.2 通过IOL植入治疗老视

第一枚多焦IOL是Precison-Cosmet发明的Bull晶状体，随后博士伦公司制作了NuVue晶状体并申请了专利。这款IOL是双区域折射透镜，中央为视近光学区。FDA允许NuVue IOL进入临床研究，FDA批准

的第一种老视矫正型晶状体是 Array(AMO)。在最初的研究中,72%的患者远视力可达 20/40 以上,近视力可达 J3 以上,而在单焦点 IOL 植入者中达到这一效果的仅有 48%[19]。

ReZoom IOL(AMO)实现了从双区域折射向渐进折射设计的转变。ReeZoom 晶状体于 2005 年被 FDA 批准,为三片式,6mm 疏水性丙烯酸酯材料,中央为视远区,还有 5 个不同大小的同心圆区域[20]。非球面和不同大小的区域平衡了中间视程,减少了眩光和光晕。

最早的衍射型多焦 IOL 是 Pharmacia 811E(AMO)和 3M815LE(3M 公司);前者最终上市为 Tecnis IOL,后者由 Alcon 公司重命名为现在的 Restor。Restor 是 2005 年获得 FDA 批准的首个衍射型多焦 IOL[20]。

首个 FDA 批准的调节型 IOL 是 Crystalens (博士伦),2003 年批准其用于无晶状体眼,2004 年批准其用于白内障术后老视。Crystalens 曾有一些改良,2008 年 FDA 批准了 Crystalens HD[20]。

1.12 小结

现代 IOL 经历了一个相当复杂的发展过程,在眼科学发展的每个阶段与传统观念和实践相抗衡。本文的后续章节阐述了现在在材料、植入方法、预期屈光效果等方面具有的广泛选择。然而,如果没有这么多将毕生奉献于 IOL 发展的前辈的先驱工作,这些章节将不复存在。

(王玮 译 姚克 审校)

参考文献

[1] Apple DJ. Sir Harold Ridley and His Fight for Sight: He Changed the World So That We May Better See It. Thorofare, NJ: Slack; 2007

[2] Jaffe NS. History of cataract surgery. Ophthalmology 1996;103(8) Suppl:S5–S16

[3] Rutkow I. Surgery: An Illustrated History. St. Louis, MO: Mosby-Year Book; 1993

[4] McGrew R. Encyclopedia of Medical History. New York, NY: McGraw-Hill; 1985

[5] Duke-Elder S. System of Ophthalmology. Vol 11. St. Louis, MO: Mosby; 1969

[6] Garrison F. History of Medicine. 4th ed. Philadelphia, PA: WB Saunders; 1929

[7] Daviel J. Sur une nouvelle methode de guérir la cataracte par l'extraction du crystallin. Memoires de l'Academie Royale de Chirurgie 1753(2):337–352

[8] Schlote T, Sobottka B, Kreutzer B, Thiel HJ, Rohrbach JM. Cataract surgery at the end of the 19th century at Tübingen. Surv Ophthalmol 1997;42(2):190–194

[9] Jaffe NS. Cataract and lens implant surgery. The way it was and the way it is. J Fla Med Assoc 1989;76(11):939–944

[10] Fechner PU, Fechner MU. Tadini, the man who invented the artificial lens. J Am Intraocul Implant Soc 1979;5(1):22–23

[11] Ay A. Principles and Evolution of Intraocular Lens Implantation. Boston, MA: Little, Brown and Company; 1981

[12] Apple DJ, Sims J. Harold Ridley and the invention of the intraocular lens. Surv Ophthalmol 1996;40(4):279–292

[13] Miller S. Glimpses of my mentor, Sir Stewart Duke-Elder. Surv Ophthalmol 1995;40(1):73–77

[14] Choyce DP. Recollections of the early days of intraocular lens implantation. J Cataract Refract Surg 1990;16(4):505–508

[15] Shearing SP. Evolution of the posterior chamber intraocular lens. J Am Intraocul Implant Soc 1984;10(3):343–346

[16] Visser N, Bauer NJ, Nuijts RM. Toric intraocular lenses: historical overview, patient selection, IOL calculation, surgical techniques, clinical outcomes, and complications. J Cataract Refract Surg 2013;39(4):624–637

[17] Shimizu K, Misawa A, Suzuki Y. Toric intraocular lenses: correcting astigmatism while controlling axis shift. J Cataract Refract Surg 1994;20(5):523–526

[18] Sun XY, Vicary D, Montgomery P, Griffiths M. Toric intraocular lenses for correcting astigmatism in 130 eyes. Ophthalmology 2000;107(9):1776–1781, discussion 1781–1782

[19] Percival SPSS, Setty SS. Prospectively randomized trial comparing the pseudoaccommodation of the AMO ARRAY multifocal lens and a monofocal lens. J Cataract Refract Surg 1993;19(1):26–31

[20] Lichtinger A, Rootman DS. Intraocular lenses for presbyopia correction: past, present, and future. Curr Opin Ophthalmol 2012;23(1):40–46

第 2 章 人工晶状体材料和设计

J. Bradley Randleman, James C. Lockwood

2.1 引言

目前有各种各样的 IOL 可用于矫正白内障术后无晶状体状态。这些 IOL 各有特点。主要特性包括 IOL 的材料、设计、植入位置、屈光度范围、光学特征、球面像差、植入切口大小和相关的并发症。本章主要对这些特性进行综述：术者行 IOL 植入时需要考虑这些因素来为每位患者做出最佳选择。

尝试列出所有 IOL 并不现实;所以本章主要概述 IOL 的性能,以典型的 IOL 为例来说明其特点。目的并不是阐明一种 IOL 相较其他 IOL 的优越性,而是用辩证的观点来进行讨论。

2.2 IOL 材料

最简单的 IOL 分类方法是按材料,用广义的丙烯酸酯或硅凝胶。丙烯酸酯材料分为可折叠和不可折叠,可折叠材料又进一步分为疏水性和亲水性材料[1]。IOL 材料清单见表 2.1。

2.2.1 丙烯酸酯 IOL:PMMA

不可折叠丙烯酸 IOL 由 PMMA 制成,20 世纪 40 年代 Harold RidLey 在人体中植入的第一枚 IOL 就是这种材料(见第 1 章)[2]。PMMA IOL 为硬性,需要 5.5~6mm 或更大的角巩膜切口来植入眼内[3]。PMMA IOL 本质上是疏水性,所以在植入过程中很容易与角膜内皮细胞黏附,引起细胞损伤。总体来说,PMMA IOL 光学质量良好[4]。它可被制成一片式(光学部和袢由一体的模具制作)和三片式(光学部和袢由各自的材料制成后连在一起)。PMMA IOL 适用于必须要制作大切口来娩核的囊外摘除术。然而,随着超声乳化手术的出现,可经小切口植入的折叠型 IOL 随之而来,PMMA IOL 在现代白内障手术中已经很少应用[5]。

2.2.2 丙烯酸酯:可折叠疏水性

到 1998 年,折叠型丙烯酸酯 IOL 已经成为美国医生最常用的 IOL[5]。折叠型丙烯酸酯 IOL 包括疏水性和亲水性(表 2.1)。疏水性可折叠丙烯酸酯 IOL 含水量很少(<1%)(图 2.1 和图 2.2)。与其他折叠型 IOL 相比,这种疏水性丙烯酸酯后囊混浊(PCO)发生率较低[6]。疏水性丙烯酸酯 IOL 可以是一片式或三片式,三片式的袢通常由有弹性的 PMMA 制成[5]。

2.2.3 丙烯酸酯:可折叠亲水性

可折叠丙烯酸酯 IOL 也可以是亲水性的(表 2.1)。亲水性丙烯酸酯 IOL 在含有多聚甲基丙烯酸羟乙酯时可被称为水凝胶[7]。水凝胶比亲水性丙烯酸酯的含水量高(18%~38%)[1]。所以,亲水性丙烯酸酯 IOL 必须保存在蒸馏水或平衡盐液里[5]。因为 IOL 含水量越高,折射率越低,理论上可减少眩光和 IOL 导致的其他光学异常。早期的亲水性 IOL 可钙化而导致 IOL 光学部混浊,但技术改进包装改良后,钙化发生率明显降低[6]。这类 IOL 具有高度可折叠性,可通过1.8mm 甚至更小的切口植入[5],适用于微切口白内障手术(MICS)(图 2.3)。

另一种亲水性折叠 IOL 是胶原聚合 IOL(图 2.4)。这种胶原聚合物材料是一种由亲水性丙烯酸和猪胶

表 2.1 IOL 材料和特性

材料	化学特性	折叠性	设计	袢材料[a]	切口宽度(mm)	光学部直径(mm)	IOL 长度(mm)	IOL 范例
丙烯酸酯								
PMMA	PMMA	不可	一片式	PMMA	5~7	5~7	11.5~14	EE-50(B&L)
疏水性	<1%含水量	可	一片式	一片式丙烯酸酯	2.2	5.5~6.5	12.5~13	MZ60BD(Alcon)
			三片式	PMMA				一片式:
				聚丙烯				AcrySof IQ SN60WF(Alcon)
				聚酰胺				Tecnis ZCB00(AMO)
				聚乙二烯氟化物				enVista MX60(B&L)
								三片式:
								MA60AC(Alcon)
								Tecnis ZA9003(AMO)
								Sensar AR40e(AMO)
亲水性	18%~38%含水量	可	一片式	一片式丙烯酸酯	1.8~2.2	5.6~6	10.5~11	Akreos MI60(B&L)
	(水凝胶和多聚 HEMA)		三片式	PMMA 聚丙烯				
				聚酰胺				
				聚乙二烯氟化物				
胶原聚合物	亲水性丙烯酸酯和猪胶原共聚物	可	平板式	胶原聚合物平板	2.2	6	10.8~13	NanoFLEX CC4204A(STAAR)
硅凝胶								
硅凝胶	聚硅氟烷主体	可	一片式	硅凝胶平板	2.2	6~6.3	11.2~14	Tecnis CL Z9002(AMO)
			三片式	修饰后的 C 袢				SofPort L161 AO(B&L)
				PMMA				AQ2015A(STAAR)
				聚丙烯				
				聚酰胺				
				聚乙二烯氟化物				

缩略语:PMMA,聚甲基丙烯酸甲酯。

[a] 袢材料:包含可应用的袢材料。

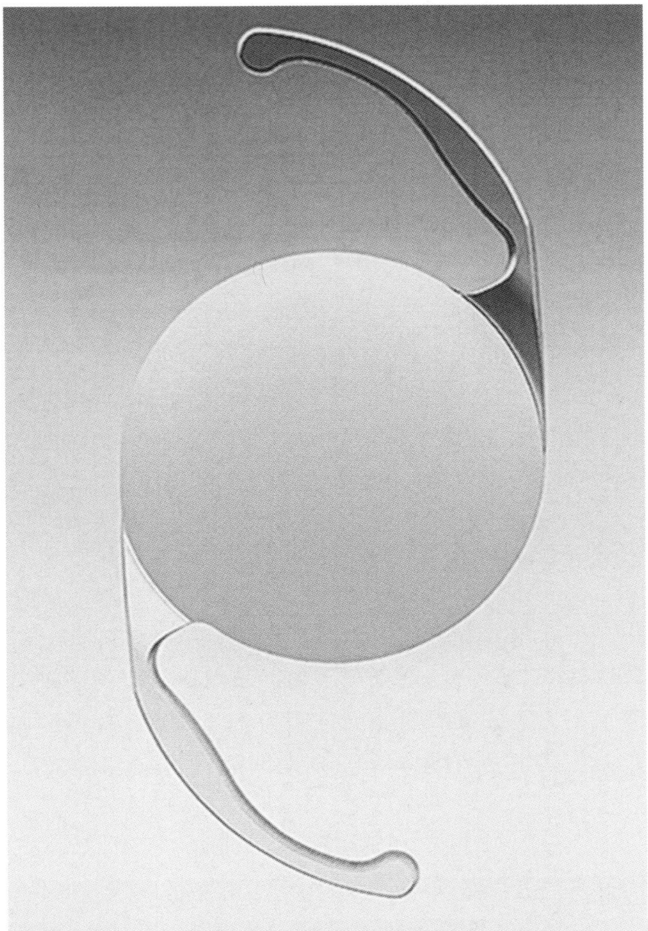

图 2.1　一片式黄色可折叠疏水性丙烯酸 IOL。(Alcon Acrysof Natural; courtesy of Alcon.)

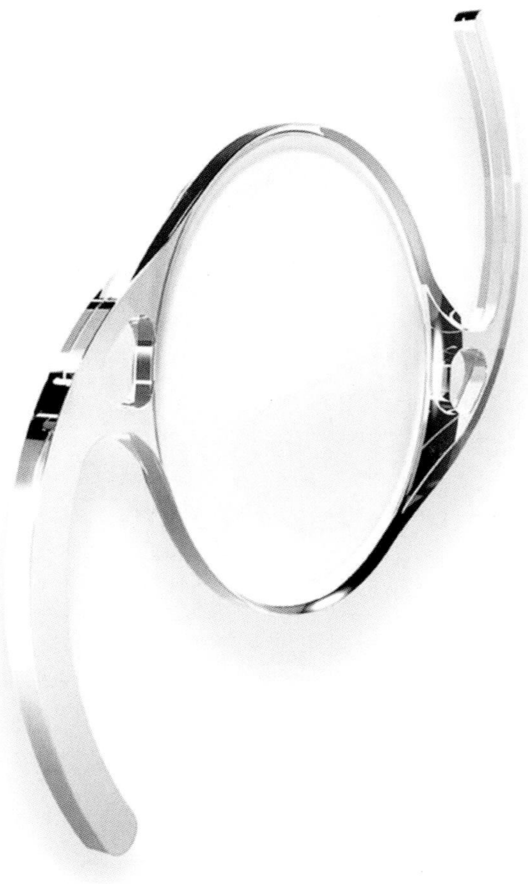

图 2.2　一片式透明可折叠疏水性丙烯酸 IOL。(Bausch & Lomb Envista; courtesy of Bausch and Lomb.)

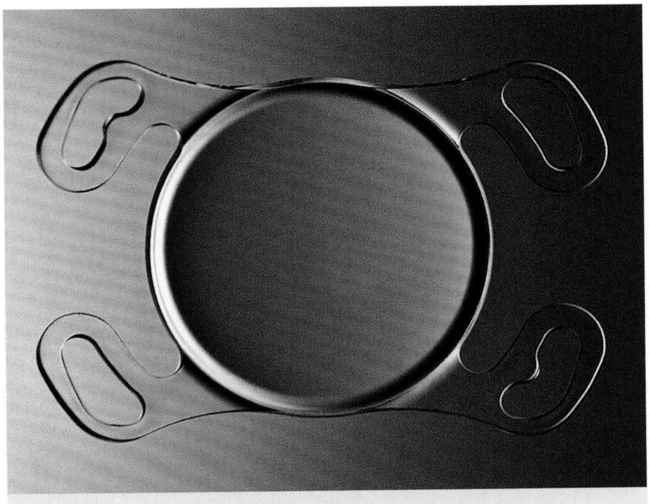

图 2.3　一片式透明可折叠亲水性丙烯酸酯 IOL。(Bausch & Lomb Akreos; courtesy of Bausch and Lomb.)

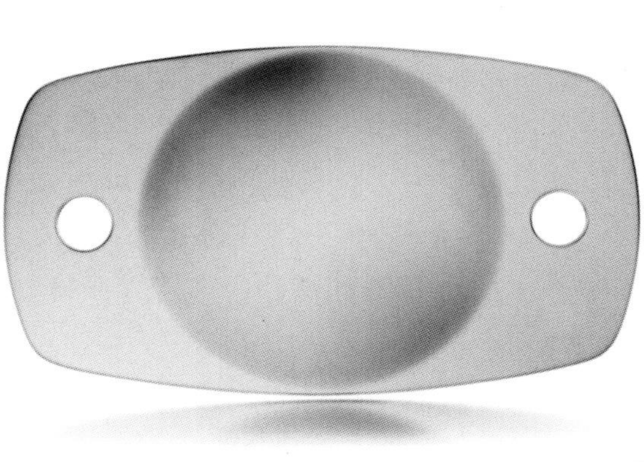

图 2.4　平板式设计胶原聚合 IOL。(STAAR nanoFLEX.)

原蛋白聚合产生的专利聚合物。理论上,猪胶原蛋白提高 IOL 在人眼内的生物相容性[5]。这种 IOL 含水量约为 34%[1]。

2.2.4 硅凝胶 IOL

另一大类 IOL 是硅凝胶 IOL，首枚折叠 IOL 就是这一材料制成[5]。这种 IOL 主要为聚硅氧烷,比丙烯酸酯 IOL 折光率低，所以比同一屈光力的丙烯酸酯 IOL 厚[1,4]。这种 IOL 通常有改良型 C 袢或平板式袢。在改良型 C 袢 IOL 中,袢通常含有 PMMA、聚丙烯、聚酰胺或氟化聚乙二烯。在前囊口有缺陷时,IOL 光学部偏心率会比较高。硅凝胶 IOL 易折叠[5]。

2.3 IOL 光学部 / 袢的设计

白内障手术发展过程中有一系列的 IOL 可用(见第 1 章),IOL 可被制作成光学部和袢材料统一的一片式,或光学部和袢分开的三片式。

2.3.1 一片式 IOL

一片式 IOL 各式各样，有 PMMA 制成的硬 IOL,也有适用于小切口植入的可折叠 IOL。一片式可折叠软性 IOL 包括疏水性(见图 2.1 和图 2.2)和亲水性丙烯酸酯(见图 2.3),还有袢与光学部同一材料且无缝连接的硅凝胶 IOL。

因切口大,一片式 PMMA IOL 已经不作为 IOL 植入的首选,但细袢设计使其同时适合囊袋内和睫状沟植入。袢的设计可引起 IOL 在囊袋内大幅度旋转,因此，这种 IOL 不能作为 Toric IOL 或其他要求术后光学部最低限度旋转的 IOL。

一片式可折叠 IOL 袢比较厚且与光学部呈一体,因此有良好的囊袋内稳定性。亲水性丙烯酸酯一片式 IOL 的袢比三片式 PMMA IOL 更坚硬且有记忆性,给予囊袋更大张力,因此居中性更好,光学部倾斜更少[8]。这些特质使得一片式可折叠 IOL 成为 Toric 和多焦点等对 IOL 位置和囊袋内旋转有严格要求的理想 IOL[9]。正如本章后面关于睫状沟固定的讨论,一片式 IOL 不适用于睫状沟植入,因为会对虹膜后表面有摩擦,导致虹膜炎,甚至葡萄膜炎[10]。

袢与光学部连成一体的一片式平板设计(见图 2.4),可获得更好的 IOL 囊袋内固定[6]。首枚 Toric IOL 为了良好的囊袋内稳定性而做了平板式设计，就是 STAAR 公司的弹性硅凝胶 Toric IOL AA4203TF [11]。这种 IOL 特别稳定,除非囊袋有损伤时例外[5]。

2.3.2 三片式 IOL

三片式 IOL 袢与光学部分开，通常是 C 袢设计(图 2.5)[7]。三片式 IOL 中光学部最常见的是 PMMA 材料。与一片式折叠 IOL 相比,带袢的三片式 PMMA IOL 更易倾斜和偏心,因为 PMMA 材料没有持久记忆力,所以袢不易稳定于囊袋内植入位置。PMMA 袢与丙烯酸酯袢相比不易损伤。其他袢的材料包括聚丙烯(又叫 Prolene)、聚酰胺和 PVDF。聚丙烯袢的特点是没有 PMMA 那么硬,因其材料记忆性差,与之连接的光学部更容易偏心。

2.4 IOL 屈光力的范围

可获得的 IOL 屈光力范围较宽。尽管每种 IOL 有其特殊的范围,表 2.2 列出了每种基本款 IOL 的屈光力范围。大部分 IOL 屈光力范围为 15~25D,可获得的屈光力在其主要范围内呈 0.5D 的间隔,通常为 10~30D,

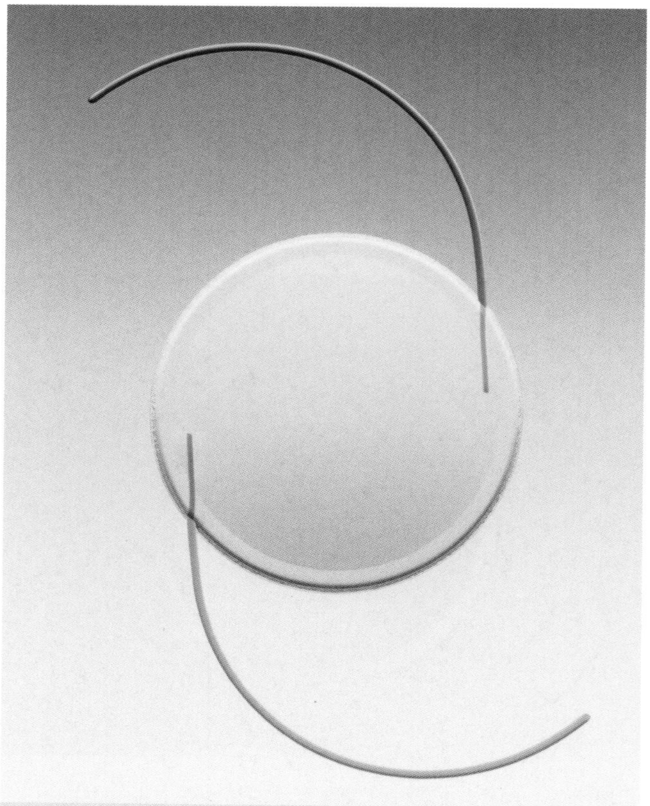

图 2.5 三片式 IOL 设计。(Abbott Medical Optics,[AMO] Tecnis.)

表 2.2　IOL 屈光力范围(按材料)

屈光力范围(D)	IOL 材料	可获得屈光力	屈光力范围内的 IOL 示例 [a]
–18~+10	一片式 PMMA 后房型 IOL	以 1D 间隔	EZE-60(B&L)
–10~+5	一片式 PMMA 后房型 IOL	以 1D 间隔	MZ60PD(Alcon)
	三片式可折叠丙烯酸酯 IOL		Sensar AR40 M & E(AMO)
–4~+4	三片式硅凝胶	以 1D 间隔	AQ5010V(STAAR)
	一片式 PMMA 后房型 IOL	以 0.5D 间隔	MZ60MD(Alcon)
0~+34	一片式 PMMA 后房型 IOL	+5~+30D	大部分 PMMA 后房型 IOL
	一片式 PMMA 前房型 IOL	以 1D 间隔；	Kelman MMTA×U0(Alcon)
	一片式可折叠丙烯酸酯	<+5D 和>+30D	大部分折叠型一片式丙烯酸酯 IOL
	三片式可折叠丙烯酸酯		大部分折叠型三片式丙烯酸酯 IOL
	三片式硅凝胶		Tecnis CL Z9002(AMO)
	平板式硅凝胶		Li60(B&L)
	平板式 Collamer		AA4204VL & VF(STAAR)
			nanoFLEX CC4204A(STAAR)
+6~+45	一片式可折叠丙烯酸酯	以 0.5D 间隔	AcrySof SN60AT(Alcon)
	三片式可折叠丙烯酸酯	>30D 时以 1D 间隔	P359UV(B&L)

缩略语:PMMA,聚甲基丙烯酸甲酯。

[a] 注:不是所有人工 IOL 的规格覆盖整个范围,对于特殊的人工 IOL 屈光力请咨询人工 IOL 制造商。

以 1D 递增。在囊袋内植入的 IOL 中,有两种宽范围一片式 IOL。包括可高达 40~45D 的可折叠一片式丙烯酸 AcrySof IOL(Alcon)。负屈光力和小屈光度 IOL 可在白内障术后有屈光偏差时作为再植入 IOL。作为囊袋内 IOL 的补充,这一类 IOL 通常有–10~5.5D 的屈光力,间隔 0.5D 或 1D。

2.5 高级光学设计元素

随着白内障手术技术改善,IOL 设计成熟,人们开始考虑 IOL 光学设计上的改良。IOL 的改良将于第 3 章详细介绍,这里主要概述两种要素:球面像差和滤蓝光设计。

角膜自带正球差,年轻人的晶状体为负球差,可以抵消角膜的正球差[12]。随着晶状体的老化,晶状体逐渐向正球差转变,引起视觉干扰,如眩光、暗环境对比敏感度下降[9]。

早期的 IOL 是球面晶状体,导致眼内正球差叠加,不能改善对比敏感度[13]。后来,负球差设计的新型 IOL 被用于抵消角膜正球差,提高视觉质量和对比敏感度[12]。最新研究表明,总体来说新的负球差 IOL 有进步,尤其在明环境和自然光线环境下[12]。现在我们有不同负球差值的各种非球面 IOL。有了这些不同球差的 IOL,术者能基于患者角膜球差来选择最合适的 IOL,有益于临床[14]。然而,近期研究表明,单纯使用降低球差的非球面 IOL 而不是达到总球差为零的状态,在大部分患者中视觉效果更好,尤其在暗环境下。非球面 IOL 同时可以减少大瞳孔引起的近视漂移[12]。

2.5.1 蓝光滤过材料

其他 IOL 设计包括 IOL 材料中复合苯并三唑和苯甲酮而使其具有紫外线吸收作用 [1]。Alcon 的 AcrySof Natural IOL 有独特的专利设计,可以同时滤过紫外线和蓝光(见图 2.1)。滤蓝光技术近几年已成为一个有争议的话题。IOL 内的黄色滤镜可以吸收蓝光,阻止蓝色光谱的光线到达视网膜。体外实验表明可以减少对视网膜色素上皮细胞的光化学损伤[15,16]。设计初衷是通过滤过这些光线可以阻止或减慢黄斑变性进程[1]。有一些研究者认为,滤过蓝光可能减少视网膜黑色素病变的发生率[6]。也有一种理论认为,滤过蓝光可破坏生物钟,导致失眠和抑郁[17]。一些研究提示蓝光对暗视力很重要,但研究结果尚不确定[18]。总之,现有文献并没有明确赞成或反对滤蓝光 IOL。至今没有临床指征可指导应用或不用滤蓝光 IOL,这一领域需要进一步的研究。

2.6 临床概念:IOL植入的合适解剖位置

明确一种IOL可以置放到哪里和其他IOL不能置放到哪里都很重要。IOL植入的最佳位置是囊袋内,或是所谓的囊袋内固定。这种固定能保证IOL最大稳定性,并发症的潜在风险最小。然而,当囊袋内固定不可能时,有其他位置可用于矫正无晶状体状态。后续章节会讨论需要选择其他位置固定的特殊情况,如假性剥脱综合征、角膜内皮炎、葡萄膜炎、Marfan综合征或同型胱氨酸尿症,还会讨论适用于每种固定位置的技术。然而对IOL设计和特性的基本了解有益于掌握某种IOL适合植入什么位置。

2.6.1 睫状沟植入

最佳的睫状沟植入IOL是一片式PMMA IOL或有硬细袢的三片式后房型IOL。它们的设计使睫状沟植入时光学部能远离虹膜。光学部表面也要光滑,圆边且直径至少6mm。IOL总直径至少13mm,才能提供足够的张力支撑睫状沟,使IOL居中于视轴。如果后囊有缺陷,袢需要旋转90°远离破口处,防止袢穿入破口[10]。第5部分会有关于特殊固定技术的深入讨论。

一片式可折叠丙烯酸酯IOL不能植入睫状沟的原因有很多。一片式IOL的袢比较大,所以与虹膜后表面接触发生摩擦的概率很高。丙烯酸酯IOL的可黏附表面有可能黏住虹膜,导致过度刺激和炎症。引起色素播散综合征、虹膜炎-青光眼-前房积血(UGH)综合征、高眼压、虹膜囊肿、黄斑囊样水肿、IOL倾斜或玻璃体积血[10]。

平板式IOL不能植入睫状沟,而且在有后囊破裂的情况下不能植入眼内,以防IOL移位脱入玻璃体腔。

2.6.2 前房植入

因为有可以植入睫状沟的IOL,前房型IOL逐渐淡出;然而在一些特殊情况下,前房植入仍然可行。前房型IOL有针对其植入位点的特殊设计;后房型IOL不能植入前房。

选择前房型IOL时,粗略估计的合适的屈光力是后房型IOL度数减去3~3.5D。前房型IOL有一些风险,所以不能植入囊袋时,不会比睫状沟植入优先考虑。这些风险包括IOL眼大疱性角膜病变、UGH综合征、周边前粘连[10]。

使用虹膜夹持型IOL可降低之前提到的风险[19]。然而在美国,这种IOL尚未批准使用。有虹膜损伤或虹膜角膜粘连的患者不能植入前房型IOL,因为可能会使病情恶化。最后,前房型IOL增加瞳孔阻滞风险,所以一些术者会提前行周边虹膜切除术[10]。

2.7 IOL生物相容性

人眼内IOL材料生物相容性包含许多方面,包括抑制PCO的能力(通过PCO发生率和Nd:YAG激光手术率评估)前囊混浊(ACO)形成率,IOL与囊袋黏附情况,以及由前房细胞和闪辉标记的术后眼内炎症情况。总起来说,可折叠型疏水性丙烯酸酯因PCO和ACO发生率低而生物相容性最好。其黏附性使其易于与后囊黏着,且眼内炎症反应很小。PMMA IOL因其高PCO发生率而被认为生物相容性最差。亲水性IOL与囊袋黏附性小。平板设计IOL有较高的ACO发生率[6]。硅凝胶IOL易形成围绕IOL的纤维化,导致IOL偏心,而且PCO发生率居第二[20]。

2.8 基于IOL设计的相关并发症

尽管IOL植入相关并发症可发生于任何IOL,某一类并发症可能更易发生于某一种材料或设计的IOL。白内障联合IOL植入手术的最常见并发症包括PCO、囊袋扩张、前葡萄膜炎、黄斑囊样水肿、IOL损伤、IOL移位或倾斜、IOL混浊、视觉干扰,以及玻璃体切除术相关并发症。表2.3列出了与各种IOL相关性最密切和最不相关的并发症。

2.8.1 后发性白内障

PCO是白内障术后最常见并发症[21]。晶状体上皮细胞,尤其是赤道部上皮细胞,向后囊移行增殖。超声乳化和注吸后残留的皮质可导致IOL后的纤维化,当纤维化侵袭视轴时会降低视敏度。PCO患者也可能对比敏感度下降,眩光增加[22]。PMMA或硅凝胶植入后PCO更易形成[20]。儿童PCO发生率更高,因其晶状体上皮细胞的增殖和迁移能力更强[21]。疏水性丙烯酸酯IOL因其较低的PCO发生率而成为儿童最常用的IOL。另一种与PCO相似的现象在背驼式IOL中发生,表现为IOL间混浊[6]。目前认为,这种现象的发生与PCO的

表 2.3 IOL 相关并发症

并发症	最相关 IOL	最不相关 IOL
后囊混浊	PMMA	折叠型丙烯酸酯
IOL 损伤	硅凝胶	PMMA
IOL 混浊	硅凝胶	折叠型丙烯酸酯
视觉干扰	折叠型丙烯酸酯	PMMA
睫状沟植入并发症	折叠型丙烯酸酯	三片式丙烯酸酯或PMMA
玻璃体切除相关并发症	硅凝胶	折叠型丙烯酸酯

缩略语:PMMA,聚甲基丙烯酸甲酯。

病理生理过程相似,由残留的皮质在两片 IOL 间增殖迁移产生[23]。

因为 PCO 发生率很高,预防这一并发症成为许多 IOL 制造商关注的焦点。疏水性丙烯酸 IOL 具有减慢 PCO 形成的生物学特性。有人认为疏水性丙烯酸 IOL 的黏附性使其与后囊黏附,可阻止晶状体上皮细胞迁移[24]。IOL 光学部设计成一片式直角方边袢比圆形边缘 IOL 更能阻止晶状体上皮细胞迁移[22]。

2.8.2 IOL 取出和损伤

最常见的 IOL 取出原因是 IOL 脱位和(或)IOL 偏心[25]。IOL 可向前脱位摩擦虹膜组织,导致虹膜炎,或向后移位,坠入玻璃体,导致牵拉甚至可能视网膜脱离[26]。IOL 植入时有可能损伤,如果植入时未发现,后续也会需要将 IOL 取出。PMMA IOL 较硬且不可折叠,所以不易损伤,但植入时可被器械划伤。折叠型 IOL 更易损伤,硅凝胶 IOL 可能会裂开,折叠型丙烯酸酯也可能会碎裂[5]。

2.8.3 IOL 混浊

IOL 混浊的原因有很多,包括黏弹剂结晶、灌注液渗透到 IOL、眼药水和药膏与 IOL 相互作用等。与疏水性丙烯酸酯 IOL 相关的一种特殊 IOL 混浊称为闪辉(glistenings)。这些水微循环导致的闪辉通常发生于植入后 6 个月以上,但不明显[6]。这种情况的发生率在包装技术改良后降低[5]。PMMA IOL 在显微镜下可呈现雪花状混浊。这种干性混浊形成一般需要 10 年以上时间,可能与紫外线照射有关[23]。硅凝胶 IOL 被认为会吸收全身药物而呈现星样变性混浊[27]。第 13 章会有深入讨论。

2.8.4 视觉干扰

视觉干扰通常包括眩光、光晕、闪光感和暗影。通常是由于 IOL 的特殊设计使多余的光线到达视网膜引起[28]。这种情况的发生率正在减少,但是,这些症状可能会很明显甚至需要手术干预,有的病例可能需要 IOL 取出[29-33]。第 14 章会对这一议题展开论述。

2.8.5 玻璃体切除相关情况

硅凝胶 IOL 植入后的玻璃体切除术可能面临许多复杂状况。玻璃体切除术中用于支撑眼球结构的气体可能会凝集在硅凝胶 IOL 上,影响术者的视野,而且凝集物通常术后仍然存在,干扰术后眼底检查[5]。玻璃体切除术后有时需要注入硅油,也会不可逆地黏附于硅凝胶 IOL,持续干扰光线到达视网膜[7],也会引起视觉干扰,比如光晕或虹视,部分患者可能很明显[34]。对于以后有玻璃体切除手术高风险的患者,术者考虑选择其他材料 IOL 很重要。高风险患者包括视网膜脱离家族史、高度近视、糖尿病视网膜病变[23]。手术医生可以考虑用其他替代物来代替硅油填充入眼,比如液态全氟化碳,就不会黏附到硅凝胶 IOL 上。行玻璃体切除术的医生应该在玻璃体视网膜术前向 IOL 眼患者充分问询眼内手术史和 IOL 类型[34]。

2.9 小结

现今白内障摘除术后有各种 IOL 可供植入。选择合适 IOL 时有诸多因素需要考虑,包括 IOL 材料、屈光力、切口大小、植入位置、材料生物相容性和并发症风险。现有的 IOL 各有利弊,了解不同 IOL 的特性有助于术者为患者做出最佳选择。

(王玮 译 姚克 审校)

参考文献

[1] Werner L. Biocompatibility of intraocular lens materials. Curr Opin Ophthalmol 2008;19(1):41–49
[2] Apple DJ, Mamalis N, Loftfield K et al. Complications of intraocular lenses. A historical and histopathological review. Surv Ophthalmol 1984;29(1):1–54
[3] Werner L, Izak AM, Pandey SK, Apple DJ. Evolution of intraocular lens implantation. In: Yanoff M, Duker JS, eds. Ophthalmology. 3rd ed. Edinburgh: Mosby; 2008:e13–e25
[4] Allarakhia L, Knoll RL, Lindstrom RL. Soft intraocular lenses. J Cataract Refract Surg 1987;13(6):607–620
[5] Davidson JA, Kleinmann G, Apple DJ. Intraocular Lenses. In: Tasman W, Jaeger EA, eds. Duane's Clinical Ophthalmology. Philadelphia, PA: Lippincott

Williams & Wilkins; 2006
[6] Apple DJ, Escobar-Gomez M, Zaugg B, Kleinmann G, Borkenstein AF. Modern cataract surgery: unfinished business and unanswered questions. Surv Ophthalmol 2011;56(6) Suppl:S3–S53
[7] Chehade M, Elder MJ. Intraocular lens materials and styles: a review. Aust N Z J Ophthalmol 1997;25(4):255–263
[8] Crnej A, Hirnschall N, Nishi Y et al. Impact of intraocular lens haptic design and orientation on decentration and tilt. J Cataract Refract Surg 2011;37(10):1768–1774
[9] Werner L, Olson RJ, Mamalis N. New technology IOL optics. Ophthalmol Clin North Am 2006;19(4):469–483
[10] Chang DF, Masket S, Miller KM et al. ASCRS Cataract Clinical Committee. Complications of sulcus placement of single-piece acrylic intraocular lenses: recommendations for backup IOL implantation following posterior capsule rupture. J Cataract Refract Surg 2009;35(8):1445–1458
[11] Jampaulo M, Olson MD, Miller KM. Long-term Staar toric intraocular lens rotational stability. Am J Ophthalmol 2008;146(4):550–553
[12] Schuster AK, Tesarz J, Vossmerbaeumer U. The impact on vision of aspheric to spherical monofocal intraocular lenses in cataract surgery: a systematic review with meta-analysis. Ophthalmology 2013;120(11):2166–2175
[13] Montés-Micó R, Ferrer-Blasco T, Cerviño A. Analysis of the possible benefits of aspheric intraocular lenses: review of the literature. J Cataract Refract Surg 2009;35(1):172–181
[14] Packer M, Fine IH, Hoffman RS. Aspheric intraocular lens selection based on corneal wavefront. J Refract Surg 2009;25(1):12–20
[15] Kernt M, Neubauer AS, Liegl R et al. Cytoprotective effects of a blue light-filtering intraocular lens on human retinal pigment epithelium by reducing phototoxic effects on vascular endothelial growth factor-alpha, Bax, and Bcl-2 expression. J Cataract Refract Surg 2009;35(2):354–362
[16] Meyers SM, Ostrovsky MA, Bonner RF. A model of spectral filtering to reduce photochemical damage in age-related macular degeneration. Trans Am Ophthalmol Soc 2004;102:83–93, discussion 93–95
[17] Turner PL, Mainster MA. Circadian photoreception: ageing and the eye's important role in systemic health. Br J Ophthalmol 2008;92(11):1439–1444
[18] Yang H, Afshari NA. The yellow intraocular lens and the natural ageing lens. Curr Opin Ophthalmol 2014;25(1):40–43
[19] Holt DG, Young J, Stagg B, Ambati BK. Anterior chamber intraocular lens, sutured posterior chamber intraocular lens, or glued intraocular lens: where do we stand? Curr Opin Ophthalmol 2012;23(1):62–67
[20] McCulley JP. Biocompatibility of intraocular lenses. Eye Contact Lens 2003;29(3):155–163
[21] Werner L. Secondary cataract. In: Yanoff M, Duker JS, eds. Ophthalmology. 3rd ed. Edinburgh: Mosby; 2008:407–411
[22] Buehl W, Findl O. Effect of intraocular lens design on posterior capsule opacification. J Cataract Refract Surg 2008;34(11):1976–1985
[23] Werner L. Causes of intraocular lens opacification or discoloration. J Cataract Refract Surg 2007;33(4):713–726
[24] Vasavada AR, Raj SM, Shah A, Shah G, Vasavada V, Vasavada V. Comparison of posterior capsule opacification with hydrophobic acrylic and hydrophilic acrylic intraocular lenses. J Cataract Refract Surg 2011;37(6):1050–1059
[25] Mamalis N, Brubaker J, Davis D, Espandar L, Werner L. Complications of foldable intraocular lenses requiring explantation or secondary intervention—2007 survey update. J Cataract Refract Surg 2008;34(9):1584–1591
[26] Kohnen T, Ostovic M, Wang L, Friedman NJ, Koch DD. Complications of cataract surgery. In: Yanoff M, Duker JS, eds. Ophthalmology. 3rd ed. Edinburgh: Mosby; 2008:395–403
[27] Stringham J, Werner L, Monson B, Theodosis R, Mamalis N. Calcification of different designs of silicone intraocular lenses in eyes with asteroid hyalosis. Ophthalmology 2010;117(8):1486–1492
[28] Schwiegerling J. Recent developments in pseudophakic dysphotopsia. Curr Opin Ophthalmol 2006;17(1):27–30
[29] Burke TR, Benjamin L. Sulcus-fixated intraocular lens implantation for the management of negative dysphotopsia. J Cataract Refract Surg 2014;40(9):1469–1472
[30] Holladay JT, Zhao H, Reisin CR. Negative dysphotopsia: the enigmatic penumbra. J Cataract Refract Surg 2012;38(7):1251–1265
[31] Hong X, Liu Y, Karakelle M, Masket S, Fram NR. Ray-tracing optical modeling of negative dysphotopsia. J Biomed Opt 2011;16(12):125001
[32] Masket S, Fram NR. Pseudophakic negative dysphotopsia: Surgical management and new theory of etiology. J Cataract Refract Surg 2011;37(7):1199–1207
[33] Mamalis N. Negative dysphotopsia following cataract surgery. J Cataract Refract Surg 2010;36(3):371–372
[34] Apple DJ, Federman JL, Krolicki TJ et al. Irreversible silicone oil adhesion to silicone intraocular lenses. A clinicopathologic analysis. Ophthalmology 1996;103(10):1555–1561, discussion 1561–1562

第 3 章 人工晶状体技术改良

Damien Gatinel, Florence Cabot, Desiree Delgado

3.1 引言

传统 IOL 是球面单焦点晶状体，从近十年开始，新技术 IOL 备受期待。最近几年，白内障治疗和老视矫正领域都发生了巨大进步。新型多焦点、可调节和散光矫正型 IOL 为白内障手术带来革命。这些新技术 IOL 提高了视觉质量，摆脱了眼镜依赖，矫正散光和老视，甚至可能会重建调节。许多新型 IOL 在欧洲很普及，在美国正进行临床验证以获得 FDA 认证。这些新型 IOL 的形状、大小和材料各异。单焦点 IOL 现在转变为多焦点、三焦点、近视调节型和调节型 IOL 等。现在有更多 IOL 进入临床，新技术使我们在白内障术后可获得更接近正常人眼晶状体的视觉质量。

目前常用的单焦点 IOL 已在第 2 章介绍。这些 IOL 在白内障术后重建视觉，能有效矫正无散光患者的视力。下一步超越单焦点技术的是矫正散光和老视，正如本章所述，可以利用不同原理在不同程度上实现。表 3.1 对目前可获得的新型 IOL 进行综述。

3.2 Toric IOL

3.2.1 Acrysof IQ SN6AT Toric IOL(Alcon)

Toric IOL 的优点是可矫正散光。AcrySof IQ Toric IOL 为一片式非球面 IOL，屈光度范围为+6~+34D，以 0.5D 间隔，光学部直径 6mm(图 3.1)。它由亲水性丙烯酸酯和防紫外线损伤的黄色发光基团组成。这种 Toric IOL 提供 7 个柱镜屈光度。术者可使用在线 Toric 计算 (http://www.acrysoftoriccalculator.com) 来决定柱镜度数。

与 Toric IOL 最相关的是术后 IOL 旋转。Miyake 等的一项研究估算显示 2 年平均旋转 4°~5°[1]。IOL 旋转的原因包括囊袋收缩、黏弹剂未完全吸除、袢不完全张开等。

3.2.2 TECNIS Toric IOL(Abbott Medical Optics, Inc.)

TECNIS Toric IOL 为一片式 IOL，屈光度范围为+5~+34D，以 0.5D 间隔。具有 1D、1.5D、2.25D、3D 和 4D 的柱镜屈光力。IOL 为双凸面，由前表面包含 UV 阻挡作用的非球面疏水性丙烯酸酯组成，光学部直径 6mm。其 C 袢包含三点固定系统来提供长期的旋转稳定性。Offset 袢使之与后囊有一个接触点，术后即时提供稳定性。

3.2.3 AT TORBI 709 M IOL (Carl Zeiss Meditec AG)

这款亲水性丙烯酸酯 IOL 具有疏水性表面，光学区直径 6mm。袢为平板式，总直径 11mm，为非球面单焦点 Toric IOL。Zeiss 提供网站来计算 IOL 球镜和 Toric 度数及轴向。且为方边设计，可减少 PCO 形成。

Scialone 等的一项研究表明，与 AcrySof IQ SN6AT Toric IOL 相比，AT TORBI 709 M IOL 球面像差少[2]。而这项研究结论提示两种 IOL 都能有效恢复视觉质量和矫正散光。

表 3.1 现有高端 IOL 概述

特性	IOL	制造商	特性	FDA 批准	CE 认证
Toric	AcrySof IQ SN6AT	Alcon	一片式，非球面，6~34D 屈光度，0.5D 间隔，6mm 光学区	是	是
	Tecnis Toric	AMO	C 袢，Tri-Fix 三点固定系统	是	是
	AT TORBI 709M	Carl Zeiss Meditec	双 Toric，非球面，方边设计	否	是
多焦点	AcrySof IQ ReSTOR	Alcon	3.6mm 中心区域，光学部折光性阶梯型递减，周边单焦折射区域	是	是
	ReZoom	AMO	三角形边光学区设计，5 个光学区域，同时视远和视近	是	是
	Tecnis ZMB00	AMO	三片式，全光学部后表面衍射环	是	是
	AT LISA	Carl Zeiss Meditec	一片式，非球面，后表面屈光度变化同心圆，适用于 1.5mm 切口植入	否	是
	LENTIS Mplus	Oculentis	含有一种减少眩光和光晕的共聚体 Hydrosmart，非球面，有+3D 扇形视近区域	否	是
三焦点	FineVision	PhysIOL	一片式，衍射型，有 3.5D 近和 1.75D 中间附加的可调节性 IOL，前表面有超过 30 个光学梯度	否	是
	AT LISA Tri 839MP	Carl Zeiss Meditec	一片式平板设计，光学区 6mm，全长 11mm，可通过 1.8mm 切口植入	否	是
多焦点 Toric	AcrySof IQ ReSTOR	Alcon	一片式非球面，蓝光和紫外线滤过	否	是
	Tecnis	AMO	多焦点 Toric，一片式 IOL	否	是
	AT LISA	Carl Zeiss Meditec	衍射型，视远为主的多焦点 Toric IOL	否	是
	FineVision Trifocal(Pod FT)	PhysIOL	三焦点 Toric IOL		
	M-flex T	Rayner	一片式，非球面 IOL，光学部多区域折射，两种尺寸 4~5 个环形区	否 否	是 是
	LENTIS Mplus	Oculentis	非球面，光学区后表面 Toric		
可调节	Synchrony	AMO	可活动的前袢与 spring 袢相连接，适用于 3.7mm 切口植入	否 否	是 是
	Dynacurve	Nulens	由两片含有硅凝胶的 IOL 组成，置于睫状沟，随睫状肌运动而活动	否	否
	Lumina	Akkolens International	双光学部，睫状沟 IOL，可以垂直视轴方向移动，平均调节力为 5~6D	否	否
	FluidVision	Power Vision	一片式 IOL，有两个光学部、两个活动性袢，硅凝胶材料	否	否

3.3 多焦点 IOL

多焦点 IOL 通常基于它们的光学原理分为两种：折射型 IOL 和衍射性 IOL。折射型多焦点 IOL，如 ReZoom 和 Array（同属 AMO 公司）有个折射面，其能将 100%的入射光线发散到视网膜上[3]。另一方面，衍射型 IOL，比如 Tecnis ZM 900（AMO），将入射光线分

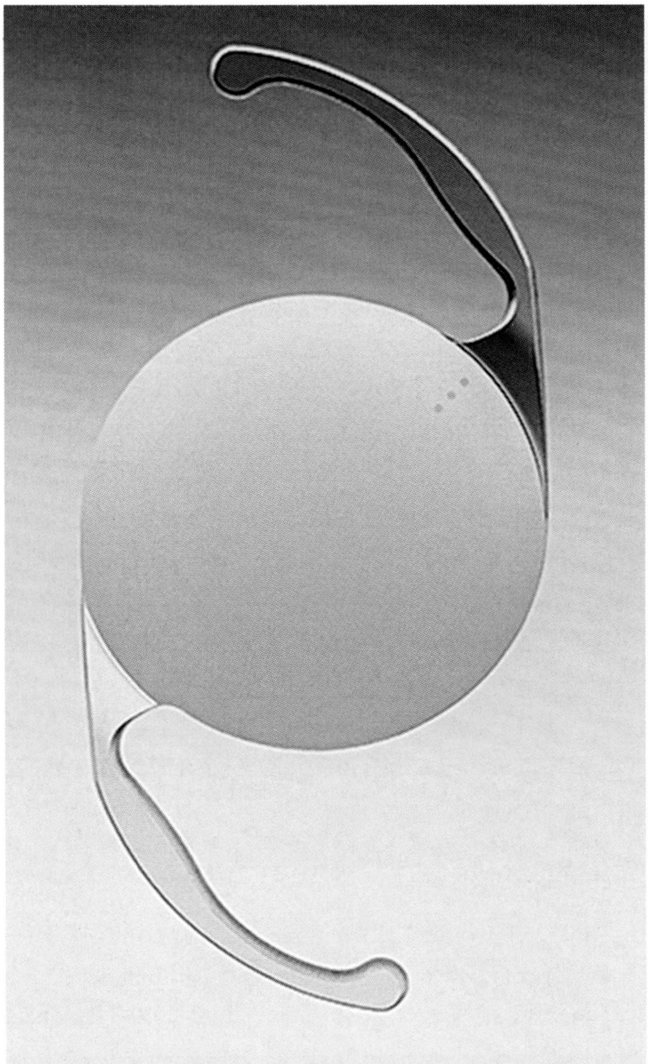

图 3.1 AcrySof Toric IOL。

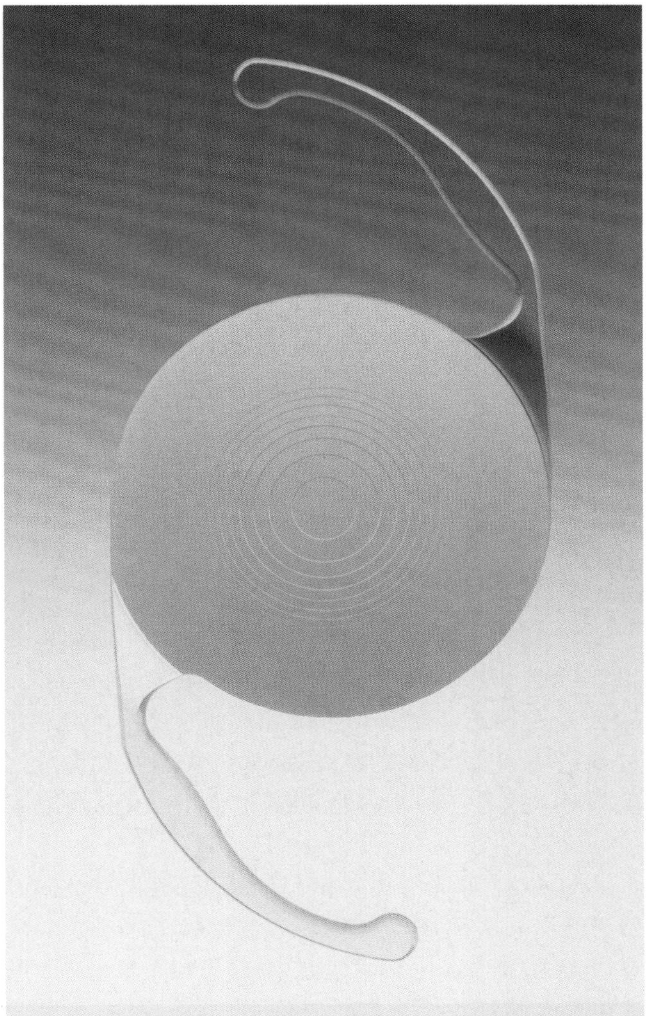

图 3.2 带有阶梯渐进衍射设计的 ReSTOR 多焦点 IOL。

成两个不同焦点：一个给近处物体，一个给远处物体，事实上它是双焦点 IOL。衍射型 IOL 对瞳孔的依赖少，可以防止或至少减少术后视觉干扰比如眩光、光晕或对比敏感度的丢失。还有其他一些 IOL，比如 ReSTOR(Alcon)综合了这两种光学原理。如今折射型和衍射型多焦点 IOL 都有应用，为矫正老视提供了多种选择[4,5]。

3.3.1 双焦点 IOL

ReSTOR(Alcon)

这种多焦点 IOL 是一种渐变衍射型双凸面 IOL，由疏水性丙烯酸酯材料制成。渐变衍射结构具有 3.6mm 的中心区域，有向周边递减的高度(1.3~0.2mm)和宽度(图 3.2)。所以，可以将光能量分成两个主要焦点而同时具有远和近两种不同的屈光力。周边的折光区可减少多焦光学部的视觉干扰，当瞳孔放大时能为远视力传递更多的光能量，从而改善视觉质量。这种多焦点 IOL 因其近附加屈光力不同而分为三种型号。2005 年 FDA 批准的首个型号为附加+4D 的 ReSTOR，几年后出现了附加+3D 和+2.5D，并于 2012 年获得欧洲 CE 认证。

首枚 ReSTOR 在晶状体面有约+4D 附加屈光力，其角膜面附加屈光力约为+3.25D。+4D 的最佳阅读距离为 32cm，对有些患者来说太近，然而新的 ReSTOR +3D 使得视近距离增加到 40cm。ReSTOR +2.5D 附加为需要更好远视力的患者设计，有较少的衍射区和一个大的中央折射区，这种 IOL 将大部分光能量聚焦到远焦点上。

ReSTOR 有两种类型：球面(SN60D3)和非球面(SN6AD3)。在非球面 IOL 中，前表面的负球差可以抵消角膜的正球差。非球面 IOL 后表面的材料和设计与球面 IOL 一样。

Tecnis ZMB00(Abbott Medical Optics, Inc.)

2010 年获得 CE 认证和 FDA 批准，这种 IOL 是由阻挡紫外线的疏水性丙烯酸酯材料制成的一片式双凸面衍射型 IOL。总直径为 13mm，光学部直径 6mm。前表面是基于波前像差设计的非球面表面，有一定的负球差来抵消角膜产生的正球差，衍射环在 IOL 的后表面。

AT LISA(Carl Zeiss Meditec)

AT LISA 多焦点 IOL 是一片式，非球面可带 Toric (AT LISA 466TD)和不带 Toric(366D，376D，536D)。LISA 是一种光学像差，不受瞳孔大小影响，利用 SMP 技术来缓和边缘陡峭度，非球面光学部可改善对比敏感度。这是一种折射衍射结合型 IOL，IOL 周边附加+3.75D。

AT LISA 以光滑梯度和后表面屈光度渐变的同心圆为特点。这种 IOL 分散近点(35%)和远点(65%)的有用光线，减少了术后并发症，如眩光和光晕。然而患者可能会觉得中距离视觉不舒适。这一 IOL 为非球面，具有紫外线滤过作用。需要通过 1.5mm 切口植入囊袋。

LENTIS Mplus(Oculentis Gmbh)

LENTIS Mplus 为一片式多焦点后房型 IOL。它由“含水智慧”(Hydrosmart)材料制成，由疏水性表面和丙烯酸盐聚合而成。因可减少眩光和光晕，这种 IOL 被推荐给有夜间驾驶习惯者。它由非球面不对称的视远区和有+3D 附加的扇形视近区组成。这一 IOL 的大部分作为单焦点 IOL 视远用，附加的扇形过渡区用于视近。患者可以在视远与视近之间转换。

3.3.2 三焦点 IOL

三焦点设计为了提高中距离视力而出现。双焦点 IOL 可以同时视近和视远，而三焦点 IOL 提供了 3 个焦点，使患者可以体验全程清晰视力。这一设计也减少了夜间眩光和光晕，对于夜间驾驶更加安全。

FineVision-Micro F(PhysIOL)

FineVision 是第一款衍射型三焦点 IOL，设计目的是为患者提供远、中、近焦点。自 2010 年欧洲上市(CE 认证)，这种 IOL 为一片式，亲水性丙烯酸酯材料，光学部直径 6.15mm，总直径 10.75mm，可通过 1.8mm 切口植入(图 3.3)。这一非球面、衍射型三焦点 IOL 具有+3.5D 视近和+1.75D 视中的附加。

这款 IOL 的前表面结合了两个衍射环(一个视远和视近，另一个视远和视中)，从中央向周边渐变。同样的空间其他多焦点 IOL 最多有 12 个光学阶梯，而这一 IOL 有超过 30 个。这种 IOL 光学区非球面设计中和了全眼的所有球差。渐进衍射(Apodization)是指多焦点 IOL 的光学表面以从中央向周围高度递减的同心圆为特点。这一结构平衡了瞳孔大小变化时在远近焦点间传递的光能量，减少了视觉干扰，包括眩光和光晕等。

三焦点 IOL 应用光学区性能抓住了其他衍射型 IOL 丢失的光能量。设计师构建了衍射光线在 IOL 表面传递的计算机模型。使用数学方程测算 IOL 前表面光栅的形状和空间，旨在创建结构干扰，捕捉传递到每个焦点的光能量[6]。

2013 年，Gatinel 和 Houbrechts 发表了一项关于三焦点 IOL 设计和术后良好效果的报道：3mm 瞳孔下，IOL 将入眼光线的 42%传递到远焦点，15%到中间，29%到近焦点；表面设计成功将衍射光线损失减少到 1%(其他衍射型 IOL 约损失 20%)[7]。这一预测结果由 Sheepard 等通过对双眼术后视敏度、眩光和患者满意度的研究得到证实[8]。

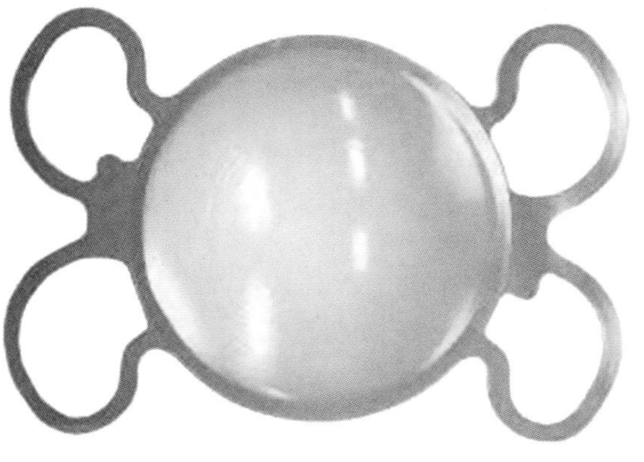

图 3.3 FineVision Micro F 三焦点 IOL。

Cochener 等研究显示术后裸眼视力(0.01±0.07) LogMAR;裸眼中视力(0.06±0.08)LogMAR;裸眼近视力(−0.03±0.04)LogMAR,4%的患者需要戴镜视远或视中。20%的患者阅读小字时需要戴镜,7%的患者表示阅读报纸需要戴镜。98%的患者表示愿意再次选择 FineVision IOL[9]。

AT LISA tri 839 MP(Carl Zeiss Meditec)

这款 IOL 为一片式平板设计丙烯酸酯 IOL, 光学部直径 6mm,全长 11mm(图 3.4)。这种可折叠亲水性丙烯酸酯 IOL 有 25%含水量, 疏水性表面, 可通过 1.8mm 切口植入。衍射设计由视中的 1.66D 附加和视近的 3.33D 附加组成。三焦点区域位于中央 4.34mm 区域,双焦点区域在周边 4.34~6mm[10,11]。

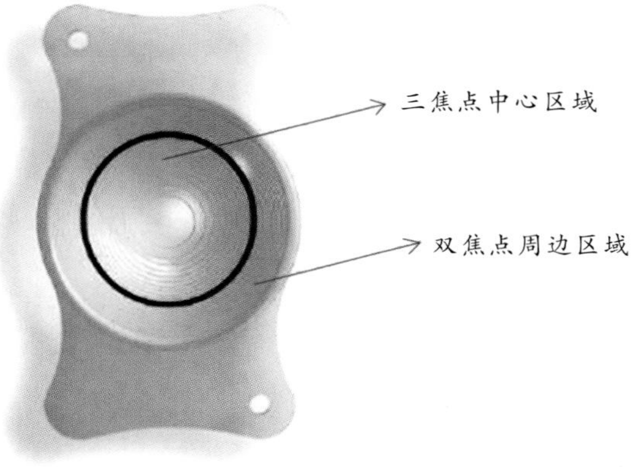

图 3.4 AT LISA tri 839 MP 三焦点 IOL。晶状体由一个中心三焦点区域(0~4.34mm)和周边双焦点区域(4.34~6mm)。

3.3.3 Toric 多焦点 IOL

Toric 多焦点 IOL 已在南美和欧洲上市几年,在美国却仍有待 FDA 批准。图 3.5 介绍了 6 个这种 IOL。

- AcrySof IQ RESTOR 多焦点 Toric IOL(Alcon):除了衍射型多焦点和矫正散光外, 这款 IOL 是非球面,一片式设计,且可滤过 UV 和蓝光。
- Tecnis Multifocal Toric (Abbott Medical Optics, Inc.):于 2014 年获得 CE 认证。
- AT LISA 909 M/MP 多焦点 Toric (Carl Zeiss Meditec): 是一款以视远为主的衍射型多焦点 Toric IOL。AT LISA 839MP 三焦点 IOL 的 Toric 型现已在欧洲上市。
- FineVision Toric(Pod FT)(PhysIOL):2014 年问世,是前面提及的三焦点 IOL 的 Toric 版。
- M-flex Multifocal Toric(Rayner):为一片式丙烯酸酯 IOL, 具有一个包含 4 个或 5 个环形区的多区域折射型非球面光学部。有两种尺寸:光学部直径 5.75mm 或 6.25mm,总长 12mm 或 12.5mm,两款分别

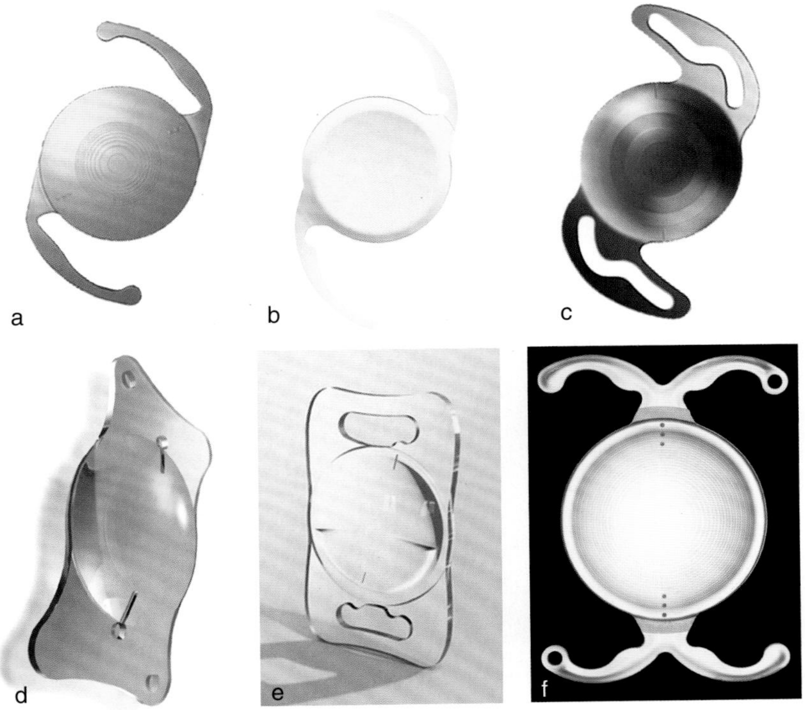

图 3.5 多焦点 Toric IOL。(a)三种传统形状的一片式 IOL:AcrySof IQ ReSTOR 多焦点 Toric IOL。(b)Tecnis 多焦点 IOL。(c) M-flex T 多焦点 IOL。另外两种为长方形设计。(d)AT LISA 多焦点 Toric IOL。(e) Lentis Mplus 多焦点 IOL。(f)FineVision (Pod FT)Toric IOL 是唯一的衍射型三焦点 Toric IOL。

有 3D 和 4D 附加屈光度。Toric 度数范围为 1~6D，以 0.5D 间隔。

• LENTIS Mplus Toric(Oculentis Gmbh)：这款 IOL 是于 2009 年获得 CE 认证的折射型多焦点 IOL LENTIS Mplus 的 Toric 版。为一片式平板丙烯酸酯 IOL，有 6mm 光学部和 11mm 总长。非球面和 Toric 设计位于后表面。还有 1.5D 的附加屈光度用于改善中距离视力。

3.4 可调节型 IOL

重现调节一直是眼科医生的梦想，所以设计可调节型 IOL 是全球范围的研究热点。

调节是一种神奇的原理，非常复杂，很难被理解，想要重建调节非常具有挑战性。过去十年人们做了一些尝试，开始是 1CU (Human Optics)，Tetraflex HD (Lenstec, Inc.) 或 FDA 批准的 Crystalens (Bausch & Lomb) 的几个版本 (Crystalens AT-45，AT-45SE，Five-O，HD 和现在的 AO)[12,13]。Crystalens 和 Tetraflex IOL 有同样的光学部设计，但其非调节状态下的拱顶不同，Crystalens 在后面，Tetraflex 在前面(图 3.6)。两种 IOL 都有为能带动光学部活动而设计的袢，通过改变 IOL 的有效位置来达到调节目的。Crystalens 的眼内调节饱受争议，有一些研究表明 IOL 的移动很微小，不能提供有用的近视力[14]。

更多旨在重建调节的精细设计已经出现，后面将做介绍。

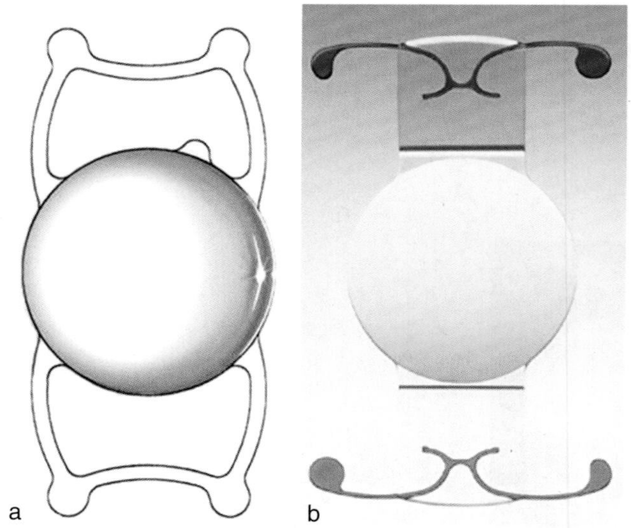

图 3.6 (a)Tetraflex。(b)Crystalens 可调节型 IOL。

3.4.1 Synchrony(Abbott Medical Optics, Inc.)

Synchrony 于 2006 年开始在欧洲应用，在美国目前正在进行临床验证。这种 IOL 为双光学区可调节，有一个 5.5mm 正附加屈光度的前光学区和 6mm 负屈光度的后光学区，由两个 9.5mm 的长袢和两个从后晶状体伸出的稳定器支撑，全长 9.8mm(图 3.7)。IOL 具有能防止两个光学部粘连的空间，有允许液体在两光学部之间流动的水通道。需要通过大切口(3.7mm)植入。

它有一个有正附加屈光度的可活动前光学部，由灵活的袢连接到固定的负屈光度后光学部上。前部产生正视，而后部使全眼恢复正视。袢使得前光学部能随着囊袋张力和睫状肌的变化而活动。这种活动可产生高达 3D 的调节而不会分散光线，每活动 1mm 约对应 2.5D。活动时使得房水流动增加，可以降低后囊混浊的发生率和严重程度。IOL 后部有两个可以协助其居中和稳定的翅膀。在 Bohórquez 等[15]关于 28 例眼的研究中，大部分患者有超过 0.25D 的调节紧张，且 4 年后仍保持调节。

一项比较 Crystalens HD IOL 和 Synchrony IOL 的研究表明，Synchrony 植入术后视敏度更好，高阶像差低，视觉质量更好[16]。

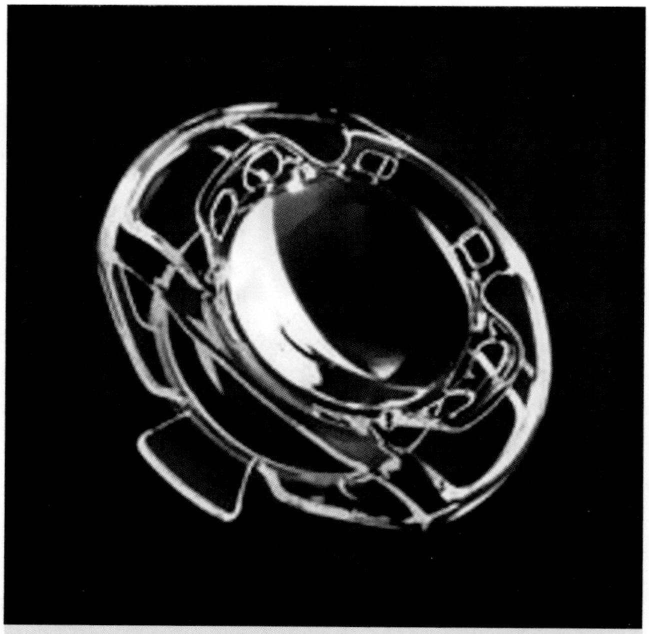

图 3.7 Synchrony IOL。

3.4.2 Dynacurve IOL(NuLens Ltd.)

Dynacurve 是一种囊外 IOL，其 PMMA 袢不缝也可以很安全地固定在睫状沟(图 3.8)。IOL 由两片硬性部分组成,中间有一个含有弹性聚合物(硅凝胶)的空间。因为 Dynacurve IOL 置于睫状沟,IOL 可利用囊袋作为动态膜的组成部分。动态膜由囊袋、悬韧带、睫状体组成,将睫状肌的力量传递到 IOL。被囊膜带动的活塞向含有硅凝胶的小硬房施压(图 3.8b)。硬房固定在睫状沟的眼球壁上,可以避免沿视轴方向的活动。硅凝胶在囊膜前移时受压,后移时减压,不断随睫状肌的运动改变曲率。IOL 前表面曲率改变,随压力增大而变陡峭，理论上可使眼内屈光度增加达 10D。在最初的 IOL 原型(2003—2006 年),压力胶可通过前房上的圆孔置换。更现代的设计中,中央孔由一个可活动的膜替代,这个膜可以被修饰成球面或非球面表面。所以,这种 IOL 与其他利用一个或两个固定屈光度的光学部轴向运动而实现调节的 IOL 是完全不同的原理，同时因为这种 IOL 置于睫状沟，它可以植入到已经植入单焦点后房型 IOL 的眼内来提供调节(背驼系统)。

Dynacurve 试用的原型需要通过 10~11mm 切口植入。为了缩小手术切口,改进手术步骤,Nulens 重新将 Dynacurve IOL 设计成现在这样：一个主板和组合袢,需要 5mm 切口植入。近来 IOL 组件进一步改良,理论上不久后可于 3.5mm 切口植入。

理论上,Dynacurve 可提供高达 10D 的调节。在 Alió 等的研究中,医生将 Dynacurve IOL 植入 10 例患有白内障和黄斑变性的低视力患者中。1 年随访时,研究者发现无论矫正还是裸眼近视力都有提高,远视力没有损失[17]。

3.4.3 Lumina IOL (Akkolens International)

一种新的睫状沟植入 IOL，可通过不一样的原理获得调节,提供 2~5D 的视近屈光附加。Lumina IOL 为双光学区，亲水性丙烯酸酯 IOL（图 3.9）。其原理以 Alvarez IOL 原理为基础,由两片屈光互补的光学区横向运动来产生屈光力的变化[18]。

这款调节型 IOL 包括立体的光学元件,边缘融合了环形袢来允许垂直视轴方向的运动。另外,有弹性的组件使得袢可以支撑 IOL 位置且协助活动。IOL 的边缘可保证不会使某一区域压力过大。所以不像 Crystalens 或 Tetraflex IOL 那样沿着视轴活动，Akkolens 设计了垂直于视轴的运动。Akkolens IOL 计划提供平均 5~6D 的调节，但其实有必要的话可以提供 8~10D 而不影响远视力。

3.4.4 FluidVision IOL(Power Vision, Inc.)

这种一片式 IOL 包含两个储水袢,两个由可活动致动器连接的光学部(一前一后),及主动和被动的湿

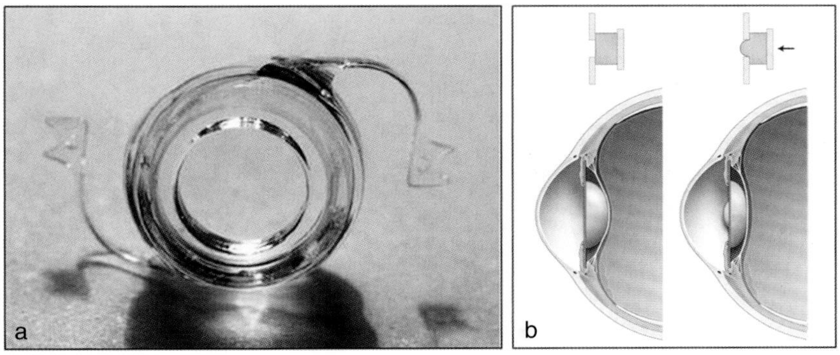

图 3.8　Dynacurve IOL。(a)这种新一代可调节型 IOL 由两个硬片和(b)一个充满硅凝胶的小空间组成。调节时,后片施压于硅凝胶，使其通过前片中央的孔膨出,增加 IOL 的曲率和屈光度。

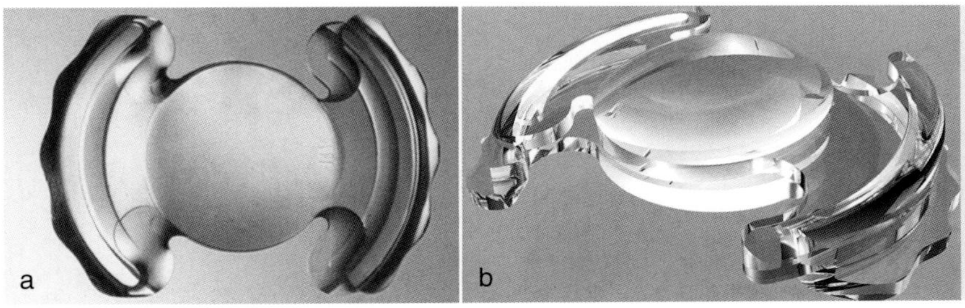

图 3.9　Lumina IOL。

房(图 3.10a,c)。IOL 由新型疏水性生物材料制成,可通过 4mm 透明角膜切口植入。IOL 内液由硅凝胶制成。其工作原理如下:调节时囊袋的力量传递到袢使液体泵入光学区,导致形状改变,屈光力增加。视远时,在非调节状态,睫状肌放松拉伸悬韧带和囊袋。在这种状态下,液体回到袢,远离光学区,使前光学部变平后移,减少 IOL 屈光力。调节时,睫状肌收缩,使袢的液体充满中央光学区, 中央光学区的径向曲线增加,提高 IOL 屈光力(图 3.10b)。前期研究提示有平均 5.6D 的调节屈光力。

这种技术还在发展阶段,美国还未上市,有望帮助 IOL 眼的患者重建调节。

3.5 小结

现有各种各样的 IOL,也有更多即将问世,可以通过减少散光,解决老视问题来改善屈光效果。这些令人鼓舞的进展为医生提供了更多选择,在提高患者裸眼视力的同时,满足患者的特殊需求。

3.6 结论

IOL 技术持续迅速发展, 现在我们可为患者提供更多选择。许多不同的新技术可用于矫正散光、老视,或同时矫正。未来的设计可能基于改良以上现存款式,提供更高效精准且并发症更少(尤其是多焦点设计)的 IOL。

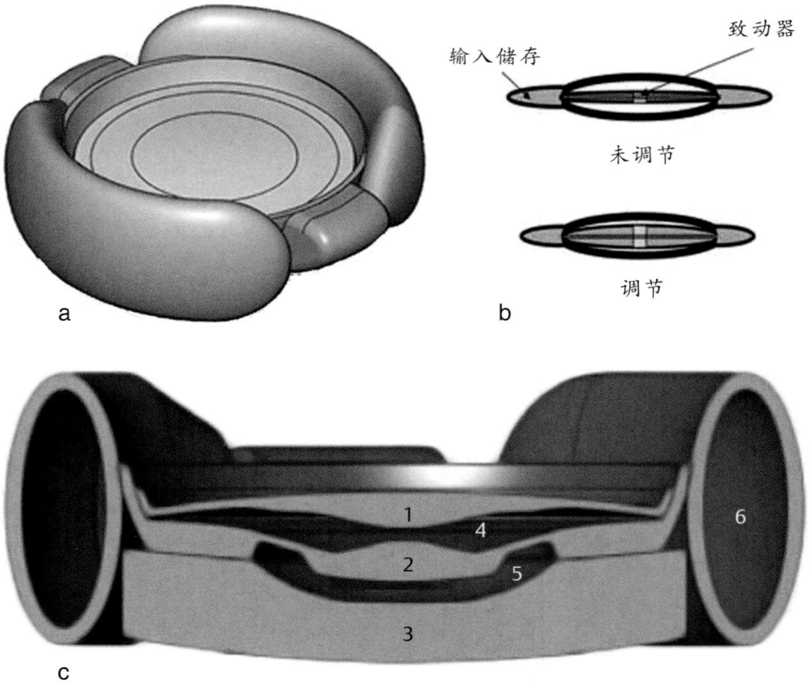

图 3.10 FluidVision IOL。(a)FluidVision IOL 示意图。调节时,囊袋向袢施压,使液体流向 IOL 中央的光学区。(b) IOL 形状改变,屈光力增加。(c)FluidVision IOL 由一个前光学区(1),一个致动器(2),一个后光学区(3),一个被动的湿房(4),一个主动湿房(5)和一个充满液体的袢(6)组成。

(王玮 译 姚克 审校)

参考文献

[1] Miyake T, Kamiya K, Amano R, Iida Y, Tsunehiro S, Shimizu K. Long-term clinical outcomes of toric intraocular lens implantation in cataract cases with preexisting astigmatism. J Cataract Refract Surg 2014;40(10):1654–1660

[2] Scialdone A, De Gaetano F, Monaco G. Visual performance of 2 aspheric toric intraocular lenses: comparative study. J Cataract Refract Surg 2013;39(6):906–914

[3] Lane SS, Morris M, Nordan L, Packer M, Tarantino N, Wallace RB III. Multifocal intraocular lenses. Ophthalmol Clin North Am 2006;19(1):89–105, vi

[4] Braga-Mele R, Chang D, Dewey S et al. ASCRS Cataract Clinical Committee. Multifocal intraocular lenses: relative indications and contraindications for implantation. J Cataract Refract Surg 2014;40(2):313–322

[5] Lichtinger A, Rootman DS. Intraocular lenses for presbyopia correction: past, present, and future. Curr Opin Ophthalmol 2012;23(1):40–46

[6] Gatinel D, Pagnoulle C, Houbrechts Y, Gobin L. Design and qualification of a diffractive trifocal optical profile for intraocular lenses. J Cataract Refract Surg 2011;37(11):2060–2067

[7] Gatinel D, Houbrechts Y. Comparison of bifocal and trifocal diffractive and refractive intraocular lenses using an optical bench. J Cataract Refract Surg 2013;39(7):1093–1099

[8] Sheppard AL, Shah S, Bhatt U, Bhogal G, Wolffsohn JS. Visual outcomes and subjective experience after bilateral implantation of a new diffractive trifocal intraocular lens. J Cataract Refract Surg 2013;39(3):343–349

[9] Cochener B, Vryghem J, Rozot P et al. Clinical outcomes with a trifocal intraocular lens: a multicenter study. J Refract Surg 2014;30(11):762–768

[10] Mojzis P, Peña-García P, Liehneova I, Ziak P, Alió JL. Outcomes of a new diffractive trifocal intraocular lens. J Cataract Refract Surg 2014;40(1):60–69

[11] Law EM, Aggarwal RK, Kasaby H. Clinical outcomes with a new trifocal intraocular lens. Eur J Ophthalmol 2014;24(4):501–508

[12] Sanders DR, Sanders ML Tetraflex Presbyopic IOL Study Group. US FDA clinical trial of the Tetraflex potentially accommodating IOL: comparison to concurrent age-matched monofocal controls. J Refract Surg 2010;26(10):723–730

[13] Cumming JS, Colvard DM, Dell SJ et al. Clinical evaluation of the Crystalens AT-45 accommodating intraocular lens: results of the U.S. Food and Drug Administration clinical trial. J Cataract Refract Surg 2006;32(5):812–825

[14] Marcos S, Ortiz S, Pérez-Merino P, Birkenfeld J, Durán S, Jiménez-Alfaro I. Three-dimensional evaluation of accommodating intraocular lens shift and alignment in vivo. Ophthalmology 2014;121(1):45–55

[15] Bohórquez V, Alarcon R. Long-term reading performance in patients with bilateral dual-optic accommodating intraocular lenses. J Cataract Refract Surg 2010;36(11):1880–1886

[16] Alió JL, Plaza-Puche AB, Montalban R, Ortega P. Near visual outcomes with single-optic and dual-optic accommodating intraocular lenses. J Cataract Refract Surg 2012;38(9):1568–1575

[17] Alió JL, Ben-nun J, Rodríguez-Prats JL, Plaza AB. Visual and accommodative outcomes 1 year after implantation of an accommodating intraocular lens based on a new concept. J Cataract Refract Surg 2009;35(10):1671–1678

[18] Stachs O, Rombach M, Simonov A et al. Implantation of a Novel Accommodative Intraocular Lens With Cubic Optical Elements in Rabbit Eyes. Invest Ophthalmol Vis Sci 2007;48:3142

[19] Roux P, Nichamin L. Early implantation results of the FluidVision accommodative intraocular lens in sighted eyes. ASCRS, April 2010

第 2 部分

人工晶状体选择优化

第 4 章 人工晶状体度数计算：原理和概念

Thomas Olsen

4.1 引言

自从 1949 年 Harold Ridley 医生植入第 1 枚 IOL 以来，对精确计算 IOL 度数的追求即已存在。当时手术过程顺利，但发现术后屈光度数为-20D。Ridley 很快意识到误差来源于与晶状体相比，同样尺寸的有机物 PMMA 有更高的折射率[1]。

目前，0.5D 的预测误差（无论是球镜还是柱镜）就可以左右手术的成败，特别是对于多焦点和 Toric IOL 来说。因此，提高精确度到第一个小数点的问题不仅仅是学术兴趣，而且在临床上关系到患者的生活质量。

本章将从“薄透镜”IOL 度数计算公式的基本原理开始，讨论 IOL 度数计算误差的原理和来源。接下来，描述了使用光线追迹改进 IOL 度数计算的条件和用于预测 IOL 位置的新方法。强调使用生理光学的益处。然而，IOL 度数的计算不仅仅是光学的问题。眼睛是小尺寸的生物组织，需要了解临床测量如何与物理光学结合以满足临床现实。随着患者的复杂性和需求的增加，从业者在未来的 IOL 度数计算中面临着重大挑战。

4.2 薄透镜 IOL 度数公式

根据高斯光学（近轴图像），任何球面的屈光力可以按照下面公式计算：[2]

$$F=\frac{n_2-n_1}{r} \tag{4.1}$$

其中，F=球面的屈折力（D），n_1=球面前方介质的折射率，n_2=球面后方介质的折射率，r=曲率半径（m）。

光焦度是另一个重要的概念，描述了一定距离的近轴光线的屈光力。其定义为“换算”距离的倒数，等于距离除以折射率：

$$V=\frac{n}{d} \tag{4.2}$$

其中，V=光线的光焦度（D），d=距离（m），n=材料的折射率。当将屈光力为 F 的透镜加入到一束光线中时，可以通过加法来计算所得到的光焦度：

$$V_2=V_1+F \tag{4.3}$$

其中，F=透镜的屈光力，V_1=透镜前的光焦度，V_2=透镜后的光焦度。到新焦点的距离等于 V_2 的倒数。

从这些基本公式，我们现在可以构建薄透镜 IOL 度数计算公式：定义角膜曲率 F，眼轴长度 Ax 和 IOL 到角膜的距离 d。焦距，即角膜后的光焦度，假设进入的平行光线为 $1/K$。当光线接触晶体平面时，光焦度会改变 d/n_1，其中 d 是距离（m），n_1 是房水的折射率。因此，根据等式 2，晶体平面前表面处的光焦度 V_1 可以用新的距离的倒数来计算：

$$V_1=\frac{1}{\left(\frac{1}{k}-\frac{d}{n_1}\right)} \tag{4.4}$$

要聚焦在视网膜上，离开晶体平面的光线必须具有由晶体平面到视网膜的距离定义的光焦度（V_2）：

$$V_2=\frac{n_2}{(Ax-d)} \tag{4.5}$$

其中 n_2=眼后段的折射率，其他变量如前所述。因此，将 V_1 减去 V_2 即可得出将光线聚焦在视网膜上所需的 IOL 度数：

$$P=\frac{n_2}{(Ax-d)}-\frac{1}{\left(\frac{1}{K}-\frac{d}{n_1}\right)} \tag{4.6}$$

其中 P=达到正视状态的 IOL 度数，K=角膜曲率，Ax=眼轴长度，d=有效晶体平面（ELP），n_1=房水的折射率，n_2=玻璃体的折射率（图 4.1）。该方程是所有薄透镜公式中的通用公式，包括 Fedorov[3]，Colenbrander[4]，Binkhorst[5]，Hoffer[6,7]，SRK/T[8]，Holladay 1[9]和 Haigis[10]公式。

然而，为了在临床实践中应用，需要解决方程中的几个关键要素。重要问题涉及如何确定角膜曲率，如何预测 ELP，如何精确测量眼轴长度，以及如何处理角膜和 IOL 的高阶像差。

4.2.1 有效晶体平面

任何 IOL 度数计算公式中最重要的变量之一是手术后 IOL 的预测位置。事实上，这是公式需要做的唯一真正的"预测"，而不同的 IOL 公式实现这个目的所采用的方法不同导致其性能上的差异。剩下的"仅仅"是光学问题。

对于 ELP 的确切含义可能会出现一些混乱。薄透镜公式（公式 4.6）需要 ELP 具有 IOL 的所有屈光力。然而，ELP 可能与 IOL 的实际位置不同。这是由这些公式决定的。通常的优化步骤如下：从已知屈光结果的大型数据库中，回顾每个病例的术前测量和植入的 IOL 度数，并据此计算得出所需的精确 ELP。接下来，通过回归分析来分析 ELP 对术前测量的依赖性，例如眼轴长度和角膜 K 值。分析很可能表明 ELP 依赖于眼轴长度（因为 IOL 在长眼中的位置比在短眼中更深）；因此，公式的改进之一是加入以眼轴长度来预测 ELP 的函数。对于其他变量也可以采用相同的过程，产生增加复杂度的双变量、三变量或多变量公式。

因为基于实际的临床数据，所以以这种方式开发的公式可能是准确的。即使在理论上可能是错误的，通过对名为 ELP 的虚拟"隐藏"变量的调整仍可以使其在实践中起作用。然而，如果公式使用基于 1.3375 折射率（大多数薄透镜公式）的角膜 K 值，则角膜屈光力可能被高估了约 1D，这点本章后面再细述。因此，IOL 的度数也将被低估几乎相同的数值。然而，该公式可以通过假设 IOL 位于比实际情况更深的位置来补偿该误差，从而增加估计的 IOL 度数。这是大多数薄透镜公式的 ELP 比真实的 IOL 位置更深的主要原因。

4.3 回顾 IOL 度数计算

4.3.1 IOL 度数计算的现状

IOL 度数计算的临床条件自 IOL 植入初期以来发

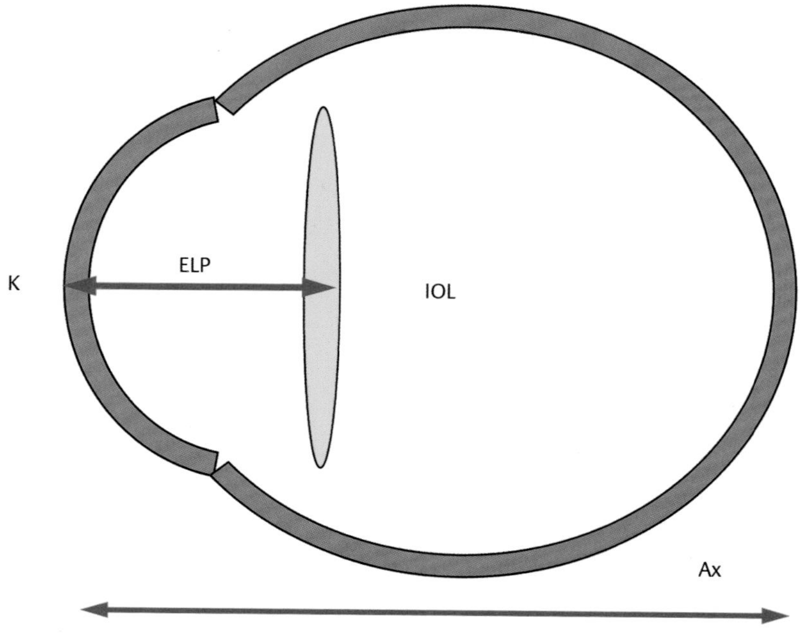

图 4.1 薄透镜 IOL 度数计算模型。薄透镜公式假定角膜和 IOL 都是厚度无限小的薄透镜。ELP 是有效晶体平面，基于角膜 K 值（K）和眼轴长度预测（Ax）。

生了巨大的飞跃,通过以下几种方式改善了 IOL 度数精确计算的条件。

1.由于采用小切口技术,无论是手工还是用激光手术,角膜解剖结构几乎不受手术的影响,如果没有特殊目的,手术源性散光将非常小。这使 IOL 度数计算中的角膜曲率变化较小,并且可以通过选择合适复曲面度数的 IOL 来治疗散光。

2.由于撕囊的标准化,无论是手工还是用激光手术,植入物在手术后的位置变化较小。大多数眼科医生喜欢使用连续环形撕囊术(CCC)[11]来获得圆形的撕囊口,为 IOL 的囊袋内植入提供可预测的环境。撕囊口的尺寸也经过选择,使得前囊口的边缘将准确地与 IOL 光学部的周边部分重叠。当最终囊袋收缩时,它将不仅在轴向位置固定 IOL, 而且在侧向位置实现最小的倾斜和旋转。

3.由于采用激光生物测量来测量眼轴长度[12],我们现在可以用前所未有的精度来测量这个重要的参数。根据制造商的数据,光学生物测量仪的重复测量误差通常在 0.020mm 以内。回想一下,1mm 眼轴长度误差相当于眼镜平面的 2.5D 误差,您会发现激光测量误差在 IOL 度数预测误差中仅占 0.05D。

4.由于角膜屈光手术的诊断设备的发展,我们现在已经有了分析角膜形状和功能的尖端工具。虽然我们熟悉的角膜 *K* 值仍然是 IOL 度数计算的基石 (将在后文中讨论), 但是有充分的证据表明常规的角膜曲率计仅部分测量了约 3mm 旁中心环状区域的角膜前表面曲率。当涉及准分子激光原位角膜磨镶术(LASIK)后病例、不规则散光或圆锥角膜时,标准的角膜 *K* 值根本不足以准确分析真实的角膜曲率。同时考虑到角膜的后表面以及高阶像差,才是一个完整的数据。

5.虽然缺乏相关文献,但我们仍然认为,由于制造标准的改善,多年以来现代 IOL 的光学质量有了很大改善。20 多年前,本章的作者多次发现 IOL 的标签与真实度数之间有显著偏差[13]。使用类似角膜曲率计的设备进行度数检查, 分别在两个子午线测量 IOL 前后表面的曲率,发现有 0.5~1D 的球镜和柱镜误差。考虑到现代 IOL 度数计算的误差远低于 0.5D,平均绝对预测误差低于目前生产中 IOL 标签的误差范围。

6.最后,IOL 度数计算本身已经有所改善[14]。然而,"无用输入……无用输出" 的概念也适用于理想的公式。因此,要以最好的方式取得最好成果,我们必须了解其使用原理,避免误区。

4.4 角膜屈光力

什么是角膜屈光力? 大多数临床医生只要求 *K* 值,而忽略角膜曲率计不直接测量屈光力的事实。角膜曲率计实际上测量了约 3mm 旁中心环形角膜前表面反射的浦肯野 I 图像的大小,然后将角膜视为薄透镜,并使用 1.3375 的假定折射率根据公式 1 计算角膜屈光力 *K*:

$$K=\frac{1.3375-1.000}{r} \tag{4.7}$$

其中 *r* 是曲率半径(m)。

以这种方式测量的角膜屈光力有几个众所周知的问题。首先, 当角膜焦距从上皮算起时, 假定的 1.3375 折射率不适于生理(近轴)屈光力[15]。另一个问题是,曲率半径是从一个环形区域测量出来的,也许不能代表视轴。最后,角膜不是仅具有一个表面的薄透镜,而是在后表面上也有屈光力的厚透镜,它们共同构成了角膜总屈光力(CTCP)(以球镜和柱镜的形式体现)。

如果假设后表面曲率与前表面成固定比例,如在 Gullstrand 的精确模型眼[16](Gullstrand 比=6.8mm/7.7mm=0.88)中,简单的数学可以证明角膜 *K* 值在使用 1.3315 的折射率时更佳, 而不是常用的 1.3375[15]。然而,现在有许多使用 Scheimpflug 成像的临床研究证据表明,正常 Gullstrand 比值约为 0.83,这可能要求角膜 *K* 值使用更低的等效折射率。

另一个问题是,角膜并不总是完全由薄透镜或厚透镜光学描述的光学系统。虽然在正常情况下,角膜的扁长形状确实会矫正一些球差,但高阶像差仍是一个问题,特别是对于 LASIK 术后的患者。描述这种角膜的有效屈光力可能需要光线追迹技术,并仔细考虑视轴和有效瞳孔区域。

如何计算角膜屈光力的问题对于常规的眼球建模和 IOL 度数计算尤其重要。如果对屈光力的计算偏向于一定的设定值,则可能会使预测发生偏差,并需要采用其他校正方式来使"预测优化"。这种误差可能会在长眼轴的眼睛中变得明显,而 IOL 度数本身对屈光的影响不大[17]。假设在角膜上有 1D 误差,并且 IOL 度数为零,则会有 1D 的总预测误差。接下来我们来看一下什么是有效角膜屈光力。

4.5 角膜屈光力的光线追迹分析

光线追迹常用于成像和照明系统研究，是物理光学中众所周知的技术。这种技术基于 Snell 定律跟踪每条光线的折射：

$$\frac{\sin\theta_1}{\sin\theta_2}=\frac{n_2}{n_1} \tag{4.8}$$

其中 θ_1 是入射角，θ_2 是光线相对于法线的折射角，n_1 和 n_2 是两个介质的折射率。

现代 Scheimpflug 成像或光学相干断层扫描(OCT)系统提供的信息实际上可以用三维(3D)高分辨率记录角膜的形状，这正是实现光线追迹所需要的。我们最近开始在由 Oculus Pentacam 设备输出的映射高程数据矩阵上使用光线追迹(图 4.2)来分析角膜的屈光力[18]。该技术如下所述。

Zemax(Zemax LLC)是一种专业的光学工程软件，用于设计和分析成像系统，如望远镜或相机。要将 Pentacam 数据导入 Zemax，有必要将 Pentacam 高程数据的 *xyz* 矩阵转换为能被 Zemax 识别的一系列多边形格式的 3D 三角形。当数据成功地导入到 Zemax 时，使用光线追迹物理形状(在这种情况下是多面的三角形)研究角膜屈光(图 4.3)。为了模拟真实的眼睛，引入瞳孔以阻挡外围光线(标准大小为 3mm)。从远点光源发出的光线通过角膜模型，并用特定的点扩展函数(PSF)聚焦在所选择的图像平面位置。然后可以将角膜的焦距确定为给出最高 PSF 的距离(即最小的模糊)。角膜屈光力为焦距(距离除以折射率)的倒数。如果需要，Zemax 程序还可以插入 IOL 并模拟整个人工晶状体眼的光学状态(图 4.4)。

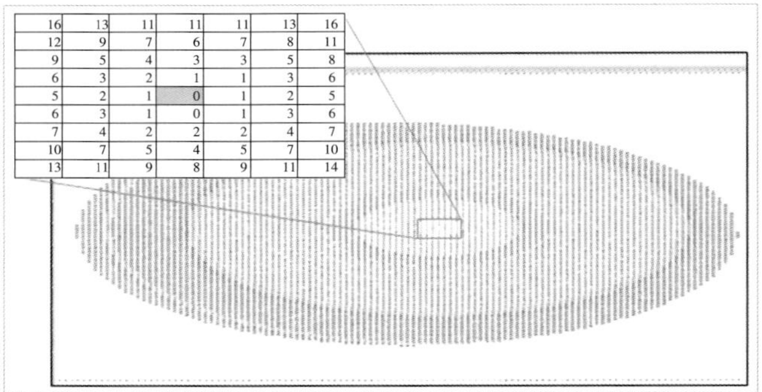

16	13	11	11	11	13	16
12	9	7	6	7	8	11
9	5	4	3	3	5	8
6	3	2	1	1	3	6
5	2	1	0	1	2	5
6	3	1	0	1	3	6
7	4	2	2	2	4	7
10	7	5	4	5	7	10
13	11	9	8	9	11	14

图 4.2 Pentacam 高程矩阵。Pentacam 矩阵的角膜高程数据以 μm 为单位。每个点在 *x*-*y* 坐标系中表示，其中原点(0,0)表示零(0)高程的角膜顶点(插图中的黄色段)。*x* 和 *y* 方向上的每个增量分别表示角膜水平和垂直方向上的 0.1mm 步长。

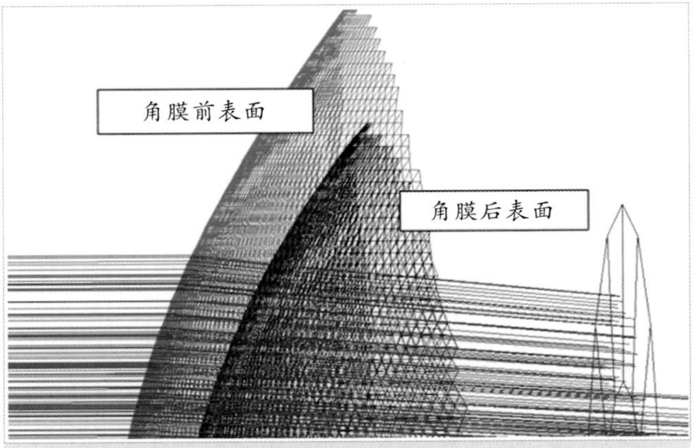

图 4.3 角膜的 Zemax 模型。角膜前后表面的 Pentacam 测量值已被导入 Zemax 光学工程软件。每个表面都由一个由各个数据点连接的微型三角形的网格构成。光线根据斯涅尔定律折射。(From Olsen，Jeppesen，unpublished.)

通过光线追迹技术计算的角膜屈光力是高度可重复的，重复测量误差<0.05D。还有一些实验研究了瞳孔大小的影响，如表 4.1 所示。Pentacam 公司报道了基于 Pentacam 软件的光线追迹得出的“实际净屈光力”(TNP)这个参数，并与标准角膜曲率计读出的角膜 *K* 值进行比较。

Zemax 光线追迹的角膜屈光力明显高于 Pentacam

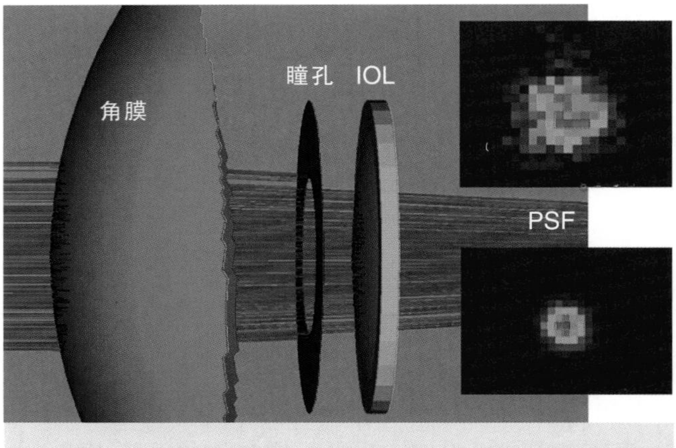

图 4.4 人工晶状体眼的 Zemax 光线追踪。从左侧远处(图框外)点光源发出的光线透过角膜的前后表面。在角膜后面添加了瞳孔和 IOL。在右侧远处(图框外)放置一个小的“检测器”，起到感光底板的作用，允许在特定的图像距离处分析点扩散函数(PSF)。插图显示从 1mm 未聚焦到聚焦图像时 PSF 如何变化。

表 4.1 光线追踪 Zemax 中的角膜屈光力:光线追踪 20 名正常受试者不同瞳孔大小时的角膜屈光力

N=20	Zemax 获得的角膜屈光力(D)/瞳孔大小			Pentacam 变量(D)		角膜曲率计(D)
	3mm	4mm	5mm	TNP	TCRP	*K* 值
均值(±标准差)	42.34(±1.33)	42.52(±1.38)	42.64(±1.41)	41.91(±1.29)	42.38(±1.28)	43.36(±1.53)
范围	39.79~44.69	39.86~45.19	39.96~46.46	39.50~43.65	39.90~44.05	40.74~45.95

Sourece: Olsen, Jeppesen, unpublished.

注:Pentacam 变量——实际净屈光力(TNP),Pentacam 软件基于厚透镜计算的角膜屈光力;总角膜屈光力(TCRP),Pentacam 软件基于光线追踪获得;同时引入了标准角膜曲率计的 *K* 值作为比较。

的 TNP 参数($P<0.01$,配对 t 检验),但与 Pentacam 的 TCRP 参数无显著差异($P>0.05$,配对 t 检验)。平均标准 *K* 值比光线追迹的曲率高 1.02D,也高于其他方法得出的角膜屈光力($P<0.001$)。不同方法之间的对比如图 4.5 所示。由于角膜的球差,增加瞳孔大小可以使角膜屈光力在 3mm 标准大小的基础上增加约 0.15D/mm。

这些实验表明,可以将准确的光线追迹应用于角膜的 Scheimpflug 记录,并获得有意义的结果。光线追迹的真正优点是,它不假定角膜具有任何预定的球形、椭球形或其他形状。事实上,角膜的形状是可能改变的,如果以 3D 形式详细描述其结构,我们就可以应用 Snell 定律来分析屈光力。我们相信这项技术很有前途,可能会在 LASIK 术后、散光或圆锥角膜等异常角膜中特别有用,例如下面这个病例介绍。

4.5.1 病例介绍

患者男,68 岁,患有圆锥角膜,计划白内障手术。患者多年来一直使用硬性角膜接触镜,屈光度数稳定,但由于白内障,其视力比原来的 0.2(20/100)更低了。患者屈光度数约为-25D,散光超过 9D。眼轴长度为 23.3mm,基于标准 *K* 值的快速 IOL 度数计算预测的 IOL 度数约为-30D。Pentacam 检查显示典型的角膜圆锥形变陡(图 4.6)。

在 Zemax 中进行了有效焦距的光线追迹分析。该分析显示角膜屈光力约为 67D(等效球镜),低于常规 *K* 值。使用光线追迹的角膜曲率结果,在使用 C 常数(待讨论)的 PhacoOptics 软件(IOL Innovations)辅助下计算得出的 IOL 度数约为-16D(等效球镜),且具有高度散光。决定进行分期手术:首先,去除白内障,并将一个球镜度数-10D 的 IOL 植入囊袋中。记录初始屈光度数,然后在第一次手术 4 周后,将-9D 柱镜度数的 Toric IOL(HumanOptics,德国)植入到睫状沟。二次附加的 Toric IOL 植入后 2 个月,患者的裸眼视力为 20/40。患者非常满意,因为他从未有过这样好的视力。

4.6 IOL 度数的原位光线追迹分析

我们使用光线追迹从术后屈光和生物测量法原

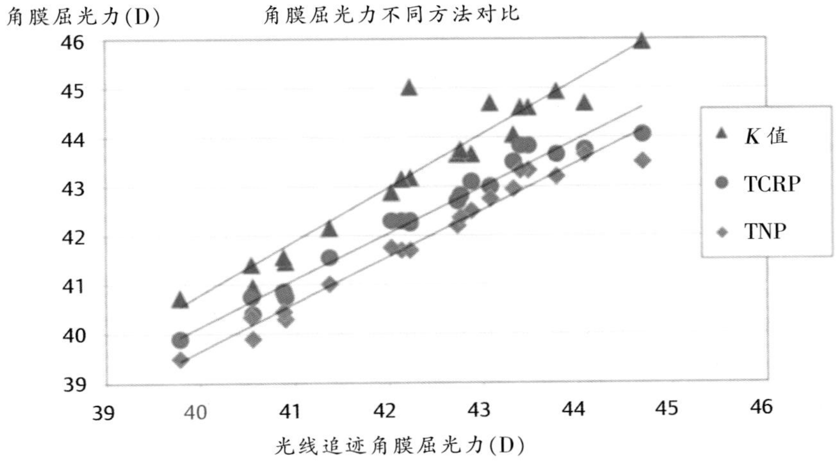

图 4.5 角膜屈光力的不同方法对比。Zemax 光线追迹确定的角膜屈光力与常规 *K* 值、Pentacam 实际净屈光力(TNP)和总角膜屈光力(TCRP)方法相比。(From Olsen, Jeppesen, unpublished)

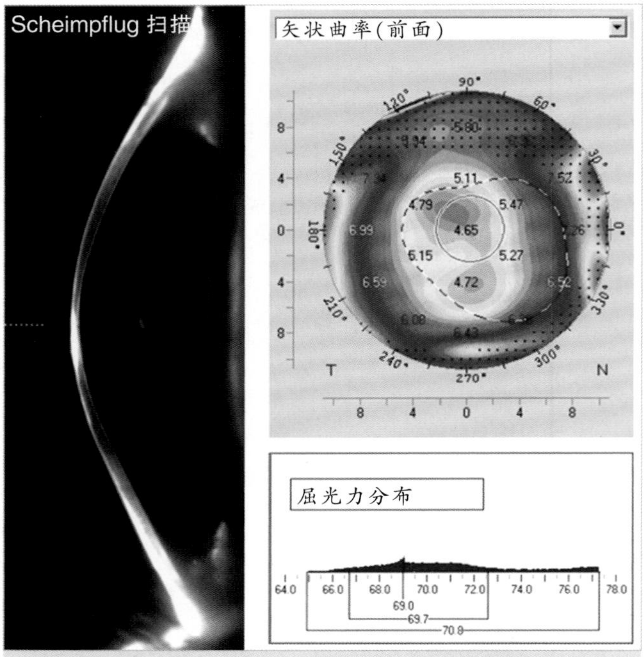

图 4.6 圆锥角膜病例。Pentacam 分析圆锥角膜病例。注意陡峭的角膜曲率和角膜屈光力的平坦分布。

位计算 IOL 的度数,并将其与 767 只眼植入老式球面 IOL(Alcon AcrySof SA60AT)的实际度数进行比较[19]。使用 Haag-Streit Lenstar LS900 测量 IOL 的位置,并使用 Zeiss IOL Master 测量眼轴长度,后者能以光程重新校准实际眼轴长度[20]。

如图 4.7 所示,我们发现预测的和实际的 IOL 度数之间有很好的相关性(相关性系数 0.99)。植入的 IOL 标签与计算的 IOL 度数之间的平均预测误差仅为 −0.26D±0.65(SD),眼轴长度和 IOL 度数(范围 −2D~+36D)均无偏差。

这项研究表明物理光学可用于人工晶状体眼建模并实现精确的屈光预测。从实际 IOL 位置的测量,我们可以准确地预测全眼球的屈光状态和 IOL 的度数,而不使用 *K* 值、ELP、*A* 常数或其他经验系数。因此,预测实际 IOL 位置的能力将带来精确的 IOL 度数计算。

4.6.1 *C* 常数

C 常数(图 4.8)的概念来源于:观察结果表明经标准化的囊袋内植入后,IOL 倾向于以可预测的方式定位,这取决于晶状体的术前解剖结构,根据以下公式计算[21]:

$$IOL_C = ACD_{pre} + C \times LT_{pre} \quad (4.9)$$

其中,IOL_c 是 IOL 的中心,ACD_{pre} 是术前前房深度,LT_{pre} 是晶状体的术前厚度,*C* 是与 IOL 类型相关的常数。*C* 常数可以被认为是手术后囊袋在 IOL 周围收缩的比例。典型值为 0.38~0.45,取决于撕囊口尺寸、IOL 类型和袢类型。值为 0.5 意味着 IOL 完全在晶状体占据的(现在是空的)空间的中心。

为了确定 *C* 常数,我们需要获得代表性人群手术后的 IOL 的物理位置、术前的前房深度(ACD)和晶状体厚度。IOL 位置(或术后 ACD)可以通过不同方式测量。经典技术是基于裂隙灯测量前房的表观深度,如同角膜测厚仪。还可以通过手动测量(如与

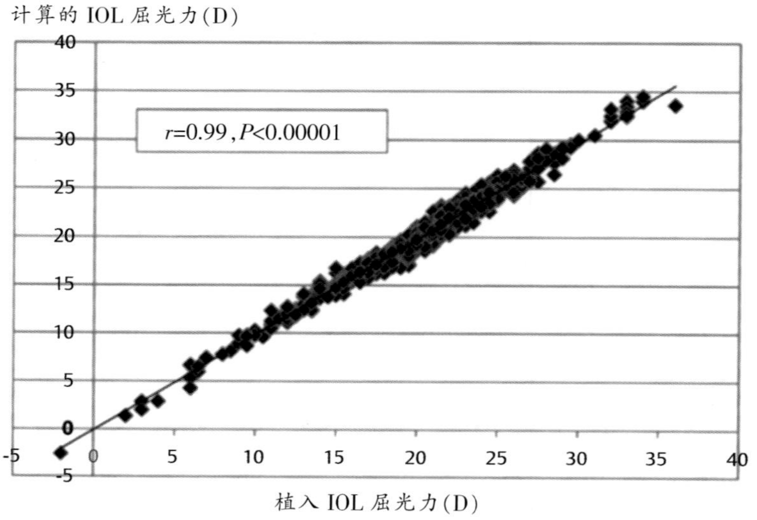

图 4.7 光线追迹原位分析 IOL 度数。在 767 例植入球面 IOL 的病例中,假设瞳孔大小为 3mm,植入的 IOL 度数(标记值)和通过光线追迹计算的度数之间的相关性(相关系数 $r=0.99$, $P<0.0001$)。(Reproduced from Olsen, Funding 2012[19].)

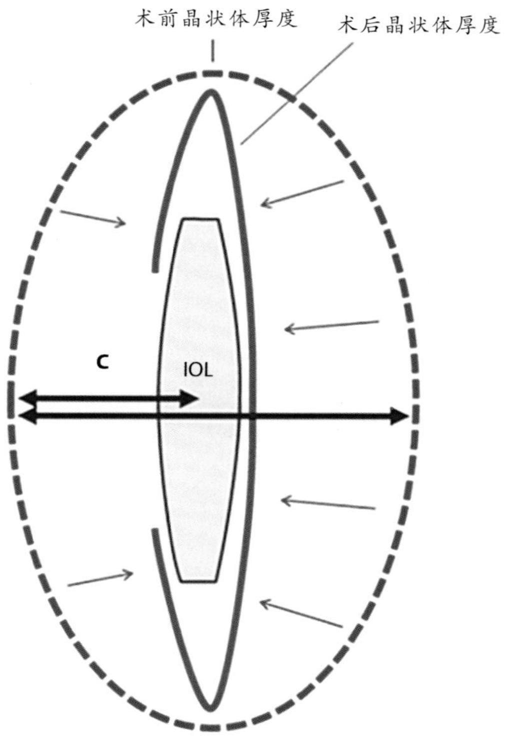

图 4.8 C 常数定义为 IOL 与术前晶状体厚度的比值。IOL 的位置计算如下:*IOLc=ACDpre+C×LTpre*,其中,IOLc 是 IOL 的中心,ACDpre 是前房深度,LTpre 是晶状体厚度,C 是与 IOL 型号相关的常数。(Reproduced from Olsen, Hoffmann 2014[21].)

Haag-Streit 裂隙灯连接的裂隙灯)、狭缝图像的光密度测量(Zeiss IOLMaster)、Scheimpflug 照相(Oculus Pentacam,Ziemer Ophthalmic Systems Galilei,CSO Sirius)、OCT 或超声。超声需要熟练的检查者,因为可能的误差来源包括角膜压陷(强烈推荐浸入技术)、瞳孔干扰和声速问题。最新研发的激光干涉测量仪(Haag-Streit Lenstar LS900)和 OCT(Ziemer Ophthalmic Systems Galilei G6)可用于包括 ACD 在内的所有眼内距离的生物测量,是高精度的技术。

与 ACD 相比,晶状体厚度更加难以测量,并且在过去并未受到太多关注。光学技术,如裂隙灯和 Scheimpflug 成像技术,它们的表现不理想是由于晶状体的表观厚度不仅受到角膜屈光的影响,而且还受晶状体前表面的折射及其折射率的影响,后者可能是渐变而不是固定值。并且后者的信息在临床上是很难获得的。因此,多年来用于测量晶状体厚度的标准技术是超声。但使用超声的缺点有两个方面:①超声的声速可能因白内障的软硬程度不同而变化,②晶状体的不均匀混浊可能引起晶状体内的回声峰,使得晶状体后囊定位困难从而难以测量晶状体的真实厚度。

此外,技术发展使得可以使用激光干涉测量仪或 OCT 来测量晶状体厚度。因此,如同光学生物测量技术革新了眼轴长度的测量一样,激光干涉测量或 OCT 可能会在晶状体厚度的测量方面体现出优势。尚且需要进一步的研究以评估不同技术对晶状体厚度测量的准确性。

有人可能会问,即使 *C* 常数能很好地预测 IOL 的物理位置,我们真的可以在公式中使用这些信息吗?事实上,这项工作需要一个准确的人工晶状体眼模型,并且必须证明角膜屈光力和眼轴长度的临床测量与 IOL 的物理位置相符合。为此,薄透镜公式不再适用,需要用近轴(厚透镜)和精确的光线追迹来校正角膜和 IOL 的高阶像差。

在 1475 例正常眼中,我们发现使用 *C* 常数与 Olsen 公式,与 SRK/T 公式相比,平均绝对误差(MAE)的改善约为 15%(图 4.9)。在一组已发表的和一组未发表的数据中,高误差(>1D)的数量分别下降了 39% 和 85%。有文献表明,测量得到的实际 IOL 位置与预测值具有高度相关性(图 4.10)。当测量的 IOL 位置用于"预测"屈光时,发现预测误差降至最低值(图 4.11)。因为这个发现,IOL 位置的预测被认为是提高精度的关键。

4.7 将第一眼的结果用于第二眼的计算

预测误差确实会发生。如果出现大的屈光意外,您的第一个想法可能是由测量误差引起的。为了排除这一点,建议重复所有测量,并查看是否由于错误的 *K* 值或眼轴长度测量导致。你的第二个想法可能是由于错误的晶状体常数造成的。虽然许多眼科医生认可制造商提供的镜片常数,但强烈建议对患者的个性化结果进行优化研究,以检查预测误差。然而,如果可以排除错误的 IOL、过失或测量误差,那么该误差有可能与患者本身有关,或者仅仅是公式误差。因此,假设第一眼的误差不是测量误差,是否可以使用该信息来提高第二眼的 IOL 度数计算的精度?

答案是肯定的。由于左右眼之间的对称性,第一眼的手术可以被认为是第二眼的模拟手术。在针对 1235 例双眼先后植入相同类型 IOL 的研究中,我们发现右眼与左眼的预测误差之间存在显著的相关性,这

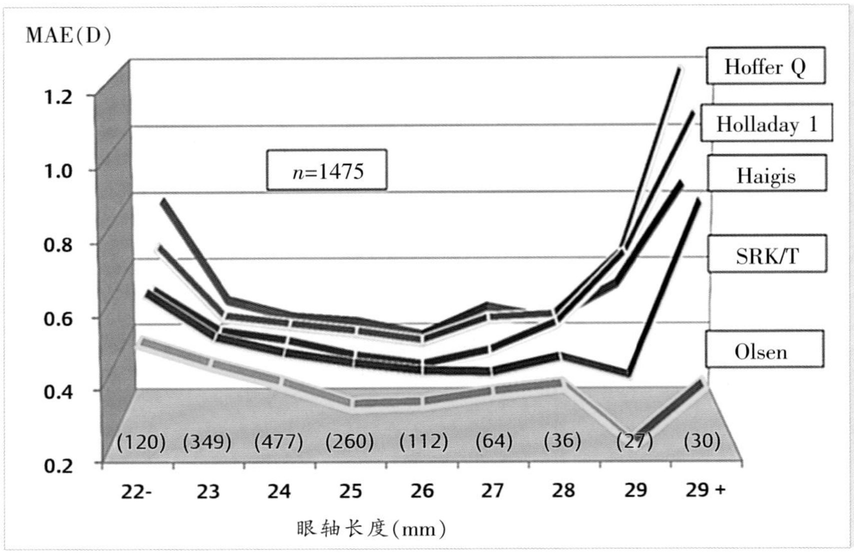

图 4.9　不同 IOL 计算公式的预测误差。数据来自几家公立医院植入同种类型 IOL 的 1475 个病例，公式误差用不同眼轴长度下的平均绝对误差（MAE）来表示。(Reproduced from Olsen, Hoffmann 2014[21].)

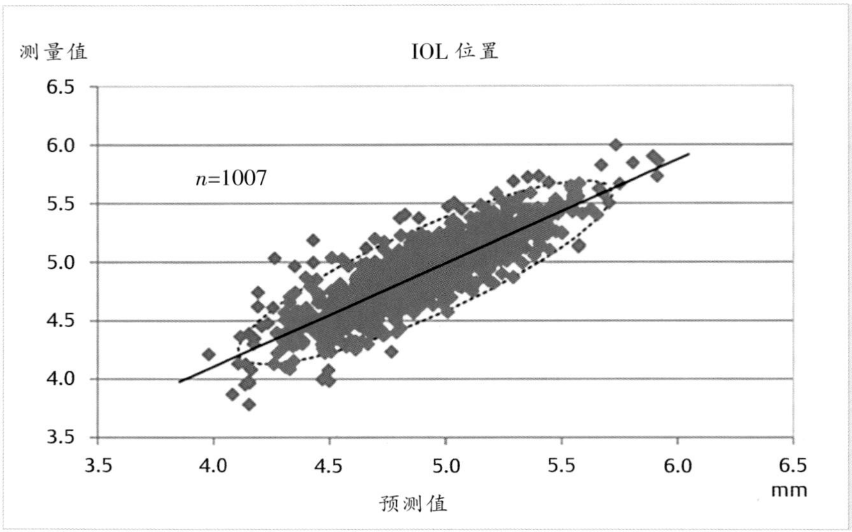

图 4.10　使用 *C* 常数预测 IOL 位置。测量的 IOL 位置与使用 *C* 常数的预测值相对应。相关系数有高度统计学意义（r=0.86，P <0.0001）。(Reproduced from Olsen, Hoffmann，2014[21].)

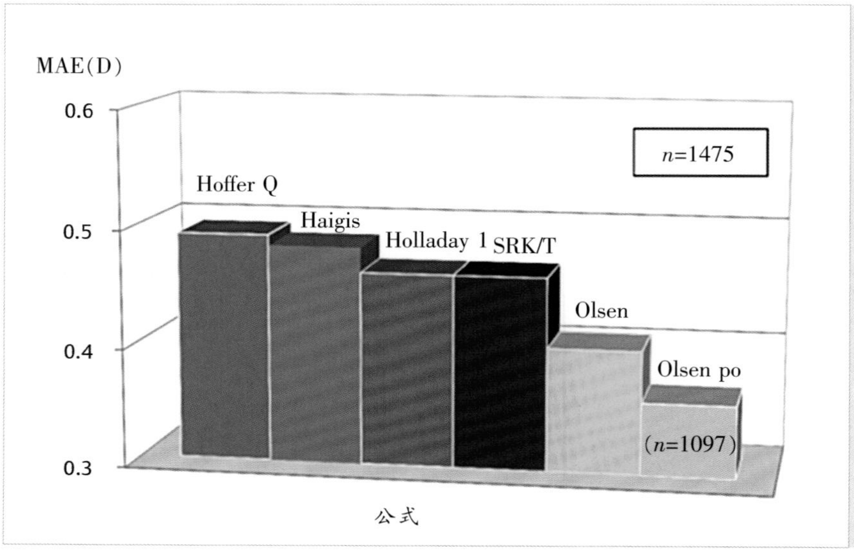

图 4.11　不同 IOL 公式的误差汇总。对于一组植入相同类型 IOL 的 1475 例患者，分组使用不同公式的平均绝对误差(MAE)。最右列显示的预测误差，是在“预测”(Olsen“po”)中使用了术后测量的 IOL 位置。(Reproduced from Olsen, Hoffmann, 2014[21].)

取决于所用的公式[22]。研究的公式是 SRK Ⅱ,SRK/T 和 Olsen 公式。最不精确的公式(SRK Ⅱ),其误差相关系数最高,最精确的公式(Olsen)最低。基于观察到的相关性,可以使用在第一眼中观察到的误差来部分校正第二眼的预测结果(图 4.12)。对于最不精确的公式,校正的幅度最大,反之最精确的公式最小。我们假设双眼间误差相关的原因是由于个体 ELP 预测中的公式误差。这个假设得到了在同一患者的两眼之间高度校正的病例组中的 IOL ACD 的实测结果的支持 (图 4.13)。校正第二眼的 IOL 度数计算的替代方法是测量第一眼的实际 IOL 位置,并直接使用该测量结果作为第二眼的预测 IOL 位置。

4.7.1 屈光手术后 IOL 度数计算

LASIK 术后病例的 IOL 度数计算误差可能有两个主要来源:①获得正确角膜屈光力的误差;②使用经典薄透镜公式估计 ELP 的误差。

角膜屈光力的误差

角膜屈光手术以不同的方式改变角膜的形状。放射状角膜切开术(RK)使整个角膜在中心部分变平坦。LASIK 手术仅使角膜前部变平,保持后部曲率大致不变(图 4.14)。*K* 值的工作原理是假设角膜前后曲率之间的比例固定,LASIK 术后角膜的 *K* 值测量将错误地

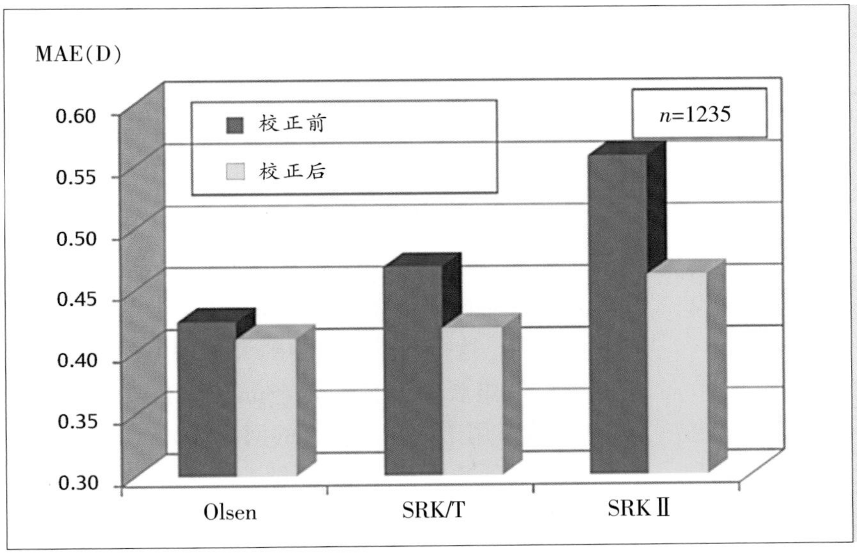

图 4.12　对侧眼修正。基于第一只眼观察到的误差,对第二只眼的预测精度进行经验性改良。MAE, 预测的平均绝对误差(D)。(Reproduced from Olsen, Funding 2012[19].)

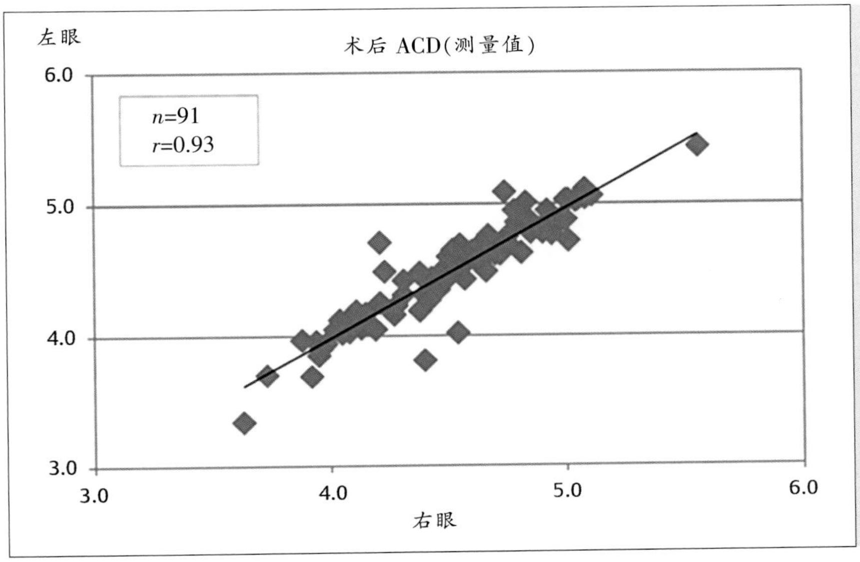

图 4.13　对侧眼的 IOL 位置。91 例使用 Lenstar 激光生物测量仪测量的 IOL 位置(术后 ACD)的双眼间相关性。*n*,观察数,*r*,相关系数。(Reproduced from Olsen, Funding 2012[19])

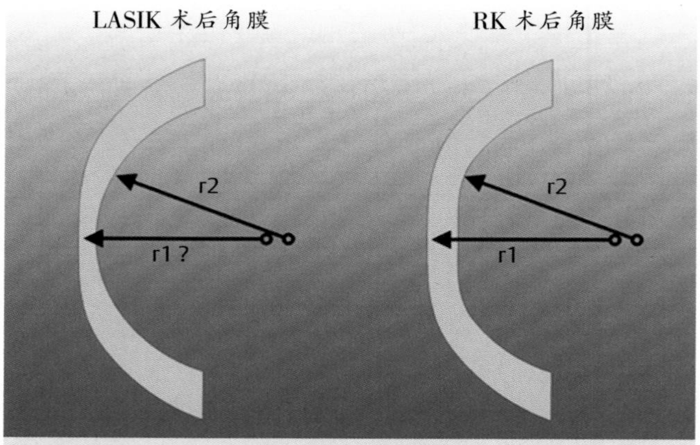

图 4.14 屈光手术后的角膜形状。LASIK 术后角膜将具有平坦的前表面,这将破坏两个曲率之间的正常比例。RK 术后角膜的比例趋于保持不变。

假设角膜后部也被平坦化。结果是角膜屈光力被高估了,并与切削组织的量相关。

另一个问题是角膜的中心部位很难测量。如果我们测量旁中心区域(所有角膜曲率计)而不是中心区域,我们测得的角膜比实际更陡,如未校正,IOL 度数将被低估。因为所有角膜曲率计和地形图都无法测量角膜的中心,所以需要其他技术,如 Scheimpflug 成像或 OCT 断层扫描。

估算有效角膜屈光力的替代方法是将角膜手术前的角膜屈光力,加上或减去角膜手术引起的屈光变化,以获得用于 IOL 度数计算的有效 *K* 值。然而,这需要知道 LASIK 术前的 *K* 值,并且知道精确的屈光变化。例如,如果有晶状体性近视导致的屈光变化,则该方法将不起作用。

有效晶状体位置的误差

如前所述,所有的薄透镜公式都使用估计 ELP 的间接方法,其中大多数(SRK/T[8],Holladay[9],Hoffer[6,7])使用 *K* 值完成此任务。SRK/T 和 Holladay 公式使用原来设计用于虹膜夹晶体[3]的旧 Fedorov 模型,其基于角膜曲率半径和直径来计算角膜拱顶的"高度"作为 ELP 的参考。这意味着陡峭的角膜将预测较深的 ELP,平坦的角膜将预测较浅的 ELP。因此,对于近视 LASIK 术后的角膜,我们有一个错误的平坦 *K* 值,使公式"认为"ELP 比实际更小,结果将再次低估 IOL 的度数。

因此,如果我们了解薄透镜公式背后的原理,我们可以解释近视 LASIK 术后 IOL 度数计算的远视误差。其中−6D 的近视切削带来的误差约为+2D。我们估计误差一半是因为角膜屈光力问题,另一半是由于 ELP 问题(图 4.15)。

文献中已经描述了针对 LASIK 术后病例改进经典 IOL 度数计算公式的许多方法。所提出的方法有双 *K* 值法[23]、改变角膜折射率或其他校正 *K* 值的方法。要细述这些方法超出了本章的范围,也许这些方法都没有任何优点。这些校正方法中的大多数都是基于标准 *K* 值或模拟角膜曲率计读数(Sim-Ks)来得出经验校正,使公式适用于特定数据集的回顾性研究。然而,所有经验公式的缺点是,它们原则上只适用于其来源的那个人群。因此,需要另外一种公式来超越原始数据集的范围(例如,当从近视激光术后到远视激光术后,

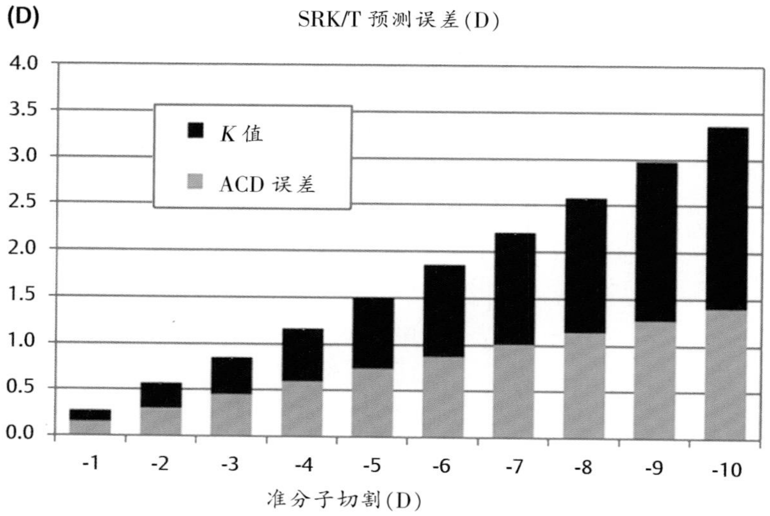

图 4.15 LASIK 术后 SRK/T 公式的预测误差。基于理论计算的 SRK/T 公式的预期误差与准分子切削量的关系。

或当使用另一个仪器测量 K 值时可能会在稍微不同的位置读取角膜曲率)。此外,用户不清楚究竟哪个公式是正常工作的。

作者认为,鉴于 Scheimpflug 或 OCT 等现代诊断工具的使用,如果能抓住问题的核心,即测量实际角膜屈光力和预测 IOL 位置的问题,就能获得更准确的结果。

4.8 LASIK 术后病例的建议方法

根据前面所述的原理,可以使用以下方法来避免屈光手术后病例中的一些误差。

1.通过 Scheimpflug 成像或其他断层摄影技术获得角膜前后表面的准确中心读数。

2.计算角膜的实际屈光力,同时考虑前后两个表面,或使用基于光线追迹的程序来估计瞳孔区域的角膜屈光力。有数个设备能够提供基于角膜前后表面的角膜屈光力估计。其中一个例子是 Pentacam 报道的 TNP,是角膜前后表面屈光力的总和。另一个例子是 Oculus Pentacam 报道的 TCRP 和 Galilei G6 仪器基于光线追迹报告的 TCP。然而,由于非常少的 IOL 度数计算公式真正接受了实际角膜屈光力的输入,所以在撰写本文时,这些方法的经验是有限的。

3.另外,我们要警惕将实际角膜屈光力使用在如 SRK/T 这样的旧的薄透镜公式上。A 常数概念是在使用 1.3375 折射率的常规 K 值上开发的,公式中的预测 ELP(从 K 和 Ax)也基于如前所述的这个假设。如果使用比 K 值低 1D 的实际角膜屈光力,则 SRK/T 公式的整个基础改变了,它需要另一组 A 常数才能正常工作。

4.最后,我们需要对 IOL 位置的准确预测。我们团队使用 C 常数来预测 IOL 位置,不依赖于 K 值和眼轴长度,已经观察到良好的结果。因为 C 常数的原理仅依赖于晶状体这个手术目标本身的位置和解剖结构,这种方法应该对任何类型的眼睛都有效。

5.有了实际的角膜屈光力和实际的 IOL 位置,我们可以实施本章提到的光线追迹辅助的 IOL 度数计算。

6.对于角膜屈光力的精密测量和改进后的 IOL 位置预测方法,其优点仍需进一步研究来确定。

4.9 小结

现在的手机能够使用紧凑的镜头系统和非常小的焦距来拍摄超高分辨率的照片。照片通常比肉眼可以检测到更多的细节。高性能的相机是几百年来光学工程进步的结果。与这种技术相比,常规生物测量和 IOL 度数计算原始得令人惊讶。大多数时候,它仍然是通过测量角膜 K 值和眼轴长度,将数据输入到原始的薄透镜公式中执行,并期待得到最好的结果。

也许我们刚刚开始意识到,临床条件的改善使我们能够使用更先进的 IOL 度数计算方法来精选合适光学性质的 IOL,这对患者的生活质量有着显著的影响。

(徐佳 译　姚克 审校)

参考文献

[1] Apple DJ. Sir Harold Ridley and His Fight for Sight. Thorofare, NJ: Slack; 2006

[2] Bennett A, Rabbetts R. Clinical Visual Optics. Rev 2nd ed. 1989 ed. Oxford: Butterworth-Heinemann; 2006

[3] Fedorov SN, Kolinko AI, Kolinko AI. A method of calculating the optical power of the intraocular lens [in Russian]. Vestn Oftalmol 1967;80(4):27–31

[4] Colenbrander MC. Calculation of the power of an iris clip lens for distant vision. Br J Ophthalmol 1973;57(10):735–740

[5] Binkhorst RD. The optical design of intraocular lens implants. Ophthalmic Surg 1975;6(3):17–31

[6] Hoffer KJ. The Hoffer Q formula: a comparison of theoretic and regression formulas. J Cataract Refract Surg 1993;19(6):700–712

[7] Hoffer KJ. Hoffer Q formula. (errata) J Cataract Refract Surg 1994(20):677

[8] Sanders DR, Retzlaff JA, Kraff MC, Gimbel HV, Raanan MG. Comparison of the SRK/T formula and other theoretical and regression formulas. J Cataract Refract Surg 1990;16(3):341–346

[9] Holladay JT, Prager TC, Chandler TY, Musgrove KH, Lewis JW, Ruiz RS. A three-part system for refining intraocular lens power calculations. J Cataract Refract Surg 1988;14(1):17–24

[10] Haigis W. The Haigis formula. In: Shammas HJ, ed. Intraocular Lens Power Calculations. Thorofare, NJ: Slack; 2004:41–57

[11] Gimbel HV, Neuhann T. Continuous curvilinear capsulorhexis. J Cataract Refract Surg 1991;17(1):110–111

[12] Drexler W, Findl O, Menapace R et al. Partial coherence interferometry: a novel approach to biometry in cataract surgery. Am J Ophthalmol 1998;126(4):524–534

[13] Olsen T, Olesen H. IOL power mislabelling. Acta Ophthalmol (Copenh) 1993;71(1):99–102

[14] Olsen T. Calculation of intraocular lens power: a review. Acta Ophthalmol Scand 2007;85(5):472–485

[15] Olsen T. On the calculation of power from curvature of the cornea. Br J Ophthalmol 1986;70(2):152–154

[16] Gullstrand A. Die Dioptrik des Auges. In: Helmholz H, ed. Handbuch der physiologischen Optik. 3rd ed. Hamburg: L Voss; 1909:41–375

[17] Olsen T. Intraocular lens power calculation errors in long eyes. J Cataract Refract Surg 2012;38(4):733–734, author reply 734

[18] Olsen T, Jeppesen P. Ray-tracing analysis of the corneal power from Scheimpflug data. J Cataract Refract Surg(unpublished)

[19] Olsen T, Funding M. Ray-tracing analysis of intraocular lens power in situ. J Cataract Refract Surg 2012;38(4):641–647

[20] Olsen T, Thorwest M. Calibration of axial length measurements with the Zeiss IOLMaster. J Cataract Refract Surg 2005;31(7):1345–1350

[21] Olsen T, Hoffmann P. C constant: new concept for ray tracing-assisted intraocular lens power calculation. J Cataract Refract Surg 2014;40(5):764–773

[22] Olsen T. Use of fellow eye data in the calculation of intraocular lens power for the second eye. Ophthalmology 2011;118(9):1710–1715

[23] Aramberri J. Intraocular lens power calculation after corneal refractive surgery: double-K method. J Cataract Refract Surg 2003;29(11):2063–2068

第 5 章 人工晶状体植入的角膜地形分析

J. Bradley Randleman, Marcony R. Santhiago, Bruna V. Ventura

5.1 引言

术后屈光结果已经成为晶状体相关手术的重点，患者和医生都期望在IOL植入术后获得最佳屈光结果，所以术前角膜地形分析在大多数情况下已经是必需的。大多数手术医生了解角膜地形图对角膜屈光手术的重要性，用以筛选亚临床角膜病患者；然而，角膜地形图对IOL手术也特别有用，可以用来测量和评估角膜屈光力和曲率，并确定除了角膜扩张以外的不规则散光是否存在以及大小。角膜地形图还提供了关于泪膜均匀性的信息以及不明显的瘢痕或上皮基底膜营养不良(EBMD)的潜在影响[1]。所有这些因素对于确定植入的IOL和预期的屈光结果是至关重要的。所有白内障手术医生都需要熟悉和适应角膜地形评估，以获得最好的手术结果并避免部分并发症。

本章强调了角膜地形分析技术的基本概念，以及角膜地形图对多种情况下的IOL度数精确计算的重要性，包括所有具有特定屈光目标的IOL手术、Toric IOL植入和多焦点IOL植入。

5.2 角膜地形数据用于角膜曲率测量

角膜地形图在白内障手术领域最大的贡献是为IOL度数计算提供准确的角膜曲率。通过数百个点的分析和颜色编码表得到的可重复测量，与手动角膜曲率计相比，角膜地形图代表了更加可预测的数据。

5.2.1 Placido 角膜地形图

基于Placido盘的角膜地形图把同心同环投射在角膜的大片区域上，允许在整个角膜区域的不同点进行角膜曲率评估(图5.1)，而手动角膜曲率计则基于最陡峭和最平坦子午线上的各两次测量来计算角膜曲率[2,3]。

除了基于Placido盘的角膜地形图外，还有几种不同类型的角膜地形图，每种都使用不同的技术来获取和处理数据[3]。

以往的研究发现，使用不同技术的设备具有很高的可重复性，包括自动角膜曲率计、Placido盘、旋转Scheimpflug、双重Scheimpflug成像和裂隙扫描技术[4,5]。最近的研究表明，与使用单个旋转摄像机的Scheimpflug断层扫描仪(图5.2b和图5.3b)相比，使用基于Placido盘的角膜地形图或Placido和双重Scheimpflug组合的断层扫描仪(图5.2a和图5.3a)获得的模拟和平均角膜曲率值似乎更可靠，因为当分析角膜曲率测量的一致性范围时，后两个设备提供更严格的数据扩展[6]。

5.2.2 Scheimpflug 断层扫描

双重和旋转Scheimpflug系统由于能够在角膜前表面曲率的基础上提供角膜厚度和后表面的信息而受欢迎(图5.2)。双重Scheimpflug系统(Galilei，Ziemer Ophthalmic Systems)集成了旋转的Scheimpflug摄像和Placido环来测量角膜前后表面(图5.2a)。将来自Scheimpflug图像的高度数据和从Placido的斜率数据转换而来的高度数据合并后计算出与角膜前表面相符合的平面，而角膜后表面仅使用Scheimpflug系统提供的数据测量。摄像机围绕中心轴旋转，该系统每次扫描获取15~60个Schempflug图像和相隔90°的两个Placido顶视图。同时获取Placido和Scheimpflug数据，然后将运动校正算法应用于组合数据集。通过光

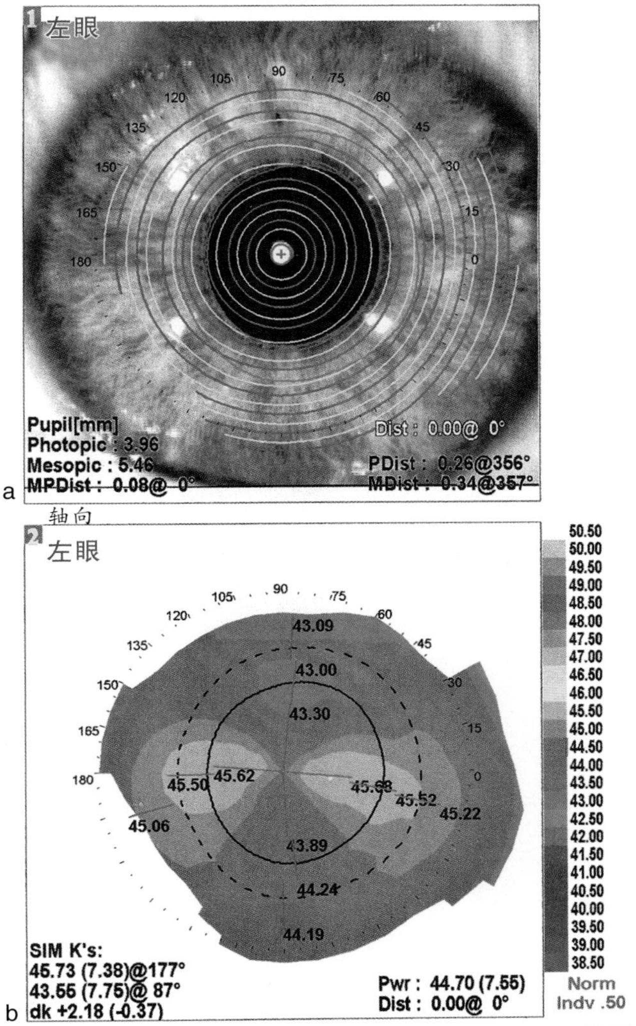

图 5.1　(a)Placido 地形图显示的实际环形反射。(b)相应生成的彩色图。(From Randleman JB. Refractive Surgery: An Interactive Case-Based Approach. Thorofare,NJ: Slack; 2014: Fig. 3.1. Reproduced with permission.)

线追迹，双重 Scheimpflug 系统在理论上还可以确定 TCP,这特别有助于确定近视屈光手术后的 IOL 度数。使用 475nm 波长的单色裂隙光照亮角膜,Scheimpflug 摄像机围绕固定轴旋转 360°，并记录 50 张眼前段截面图像，该系统从这些图像中高达 138 000 个数据点得到眼前段的三维模型。

单个旋转的 Scheimpflug 摄像如 Pentacam(Oculus)(图 5.2b) 和双重 Scheimpflug 技术的直接比较研究表明,它们获得的角膜曲率值有显著差异,并且在眼前段测量时不能互换使用,无论是正常眼还是圆锥角膜眼[7,8]。角膜曲率测量的可预测性在计算 IOL 度数和选择 Toric IOL 时尤其重要。最近,一些作者主张使用不同技术的组合来测量散光以提高 Toric IOL 计算的准确性[9]。

5.3 角膜地形评估:角膜曲率之外

彩色角膜地形图允许通过大范围评估角膜的曲率和屈光力来对角膜表面形态进行快速评估,测量单个 Placido 环之间的距离得出曲率值并分配颜色代码(图 5.1)。使用该系统,角膜曲率的变化,特别是焦点和非对称变化显得很直观。准确的地形评估需要系统、一致的方法来评估这些扫描(表 5.1)。

表 5.1　角膜地形分析的基本要素

识别色彩标尺
确保充分的扫描
评估伪影
识别地形图

5.3.1 色彩标尺

角膜地形分析的第一步是确定地形中使用的色阶。大多数机器可编程为以 0.25~2D 比例输出,但大多数屈光手术医生使用 0.5D 或 1D 比例。较小的比例(0.25D)可以增加敏感度但会增加“噪声”,而大比例(2D)仅能显示大的曲率变化,降低了敏感度。因为屈光手术医生要寻找微妙的曲率差异,所以大多数倡导使用 0.5D 比例,达到敏感度和特异度的平衡。色阶识别是至关重要的,因为相同的角膜地形可以因为所使用的色阶不同而看起来大不一样(图 5.4),并且关键的是地形图结果要以手术医生习惯阅读的比例显示。

5.3.2 地形图分析

一旦识别出色阶,就可以评估特定的地形图。虽然许多具体的地形之间存在各种微妙的差异,但是地形图可以分为四大类(表 5.2):正常、轻度不对称/可疑、高度不对称/可疑、异常。图 5.5 中显示了从正常到可疑的一系列地形图 。

虽然这些图像分类对于角膜屈光手术筛选是至关重要的,特别是对年轻患者来说,而辨别细微的图像差异对于晶状体的手术则不那么重要。然而,如果在晶状体的手术之后考虑用激光视力矫正手术[LASIK 或准分子激光屈光性角膜切削术(PRK)]来矫

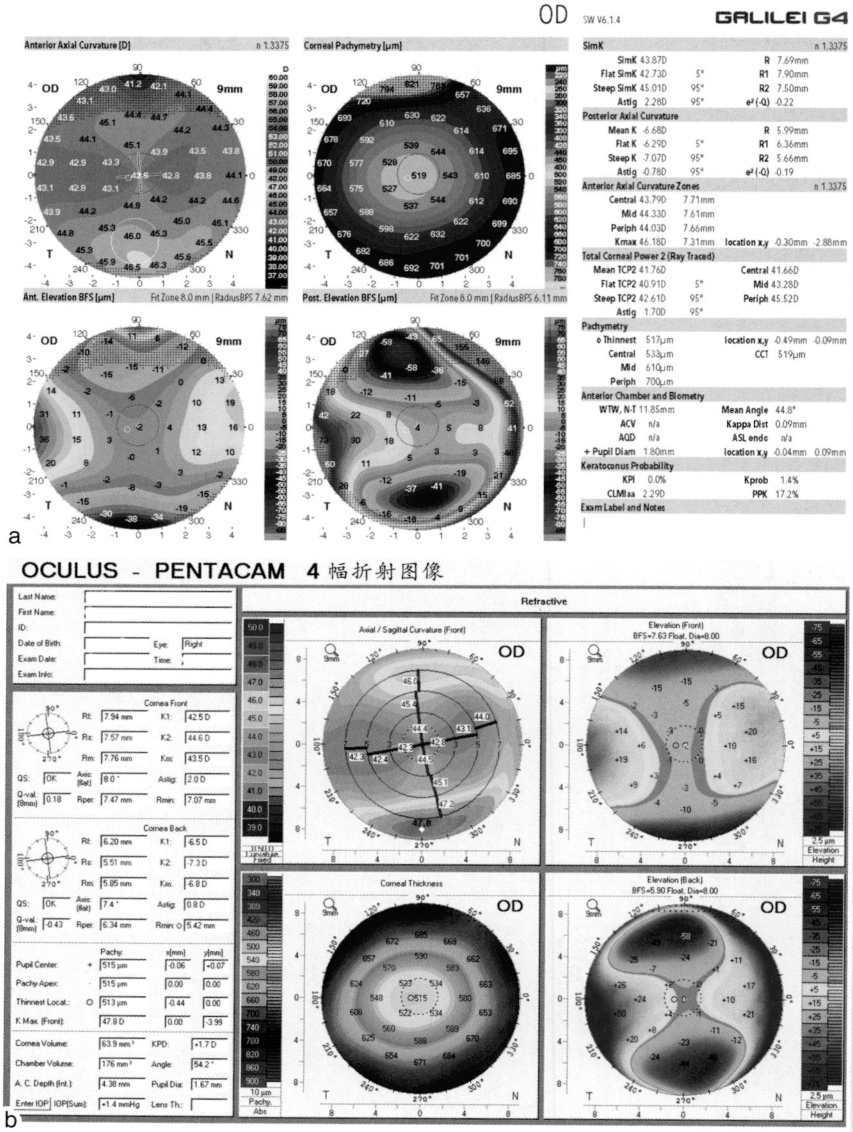

图 5.2 (a) 双重 Scheimpflug 图像(Galilei, Ziemer Ophthalmic Systems)和(b)Scheimpflug 图像(Pentacam, Oculus),为同一患者的同一眼球图像。两个地形图是相似的,具有类似的曲率厚度和高程数据。

正残余的屈光不正,这些图像将变得重要,必须在术前进行全面筛查,以便在最初的决策过程中确定患者是否符合激光视力矫正的筛选标准。

异常图像,如明显的焦点变陡(图 5.6)或子午线倾斜(AB/SRAX)的不对称蝴蝶结形(图 5.7),对老年患者来说可能是稳定的;然而,这些患者在激光视力矫正术后仍有进行性不规则散光的风险[10]。透明边缘角膜变性(PMD)的地形图呈现典型的“蟹爪形”图案,在下方周边部 4~8 点钟方向变陡(图 5.8)。

大多数进行手术评估的患者至少具有轻度的地形不对称性。在这些不对称形态中,逆规形态值得特别注意。对于年龄较轻的患者而言,逆规陡峭是不寻常的形态,但对于白内障评估患者而言,这种情况相对较为常见。区分稳定的逆规与进展性 PMD 形态是非常重要的,尤其是对于年轻患者(40 或 50 多岁)。在逆规散光形态中,应特别注意图像的周边,以确保图案不会向下“垂”(提示蟹爪型图像的早期阶段)。

还应谨慎观察双眼间的地形不对称性,因为这种相关性代表进行性角膜扩张的早期阶段。

5.3.3 轴向和切线曲率图

Placido 成像可以用两种格式显示:矢状或切线曲率图。根据筛选的主要目的,其中一种可能更合适[1]。

轴向(或矢状)图(图 5.7)提供了角膜形状的全局描述。其源于轴向距离的测量,即角膜表面一点沿法线向曲线到参考轴的距离。因为角膜中心 2mm 范围的点靠近参考轴,它们的曲率和屈光力测量可以通过轴向数据近似;然而,在角膜周边,轴向图倾向于低估

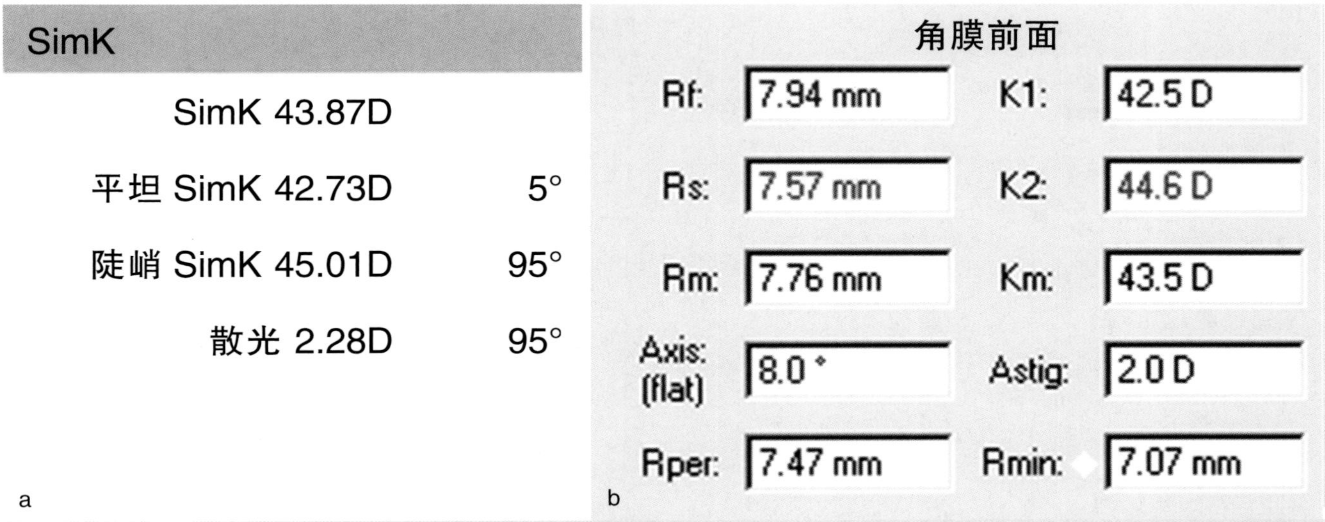

图 5.3 模拟角膜曲率数据的放大视图，分别来自(a)双重 Scheimpflug 设备和(b)Scheimpflug 设备。注意数据相似但不同：在平坦 K、陡峭 K、平均 K(SimK 和 Km)、总散光和眼轴长度上存在差异。

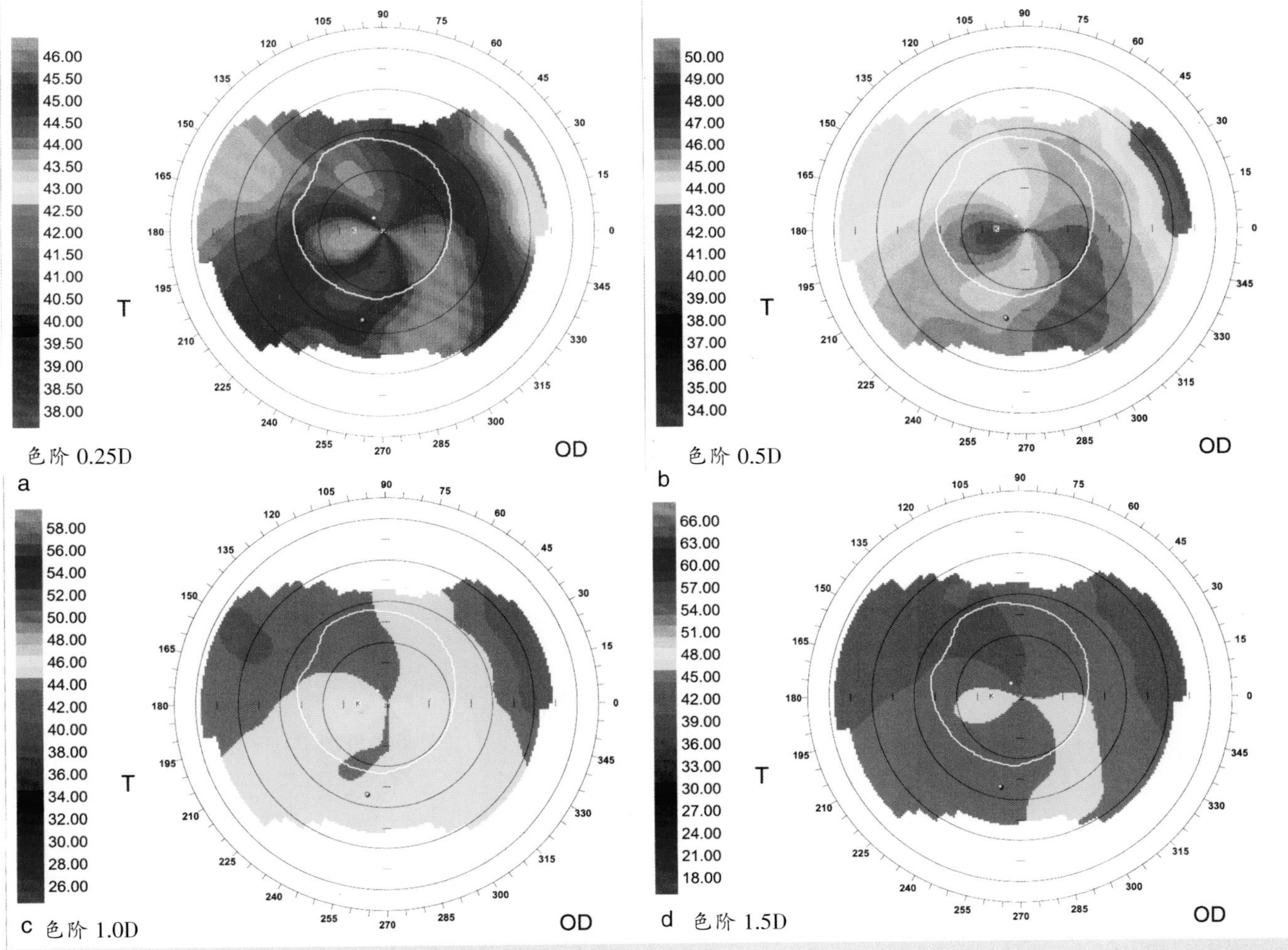

图 5.4 相同角膜色阶分别为 0.25D、0.5D、1D 和 1.5D 的 Placido 图像。(From Randleman JB. Refractive Surgery: An Interactive Case-Based Approach. Thorofare, NJ: Slack; 2014: Fig. 3.2. Reproduced with permission.)

表 5.2 地形图分类

1.正常(包括圆形、椭圆形或者规则蝴蝶结形图像)
2.轻度不对称
  1)不对称蝴蝶结形,不规则度≤0.5D
  2)子午线轻度扭曲(<25°)
3.高度不对称
  1)任一子午线变陡≥1D
  2)子午线扭曲≥25°
4.不正常图像
  1)可疑圆锥角膜图像(也称顿挫型圆锥角膜或可疑圆锥角膜)
  2)圆锥角膜
  3)透明边缘角膜变性

具有相对较大曲率的区域和高估具有较小曲率的区域。典型的例子如:考虑到角膜的生理性变平坦,将中心测量值外推到角膜周边。因此,角膜周边的数据并不能代表实际的形状和屈光力,可能不太精确[1-3]。

切线(瞬时或子午)图(图 5.9)提供了对角膜曲率更详细的描述。它源自瞬时曲率半径,即某个平面中的曲线上特定点处的曲率半径。切线图测量角膜周边时不外推数据,因此对于周边部的变化比轴向图更准确。然而,这个增加的细节应该被谨慎看待,因为有时突出显示可能与临床无关的细节会大于其潜在的好处,成为噪声。因此,眼科医生应考虑地形图设备提供的每个色彩编码图的特征,以选择对每个特定患者更为合适的图[1]。

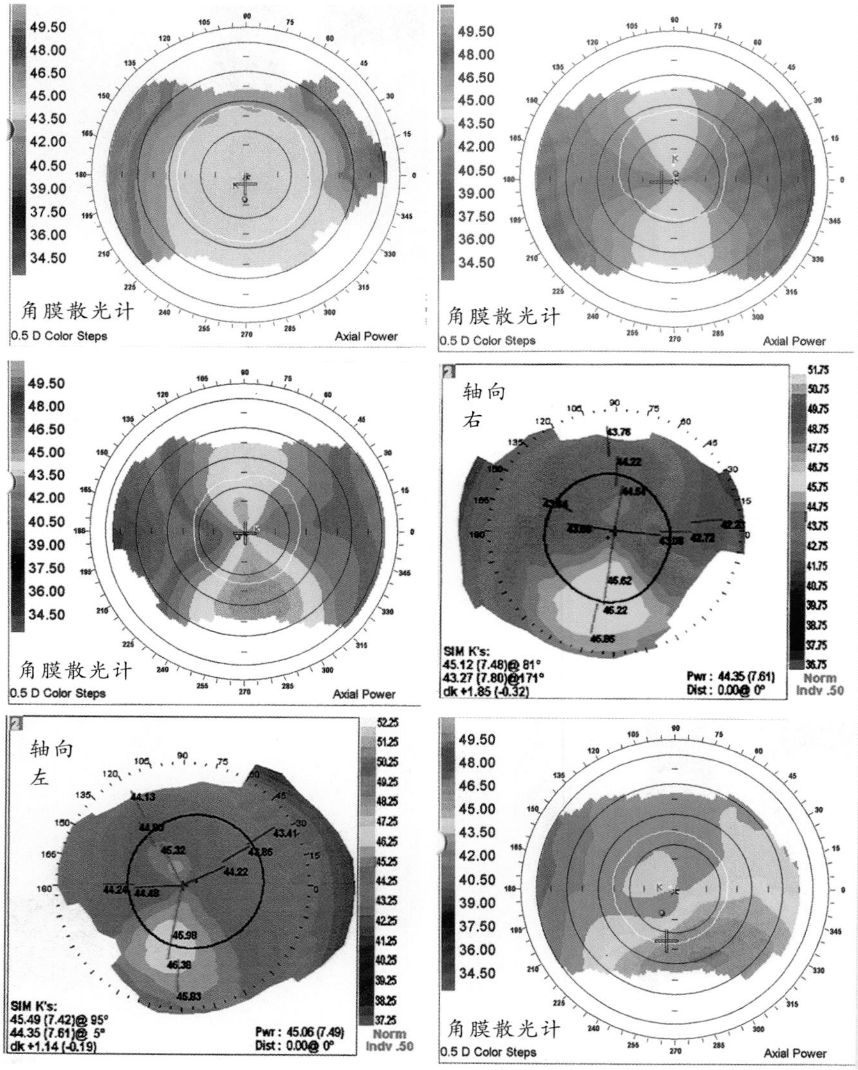

图 5.5 Placido 图像组合:不对称水平和异常水平递增。(From Randleman JB. Refractive Surgery: An Interactive Case-Based Approach. Thorofare, NJ: Slack; 2014: Fig. 3.3. Reproduced with permission.)

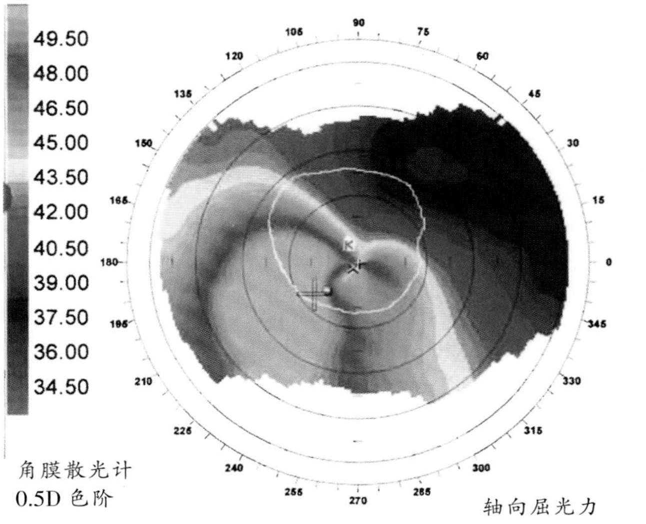

图 5.6　圆锥角膜的 Placido 图像：角膜后表面明显变陡。

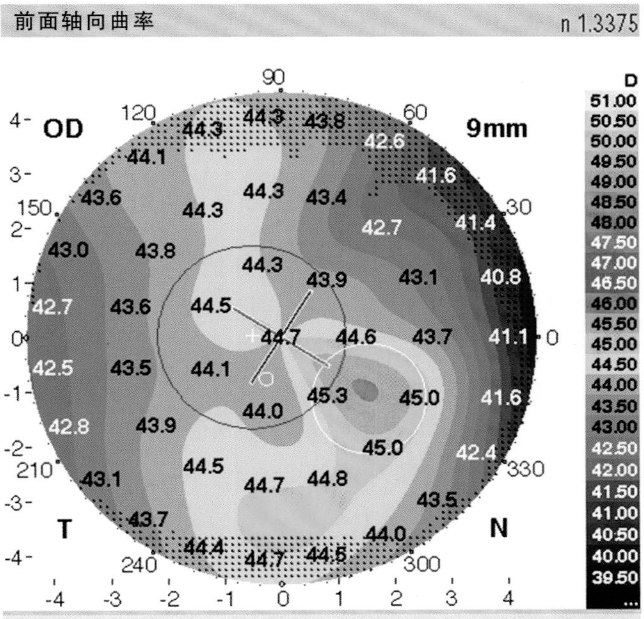

图 5.7　Placido 图像(轴向曲率图)显示子午线扭曲，角膜不对称变陡。

虽然临床医生使用这两种地形图用于各种目的，但大体上，涉及散光和 Toric IOL 计算时通常最好用轴向图。确定表面不规则性(如瘢痕或 EBMD)对功能影响时用切线图更加直观。对于 IOL 手术，矢状图通常更受欢迎。

5.3.4 地形伪影

地形图中的“伪影”会掩盖角膜的潜在生物力学特征，可能阻碍角膜屈光手术的筛查；然而，在 IOL 手术的筛查中，部分伪影可以提供优秀的诊断信息和提醒我们修改治疗计划。在各种曲率不规则中，最需要确定的是以下几个：

1.泪膜异常。

2.上皮基底膜营养不良。

3.角膜瘢痕。

4.角膜屈光手术史。

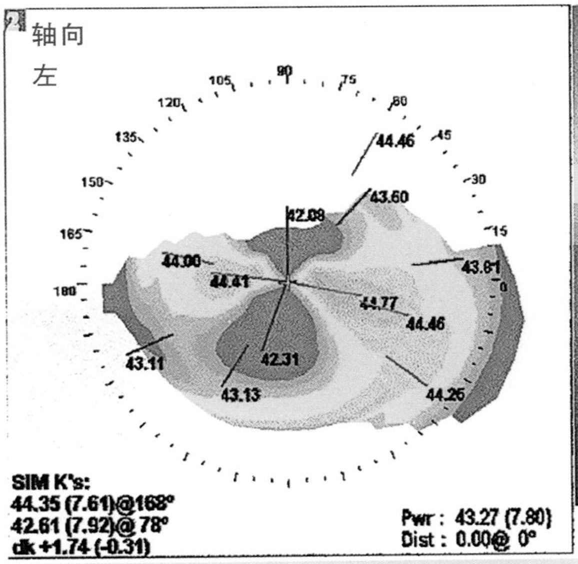

图 5.8　透明边缘角膜变性的典型蟹爪样图案。

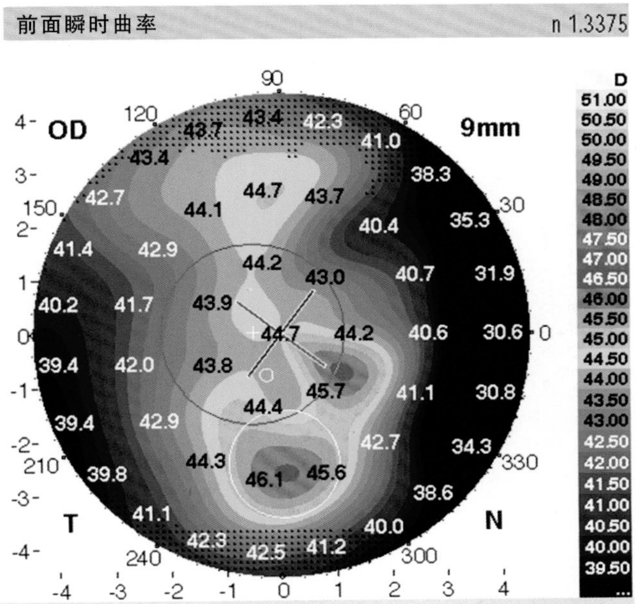

图 5.9　与图 5.7 相同角膜的切线曲率图。注意在这个绘制方式中曲率变化的强度增加。

泪膜异常

基于Placido盘的角膜地形图可以提供非侵入性定量和定性的泪膜分析。泪液的渗透压、分布和均匀性的变化以及泪膜破裂时间的减少通常与Placido环的扭曲相关联[11]。

在IOL手术的背景下，不应低估正确诊断患者具有任何程度干眼的重要性。术前，干眼症可以在角膜曲率图中产生伪像，导致不准确的角膜曲率测量和不正确的子午线识别，以及随后不精确的IOL度数计算。术后，干眼症患者的视觉质量降低，可能对与多焦点光学表面相关的眼球像差更敏感。角膜地形图在确定泪膜异常和在证明干眼症的成功治疗中起重要作用[2,12]。

上皮基底膜营养不良

角膜地形图还有助于确定与EBMD相关的地形不规则是否严重到需要在IOL手术之前进行治疗(图5.10)。治疗包括手工角膜上皮刮除、准分子激光治疗性角膜切削术(PTK)，或在某些情况下，采用地形图引导的切削使表面光滑。如果对眼表进行治疗，应该推迟IOL手术，直到眼表恢复正常，并且地形图稳定，这可能需要几个星期到几个月的时间。这对于复曲面或多焦点IOL植入尤其重要。

角膜瘢痕

裂隙灯检查可以显示角膜瘢痕，然而，如果没有地形评估，其对曲率的影响程度可能不明确。如果有明显的不规则，复曲面或多焦点IOL的使用可能会受到限制。

角膜屈光手术史

角膜地形图是确定将进行IOL手术的眼睛有无激光视力矫正手术史和进行过何种矫正(近视或远视切削)的关键。这一步非常重要，因其会对IOL度数计算和术后残余屈光产生重大影响。

进行过近视激光视力矫正手术的眼睛通常会显示一个更平坦的角膜中心区域(图5.11)，而经过远视矫正的眼睛则导致角膜的中心陡峭化和周边扁平化(图5.12)。这种差异非常重要，因为屈光手术后用于IOL计算的计算器取决于当初治疗的原始处方（见第7章，图7.2)，而许多患者在白内障术前评估时已经想不起这一信息。

角膜地形图也可用于识别角膜屈光手术后由于不规则散光导致手术效果不佳的潜在原因，包括术后角膜扩张、偏心切削和不规则切削[1-3]。不规则散光患者通常不是多焦点IOL的合适人选。偏心切削尤为重要，因为在白内障加重之前，这些可能不会显著影响

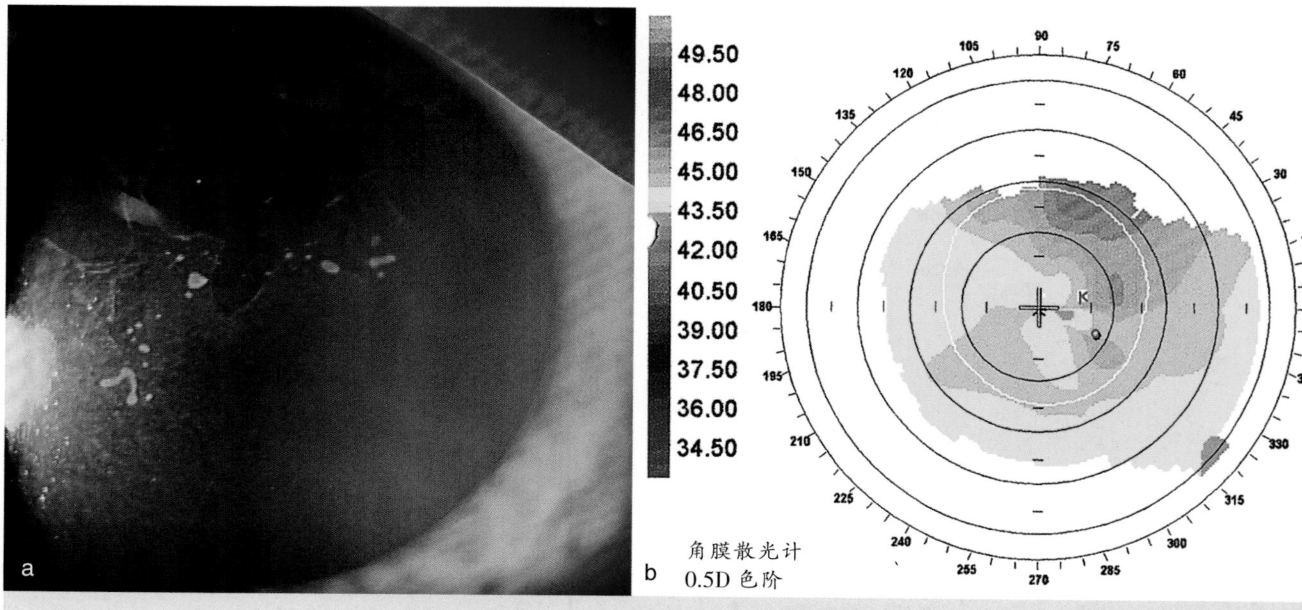

图5.10 上皮基底膜营养不良(EBMD)显示(a)EBMD的临床图像和(b)相关的不规则地形变化。(From Randleman JB. Refractive Surgery: An Interactive Case-Based Approach. Thorofare, NJ: Slack; 2014: Fig. 11a, b. Reproduced with permission.)

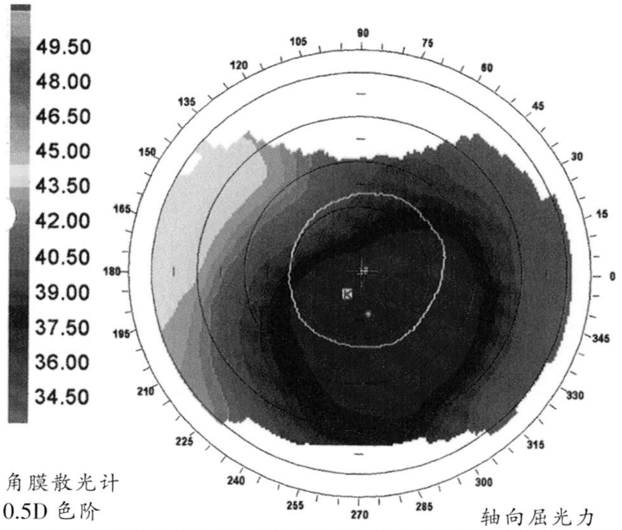

图 5.11 准分子激光原位角膜磨镶术/准分子激光屈光性角膜切削术(LASIK/PRK)的近视切削模式术后,角膜中心变平坦。(From Randleman JB. Refractive Surgery: An Interactive Case-Based Approach. Thorofare,NJ: Slack;2014: Fig. 5.11. Reproduced with permission.)

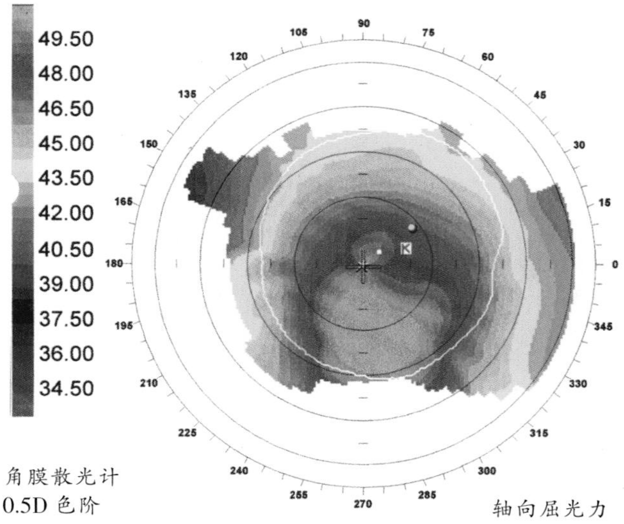

图 5.12 准分子激光原位角膜磨镶术/准分子激光屈光性角膜切削术(LASIK/PRK)的远视切削模式术后,角膜中心变陡峭。(From Randleman JB. Refractive Surgery: An Interactive Case-Based Approach. Thorofare,NJ: Slack;2014: Fig. 5.16. Reproduced with permission.)

患者的基线视功能,但可能会影响对多焦点 IOL 的耐受能力。有关角膜屈光手术后 IOL 选择的更多信息,请参阅第 8 章。

角膜地形图也有助于对经历过放射状或散光性角膜切开术(RK/AK)的眼睛的术前评估(图 5.13)。虽然在裂隙灯检查中可以看到切口,但以下几个因素很重要:RK/AK 切割的量、长度和深度;切口与角膜中心的距离;切口是否有间隙,如有间隙,角膜变平和不规则将更加明显。因此,角膜地形图评估并记录角膜前表面的 RK/AK 解剖学效应,有助于确定白内障手术的视力预后和 IOL 计算的准确性[1]。

5.4 角膜地形图用于散光治疗规划

最近的研究已经证明,0.75D 散光即使不影响 Snellen 视力,也可使功能性视力显著降低[13]。1/3 以上的白内障患者术前角膜散光超过 0.75D,其中 20%超过 1.5D,8%超过 2D[14]。有几种治疗方案可用,包括周边角膜松解切开术(PCRI)、飞秒激光散光性角膜切削术[15,16]和 Toric IOL 植入术[17]。然而,散光矫正很大程度上取决于准确的术前角膜测量[17]。

除了确定散光大小外,如角膜曲率测量章节中所述,角膜地形图更重要的是可以确定散光的类型:规则的、不规则的或混合性的。这对确定散光治疗的最佳方案至关重要。

5.4.1 角膜地形图用于 Toric IOL

角膜散光形态的准确评估在复曲面和多焦点 IOL 候选者的术前评估中至关重要。目前公认对称规则的角膜散光可以通过 Toric IOL 有效和精确地矫正[18]。具有稳定、轻度不规则散光的眼睛也可以受益于 Toric IOL,尽管它们与规则散光的眼睛相比可能效果有限。有研究报道了 Toric IOL 在顿挫型圆锥角膜、轻度至中度稳定性圆锥角膜、PMD 和角膜移植术后患者中的成功应用[19,20]。评估中心视轴区角膜形态的相对规则性至关重要,这将有助于确定在不对称角膜中使用 Toric IOL 的功能性视力。如果这个中心区域的地形图是规则的(图 5.14),要纠正的功能性散光是规则的,Toric IOL 将带来更好的结果。另一方面,如果中心区域非常不对称(图 5.15),则 Toric IOL 植入将导致非对称矫正,类似于高阶像差中的彗差,会导致视觉质量下降。

5.4.2 角膜地形图用于多焦点 IOL

多焦点 IOL 患者对角膜地形的不规则性和不对称性非常敏感,这是由衍射型或衍射-折射型 IOL

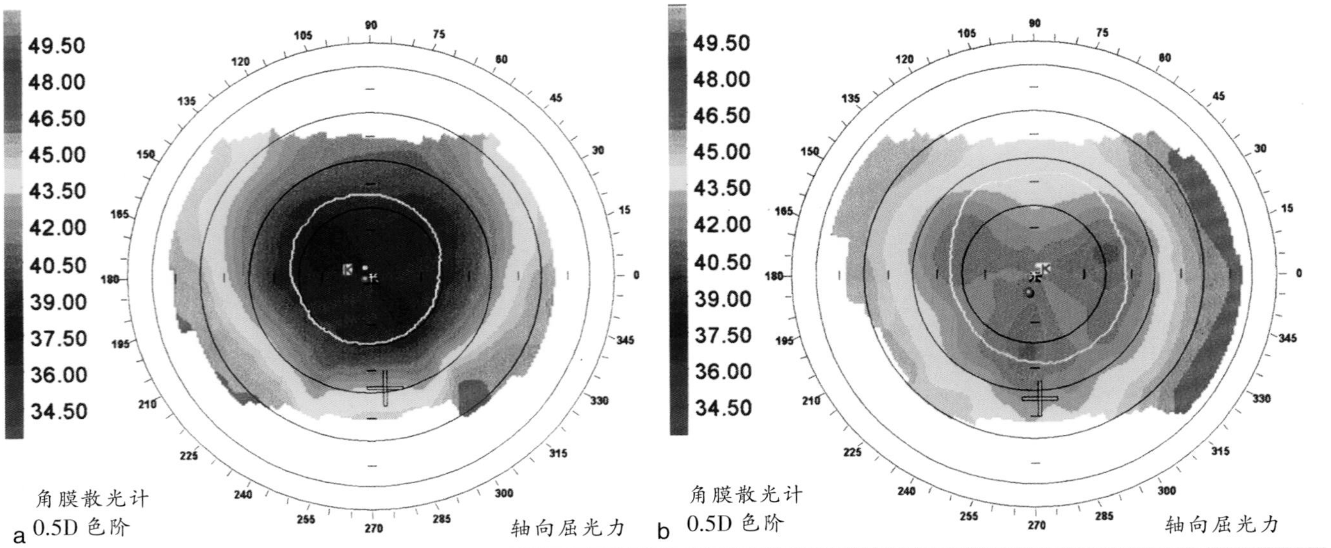

图 5.13 放射状角膜切开术后的角膜地形图。(a)中心地形相当规则,不规则散光极小,不会影响术后视力。(b)中心地形高度不规则,将影响最终的裸眼视力。

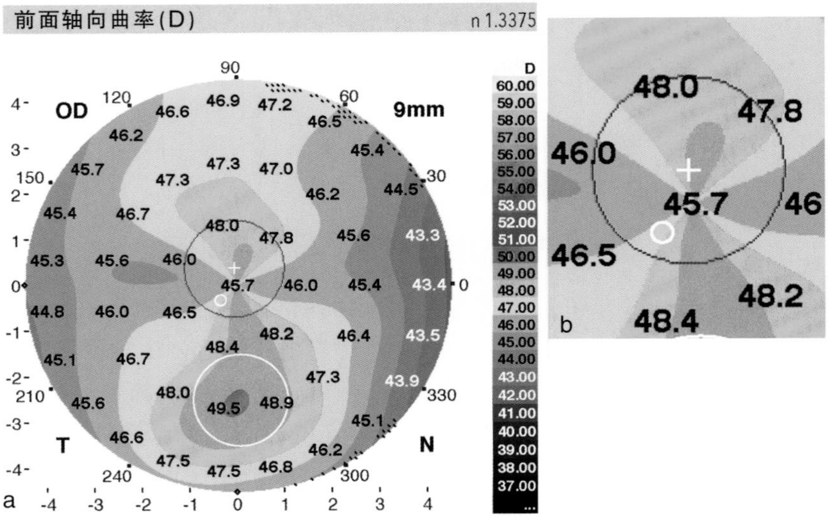

图 5.14 (a)轴向曲率图和(b)中心地形图的放大视图。在这种不对称和下方中度变陡的眼睛中，中央地形图仍是相对对称的。该患者可以从 Toric IOL 中受益。

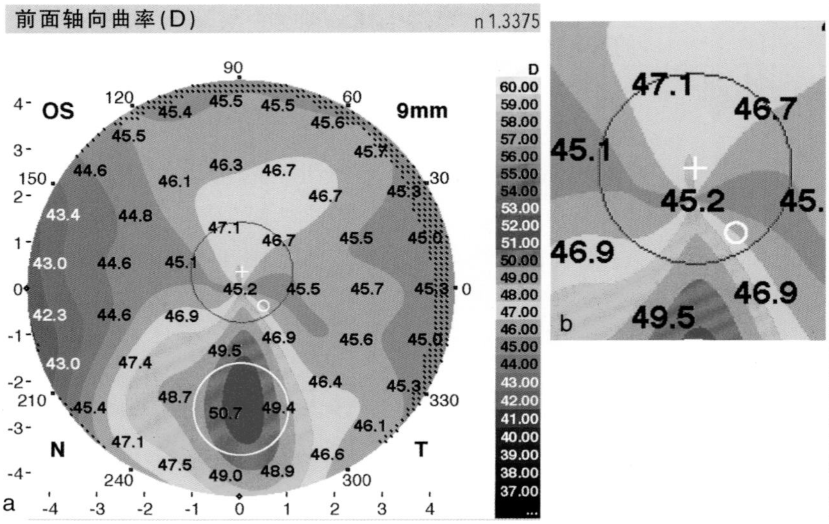

图 5.15 (a)轴向曲率图和(b)中心地形图的放大视图。在这种不对称和下方中度变陡的眼睛中,中心地形图是不对称和不规则的。该患者无法从 Toric IOL 中受益。

和有像差的角膜组合后产生的衍射性或混合性光学表面造成的。非复曲面多焦点IOL取得最好效果的眼睛有最小的规则散光(≤0.5D),并且不对称性极小[21,22]。

5.4.3 角膜地形图用于复曲面多焦点IOL

如前所述，角膜地形图对于复曲面和多焦点IOL的效用同样适用于复曲面多焦点IOL。已经证明多焦点IOL眼如果有≥0.75D的散光将导致远视力和近视力的损害,说明最佳散光矫正对这些患者的重要性[23]。多焦点IOL表面加入复曲面使得这种类型的IOL能够用在散光更大的眼睛中。因为这些患者对残余散光更敏感,所以建议使用多种技术测量角膜曲率并进行比较。如果不同仪器间存在显著差异(>0.3D)，手术医生应根据不规则性和泪膜情况重新评估角膜表面。如果发现任何类型的疾病,应在进行新的测量之前积极治疗。对于有规则对称形态的高度散光病例,复曲面多焦点IOL能获得最佳效果[24]。

5.4.4 不规则散光和白内障手术

部分患者,尤其是具有已知或未确诊的扩张性角膜疾病的患者,可能需要硬性透氧性(RGP)角膜接触镜才能达到最好的术后视力。识别有严重不规则散光的患者是非常重要的,并确定其是否愿意在术后佩戴RGP,或者他们是否希望获得最佳的裸眼视力,即使该裸眼视力低于其佩戴角膜接触镜能达到的视力。对于佩戴过RGP的患者，在植入Toric IOL之前也必须讨论这个选择。Toric IOL使RGP佩戴更具挑战性,因为RGP将在功能上“暴露” Toric IOL矫正的局限性,术后还需要额外的散光矫正。

5.5 总结

虽然角膜地形图在白内障手术中最明显的作用是准确测量角膜曲率以及参与选择获得最佳视觉效果的IOL度数,但其重要性已经远远超过测量角膜曲率,包括对扩张性角膜疾病、眼表疾病和角膜不规则性的正确评估,这将使手术医生能够识别和治疗可能影响最终手术效果的情况,以及个性化选择最佳的IOL型号。

（徐佳 译 姚克 审校）

参考文献

[1] Klyce SD, Wilson SE. Methods of analysis of corneal topography. Refract Corneal Surg 1989;5(6):368–371
[2] Randleman JB. Pre-refractive surgery topographic evaluation. In: Wang M, ed. Corneal Topography: A Guide for Clinical Application in the Wavefront Era. 2nd ed. Thorofare, NJ: SLACK; 2011:231–242
[3] Randleman JB. Corneal topography and biomechanical evaluation. In: Randleman JB, ed. Refractive Surgery: An Interactive Case-Based Approach. Thorofare, NJ: Slack; 2014:23–38
[4] Shirayama M, Wang L, Weikert MP, Koch DD. Comparison of corneal powers obtained from 4 different devices. Am J Ophthalmol 2009;148(4):528–535.e1
[5] Crawford AZ, Patel DV, McGhee CN. Comparison and repeatability of keratometric and corneal power measurements obtained by Orbscan II, Pentacam, and Galilei corneal tomography systems. Am J Ophthalmol 2013;156(1):53–60
[6] Gonen T, Cosar CB, Sener B, Keskinbora KH. Comparison of keratometric data obtained by automated keratometer, Dicon CT 200, Allegro Topolyzer, and Pentacam. J Refract Surg 2012;28(8):557–561
[7] Anayol MA, Güler E, Yağci R et al. Comparison of central corneal thickness, thinnest corneal thickness, anterior chamber depth, and simulated keratometry using galilei, Pentacam, and Sirius devices. Cornea 2014;33(6):582–586
[8] Shetty R, Arora V, Jayadev C et al. Repeatability and agreement of three Scheimpflug-based imaging systems for measuring anterior segment parameters in keratoconus. Invest Ophthalmol Vis Sci 2014;55(8):5263–5268
[9] Browne AW, Osher RH. Optimizing precision in toric lens selection by combining keratometry techniques. J Refract Surg 2014;30(1):67–72
[10] Rabinowitz YS, McDonnell PJ. Computer-assisted corneal topography in keratoconus. Refract Corneal Surg 1989;5(6):400–408
[11] Courville CB, Smolek MK, Klyce SD. Contribution of the ocular surface to visual optics. Exp Eye Res 2004;78(3):417–425
[12] Woodward MA, Randleman JB, Stulting RD. Dissatisfaction after multifocal intraocular lens implantation. J Cataract Refract Surg 2009;35(6):992–997
[13] Watanabe K, Negishi K, Kawai M, Torii H, Kaido M, Tsubota K. Effect of experimentally induced astigmatism on functional, conventional, and low-contrast visual acuity. J Refract Surg 2013;29(1):19–24
[14] Hoffmann PC, Hütz WW. Analysis of biometry and prevalence data for corneal astigmatism in 23,239 eyes. J Cataract Refract Surg 2010;36(9):1479–1485
[15] Venter J, Blumenfeld R, Schallhorn S, Pelouskova M. Non-penetrating femtosecond laser intrastromal astigmatic keratotomy in patients with mixed astigmatism after previous refractive surgery. J Refract Surg 2013;29(3):180–186
[16] Kankariya VP, Diakonis VF, Goldberg JL, Kymionis GD, Yoo SH. Femtosecond laser-assisted astigmatic keratotomy for postoperative trabeculectomy-induced corneal astigmatism. J Refract Surg 2014;30(7):502–504
[17] Hirnschall N, Hoffmann PC, Draschl P, Maedel S, Findl O. Evaluation of factors influencing the remaining astigmatism after toric intraocular lens implantation. J Refract Surg 2014;30(6):394–400
[18] Ventura BV, Wang L, Weikert MP, Robinson SB, Koch DD. Surgical management of astigmatism with toric intraocular lenses. Arq Bras Oftalmol 2014;77(2):125–131
[19] Montano M, López-Dorantes KP, Ramirez-Miranda A, Graue-Hernández EO, Navas A. Multifocal toric intraocular lens implantation for forme fruste and stable keratoconus. J Refract Surg 2014;30(4):282–285
[20] Wade M, Steinert RF, Garg S, Farid M, Gaster R. Results of toric intraocular lenses for post-penetrating keratoplasty astigmatism. Ophthalmology 2014;121(3):771–777
[21] Santhiago MR, Wilson SE, Netto MV et al. Visual performance of an apodized diffractive multifocal intraocular lens with +3.00-d addition: 1-year follow-up. J Refract Surg 2011;27(12):899–906
[22] Santhiago MR, Wilson SE, Netto MV et al. Modulation transfer function and optical quality after bilateral implantation of a +3.00 D versus a +4.00 D multifocal intraocular lens. J Cataract Refract Surg 2012;38(2):215–220
[23] Hayashi K, Manabe S, Yoshida M, Hayashi H. Effect of astigmatism on visual acuity in eyes with a diffractive multifocal intraocular lens. J Cataract Refract Surg 2010;36(8):1323–1329
[24] Crema AS, Walsh A, Ventura BV, Santhiago MR. Visual outcomes of eyes implanted with a toric multifocal intraocular lens. J Refract Surg 2014;30(7):486–491

第 6 章
复曲面人工晶状体计算

Mitchell P. Weikert, Bruna V. Ventura

6.1 引言

白内障手术的进展大大提高了患者的术后效果和期望值，对可预测的准确结果的需求也有所增加。影响视觉效果的一个关键因素是散光。30%的白内障患者角膜散光大于 0.75D，22%>1.5D，8%>2D[1]。Toric IOL 能在白内障手术时矫正角膜散光，并且总体上是一种可预测的治疗方法[2-4]。Toric IOL 目前有单焦点和多焦点版本。单焦点 Toric IOL 可以用于矫正患者的远视力、近视力或同时矫正两者(后者是通过单眼视获得的)[2,3]，而多焦点 Toric IOL 的目的是在远距离和中等距离或近距离(取决于内置附加度数)提供良好的裸眼视力[4]。Toric IOL 术后想要获得令人满意的效果主要有两个挑战，一个是选择适当度数的复曲面矫正；另一个是 Toric IOL 在患者眼内的准确定位。

6.1.1 Toric IOL 度数计算中的重要因素

Toric IOL 度数计算的精确度取决于几个因素。角膜前表面散光的可靠测量是至关重要的，还应考虑两个附加因素——角膜后表面散光和手术源性散光(SIA)。

6.2 角膜散光测量

Toric IOL 用于补偿角膜总散光，其来源于角膜前后表面散光的组合。获取准确的测量结果是 Toric IOL 规划中的必要步骤，可以使用各种方法，包括手动角膜曲率计、自动角膜曲率计、角膜地形图、裂隙扫描断层成像、OCT 和 Scheimpflug 成像[5]。其中前三种方法仅测量角膜前表面。使用标准化角膜折射率(最常见的是 1.3375)，这些方法假定角膜前后表面曲率比固定来计算 TCP 和散光。另一方面，裂隙扫描技术、OCT 和 Scheimpflug 成像可以直接测量角膜前后表面。因此，可以根据测量的角膜前后表面数据计算 TCP 和散光。

任何单一的测量方法都不是测量角膜散光的最佳方法。以往的研究表明，手动角膜曲率计、自动角膜曲率计、基于 Placido 角膜地形图的模拟角膜曲率计和 Scheimpflug 成像的模拟角膜曲率计测得的角膜前表面曲率相近[6-8]，尽管有报道表明陡峭子午线和平坦子午线的位置有显著差异[7]。同时，自动、手动和模拟角膜曲率计测得的角膜散光可能与来自 TCP 和等效角膜曲率的角膜散光有很大差异[8,9]。自动、手动和模拟角膜曲率计是仅基于角膜前表面的测量，而 TCP 和等效角膜曲率是基于角膜前后表面曲率测量的组合。TCP 是通过追踪入射光线透过角膜前后表面的路径计算出的，使用折射定律和实际折射率(角膜 1.376 和房水 1.336)计算角膜前后表面的屈光力[10]。有趣的是，一些作者为了得到优化的结果，在选择 IOL 度数和子午线调整时提倡综合应用角膜曲率测量技术。将手动角膜曲率计和任一自动角膜曲率计获得的测量结果相结合可以提高 Toric IOL 计算的精确度[11]。因此，建议进行两次或多次测量并取得一致结果。

6.2.1 角膜后表面散光

最近的研究[12,13]已经证明了在确定角膜总散光和规划散光矫正策略时考虑角膜后表面情况的重要性。

角膜后表面是负度数透镜，其陡峭子午线通常位于垂直方向，并且随年龄增长仍保持垂直。角膜前表面的陡峭子午线通常在年轻人中呈垂直取向，但随着患者年龄的增长向水平方向转变。因此，通常来说，在年轻人中，角膜后表面散光可部分抵消其角膜前表面散光，而在老年人中可增加其角膜总散光[12]。

如果患者的白内障没有影响其矫正视力，那么验光得出的散光可能部分来源于角膜后表面。例如，如果患者具有顺规（WTR）散光，则从前表面测量的角膜散光可能大于在验光中测得的散光，这是由于角膜后表面可能的逆规（ATR）散光。相反，在角膜前表面逆规散光的患者中，显然验光表现出的散光可能比角膜前表面测量的更大。

角膜后表面散光的平均值约为–0.3D。虽然手动角膜曲率计、自动角膜曲率计和角膜地形图可测量角膜前表面，以及使用标准化的角膜折射率来预测角膜后表面散光，但 Koch 等[12]表明，不能仅靠角膜前表面测量来准确预测角膜后表面散光。他们发现，在前表面顺规散光的角膜，其后表面散光最大值超过 0.8D，而前表面逆规散光角膜的后表面散光角度超过 0.5D。当角膜前表面陡峭子午线分别位于垂直、倾斜和水平方向时，角膜前后表面散光的相关性分别为中等、较弱和缺乏[12]。

Koch 等[13]的另一项研究发现，角膜前表面为顺规散光的眼睛，总的顺规散光值会被高估 0.5~0.6D；对角膜前表面为逆规散光的眼睛，总逆规散光会被低估 0.2~0.3D。角膜后表面散光可以直接使用断层扫描仪器测量，例如双重 Scheimpflug 分析仪，尽管不同个体测量的准确性仍不确定；也可以使用列线图来说明后角膜散光，例如贝勒 Toric IOL 列线图（表 6.1）。

表 6.1　贝勒 Toric IOL 列线图 [a]

角膜平面处的有效 IOL 柱镜度数（D）	WTR（D）	ATR（D）
0	≤1.69（PCRI 如果>1）	<0.39
1	1.7~2.19	0.4[a]~0.79
1.5	2.2~2.69	0.8~1.29
2	2.7~3.19	1.3~1.79
2.5	3.2~3.69	1.8~2.29
3	3.7~4.19	2.3~2.79
3.5	4.2~4.69	2.8~3.29
4	4.7~5.19	3.3~3.79

缩略语：IOL，人工晶状体；WTR，顺规散光；ATR，逆规散光；D，屈光度；PCRI，周边角膜松解切开术。

注意：术后目标为不超过 0.4D 顺规散光。

注意：如果 SN6AT2 可用，当顺规散光为 1.4~1.69D 或者逆规散光为 0.3~0.49D 时考虑植入（在后一种情况下，散光范围为 0.5~0.79D 时可植入 T3）。

[a] 表中的数值是角膜前表面和手术源性散光的矢量和。

6.3 逐步使用贝勒 Toric IOL 列线图

6.3.1 病例 1

- 患者术前角膜前表面逆规散光为 1.16D @ 10°。
- 我们发现 2.2mm 颞侧透明角膜切口造成了约 0.30D 的手术源性散光。
- 因此预测的术后角膜前表面散光为 0.86D（表 6.1，第 3 行第 3 列）。
- 选择角膜平面有 1.5D 的 Toric IOL 以考虑角膜后表面的等效逆规散光并且目标是少量的术后顺规散光。
- 术后 3 周访视时，该患者的视力为 20/20，显然验光有–0.25D 球镜度。

6.3.2 病例 2

- 患者术前角膜前表面顺规散光为 2.49D @ 95°。
- 颞侧透明角膜切口造成的手术源性散光为 0.30D，因此预测的术后角膜前表面散光为 2.79D（表 6.1，第 4 行第 2 列）。
- 选择角膜平面有 2D 的 Toric IOL 以考虑角膜后表面的等效逆规散光并且目标是少量的术后顺规散光。
- 术后 3 周访视时，该患者的视力为 20/20，验光结果为–0.25 + 0.25×90。

6.4 手术源性散光

当计算 Toric IOL 的度数时，还要考虑 SIA，SIA 是由切口处子午线变平坦和相隔 90°处变陡峭（耦合效应）引起的。SIA 的量取决于几个因素，包括切口的大小、形状和位置，是否缝合以及患者角膜组织的生物力学反应。切口离视轴越远，其散光效果越低。因此，较长的巩膜隧道切口引起的SIA与较短的透明角膜切口差不多[14]。关于巩膜隧道切口的形状，多位作者研究了直线切口、弧形切口（与角巩缘平行）、反向弧形切口（反眉形切口）和V形切口相关的SIA。然而，哪个切口形状导致的散光较少仍不明确[15]。与此相反，之前的文献表明，切口的位置对SIA的量起重要作用。鼻侧和鼻上方切口可比颞侧和颞上方切口引起更多的散光[16,17]。手术医生应计算自己的SIA，可以使用标准散光矢量分析进行[18]。可以用于此目的的一个网站是 http://www.doctor-hill.com/[19]。

6.4.1 Toric IOL 的度数计算

可以用IOL厂商提供的计算程序、文献中所描述的方法[20]或者列线图（例如贝勒Toric IOL列线图）（表6.1）来确定最佳的IOL复曲度。IOL的柱镜度根据角膜总散光选择，并且应考虑角膜前表面散光、角膜后表面散光和SIA。同样重要的是要考虑IOL的等效球镜度数和有效晶状体位置（ELP）对Toric IOL在角膜平面的有效柱镜度数的影响。随着ACD的增加和IOL球镜度数的降低，IOL的有效复曲度减小。Holladay IOL顾问程序和Tecnis复曲面计算器（Abbott Laboratories，Inc.）[21] 在计算Toric IOL度数时已考虑到这一点。此外，在选择IOL的复曲度时，由于散光随着年龄的增长有向逆规漂移的正常趋势，可能需要使患者具有轻微的顺规散光。这可能会延长Toric IOL有效抵消患者角膜散光的时间[12,22]。

6.5 Toric IOL 定位和眼部标记技术

在手术过程中，Toric IOL上的标记应与先前标记的定位轴对齐。IOL上的标记表示Toric IOL的平坦轴（正度数柱镜轴向）。Toric IOL轴向的精确定位对于实现有效的散光校正至关重要。当Toric IOL没有对准时，沿着所需轴位的散光校正减弱并在新的轴位上引起散光。对于任何给定的眼睛，残余散光度数的大小和新散光轴向的位置取决于Toric IOL的散光度数和未对准的程度。残余散光和轴位偏移之间的精确关系是正弦曲线，在偏移15°以内时，残余散光的变化是相当线性的，每度变化3.3%~3.5%。30°的偏移导致残余散光几乎等于Toric IOL散光度数的100%，并且新的散光轴向远离原始的陡峭轴。重要的是，残余散光可能很大并造成患者的视觉干扰。

术前给眼球做标记时患者取直立位，因为当患者从直立到仰卧位时，可能发生眼球旋转。虽然可能是任何一个方向，但患者平均会有2°~3°的外旋，有些患者旋转高达14°[23]。为了获得最佳结果，做标记时应让患者的对侧眼固定注视与头同高的远处目标，以避免近距离注视引起眼球旋转。

有几种眼部标记技术（表6.2），最常用的方法是三步法：①术前在水平子午线上标记眼睛，这可以使用裂隙灯显微镜中3~9点方向的同轴细光带、气泡标记物、摆式标记物或眼压计标记物；②术中用另一个

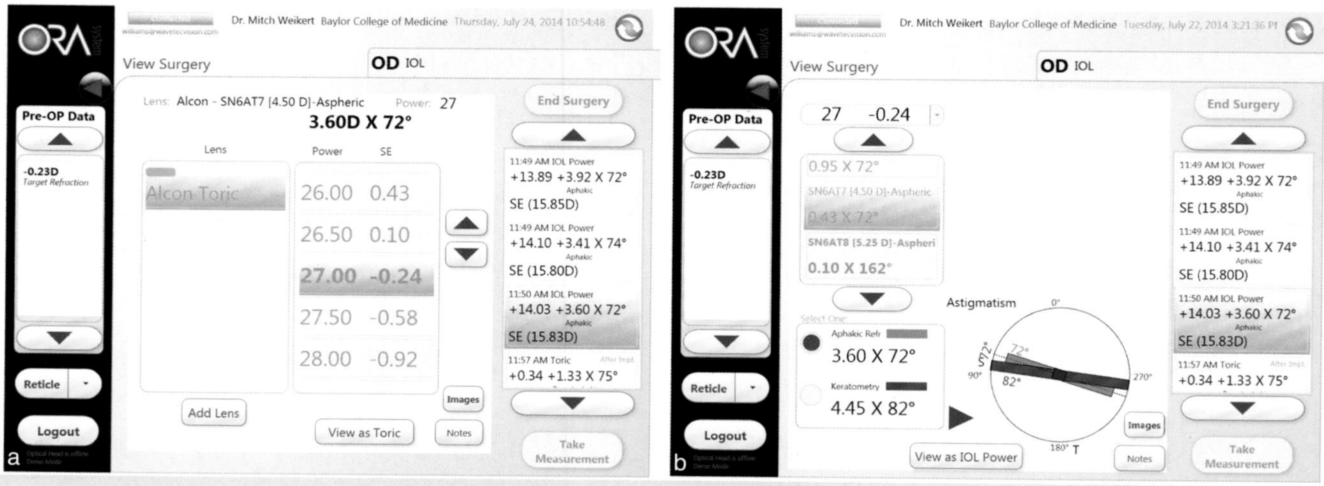

图6.1 Optiwave屈光分析（ORA）系统。（a）无晶状体测量的结果，并有建议植入的IOL度数。（b）屏幕显示建议的IOL复曲度和预期的残余屈光。

表 6.2　可用的眼球标记技术

方法	简要描述
三步法	步骤： 1.术前水平子午线标记 2.术中用含角规的器械进行对齐 3.标记需要对准的角度
一步法	使用裂隙灯光罩或通过术前照片确认的眼球标志直接标记 Toric IOL 的轴位，例如"虹膜指纹"或 iTrace
自动成像	通过在手术显微镜中叠加的图像（参考术前检查确认的眼球标志）来进行 Toric IOL 对准，例如通过 Callisto、TrueGuide 或 VERION

有角规的器械与标记对齐，如 Mendez 量规；③使用手术标记笔或针头在角膜缘或角膜上标记所需的对准角度[24]。

一步法是使用具有角度测量刻度的裂隙灯目镜或裂隙光束可旋转的可测量角度的裂隙灯。另一个选择是使用 iTrace(Tracey Technologies)，它可以在术前测量患者的角膜地形图和角膜曲率，可显示角膜地形数据和叠加在患者角膜和角膜缘照片上的标线。然后可以使用 Zaldivar Toric Caliper 工具 (Tracey Technologies)来计算陡峭轴(预期的 Toric IOL 轴向)和虹膜或角膜缘标记之间的角度差异(图 6.2)。"虹膜指纹"技术是用于眼部标记的另一种方法[25]。其可获得眼睛的术前详细图像，并绘制所需的定位轴，所有这些图像都被打印并在手术室中用来定位 Toric IOL。

已经开发了几种用于 Toric IOL 定位的手术导航系统，包括 Callisto Eye(Carl Zeiss Meditec)、TrueGuide 系统(TrueVision 3D Surgical, Inc.)和 VERION Digital Marker(Alcon)。

Zeiss 的 Callisto Eye 集成了 OPMI Lumera 700 显微镜(Carl Zeiss Meditec)，并将图形数据覆盖在手术室中的实时视频图像上。原始版本需要术前在患者坐位时手动标记 0°轴和 180°轴。水平轴作为参考轴，由 Callisto 系统进行自动术中检测。使用该参考轴，预期的 Toric IOL 轴向(术前进入 Callisto 界面)在手术显微镜的视野内以三条平行线叠加在患者的眼睛上显示给手术医生。主动眼球跟踪软件使用墨水标记和角膜缘的软件识别来保持数字化轴位线与眼球的位置实时对齐。该图形叠加层作为手术医生的可视化向导，用于沿适当轴位线进行 Toric IOL 定位。现在可以使

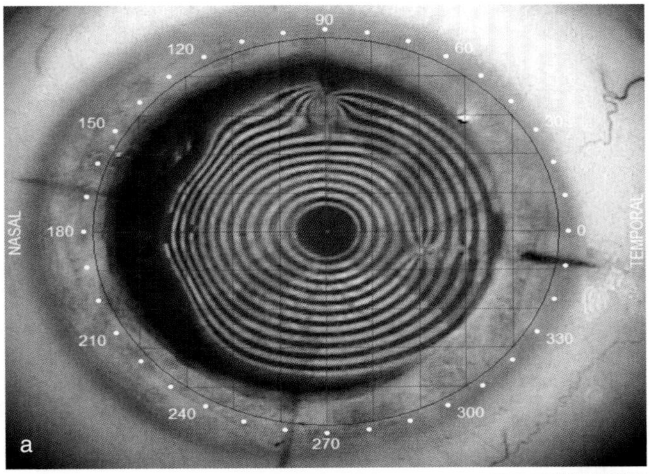

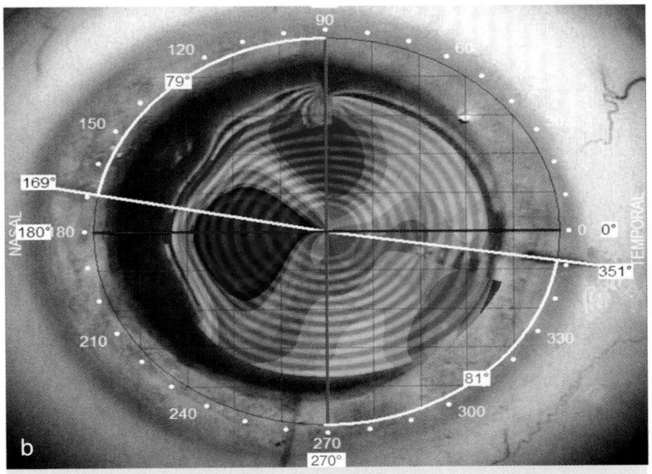

图 6.2　iTrace 和 Zaldivar 卡尺。(a)具有手工参考标记和叠加标线的术前图像。(b)预置参考标记的地形图叠加和实际角度定位。还显示了到目标轴的角距离，用于术中 Toric IOL 对准(在本示例中为 90°)。

用较新版本的 Callisto Eye，它可以导入由 IOLMaster 500 生物测量仪(Carl Zeiss Meditec)获得的高对比度数字图像以确定参考轴，并根据角膜缘和巩膜血管提供术中的眼球跟踪。

TrueGuide 系统使用术前照片和术中配准实现 Toric IOL 的手术数字引导和定位，无需术前眼部标记。i-Optics Cassini 地形图(i-Optics)用于获得患者眼睛的术前高分辨率图像。然后将源图像上传到手术室中的 TrueVision 系统，用于基于患者眼睛的虹膜标志、巩膜/角膜缘血管和巩膜色素沉着的术中配准。当与系统的主动跟踪软件结合使用时，预期的 Toric IOL 轴和角膜缘上的量角器可以在眼睛的实时图像上进行数字对准，并在高清晰度显示器上实时跟踪，以帮助 IOL 定位(图 6.3)。

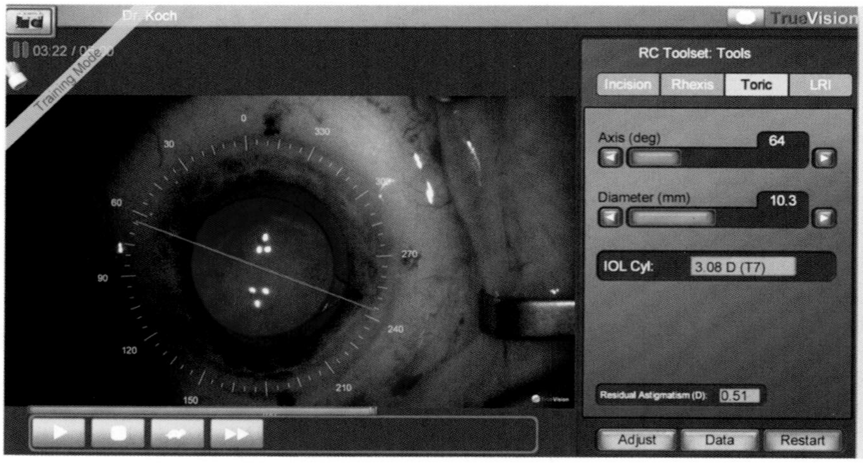

图 6.3 TrueVision 系统。Cassini 角膜地形图获得的术前图像被导入系统。患者眼睛的术中配准基于虹膜标志、巩膜/角膜缘血管和巩膜色素沉着。预期的 Toric IOL 对准轴位实时地数字化叠加在患者的眼睛上。

Alcon 的 VERION Digital Marker 也使用高分辨率的术前图像和术中配准来指导 Toric IOL 定位，不需要术前眼部标记。VERION 系统使用巩膜血管、角膜缘血管和虹膜标志将术前照片与术中眼睛匹配。这有助于在整个过程中进行正确的参考比对和实时眼部跟踪。预期的 Toric IOL 轴向和角膜缘量角器显示在外部显示器上或在兼容显微镜的目镜中。然后可以在数字叠加的引导下，沿着适当的轴线定位 Toric IOL（图 6.4）。

如前所述，术中波前像差仪也可以帮助 Toric IOL 定位。ORA 和 HOLOS 系统提供实时、连续的屈光数据，允许手术医生评估 IOL 旋转的效果，并最佳地定位 Toric IOL 以实现残余散光最小化。

所有使用解剖学或角膜地形标志来引导 Toric IOL 定位的导航系统都希望能减少与术前手动标记相关的固有误差。然而，这些系统的效果仍需更多临床研究来评估。

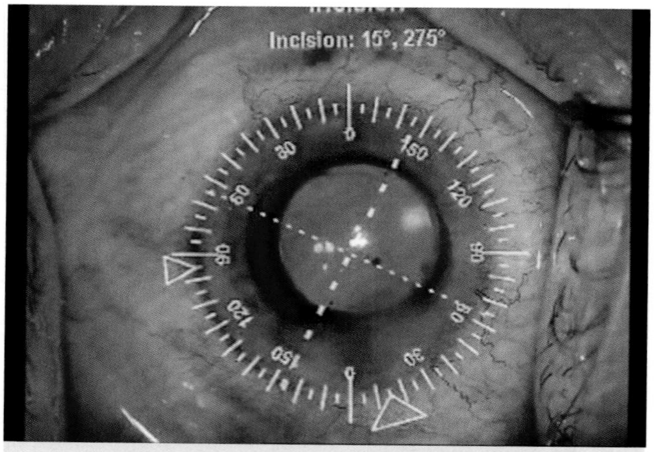

图 6.4 Verion 系统。手术医生视野的术中叠加，显示切口和 Toric IOL 位置。通过术前检查识别的虹膜和血管标志，将图像定位到手术中的患者眼睛上。

6.6 临床结果

矫正<0.50D 的角膜散光似乎不会改善视觉表现[26]。然而，对于角膜散光≥0.75D 的患者，Toric IOL 的植入会带来比单焦点 IOL 更好的视觉效果：更多的患者可以脱离眼镜，实现裸眼远视力优于 20/40，并具有较低的绝对残余散光[2]。另外，顿挫型圆锥角膜或轻度非进行性圆锥角膜的患者在 Toric IOL 植入后通常可获得明显的散光减少和裸眼视力提高。

复曲面多焦点 IOL 也与良好的视觉结果相关[4]。大多数患者都可以实现良好的裸眼远视力和近视力，所有距离都可以不戴眼镜，并且散光度数显著降低。然而，一些患者可以产生与多焦点 IOL 相关的典型症状，例如眩光和光晕。因此，当考虑植入复曲面多焦点 IOL 时，重要的一点是向患者解释可能的益处，以及目前的多焦点 IOL 术后可能会出现的固有的视觉干扰症状。

6.7 并发症

Toric IOL 的偏位可能是与其使用相关的最常见并发症。如前所述，正确的 IOL 定位是至关重要的，因其效果与定位直接相关。术后，可以使用带有旋转裂隙光束和旋转量规的裂隙灯评估 IOL 的偏位，这种方法需要充分散瞳以便观察 IOL 上的标记。

可以使用术后屈光状态、角膜曲率测量、Toric IOL

的度数及位置和(或)波前像差分析来评估由于 Toric IOL 偏位或度数不正确产生的误差[27,28]。使用矢量分析方法,术后残余散光和角膜曲率测量可以用来计算 IOL 偏位的角度[27]。矢量分析也可依据术后散光以及 Toric IOL 的度数和轴位计算 IOL 偏位的角度。这种方法有一个在线计算器:Berdahl & HardtenToric IOL 计算器 (www.astigmatismfix.com)(图 6.5)[29]。另一种确定 IOL 旋转的方法是波前像差分析。像差仪可以通过从全眼球像差中减去角膜像差(通过角膜地形图测量)来估计眼内像差。然后,它不需要散瞳就可以确定 Toric IOL 的方向[28]。但是,如果角膜地形图是基于 Placido 的,则所计算的眼内像差将包含角膜后表面。值得注意的是,所有这些方法都可测定 IOL 偏离理想方向的旋转度,但理想方向可能因为术前测量的误差和 SIA 的原因而与手术计划的方向不同。

Toric IOL 偏位至少有三个原因。一个是术前对于理想的 IOL 轴位的预测不准确,如前面提到的。第二个原因是在术中未对准,这凸显了准确的眼部标记对实现正确的 IOL 定位的重要性。第三个原因是手术后发生旋转,这可能是受到 IOL 的设计和材料以及眼部解剖的影响。IOL 植入后,晶状体前后囊围绕 IOL 袢和光学部边缘的融合在防止 IOL 旋转中起重要作用。因此,撕囊口小于晶状体光学部的直径从而实现 360°重叠是有利的。IOL 与囊袋粘连的强度排名:疏水性丙烯酸类 IOL 最高, 其次是亲水性丙烯酸 IOL 和 PMMA IOL,最后是硅胶 IOL[30]。据估计,疏水性丙烯酸类 IOL 在术后仅有<1°的旋转[5]。此外,IOL 的设计也影响其术后旋转。直径较小的 IOL 更容易发生旋转。具有开放袢的硅胶 IOL 比盘状袢的旋转发生率更高,有报道称超过 27%的硅胶盘状袢晶状体会发生大于 5°的旋转。一项研究发现丙烯酸盘状袢晶状体和开放袢晶状体具有相似的旋转稳定性。与术后 Toric IOL 旋转相关的另一个因素是轴性近视。据推测,轴性近视眼睛的囊袋较大,增加了 IOL 旋转的风险。

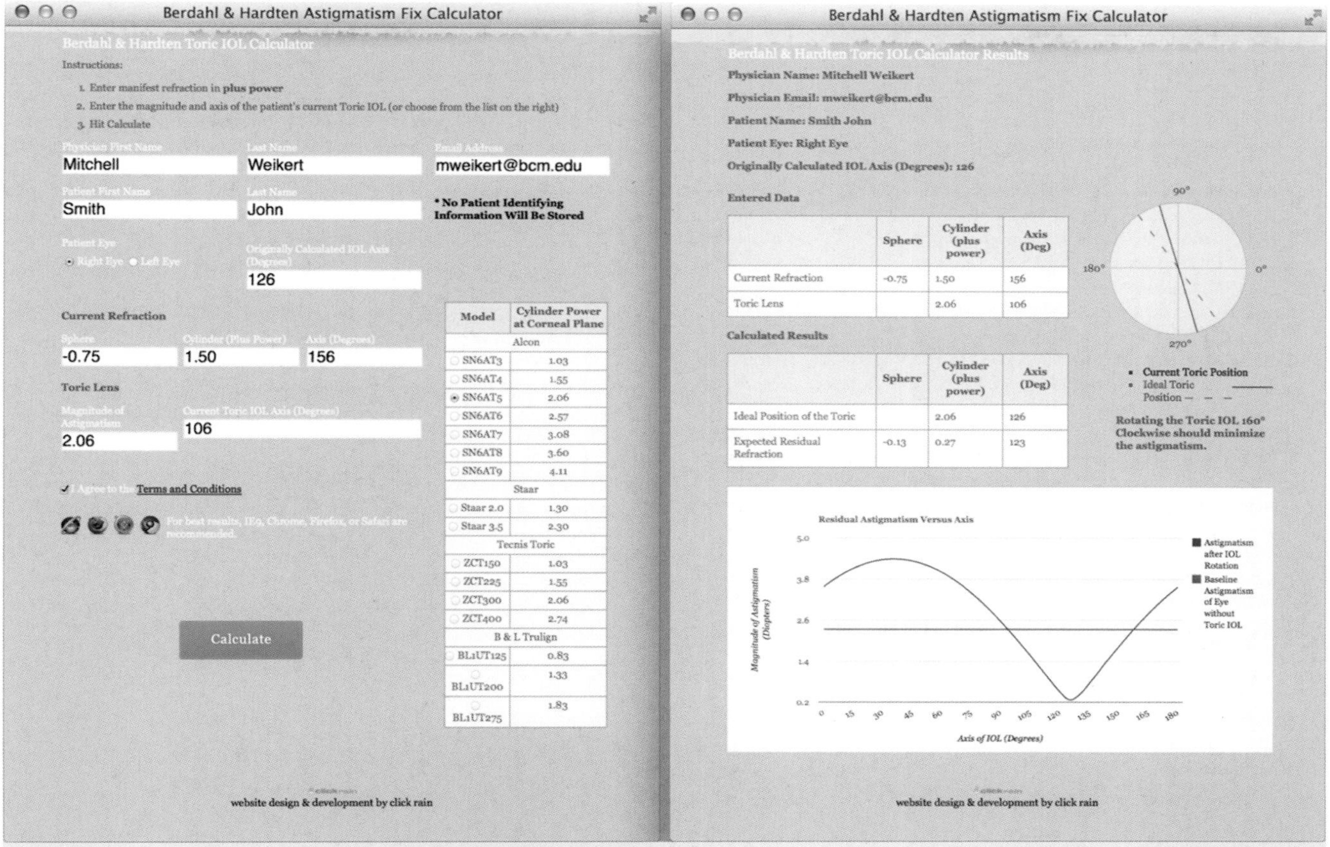

图 6.5 在线矢量分析计算器(Berdahl & HardtenToric IOL 计算器,www.astigmatismfix.com)[29]。计算器确定 Toric IOL 应对齐的轴位,以尽量减少术后残余散光。在此例中,矢量分析基于患者的术后散光和所植入 Toric IOL 的度数和轴位。将 Toric IOL 从 106°轴位逆时针旋转到 126°轴位,残余散光将从 1.5D×156°降低到 0.27D×123°。

对发生明显偏位的Toric IOL的重新调整应在手术后的最初几周内进行，因为囊袋和晶状体之间的粘连可能会给二次干预带来困难。当IOL正确对准但仍然残留散光时，可以进行角膜松解切口或激光角膜屈光手术。更多信息，请参阅第11章。

6.8 总结

Toric IOL治疗白内障手术患者的角膜散光是安全有效的。成功的结果取决于准确计算角膜散光和准确定位IOL。计算Toric IOL度数时要考虑的关键因素是角膜前表面散光、角膜后表面散光和SIA。准确标记角膜水平轴和角度对准是Toric IOL成功植入的必要步骤。有几种工具可用于帮助精确标记和对准Toric IOL。虽然稳定的IOL定位是获得良好视觉效果的先决条件，但是IOL偏位是可以测量的，并且可以估计IOL旋转的影响以帮助制订干预策略。

（徐佳 译 姚克 审校）

参考文献

[1] Hoffmann PC, Hütz WW. Analysis of biometry and prevalence data for corneal astigmatism in 23,239 eyes. J Cataract Refract Surg 2010;36(9):1479–1485

[2] Holland E, Lane S, Horn JD, Ernest P, Arleo R, Miller KM. The AcrySof Toric intraocular lens in subjects with cataracts and corneal astigmatism: a randomized, subject-masked, parallel-group, 1-year study. Ophthalmology 2010;117(11):2104–2111

[3] Entabi M, Harman F, Lee N, Bloom PA. Injectable 1-piece hydrophilic acrylic toric intraocular lens for cataract surgery: efficacy and stability. J Cataract Refract Surg 2011;37(2):235–240

[4] Crema AS, Walsh A, Ventura BV, Santhiago MR. Visual outcomes of eyes implanted with a toric multifocal intraocular lens. J Refract Surg 2014;30(7):486–491

[5] Visser N, Bauer NJ, Nuijts RM. Toric intraocular lenses: historical overview, patient selection, IOL calculation, surgical techniques, clinical outcomes, and complications. J Cataract Refract Surg 2013;39(4):624–637

[6] Shirayama M, Wang L, Weikert MP, Koch DD. Comparison of corneal powers obtained from 4 different devices. Am J Ophthalmol 2009;148(4):528–535.e1

[7] Kobashi H, Kamiya K, Igarashi A et al. Comparison of corneal power, corneal astigmatism, and axis location in normal eyes obtained from an autokeratometer and a corneal topographer. J Cataract Refract Surg 2012;38(4):648–654

[8] Visser N, Berendschot TT, Verbakel F, de Brabander J, Nuijts RM. Comparability and repeatability of corneal astigmatism measurements using different measurement technologies. J Cataract Refract Surg 2012;38(10):1764–1770

[9] Srivannaboon S, Soeharnila , Chirapapaisan C, Chonpimai P. Comparison of corneal astigmatism and axis location in cataract patients measured by total corneal power, automated keratometry, and simulated keratometry. J Cataract Refract Surg 2012;38(12):2088–2093

[10] Wang L, Mahmoud AM, Anderson BL, Koch DD, Roberts CJ. Total corneal power estimation: ray tracing method versus gaussian optics formula. Invest Ophthalmol Vis Sci 2011;52(3):1716–1722

[11] Browne AW, Osher RH. Optimizing precision in toric lens selection by combining keratometry techniques. J Refract Surg 2014;30(1):67–72

[12] Koch DD, Ali SF, Weikert MP, Shirayama M, Jenkins R, Wang L. Contribution of posterior corneal astigmatism to total corneal astigmatism. J Cataract Refract Surg 2012;38(12):2080–2087

[13] Koch DD, Jenkins RB, Weikert MP, Yeu E, Wang L. Correcting astigmatism with toric intraocular lenses: effect of posterior corneal astigmatism. J Cataract Refract Surg 2013;39(12):1803–1809

[14] Koch PS. Structural analysis of cataract incision construction. J Cataract Refract Surg 1991;17 Suppl:661–667

[15] Vass C, Menapace R, Rainer G. Corneal topographic changes after frown and straight sclerocorneal incisions. J Cataract Refract Surg 1997;23(6):913–922

[16] Altan-Yaycioglu R, Akova YA, Akca S, Gur S, Oktem C. Effect on astigmatism of the location of clear corneal incision in phacoemulsification of cataract. J Refract Surg 2007;23(5):515–518

[17] Mallik VK, Kumar S, Kamboj R, Jain C, Jain K, Kumar S. Comparison of astigmatism following manual small incision cataract surgery: superior versus temporal approach. Nepal J Ophthalmol 2012;4(1):54–58

[18] Holladay JT, Moran JR, Kezirian GM. Analysis of aggregate surgically induced refractive change, prediction error, and intraocular astigmatism. J Cataract Refract Surg 2001;27(1):61–79

[19] East Valley Ophthalmology. IOL power calculations: surgically induced astigmatism calculator. http://www.doctor-hill.com/. Accessed January 5, 2014

[20] Langenbucher A, Viestenz A, Szentmáry N, Behrens-Baumann W, Viestenz A. Toric intraocular lenses—theory, matrix calculations, and clinical practice. J Refract Surg 2009;25(7):611–622

[21] Tecnis. Toric aspheric IOL. Tecnis toric calculator. http://www.tecnistoriciol.com/tecnis-toric-iol-calculator/. Accessed January 5, 2014

[22] Hayashi K, Hirata A, Manabe S, Hayashi H. Long-term change in corneal astigmatism after sutureless cataract surgery. Am J Ophthalmol 2011;151(5):858–865

[23] Febbraro JL, Koch DD, Khan HN, Saad A, Gatinel D. Detection of static cyclotorsion and compensation for dynamic cyclotorsion in laser in situ keratomileusis. J Cataract Refract Surg 2010;36(10):1718–1723

[24] Popp N, Hirnschall N, Maedel S, Findl O. Evaluation of 4 corneal astigmatic marking methods. J Cataract Refract Surg 2012;38(12):2094–2099

[25] Osher RH. Iris fingerprinting: new method for improving accuracy in toric lens orientation. J Cataract Refract Surg 2010;36(2):351–352

[26] Villegas EA, Alcón E, Artal P. Minimum amount of astigmatism that should be corrected. J Cataract Refract Surg 2014;40(1):13–19

[27] Alpins NA, Goggin M. Practical astigmatism analysis for refractive outcomes in cataract and refractive surgery. Surv Ophthalmol 2004;49(1):109–122

[28] Carey PJ, Leccisotti A, McGilligan VE, Goodall EA, Moore CB. Assessment of toric intraocular lens alignment by a refractive power/corneal analyzer system and slitlamp observation. J Cataract Refract Surg 2010;36(2):222–229

[29] Toric results analyzer. http://www.astigmatismfix.com. Accessed January 5, 2014

[30] Lombardo M, Carbone G, Lombardo G, De Santo MP, Barberi R. Analysis of intraocular lens surface adhesiveness by atomic force microscopy. J Cataract Refract Surg 2009;35(7):1266–1272

第 7 章 屈光手术后的人工晶状体计算

Li Wang, Mitchell P. Weikert, Douglas D. Koch

7.1 引言

虽然角膜屈光手术带来了良好的视觉效果，但它也给准确计算 IOL 度数带来了困难[1]。本章将讨论角膜屈光手术引起的问题和这些问题的解决方案，包括 LASIK、PRK、RK，以及目前针对这些具有挑战性的病例可用的 IOL 度数计算工具，包括网络化的 IOL 度数计算器、基于 OCT 的 IOL 度数公式、术中测量和术后晶状体调整。

7.2 角膜屈光手术引起的问题

这些眼睛的 IOL 计算误差有两个主要原因：从标准角膜曲率计或计算机视频角膜地形图（CVK）获得的角膜屈光力不正确，以及大多数第三代或第四代 IOL 度数计算公式计算出的 ELP 不正确。

标准角膜曲率计和来自 CVK 的模拟 *K* 值仅测量了在角膜前表面旁中心区域上的四个点或小块区域，忽略了被切削改变的更多中心区域。此外，标准角膜曲率计和 CVK 仅测量角膜前表面并假定角膜后表面的曲率。这些仪器使用标准角膜折射率（大多数装置为 1.3375），将角膜前表面测量值转换为估计的 TCP。(LASIK)PRK 改变了角膜前表面与角膜后表面曲率的比率，因此，使用标准角膜折射率（1.3375）不再有效。我们发现，使用双重 Scheimpflug 分析仪（Galilei，Ziemer Ophthalmic Systems）时，正常眼睛角膜的平均折射率为 1.3278，有近视 LASIK/PRK 史的眼睛为 1.3246，而有远视 LASIK/PRK 史的眼睛为 1.3302[2]。处理角膜屈光力估计误差的方法将在下一节详细讨论。

除了 Holladay 2、Haigis 和 Barrett 公式外，第三代和第四代 IOL 公式均使用测量的角膜屈光力来预测 ELP。因此，近视 LASIK/PRK 后的角膜变平坦将导致这些公式预测的 ELP 前移，以及计算出的 IOL 度数不足，术后会产生远视。

为了解决这个问题，Aramberri 提出了双 *K* 值法[3]，它使用两种不同的 *K* 值：用来估计 ELP 的术前 *K* 值和用在标准聚光度公式中计算 IOL 度数的术后 *K* 值。Holladay 在 Holladay 2 公式中开发了这种方法。几项研究表明，双 *K* 值法提高了 LASIK/PRK 后 IOL 度数计算的准确性[3-5]。当这些公式使用术后的角膜屈光力计算 IOL 度数时，可以用我们研究中提出的列线图加以调整[6]。使用 Holladay 2 公式时，可以输入术前 *K* 值来预测 ELP。如果以前的数据不可用，可以勾选“previous us RK/PRK/LASIK”复选框，该选项将引导公式使用 43.86D 的默认角膜屈光力进行 ELP 计算。

在以往的研究中我们发现，ELP 相关误差的大小根据具体公式、屈光矫正的量和眼轴长度（AL）而变化（图 7.1）[6,7]。比较 SRK/T、Hoffer Q、Holladay 1 和 Holladay 2 公式，单 *K* 值 SRK/T 公式产生的 ELP 相关预测误差最大，而单 *K* 值 Hoffer Q 公式最小。在 38 例近视眼和 24 例远视眼中，LASIK 术后进行了白内障超声乳化联合 IOL 植入术，Awwad 等[8]评估了双 *K* 值修正对第三代公式的影响。他们发现，在第三代公式中，双 *K* 值 SRK/T 公式会在眼轴较长时高估 IOL 度数，尤其是同时伴有陡峭的 LASIK 术前角膜曲率。他们还发现双 *K* 值 Holladay 1 公式在近视 LASIK 术后更准确。

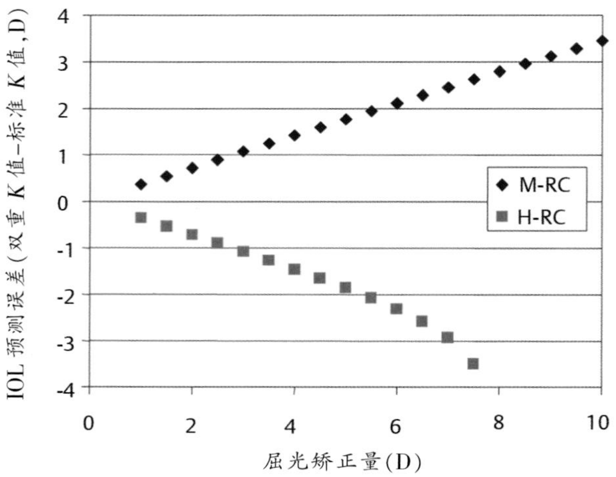

图 7.1 近视和远视屈光手术(M-RC 和 H-RC)后,与用 SRK/T 公式估算(双重 K 值–标准 K 值)的 ELP 相关的 IOL 度数预测误差,作为屈光矫正量的函数。

7.3 角膜屈光手术引起问题的解决方案

目前已经有几种方法可以提高角膜屈光手术后 IOL 度数计算的准确性。可以分为四种方法:①忽略当前角膜测量并使用 LASIK/PRK 术前数据;②校正当前角膜测量数据;③使用当前角膜测量来计算 IOL 度数并修正;④测量实际的角膜前后表面曲率并计算真正的角膜屈光力。表 7.1 概述了每种方法的优缺点。

7.3.1 忽略当前角膜测量并使用 LASIK/PRK 术前数据

这些方法需要术前 *K* 值和显然验光(MR),以及屈光手术引起的 MR 变化(ΔMR)。在这些方法中,应注意获得准确的历史数据,包括在白内障发生前测量 LASIK 术后的稳定屈光度数。

表 7.1 角膜屈光手术后 IOL 度数的计算方法

方法	优点	缺点	技术
忽略当前角膜测量并使用 LASIK/PRK 术前数据	• 能获得准确的 LASIK/PRK 术前数据时,较为可靠	• 依赖 LASIK/PRK 术前数据的准确性 • 如果历史数据不对,会有一对一屈光度的误差 • 不容易获得历史数据 • 与其他方法相比不太准确	• 临床病史法 • Feiz-Mannis 法 • 角膜旁路法
校正当前角膜测量数据	• 与完全依赖历史数据的方法相比,能避免一对一误差	• 基于 ΔMR 的矫正需要获得屈光矫正量	• 校正的 EffRP 校正的 Atlas 值 • 校正的 *K* 值 • 校正的角膜曲率 • 校正的 ACCP • Wang-Koch-Maloney 法 • Shammas 法 • Haigis-L 公式 • Galilei TCP
使用当前角膜测量数据来计算 IOL 度数并修正	• 与完全依赖历史数据的方法相比,能避免一对一误差	• 需要获得屈光矫正量(ΔMR)	• Masket 公式 • 改良的 Masket 公式
测量实际的角膜前后表面曲率并计算真正的 TCP	• 不需要先前的数据 • 计算了实际 TCP	• 为了计算准确的 IOL 度数,仍需对 TCP 加以调整	• 裂隙扫描系统 • Scheimpflug 成像仪 • OCT 系统

缩略语:ACCP,角膜平均屈光力;TCP,角膜总屈光力;ΔMR,显然验光的变化值;OCT,光学相干断层扫描。

这类方法依赖于术前数据的准确性。如果任何历史数据不正确,至少有一对一屈光度误差。历史数据通常从另一个地方获得,无法确认角膜曲率计的校准情况。此外,通常很难在白内障发生前确定 LASIK 术后的屈光度数何时稳定。鉴于这些原因,我们发现使用历史数据的方法与其他方法相比不太准确[9]。

临床病史法

使用该方法,屈光手术后的角膜屈光力等于术前的角膜屈光力减去屈光手术引起的角膜平面 ΔMR。

Feiz-Mannis 法

该方法[10]通过 LASIK/PRK 术前的角膜曲率值来计算 IOL 度数，假设患者从未做过 LASIK/PRK 手术，使用 LASIK 术前的角膜屈光力和在白内障术前测量的眼轴长度计算 IOL 度数。将 LASIK 引起的屈光变化量除以 0.7 再加到计算出的 IOL 度数中，即可获得建议的 IOL 度数。

角膜旁路法

该方法[11]使用 LASIK/PRK 术前的角膜曲率值、LASIK/PRK 手术前后的屈光和当前眼轴测量。假设患者没有进行 LASIK/PRK 手术,并且 LASIK/PRK 术后不是平光,则通过将目标屈光度数设置为 LASIK/PRK 术前的屈光度数或净屈光矫正度数来计算 IOL 度数。

7.3.2 校正当前角膜测量数据

有几种方法可以根据回归分析或 LASIK 手术引起的屈光变化量来校正角膜屈光力测量。这些方法的优点之一是它们使用患者白内障手术前获得的角膜数据,它们还避免了完全依赖历史数据的方法中发生的一对一误差,因为它们将显然验光的变化乘以一定比例,通常<0.3。

基于屈光矫正量的校正

校正的 EyeSys EffRP

根据 Stiles-Crawford 效应，来自 EyeSys 角膜地形图(来自 EyeSys Vision,Inc.)的 EffRP 是中心 3mm 区域角膜的平均屈光力。Hamed 等提出了根据 ΔMR 修正的 EffRP[12,13]:

近视 LASIK/PRK 术后校正的
EffRP=EffRP−0.152×(ΔMR)−0.05

远视 LASIK/PRK 术后校正的
EffRP=EffRP+0.162×(ΔMR)−0.279

校正的 Atlas 值

校正的 Atlas 环状值

Atlas 角膜地形图 (Carl Zeiss Meditec) 的 Atlas 0mm、1mm、2mm 和 3mm 环孔(AnnCP)的平均值根据 ΔMR 进行了修正。通过这种方法，我们发现远视 LASIK/PRK 术后的 IOL 度数计算精度有显著改善[13]:

近视 LASIK/PRK 术后校正的
AnnCP=AnnCP−0.2×(ΔMR)

远视 LASIK/PRK 术后校正的
AnnCP=AnnCP+0.191×(ΔMR)−0.396

校正的 Atlas 区域值

使用这种方法，从 Atlas 9000 角膜地形图获得的 4mm 区域值根据手术的屈光矫正量进行修正：

近视 LASIK/PRK 术后校正的 Atlas 9000(4mm 区域)
=Atlas 9000(4mm 区域)−0.2×(ΔMR)

校正的 *K* 值

在没有 EffRP 或其他 CVK 值的情况下可以获得校正的角膜曲率值[12]。然而,该方法不如校正的 EffRP 和校正的 Atlas 方法那么准确：

校正的 K 值=K−0.24×(ΔMR)+0.15

校正的角膜中心平均屈光力

来自 TMS 角膜地形图的角膜中心平均屈光力(ACCP)是地形图中心 3mm 区域内的角膜平均屈光力。校正的 ACCP 根据 ΔMR 进行修正。Awwad 等[14]报道,该方法可准确预测近视 LASIK 术后的角膜屈光力：

近视 LASIK/PRK 术后校正的
ACCP=ACCP−0.16×(ΔMR)

基于回归分析的校正

Wang-Koch-Maloney 法

使用这种方法,Atlas 4mm 区域值从 Atlas 角膜地形图获得。然后通过将该值乘以 376.0/337.5 或 1.114 将其转换为角膜前表面屈光力。然后该结果减去 5.59D 即为假定的角膜后表面屈光力：

校正的角膜屈光力 =(Atlas 4mm 区域值×1.114)−5.59

Shammas 法

使用回归分析，该方法通过校正测量的 LASIK/

PRK 术后角膜曲率值(K_{post})来估计 LASIK/PRK 术后角膜屈光力[15]：

$$校正的角膜屈光力=1.14\times K_{post}-6.8$$

Haigis-L 公式

该公式使用回归方程来校正从 IOLMaster(Carl Zeiss Meditec)获得的 LASIK 术后角膜曲率半径，基于从历史方法计算的角膜屈光力。

校正的角膜曲率=331.5/(-5.1625×LASIK 术后 IOLMaster 测量的角膜曲率半径+82.2603-0.35)

然后用 Haigis 公式计算 IOL 度数。

Galilei 角膜总屈光力法

从 Galilei 分析仪获得的 TCP 是通过使用折射定律通过角膜前后表面的光线追踪计算的中心 4mm 区域的平均 TCP。该方法基于 TCP 值与从历史方法得出的角膜屈光力之间的回归方程(未发表)。

近视 LASIK 术后校正的角膜屈光力
=1.057×TCP-1.8348

对 17 例 LASIK 术后眼睛的研究发现，Galilei TCP 具有与其他方法相似的性能，不需要以前的数据，并且优于基于历史数据的方法(未发表的数据)。

7.3.3 使用当前角膜测量来计算 IOL 度数并修正

Masket 公式

该方法[17]使用 IOL Master 的角膜曲率值和 SRK/T 公式计算 IOL 度数，然后按屈光矫正量的 32.6%调整：

$$校正的 IOL 度数=(\Delta MR\times 0.326)+0.101$$

改良的 Masket 公式

Masket 公式后来被 Hill 修改(2006 年在 ASCRS 会议上提出)：

$$校正的 IOL 度数=[(\Delta MR)\times 0.4385]+0.0295$$

7.3.4 测量实际的角膜前后表面曲率并计算真正的角膜屈光力

测量角膜前后表面的几种技术已实现了商业应用。包括裂隙扫描系统、Scheimpflug 成像仪和 OCT 系统。研究表明，裂隙扫描系统 Orbscan Ⅱ(Bausch & Lomb)在 LASIK 术后测量角膜后表面曲率不够可靠[18,19]。Pentacam(Oculus)和 Galilei Scheimpflug 成像仪对角膜后表面测量的可重复结果已有报道[20-22]。另外，Tang 等报道，RTVue OCT 系统(Optovue，Inc.)对 LASIK 术后 TCP 测量的可重现性为 0.26D[23]。

基于角膜前后表面测量，可以使用两种方法计算 TCP：Gaussian 光学厚透镜公式和光线追迹法[2]。

Gaussian 厚透镜公式通过假设旁轴成像计算 Gaussian 等效度数(GEP)，并组合两个被中央角膜厚度分开的两个折射面：

$$GEP=F_1+F_2-(d/n)(F_1\times F_2)$$

其中 F_1 =角膜前表面屈光力，F_2 =角膜后表面屈光力，d =角膜厚度，n =折射率(1.376)。例如，Pentacam 的 Holladay 报告上显示的等效 K 值(EKR)就是使用 Gaussian 光学厚透镜公式计算的。

光线追迹法对进入的平行光线使用折射定律在角膜前后表面折射。Galilei 使用光线追迹计算 TCP。屈光力由 n/f 确定，其中 f 是计算的焦距，以角膜前表面(TCP2)或角膜后表面(TCPIOL)为参照，n 为房水的折射率(n =1.336)。在之前的研究中[2]，我们发现，由于忽略了光线透过角膜前表面时的折射，Gaussian 厚透镜公式高估了角膜后表面的有效负屈光力，并引入了 TCP 计算中的误差。

在有角膜近视屈光手术史的白内障手术患者中，Kim 及其同事[24]比较了使用不同角膜曲率值的 IOL 预测精度：①Pentacam Scheimpflug 系统的实际净屈光力和等效 K 值；②Orbscan Ⅱ 裂隙扫描地形图的 2mm 和 4mm 区域的平均总屈光力；③IOLMaster 的 K 值。他们发现使用 IOLMaster 角膜曲率半径测量的 Haigis-L 公式是这类患者的 IOL 计算预测性最好的方法。Savini 等[25]利用 Scheimpflug 摄像机与 Placido 角膜地形图的组合系统[Sirius；Costruzione Strumenti Oftalmici S.r.l.(CSO)]通过光线追迹计算 IOL 度数，并研究了 21 只眼睛在近视 LASIK/PRK 术后进行白内障超声乳化和 IOL 植入手术的屈光结果。结果显示 71.4%的眼睛在预测屈光度数的±0.5D 以内，85.7%在±1D 内，100%在±1.5D 以内。

虽然 TCP 值可以从测量角膜后表面的仪器获得，但研究表明，仍然需要进行某些调整来实现准确计算角膜屈光手术后的 IOL 度数。需要更多的研究来提高角膜屈光力测量的准确性，并开发出新的 IOL 度数计算公式。

7.4 IOL 度数计算的工具

7.4.1 在线 IOL 度数计算器

ASCRS.org 的屈光术后 IOL 计算器

使用刚刚讨论的各种方法进行计算是复杂和耗时的。我们与 Warren Hill 博士合作,在 2007 年开发了一个在线的 IOL 度数计算器(www.ascrs.org)。我们已经对在线计算器进行了重大更新,并将继续更新。过去的一年中,在线计算器的访问量为每月 8871~11 321 次,总访问量为 117 369 次。

该计算器有三个模块：①近视 LASIK/PRK 术后；②远视 LASIK/PRK 术后;③RK 术后(图 7.2)。当对有激光屈光手术史的眼睛使用 IOL 计算器时,可以输入 LASIK/PRK 手术前后数据和生物特征数据。点击“计算”按钮,结果将显示在底部。根据历史数据的可用性,IOL 计算器将各种计算方法分为三组：①使用 LASIK/PRK 前 Ks 和 ΔMR 的方法;②使用白内障手术时的 ΔMR 和角膜曲率的方法；③不使用先前数据的方法。IOL 度数使用双 *K* 值 Holladay 1 公式、Shammas-PL 或 Haigis-L 方法计算。在双 *K* 值 Holladay 1 公式中，使用 LASIK/PRK 术前角膜曲率值来估计 ELP。如果 LASIK/PRK 术前的角膜曲率不可用，则使用 43.86D。此外为了显示从所有可用方法计算出的 IOL 度数的平均值和范围，还列出了仅使用 ΔMR 和不使用先前数据方法的计算结果。网站使用弹出窗口来对每种方法进行详细说明。

在 72 例接受白内障手术的近视 LASIK/PRK 术后眼睛中,我们发现,与使用 LASIK/PRK 术前 Ks 和 ΔMR 的方法相比,仅使用 ΔMR 或不使用先前数据的方法具有较小的 IOL 预测误差、较小的方差,以及屈光预测误差在 0.5D 和 1D 以内的百分比更大[9]。我们仍需要进一步的研究,尤其是针对远视 LASIK/PRK 术后的病例。

RK 术后眼睛与 LASIK/PRK 术后眼睛不同,其角膜后表面曲率也同时发生变化,可能更好地保留角膜前后表面之间的比例。因此,任何角膜地形图提供的中央 2~3mm 区域的角膜平均屈光力可用于 RK 术后眼睛。在 ASCRS 屈光手术后计算器中,可以输入 Atlas 的 1mm、2mm、3mm 和 4mm 环孔角膜平均屈光力,Atlas 的 4mm 区域值,EyeSys 的 EffRP 以及来自 Galilei 的 TCP。想必也可以使用提供中心 2mm 或 3mm 平均值的角膜地形图。使用双 *K* 值版本的 IOL 公式仍然需要补偿 ELP 的潜在误差;双 *K* 值 Holladay 1 公式被 ASCRS 在线计算器使用。

与近视或远视 LASIK/PRK 术后的眼睛相比,RK 术后眼睛的准确性相对较差。这可能部分由于角膜前后表面曲率变化的变异性较大,偏离了通过使用标准折射率估计的范围。另外，据报道,20%~50%的 RK 术后眼睛有逐渐的远视漂移[26-28]。由于这些原因,我们通常将这些眼睛的 IOL 度数计算的屈光目标定为-0.75~-1D。

亚太地区白内障与屈光手术医师协会的 Barrett True-K 公式

Barrett True-K 公式由澳大利亚的 Graham Barrett 博士研发,可从 ASCRS(www.ascrs.org)和亚太地区白内障与屈光手术医师协会(APACRS)网站(www.apacrs.org)检索到(图 7.3)。True-K 通过修改测量的 *K* 值和角膜屈光手术的矫正量来获得,当屈光矫正量无法得到时也可以使用。IOL 度数计算使用 Universal Ⅱ 公式,这是一个原始的理论公式[29,30]。关于 True-K 和 Universal Ⅱ 公式的设计细节没有公布。我们研究的初步结果表明,True-K Universal Ⅱ 公式与 ASCRS IOL 计算器中的公式相当(未发表的数据)。尚需进一步的研究来对此公式进行评估。目前,我们正在努力将此公式纳入 ascrs.org 的屈光手术后 IOL 计算器。

7.4.2 基于 OCT 的 IOL 度数计算

OCT 是一种非接触式成像技术,能以高轴向分辨率测量角膜前后表面的屈光力。即使存在角膜混浊,OCT 的高轴向分辨率(商用仪器为 3~17μm)可以清楚地描绘角膜边界[31]。OCT 角膜屈光力测量的研究始于 Tang 及其同事使用的时域技术[32]。随着从时域到傅里叶域 OCT 的发展,OCT 角膜测绘的速度和角膜屈光力测量的可重复性均显著提高。

使用 RTVue,Tang 和 Huang[23]研发了一种基于 OCT 的 IOL 计算公式。根据角膜前后表面屈光力和中央角膜厚度,使用 Gaussian 厚透镜公式计算角膜净屈光力(NCP)。然后,使用线性回归分析将 NCP 转换为有效角膜屈光力(ECP)用于 IOL 度数计算。

近视 LASIK/PRK 术后的 ECP=1.0208×NCP−1.6622

远视 LASIK/PRK 术后的 ECP=1.11×NCP−5.736

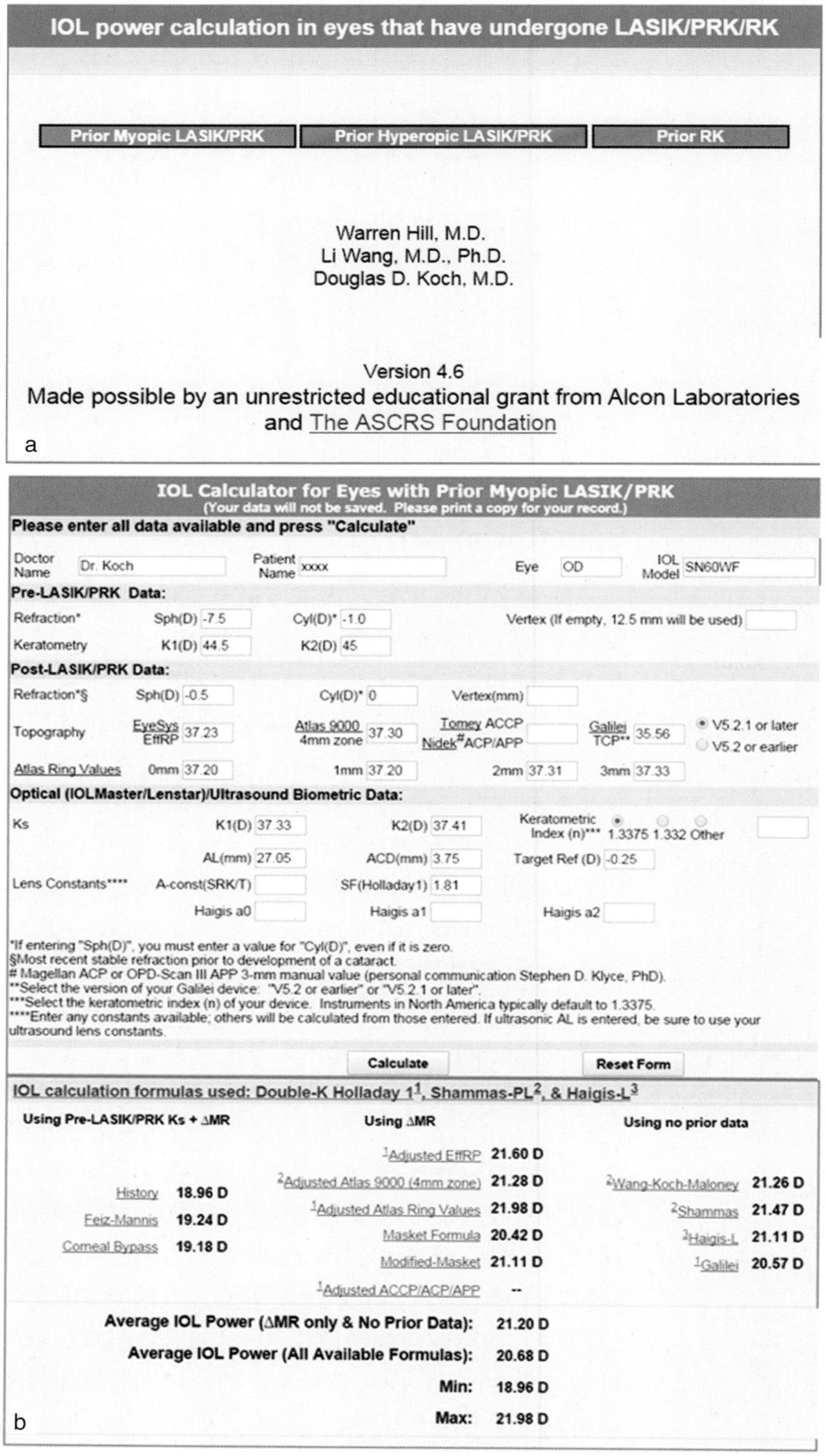

图 7.2 美国白内障和屈光手术协会(ASCRS)(www.ascrs.org)的屈光手术后 IOL 计算器。(a)分别用于近视 LASIK/PRK、远视 LASIK/PRK 和 RK 术后的 3 个模块。(b) 近视 LASIK/PRK 术后眼睛的数据输入和结果部分。

基于 OCT 的 IOL 公式以人眼的聚光模型为依据(如使用 Gaussian 光学的旁轴近似)。ELP 由基于 ACD 常数、角膜后表面屈光力和眼轴长度的回归公式预测。基于 OCT 的 IOL 公式使用五个术前生物测量值：来自部分相干干涉仪的 AL 和 ACD,以及来自 OCT 的 NCP、角膜后表面屈光力和中央角膜厚度(图 7.4)。该公式可以从 www.coollab.net 下载。目前,我们正在努力将这个基于 OCT 的 IOL 公式纳入 ASCRS 的 IOL 计算器,以便用户在一个地方运行和查看所有计算的结果。

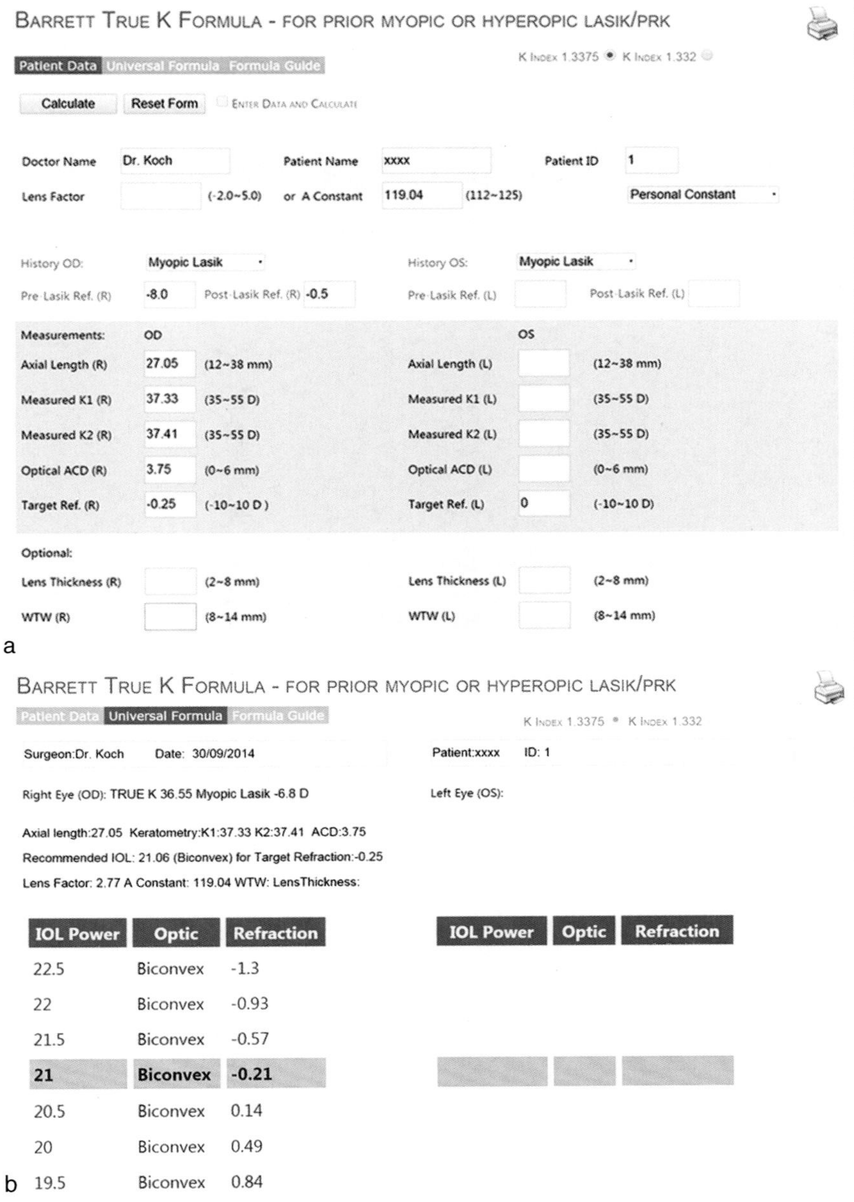

图 7.3 用于近视或远视 LASIK/PRK 术后眼睛的 Barrett True-K 公式(www.apacrs.org)。(a)数据录入部分。(b)IOL 度数输出部分。

Tang 等报道了基于 OCT 的 IOL 公式的良好结果[33,34]。在 28 只有近视激光视力矫正手术史的眼睛中,我们验证了基于 OCT 的 IOL 度数公式,并将其与使用 ASCRS 计算器的方法进行比较。基于 OCT 的 IOL 公式的平均绝对预测误差为 0.43D,Haigis-L 公式为 0.45D,Shammas 公式为 0.49D。Huang 及其同事[35]报道了一项针对 46 只近视 LASIK/PRK 术后眼睛的研究,发现基于 OCT 的 IOL 度数计算的预测准确度优于 Haigis-L 和 Shammas-PL 公式,其平均绝对误差为 0.49D,而 Haigis-L 为 0.65D(P=0.031),Shammas-PL 为 0.62D(P=0.044)。

我们还开发了针对 RK 术后眼睛的基于 OCT 的 IOL 度数计算公式[36]。开发组通过白内障手术后实际屈光结果的反算对 ECP 进行修改。在小样本的验证组中,我们发现该公式减少了术后远视意外,并在 IOL 预测中产生了更高的一致性。目前还需要更大样本量的进一步研究。

7.4.3 术中处理

Ianchulev 等[37]提出了术中屈光生物学(IRB)。该方法在摘除白内障后和植入 IOL 前进行无晶状体的视网膜检影。它不需要 AL 和 K 值,IOL 度数根据术中屈光进行调整。

Optiwave 屈光分析(ORA)系统(WaveTec Vision

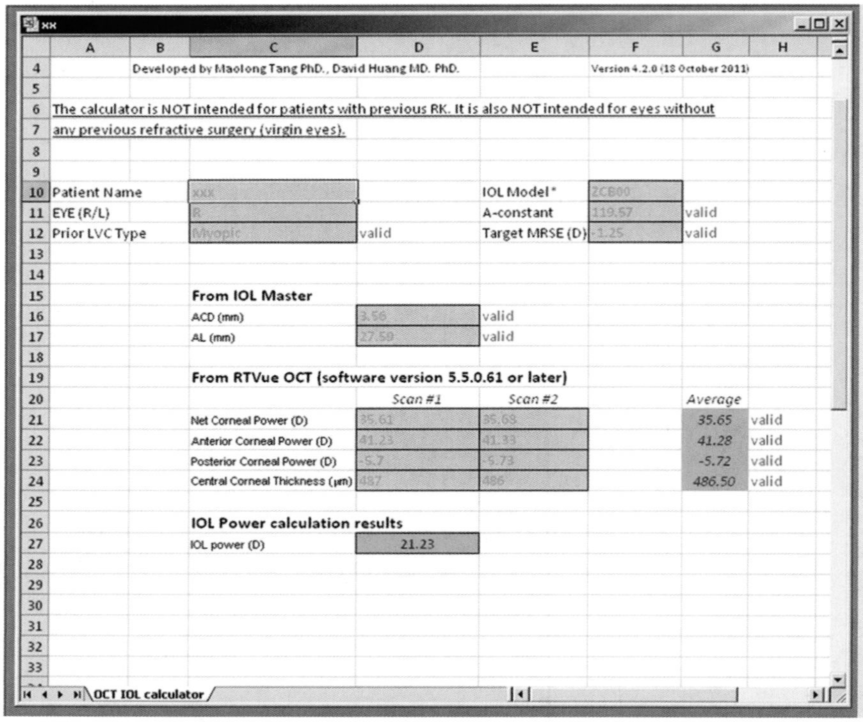

图 7.4 基于光学相干断层扫描(OCT)的 IOL 度数计算公式(www.coollab.net)。

Systems,Inc.)测量白内障摘除术中无晶状体眼睛的屈光度数。使用预测 ELP 的专有算法,该系统具有根据无晶状体眼等效球镜度和患者术前测量的 AL 和 Ks 来计算 IOL 度数的综合能力。

Ianchulev 及其同事[38]评估了使用 ORA 系统的IRB 的性能,研究对象为 246 只做过近视 LASIK/PRK 的眼睛。他们报道,使用 ORA 的 IRB 实现了最大的预测精度,使用 ORA 的平均绝对误差为 0.35D,使用 Haigis-L 方法为 0.53D,使用 Shammas 方法为 0.51D。IRB 预测的结果中 67%在 0.5D 以内,94%在 1D 以内。尚需更多的研究来探讨 IRB 在有远视 LASIK/PRK 手术史的眼睛中的准确性。

ELP 无法用 IRB 测量,必须进行估计。可能影响术中生物测量精度的因素包括眼压、患者的定位、角膜厚度的增加和来自开睑器的外部压力。

7.4.4 术后 IOL 调整

光可调屈光力 IOL(LAL;Calhoun Vision,Inc.)可以在术后屈光稳定后矫正或调整残余球镜和柱镜误差。

Brierley[39]评估了 LAL 的术后屈光力调节是否改善了进行过 LASIK 或 PRK 手术患者的屈光结果。在 21 例有近视角膜屈光手术史的白内障患者的 34 只眼睛中,最终的显然验光结果显示:74%眼睛的等效球镜度在±0.25D 以内,97%在±0.5D 以内,100%在±1D 以内。平均绝对误差为 0.19D±0.2D。

可调节屈光力的 IOL 可能是该领域中的“圣杯”,其有助于矫正残余的球镜和散光屈光不正以及残余高阶像差。在理想情况下,这样的 IOL 可以被多次调整以适应患者不断变化的视觉需要并补偿角膜的老化。

术后调整的其他选择包括 LASIK、PRK 和 IOL 置换。手术的选择取决于多种因素,包括屈光不正的大小和类型、IOL 的状态和囊袋情况、角膜健康度和患者的偏好。表 7.2 列出了作者在这些眼睛中进行 IOL 计算的策略。

7.5 总结

虽然近年来在角膜屈光手术后精确计算 IOL 度数的方法有了显著的改善,但仍然出现屈光不正的情况,特别是 RK 术后的眼睛。在目前的实践中,我们使用尽可能多的公式,并更多依赖于使用当前数据(如角膜地形图)的公式。我们需要提醒患者,IOL 度数计算可能不准确,可能需要额外的手术及其相关费用。到目前为止,基于 OCT 的公式是我们经验中最好的计算方法。手术医生最明智的策略可能是使用几种不同的计算方法,并且根据多种方法的共识来选择 IOL 度数[6,7,40]。所有领域都需要发展,包括测量角膜屈光力、预测 ELP 以及计算 IOL 度数的方法。

表 7.2　作者关于角膜屈光手术后 IOL 度数计算的策略

术前检查	• RTVue OCT 扫描 • Galilei 测量 • Atlas 角膜地形图 • IOLMaster • Lenstar(LS 900,Haag-Streit AG)
患者咨询	• 告知患者 IOL 度数计算可能不准确并且可能需要额外的手术以及相关费用
IOL 度数计算	• 在 ASCRS 网站输入所有数据并运行 IOL 计算器 • 运行基于 OCT 的 IOL 度数计算公式 • 运行 APACRS 网站的 Barrett True-K 公式 • 依赖于使用当前数据在 ASCRS IOL 计算器进行计算
IOL 度数选择	• 根据 ASCRS 计算器、基于 OCT 的 IOL 度数公式和 Barrett True-K 公式等多种方法的一致性选择 IOL 度数 • 在手术台上准备了两个分别比选择的度数低 0.5D 和高 0.5D 的 IOL
术中测量	• 用 Optiwave 屈光分析(ORA)系统验证术前选择的 IOL 度数 • 如果 ORA 的建议与术前选择的 IOL 度数不同，使用比术前选择的度数低 0.5D 或者高 0.5D 的 IOL

缩略语：ASCRS，美国白内障与屈光手术协会；APACRS，亚太地区白内障与屈光手术医师协会；IOL，人工晶状体。

(徐佳　译　姚克　审校)

参考文献

[1] Koch DD, Liu JF, Hyde LL, Rock RL, Emery JM. Refractive complications of cataract surgery after radial keratotomy. Am J Ophthalmol 1989;108(6):676–682

[2] Wang L, Mahmoud AM, Anderson BL, Koch DD, Roberts CJ. Total corneal power estimation: ray tracing method versus gaussian optics formula. Invest Ophthalmol Vis Sci 2011;52(3):1716–1722

[3] Aramberri J. Intraocular lens power calculation after corneal refractive surgery: double-K method. J Cataract Refract Surg 2003;29(11):2063–2068

[4] Wang L, Booth MA, Koch DD. Comparison of intraocular lens power calculation methods in eyes that have undergone LASIK. Ophthalmology 2004;111(10):1825–1831

[5] Chan CC, Hodge C, Lawless M. Calculation of intraocular lens power after corneal refractive surgery. Clin Experiment Ophthalmol 2006;34(7):640–644

[6] Koch DD, Wang L. Calculating IOL power in eyes that have had refractive surgery. J Cataract Refract Surg 2003;29(11):2039–2042

[7] Koch DD, Wang L, Booth M. Intraocular lens calculations after LASIK. In: Probst L, ed. LASIK: Advances, Controversies and Custom. Thorofare, NJ: Slack; 2004:259–267

[8] Awwad ST, Kilby A, Bowman RW et al. The accuracy of the double-K adjustment for third-generation intraocular lens calculation formulas in previous keratorefractive surgery eyes. Eye Contact Lens 2013;39(3):220–227

[9] Wang L, Hill WE, Koch DD. Evaluation of intraocular lens power prediction methods using the American Society of Cataract and Refractive Surgeons Post-Keratorefractive Intraocular Lens Power Calculator. J Cataract Refract Surg 2010;36(9):1466–1473

[10] Feiz V, Mannis MJ, Garcia-Ferrer F et al. Intraocular lens power calculation after laser in situ keratomileusis for myopia and hyperopia: a standardized approach. Cornea 2001;20(8):792–797

[11] Walter KA, Gagnon MR, Hoopes PC Jr Dickinson PJ. Accurate intraocular lens power calculation after myopic laser in situ keratomileusis, bypassing corneal power. J Cataract Refract Surg 2006;32(3):425–429

[12] Hamed AM, Wang L, Misra M, Koch DD. A comparative analysis of five methods of determining corneal refractive power in eyes that have undergone myopic laser in situ keratomileusis. Ophthalmology 2002;109(4):651–658

[13] Wang L, Jackson DW, Koch DD. Methods of estimating corneal refractive power after hyperopic laser in situ keratomileusis. J Cataract Refract Surg 2002;28(6):954–961

[14] Awwad ST, Manasseh C, Bowman RW et al. Intraocular lens power calculation after myopic laser in situ keratomileusis: Estimating the corneal refractive power. J Cataract Refract Surg 2008;34(7):1070–1076

[15] Shammas HJ, Shammas MC, Garabet A, Kim JH, Shammas A, LaBree L. Correcting the corneal power measurements for intraocular lens power calculations after myopic laser in situ keratomileusis. Am J Ophthalmol 2003;136(3):426–432

[16] Haigis W. Intraocular lens calculation after refractive surgery for myopia: Haigis-L formula. J Cataract Refract Surg 2008;34(10):1658–1663

[17] Masket S, Masket SE. Simple regression formula for intraocular lens power adjustment in eyes requiring cataract surgery after excimer laser photoablation. J Cataract Refract Surg 2006;32(3):430–434

[18] Maldonado MJ, Nieto JC, Díez-Cuenca M, Piñero DP. Repeatability and reproducibility of posterior corneal curvature measurements by combined scanning-slit and placido-disc topography after LASIK. Ophthalmology 2006;113(11):1918–1926

[19] Hashemi H, Mehravaran S. Corneal changes after laser refractive surgery for myopia: comparison of Orbscan II and Pentacam findings. J Cataract Refract Surg 2007;33(5):841–847

[20] Ciolino JB, Belin MW. Changes in the posterior cornea after laser in situ keratomileusis and photorefractive keratectomy. J Cataract Refract Surg 2006;32(9):1426–1431

[21] Jain R, Dilraj G, Grewal SP. Repeatability of corneal parameters with Pentacam after laser in situ keratomileusis. Indian J Ophthalmol 2007;55(5):341–347

[22] Wang L, Shirayama M, Koch DD. Repeatability of corneal power and wavefront aberration measurements with a dual-Scheimpflug Placido corneal topographer. J Cataract Refract Surg 2010;36(3):425–430

[23] Tang M, Li Y, Huang D. An intraocular lens power calculation formula based on optical coherence tomography: a pilot study. J Refract Surg 2010;26(6):430–437

[24] Kim EC, Cho K, Hwang HS, Hwang KY, Kim MS. Intraocular lens prediction accuracy after corneal refractive surgery using K values from 3 devices. J Cataract Refract Surg 2013;39(11):1640–1646

[25] Savini G, Bedei A, Barboni P, Ducoli P, Hoffer KJ. Intraocular lens power calculation by ray-tracing after myopic excimer laser surgery. Am J Ophthalmol 2014;157(1):150–153.e1

[26] Arrowsmith PN, Marks RG. Visual, refractive, and keratometric results of radial keratotomy. Five-year follow-up. Arch Ophthalmol 1989;107(4):506–511

[27] Deitz MR, Sanders DR, Raanan MG, DeLuca M. Long-term (5- to 12-year) follow-up of metal-blade radial keratotomy procedures. Arch Ophthalmol 1994;112(5):614–620

[28] Waring GO III Lynn MJ, Gelender H et al. The Perk Study Group. Results of the prospective evaluation of radial keratotomy (PERK) study one year after surgery. Ophthalmology 1985;92(2):177–198, 307

[29] Barrett GD. An improved universal theoretical formula for intraocular lens power prediction. J Cataract Refract Surg 1993;19(6):713–720

[30] Barrett GD. Intraocular lens calculation formulas for new intraocular lens implants. J Cataract Refract Surg 1987;13(4):389–396

[31] Khurana RN, Li Y, Tang M, Lai MM, Huang D. High-speed optical coherence tomography of corneal opacities. Ophthalmology 2007;114(7):1278–1285

[32] Tang M, Li Y, Avila M, Huang D. Measuring total corneal power before and after laser in situ keratomileusis with high-speed optical coherence tomography. J Cataract Refract Surg 2006;32(11):1843–1850

[33] Tang M, Chen A, Li Y, Huang D. Corneal power measurement with Fourier-domain optical coherence tomography. J Cataract Refract Surg 2010;36(12):2115–2122

[34] Tang M, Wang L, Koch DD, Li Y, Huang D. Intraocular lens power calculation after previous myopic laser vision correction based on corneal power measured by Fourier-domain optical coherence tomography. J Cataract Refract Surg 2012;38(4):589–594

[35] Huang D, Tang M, Wang L, et al. Optical coherence tomography-based corneal

power measurement and intraocular lens power calculation following laser vision correction (an American Ophthalmological Society thesis). Trans Am Ophthalmol Soc. 2013;111:34–45
[36] Waisbren E, Wang L, Weikert MP, Koch DD. Using Optical Coherence Tomography for IOL power calculations in eyes with prior ablative corneal surgery. In: Bissen-Miyajima H, Koch DD, Weikert MP, eds. Cataract Surgery: Maximising Outcomes through Research. Berlin: Springer; 2014:47–57
[37] Ianchulev T, Salz J, Hoffer K, Albini T, Hsu H, Labree L. Intraoperative optical refractive biometry for intraocular lens power estimation without axial length and keratometry measurements. J Cataract Refract Surg 2005;31(8):1530–1536
[38] Ianchulev T, Hoffer KJ, Yoo SH et al. Intraoperative refractive biometry for predicting intraocular lens power calculation after prior myopic refractive surgery. Ophthalmology 2014;121(1):56–60
[39] Brierley L. Refractive results after implantation of a light-adjustable intraocular lens in postrefractive surgery cataract patients. Ophthalmology 2013;120(10):1968–1972
[40] Randleman JB, Foster JB, Loupe DN, Song CD, Stulting RD. Intraocular lens power calculations after refractive surgery: consensus-K technique. J Cataract Refract Surg 2007;33(11):1892–1898

第 8 章

角膜屈光手术后人工晶状体选择的优化

Karolinne Maia Rocha, Claudia Perez-Straziota, J. Bradley Randleman

8.1 引言

进行过角膜屈光手术的白内障手术患者都期望获得良好的裸眼视力。这些患者通常都希望早期进行白内障手术,他们要求的不仅仅是复明手术,还要求通过屈光手术来恢复其视力和生活方式。

随着白内障手术的持续创新, 例如飞秒激光、晶状体超声乳化流体动力学、黏弹剂、眼前段成像和诊断设备、现代 IOL 设计和计算公式等的不断改进,带来了临床疗效的提高。

对任何患者而言,选择适当的 IOL、准确的生物测量和设定屈光目标是成功进行白内障手术的关键组成部分。对于进行屈光手术的患者,最重要的因素是确定具体的屈光目标以应对不切实际的期望。目前,屈光性白内障手术可以明显减少大多数患者对眼镜的依赖,通过使用白内障和屈光领域的最佳技术, 包括角膜地形图、断层扫描、频域 OCT、波前分析、光散射测量和术中像差仪,有助于满足患者的需求和期望。

8.2 现代 IOL 设计和对正视眼的需求增加

现代 IOL 设计包括球面和非球面单焦点 IOL、用于矫正散光的 Toric IOL、具有折射或衍射设计的多焦点 IOL、可调节 IOL、光可调屈光力 IOL 和用于校正术后残余屈光不正的多组件 IOL。选择适当的 IOL 可以为进行过激光视力矫正(LVC)和 RK 的患者提供高质量的术后视力。然而,在 LVC 术后选择 IOL 时,必须考虑额外的因素,包括用于优化 IOL 度数的特殊计算方法、高阶像差以及 Toric IOL 有关的特殊测量。表 8.1 概述了角膜屈光手术后 IOL 选择过程中各种因素的相对重要性。

8.3 高阶像差在角膜屈光手术后单焦点 IOL 选择中的作用

因为白内障手术、角膜手术和屈光手术的需求,波前技术在眼科领域的发展迅速,使得测量、矫正或改变眼球的像差成为可能。波前分析、杂散光测量和对比敏感度测试可以有效地评估视力检查不能发现的视觉质量不足。眼科光学中的高分辨率成像可以被高阶像差(如彗差、继发性散光和球面像差)影响[1-6]。目前,波前技术已经应用于眼科的数个领域,包括波前

表 8.1 影响角膜屈光手术后 IOL 选择因素重要性的相对顺序

因素	记录
低阶像差	IOL 度数计算,散光测量
高阶像差	近视 LASIK 导致的正球面像差
	远视 LASIK 导致的负球面像差
老视矫正	不规则散光影响多焦点 IOL 的结果
	有单眼视经历的患者是合适的人选

缩略语:IOL,人工晶状体;LASIK,准分子激光原位角膜磨镶术。

像差引导的切削、个性化IOL选择、眼镜、角膜接触镜，甚至使用自适应光学技术的相机进行视网膜成像。

高阶像差(HOA)影响功能视力，尤其是球面像差和彗差。未手术过的角膜具有天然的轻度正球面像差。年轻时，晶状体补偿角膜的正球面像差[7]。随着时间的推移，高阶像差的年龄相关性变化会导致视觉质量降低，这是不能被高对比度Snellen视力表或早期糖尿病视网膜病变治疗研究(ETDRS)的视力测试单独评估的。正球面像差增加与眼球内部的光学变化有关，可能是由于晶状体混浊；而彗差的增加可能是由角膜的年龄相关变化引起的[7-9]。正常成年人群的角膜平均参数约为 K=43.8D，Q=-0.26μm，6mm瞳孔下的球面像差=+0.27μm[10-12]。

即使在没有LVC手术史的患者中，传统的球面单焦点IOL也会使光学系统的总球面像差增加导致成像质量降低。因为凸透镜的周边区域的光线以较大的角度折射，它们与光轴的交叉点比旁中心的光线更靠近透镜，从而产生了正球面像差(图8.1)。非球面IOL设计可以通过限制衍射来优化图像质量。非球面IOL的使用旨在减少术前正常角膜的正球面像差，从而改善中间视觉条件下的视觉功能和对比度敏感度[11-14]。

目前有几种具有不同球面像差矫正量的非球面IOL(表8.2)。包括Tecnis(Advanced Medical Optics, Inc.)、AcrySof IQ(Alcon)和Akreos AO/SoftPort AO/enVista(Bausch & Lomb, Inc.)。IOL的位置和居中性可以影响高阶像差，例如倾斜和彗差可能会损害非球面、Toric和多焦点IOL的性能。负球面像差的非球面

表8.2 球面IOL型号

IOL	非球面性	IOL的球面像差(μm)	总球面像差
Akreos AO SoftPort AO enVista	中性的	0.0	0.28
AcrySof IQ	负的	-0.2	-0.1
Tecnis	负的	-0.27	0

IOL与零球面像差IOL相比，当偏心0.4mm和倾斜>7°时的图像质量损失更大[10,11,15]。已有初步研究表明飞秒激光辅助白内障手术对于IOL居中性和垂直倾斜的潜在益处[16,17]。

现在可以通过估计眼球和IOL的最佳球面像差值来个性化IOL选择使优化术后光学质量成为可能[18]。波前像差仪可测量整个光学系统的低阶像差和高阶像差，而角膜非球面度(Q值)和角膜高阶像差(Zernike系数)可以使用专门设计的软件进行计算，如VOL-CT(CTView；Sarver and Associates)、iTrace(Tracey Technologies)和OPD Scan-Ⅲ波前像差仪(NIDEK, Inc.)。来自角膜的个性化信息有助于估计眼球和IOL的最佳球面像差值，以优化光学质量。对有LVC手术史的患者，这些因素越来越重要。

8.4 矫正由角膜屈光手术引起的高阶像差

对波前增强型IOL的需求正在逐渐增加，因为过

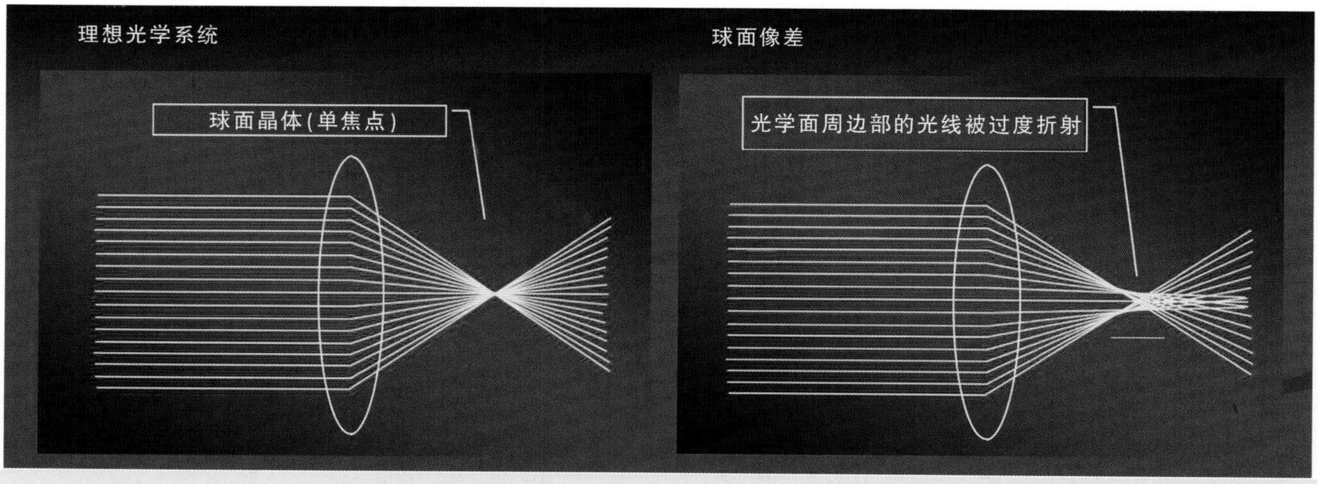

图8.1 球面晶状体周边区域的光线以较大的角度折射，与近轴光线相比，与光轴的交点距离透镜更近，产生正球面像差。非球面晶状体具有更复杂的前表面，从中心到周边的曲率逐渐变化。非球面表面可以减少或消除球面像差。

去经历过波前像差引导、波前优化和地形图引导 LVC 的患者正在进入白内障年龄，这些患者期望获得与先前手术相似的视觉质量。

表 8.3 列出了可能出现的各种情况下的 IOL 选项。近视 LASIK 可增加正球面像差，常规近视切削比波前增强（波前优化或波前引导）手术增加得更多（图 8.2）[19–22]。常规单焦点球面 IOL 会增加光学系统的总球面像差，从而可能使患者的症状加重。在这些情况下，最好的选择是选择具有负球面像差的单焦点非球面 IOL 来补偿过多的角膜正球面像差（图 8.3）。

相反，远视切削会增加负球面像差形成超长椭球形角膜（图 8.4）。有远视 LASIK 手术史的患者使用负球面像差的非球面 IOL 会增加患者的眼球总像差并降低对比敏感度。常规单焦点球面 IOL 和非球面零球面像差 IOL 是这些患者的良好选择。

我们的终极目标是根据直接测量出的角膜非球面性和高阶像差来个性化 IOL 选择。理想情况下，通过使用自适应光学技术来调整和矫正眼球像差，可以评估视觉质量和景深，为预测不同 IOL 的潜在益处提供了途径。

8.5 角膜屈光手术后使用 Toric IOL 矫正散光

白内障手术后造成残余散光的主要原因是术前测量不准确，特别是确定角膜复曲度的大小和方向出

表 8.3　角膜屈光手术后的 IOL 选择

手术类型	首选	次选	慎用	禁用
近视 LASIK/PRK	非球面单焦点	Toric IOL（非球面）	MFIOL	球面单焦点
远视 LASIK/PRK	球面单焦点		复曲面 MFIOL（非球面）	非球面单焦点
RK	非球面单焦点		复曲面 MFIOL	MFIOL 球面单焦点

缩略语：LASIK，准分子激光原位角膜磨镶术；MFIOL，多焦点人工晶状体；PRK，准分子激光屈光性角膜切削术；RK，放射状角膜切开术。

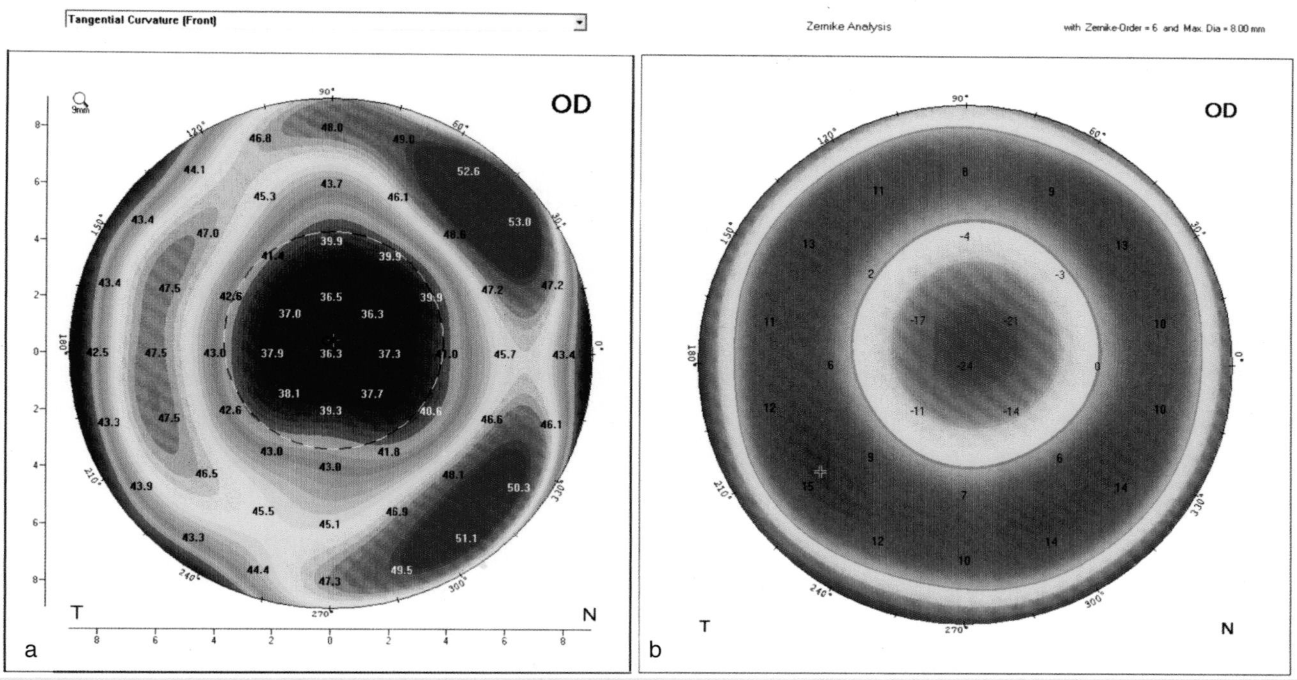

图 8.2　（a）地形图。（b）常规近视 LASIK 术后的高阶像差分布。注意直径约 6mm 的切削边缘处角膜屈光力剧变，没有渐变区，手术区域外有明显的正像差。（From Randleman JB. Refractive Surgery: An Interactive Case-Based Approach. Thorofare，NJ: Slack；2014: Fig. 1.7. Reproduced with permission.）

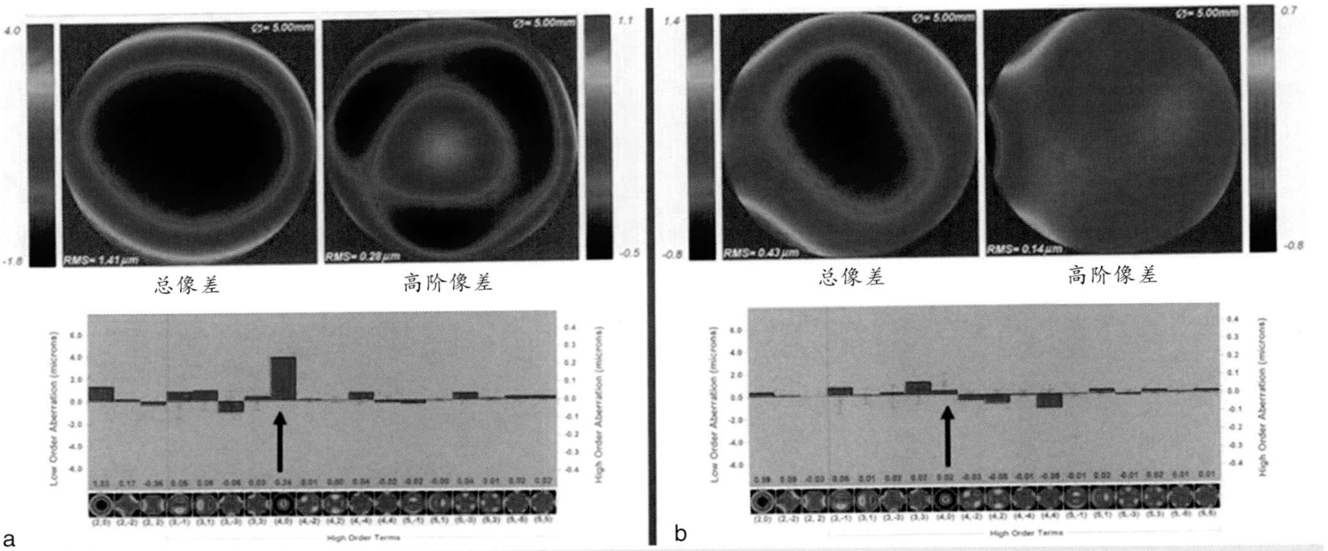

图 8.3 正球面像差的球面 IOL 和负球面像差的非球面 IOL 的波前分析(5mm 瞳孔直径)。

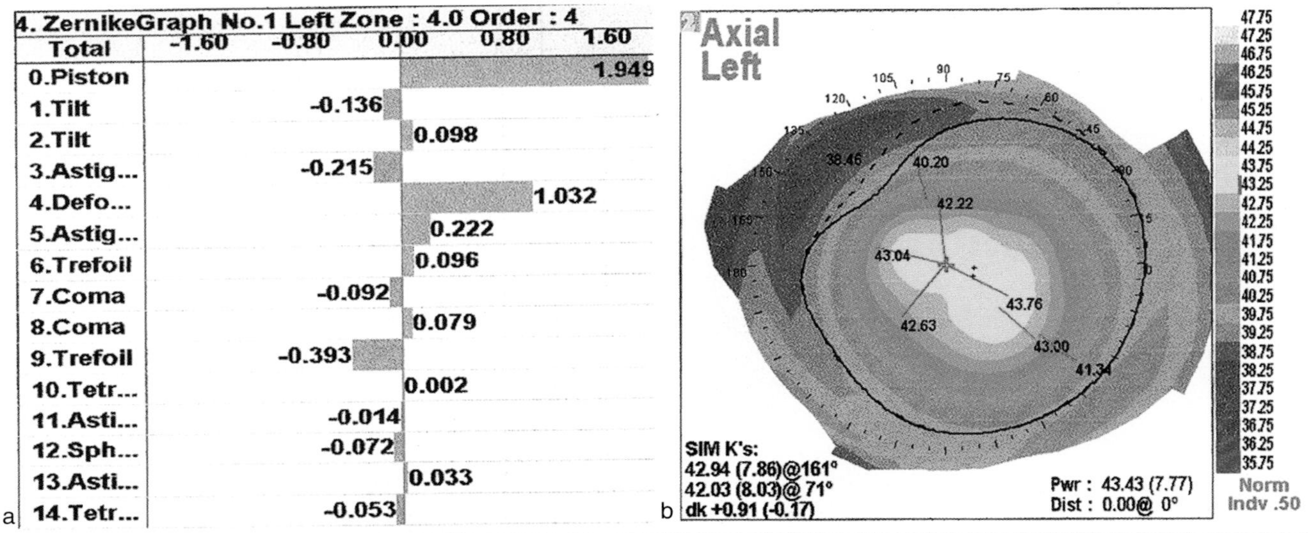

图 8.4 (a)高阶像差。(b)远视切削后的角膜地形图,手术造成了负球面像差增加的超长椭球形角膜。

现偏差时[23]。确定 LVC 术后患者的散光更具挑战性,因此获得彻底、重叠的术前测量是至关重要的。

屈光手术后角膜地形图的变化造成标准术前生物测量不太准确[24-27]。LVC 术后与 IOL 度数计算相关的问题是第 7 章的主题。除了基本的 IOL 度数之外,手动角膜曲率计对确定散光的度数和轴向可能都不太准确,从而使 Toric IOL 选择的过程复杂化。

8.6 确定角膜屈光手术后的角膜散光

有几种可用于测量角膜散光的技术,包括 Placido 角膜地形图、Scheimpflug 断层扫描,Placido 和 Scheimpflug 技术的组合、光学生物测量和 OCT。

比较评估的结果并不统一,一些研究发现众多技术是相对可互换的[28,29],而其他报道发现它们对于测量柱镜度数或确定散光轴向[36]是不可互换的[30-35]。关于使用角膜成像技术计算 Toric IOL 选择和轴向的确切数据很少,因此目前还没有确定各种仪器实际准确度的金标准。

因为存在令人困扰的差异和潜在的异常值,不同技术的结合和测量值的平均化能使 Toric IOL 度数选择更加精确[37]。对每个患者均使用多个仪器来测量可能不太实际，但是对有过 LVC 手术的患者，这种方法肯定是重要的，可以获得尽可能多的信息以便得出一致的度数和轴向。

8.6.1 极限眼轴长度和角膜曲率

理论模型已经表明，在角膜曲率和(或)眼轴长度超出平均范围的眼球中，眼轴长度测量影响了 Toric IOL 的结果[38]。在线计算器中，角膜平面和 IOL 平面的复曲度比率被设置为 1.46，这个比率基于 IOL 眼的平均 ACD。据推测，在眼轴长度和角膜曲率超出平均范围的眼球中，由于预测的 ACD 不同，这个比率也会不同。考虑到 LVC 术后患者的眼轴长度和角膜曲率难以准确测量，这个问题更值得关注。此外，长眼轴的眼睛可能更容易发生 Toric IOL 旋转[39]。所以除了度数计算问题之外，高度近视的患者发生 Toric IOL 旋转的风险也更大。

8.6.2 角膜后表面的测量

角膜后表面散光可以用 Scheimpflug 断层扫描和傅里叶域 OCT 进行测量，并且其已经被提出可作为 Toric IOL 计算的重要变量[40]。迄今尚无对 LVC 术后眼进行的研究。在 PRK 或 LASIK 后，角膜后表面测量变得不太可靠，这将使这些测量的应用更具挑战性。

8.6.3 不规则散光

LVC 术后的角膜地形图往往具有一定程度的不规则性，由于测量伪影的影响，即使视力很好的患者也依然如此。然而，高度不规则散光需要寻找潜在的原因(见第 5 章)，同时 IOL 植入的选择将受限。中度不规则散光的患者不是多焦点 IOL 的合适人选，如果不规则散光量超过规则散光量，也可能不是 Toric IOL 的理想人选。

8.6.4 角膜屈光手术后的高阶像差和 Toric IOL

美国市场上的所有 Toric IOL 都是非球面设计。这些 IOL 对于角膜屈光手术后的大多数患者是有益的，但对于远视 PRK 或 LASIK 术后的患者来说却不是最佳的。在这些情况下，具有明显规则散光的患者仍然可能受益于 Toric IOL，因为低阶像差对视觉满意度的影响要高于高阶像差。对于在远视矫正后少量的规则散光，这类患者更好的选择是植入球面单焦点 IOL，并且如果可行的话，通过角膜屈光手术去除残余散光。

8.7 角膜屈光手术后通过 IOL 治疗老视的选择

8.7.1 角膜屈光手术后使用可调节 IOL

可调节 IOL 具有单个焦点，已经显示出一定程度的近视力受益，有研究显示与非可调节单焦点 IOL 相比，中距离视力得到改善[41]。Crystalens AO(Bausch & Lomb, Inc.)是非球面中性 IOL，可以在屈光手术后使用，零球差的设计使其与角膜像差的相互影响最小。其实际的近距或中距视力改善效果可能是有限的，但它与其他 IOL 设计相比，不容易引起远期的光学质量问题。

8.7.2 角膜屈光手术后使用多焦点 IOL

多焦点 IOL 提供了除眼镜或屈光矫正外的另一个选择。许多 LVC 术后患者有残余角膜散光，他们希望同时矫正远距离视力和近距离视力。角膜散光较小(<0.5D)的患者，可以考虑植入多焦点 IOL，因为散光>0.5D 时会明显影响视力[42]。角膜散光较大的患者，仅用这种方法是不足够的，可能需要进一步处理散光，可以通过联合角膜松解切口或通过术后激光手术矫正残余散光。

有不规则散光的患者不是植入多焦点 IOL 的良好人选，原因之一是不规则散光难以获得可接受的屈光结果，二是不规则散光造成角膜的多焦点性，因此这类患者应被列为禁忌。

8.7.3 单眼视矫正

单眼视是通过使用标准单焦点镜片来矫正老视的一种方式。传统的单眼视是通过矫正主视眼的远视力和非主视眼的近视力来完成的。近焦点可以专门设计，以适应患者的特殊需要。通常是形成 1.25~1.5D 的屈光参差。单眼视的目的是避免显著的双眼视和立体视觉。有报道显示，屈光参差>1.5D 时对比敏感度降低[43,44]。Miranda 和 Krueger 报道在其最大年龄组[(57±5.9)岁]中有 94%的成功率，设定的最大屈光参差为-2D[43]。单眼视患者应该能在各种照明条件下均有令人满意的视功能。抑制来自非主视眼的模糊图像的能力被称为双眼间模糊抑制。模糊抑制对于高质量图像的感知至关重要[45]。过去曾进行过单眼视 LVC 手术矫正老视的患者会希望在白内障手术后也有类似的结果。LVC术后的患者如果希望在白内障手术后不戴眼镜，单眼视是个有价值的选择。

8.7.4 球面像差改良的单眼视

改良的单眼视方法是诱导非主视眼或视近眼的球面像差和离焦。植入单焦球面IOL的患者可以获得一定程度的景深[46]。这些患者的显性调节幅度与瞳孔直径、残余角膜散光和IOL位置有关[47-49]。高阶像差，尤其是球面像差同样能改善景深[46,50,51]。已有研究表明了调节过程中高阶像差的变化，并深入了解了哪些像差的变化最大[52,53]。Glasser 和 Campbell[52]发现年轻人调节时，晶状体的球面像差减少。

准分子激光切削引起的球面像差可导致景深增加且会使近视力得到改善[51]。如果患者在几年前进行过单眼视LASIK以矫正老视，那么很有可能残留了明显的正球面像差。

改良的单眼视技术通过在非主视眼中诱导或保留球面像差，与传统单眼视相比，提高了对焦视力和双眼共和。与传统单眼视相比，双眼对比敏感度得到最大改善[54]。选择的单焦点IOL应为患者提供能产生最佳视觉效果的适量球面像差。

球面IOL对离焦的耐受度明显高于非球面IOL。Marcos等已经证明，与球面IOL相比，非球面IOL离焦的视觉质量下降更快[50]。但是在其他方面，非球面IOL的聚焦性能更好。此外，过多的球面像差也会降低成像质量[1,50]。

最理想的情况是找到最佳的像差，以保持良好的光学质量和提高景深。自适应光学视觉仿真器技术可以测量实时眼球波前像差，并且还可以矫正和生成不同的像差[1,2]。自适应光学技术包含两个主要部分：重复捕获的波前传感器和实时补偿波前误差的可变形反射镜。在不久的将来，在临床中引入自适应光学视觉仿真器的原型有助于确定LVC术后患者的最有效的像差值，这将有助于设计基于晶状体的老视治疗。

8.8 老视LASIK术后的IOL选择

用于矫正老视的LVC手术包括使用准分子激光的presby-LASIK、使用飞秒激光的Intracor/Supracor技术（Bausch & Lomb），以及使用射频能量的传导性角膜成形术。这些手术会改变角膜的形状，产生多焦性。多焦点角膜增加伪调节力，从而增加中距视力和近距视力。多焦点手术会使高阶像差和光散射增加从而导致视觉质量降低[55,56]。因此，为避免对比敏感度的进一步损失，衍射和折射多焦点IOL是禁忌的。这些患者的最佳治疗方式是选择最符合患者角膜球面像差的单焦点非球面晶状体。先前手术带来的多焦性仍然会提供同样大小的伪调节力。

8.8.1 放射状角膜切开术后的IOL选择

即使术后有良好的视力和屈光结果，RK还是会经常引起一定程度的不规则散光。因此，由于这种不规则性及其潜在的屈光不稳定性，具有RK病史的患者通常不合适植入多焦点IOL。放射状切口也经常引起光的衍射，导致夜间眩光和光晕。这些症状可能会在多焦点IOL植入后加重，患者往往不能耐受。

有明显顺规散光的患者可能是Toric IOL的理想人选；然而，应确定其角膜复曲度的稳定性，因为部分患者RK后的屈光状态可能永远无法完全稳定。

8.9 总结

有角膜屈光手术史的患者在IOL度数计算之外带来了独特的挑战。他们对正视的需求增加，还有影响IOL类型选择的各种因素。高阶像差更为复杂，在选择单焦点IOL时应考虑到这一点。角膜屈光力和曲率测量更具挑战性；在很多情况下，为了改善最终屈光结果和提高患者满意度，有必要使用多种技术进行测量。

（徐佳 译　姚克 审校）

参考文献

[1] Rocha KM, Vabre L, Harms F, Chateau N, Krueger RR. Effects of Zernike wavefront aberrations on visual acuity measured using electromagnetic adaptive optics technology. J Refract Surg 2007;23(9):953–959

[2] Rocha KM, Vabre L, Chateau N, Krueger RR. Enhanced visual acuity and image perception following correction of highly aberrated eyes using an adaptive optics visual simulator. J Refract Surg 2010;26(1):52–56

[3] Altmann GE. Wavefront-customized intraocular lenses. Curr Opin Ophthalmol 2004;15(4):358–364

[4] Packer M, Fine IH, Hoffman RS. Wavefront technology in cataract surgery. Curr Opin Ophthalmol 2004;15(1):56–60

[5] Guirao A, Redondo M, Geraghty E, Piers P, Norrby S, Artal P. Corneal optical aberrations and retinal image quality in patients in whom monofocal intraocular lenses were implanted. Arch Ophthalmol 2002;120(9):1143–1151

[6] Wang L, Koch DD. Ocular higher-order aberrations in individuals screened for refractive surgery. J Cataract Refract Surg 2003;29(10):1896–1903

[7] Amano S, Amano Y, Yamagami S et al. Age-related changes in corneal and ocular higher-order wavefront aberrations. Am J Ophthalmol 2004;137(6):988–992

[8] Rocha KM, Nosé W, Bottós K, Bottós J, Morimoto L, Soriano E. Higher-order

aberrations of age-related cataract. J Cataract Refract Surg 2007;33(8):1442–1446
[9] Wang L, Santaella RM, Booth M, Koch DD. Higher-order aberrations from the internal optics of the eye. J Cataract Refract Surg 2005;31(8):1512–1519
[10] Atchison DA. Design of aspheric intraocular lenses. Ophthalmic Physiol Opt 1991;11(2):137–146
[11] Holladay JT, Piers PA, Koranyi G, van der Mooren M, Norrby NE. A new intraocular lens design to reduce spherical aberration of pseudophakic eyes. J Refract Surg 2002;18(6):683–691
[12] Mester U, Dillinger P, Anterist N. Impact of a modified optic design on visual function: clinical comparative study. J Cataract Refract Surg 2003;29(4):652–660
[13] Rocha KM, Soriano ES, Chalita MR et al. Wavefront analysis and contrast sensitivity of aspheric and spherical intraocular lenses: a randomized prospective study. Am J Ophthalmol 2006;142(5):750–756
[14] Rocha KM, Chalita MR, Souza CE et al. Postoperative wavefront analysis and contrast sensitivity of a multifocal apodized diffractive IOL (ReSTOR) and three monofocal IOLs. J Refract Surg 2005;21(6):S808–S812
[15] Altmann GE, Nichamin LD, Lane SS, Pepose JS. Optical performance of 3 intraocular lens designs in the presence of decentration. J Cataract Refract Surg 2005;31(3):574–585
[16] Kránitz K, Takacs A, Miháltz K, Kovács I, Knorz MC, Nagy ZZ. Femtosecond laser capsulotomy and manual continuous curvilinear capsulorrhexis parameters and their effects on intraocular lens centration. J Refract Surg 2011;27(8):558–563
[17] Nagy ZZ, Kránitz K, Takacs AI, Miháltz K, Kovács I, Knorz MC. Comparison of intraocular lens decentration parameters after femtosecond and manual capsulotomies. J Refract Surg 2011;27(8):564–569
[18] Packer M, Fine IH, Hoffman RS. Aspheric intraocular lens selection based on corneal wavefront. J Refract Surg 2009;25(1):12–20
[19] Perez-Straziota CE, Randleman JB, Stulting RD. Visual acuity and higher-order aberrations with wavefront-guided and wavefront-optimized laser in situ keratomileusis. J Cataract Refract Surg 2010;36(3):437–441
[20] Randleman JB, Perez-Straziota CE, Hu MH, White AJ, Loft ES, Stulting RD. Higher-order aberrations after wavefront-optimized photorefractive keratectomy and laser in situ keratomileusis. J Cataract Refract Surg 2009;35(2):260–264
[21] Smadja D, Santhiago MR, Mello GR, Touboul D, Mrochen M, Krueger RR. Corneal higher order aberrations after myopic wavefront-optimized ablation. J Refract Surg 2013;29(1):42–48
[22] Au JD, Krueger RR. Optimized femto-LASIK maintains preexisting spherical aberration independent of refractive error. J Refract Surg 2012;28(11) Suppl: S821–S825
[23] Hirnschall N, Hoffmann PC, Draschl P, Maedel S, Findl O. Evaluation of factors influencing the remaining astigmatism after toric intraocular lens implantation. J Refract Surg 2014;30(6):394–400
[24] Seitz B, Langenbucher A, Nguyen NX, Kus MM, Küchle M. Underestimation of intraocular lens power for cataract surgery after myopic photorefractive keratectomy. Ophthalmology 1999;106(4):693–702
[25] Gimbel H, Sun R, Kaye GB. Refractive error in cataract surgery after previous refractive surgery. J Cataract Refract Surg 2000;26(1):142–144
[26] Siganos DS, Pallikaris IG, Lambropoulos JE, Koufala CJ. Keratometric readings after photorefractive keratectomy are unreliable for calculating IOL power. J Refract Surg 1996;12(2):S278–S279
[27] Gimbel HV, Sun R. Accuracy and predictability of intraocular lens power calculation after laser in situ keratomileusis. J Cataract Refract Surg 2001;27(4):571–576
[28] Wang Q, Savini G, Hoffer KJ et al. A comprehensive assessment of the precision and agreement of anterior corneal power measurements obtained using 8 different devices. PLoS ONE 2012;7(9):e45607
[29] Guilbert E, Saad A, Grise-Dulac A, Gatinel D. Corneal thickness, curvature, and elevation readings in normal corneas: combined Placido-Scheimpflug system versus combined Placido-scanning-slit system. J Cataract Refract Surg 2012;38(7):1198–1206
[30] Perez-Straziota CRJ. Comparison of keratometry measurements with Scheimpflug, Placido disc and manual keratometry in normal and suspicious topographies. Paper presented at: ASCRS Annual Meeting; San Diego, CA; 2014
[31] Tang Q, Hoffer KJ, Olson MD, Miller KM. Accuracy of Scheimpflug Holladay equivalent keratometry readings after corneal refractive surgery. J Cataract Refract Surg 2009;35(7):1198–1203
[32] Savini G, Carbonelli M, Sbreglia A, Barboni P, Deluigi G, Hoffer KJ. Comparison of anterior segment measurements by 3 Scheimpflug tomographers and 1 Placido corneal topographer. J Cataract Refract Surg 2011;37(9):1679–1685
[33] Crawford AZ, Patel DV, McGhee CN. Comparison and repeatability of keratometric and corneal power measurements obtained by Orbscan II, Pentacam, and Galilei corneal tomography systems. Am J Ophthalmol 2013;156(1):53–60
[34] Whang WJ, Byun YS, Joo CK. Comparison of refractive outcomes using five devices for the assessment of preoperative corneal power. Clin Experiment Ophthalmol 2012;40(5):425–432
[35] Visser N, Berendschot TT, Verbakel F, de Brabander J, Nuijts RM. Comparability and repeatability of corneal astigmatism measurements using different measurement technologies. J Cataract Refract Surg 2012;38(10):1764–1770
[36] Delrivo M, Ruiseñor Vázquez PR, Galletti JD et al. Agreement between placido topography and Scheimpflug tomography for corneal astigmatism assessment. J Refract Surg 2014;30(1):49–53
[37] Browne AW, Osher RH. Optimizing precision in toric lens selection by combining keratometry techniques. J Refract Surg 2014;30(1):67–72
[38] Savini G, Hoffer KJ, Carbonelli M, Ducoli P, Barboni P. Influence of axial length and corneal power on the astigmatic power of toric intraocular lenses. J Cataract Refract Surg 2013;39(12):1900–1903
[39] Shah GD, Praveen MR, Vasavada AR, Vasavada VA, Rampal G, Shastry LR. Rotational stability of a toric intraocular lens: influence of axial length and alignment in the capsular bag. J Cataract Refract Surg 2012;38(1):54–59
[40] Koch DD, Jenkins RB, Weikert MP, Yeu E, Wang L. Correcting astigmatism with toric intraocular lenses: effect of posterior corneal astigmatism. J Cataract Refract Surg 2013;39(12):1803–1809
[41] Pepose JS, Qazi MA, Chu R, Stahl J. A prospective randomized clinical evaluation of 3 presbyopia-correcting intraocular lenses after cataract extraction. Am J Ophthalmol 2014;158(3):436–46.e1
[42] Villegas EA, Alcón E, Artal P. Minimum amount of astigmatism that should be corrected. J Cataract Refract Surg 2014;40(1):13–19
[43] Miranda D, Krueger RR. Monovision laser in situ keratomileusis for prepresbyopic and presbyopic patients. J Refract Surg 2004;20(4):325–328
[44] Johannsdottir KR, Stelmach LB. Monovision: a review of the scientific literature. Optom Vis Sci 2001;78(9):646–651
[45] Schor C, Carson M, Peterson G, Suzuki J, Erickson P. Effects of interocular blur suppression ability on monovision task performance. J Am Optom Assoc 1989;60(3):188–192
[46] Rocha KM, Soriano ES, Chamon W, Chalita MR, Nosé W. Spherical aberration and depth of focus in eyes implanted with aspheric and spherical intraocular lenses: a prospective randomized study. Ophthalmology 2007;114(11):2050–2054
[47] Elder MJ, Murphy C, Sanderson GF. Apparent accommodation and depth of field in pseudophakia. J Cataract Refract Surg 1996;22(5):615–619
[48] Datiles MB, Gancayco T. Low myopia with low astigmatic correction gives cataract surgery patients good depth of focus. Ophthalmology 1990;97(7):922–926
[49] Sawusch MR, Guyton DL. Optimal astigmatism to enhance depth of focus after cataract surgery. Ophthalmology 1991;98(7):1025–1029
[50] Marcos S, Barbero S, Jiménez-Alfaro I. Optical quality and depth-of-field of eyes implanted with spherical and aspheric intraocular lenses. J Refract Surg 2005;21(3):223–235
[51] Cantú R, Rosales MA, Tepichín E, Curioca A, Montes V, Ramirez-Zavaleta JG. Objective quality of vision in presbyopic and non-presbyopic patients after pseudoaccommodative advanced surface ablation. J Refract Surg 2005;21(5) Suppl:S603–S605
[52] Glasser A, Campbell MC. Presbyopia and the optical changes in the human crystalline lens with age. Vision Res 1998;38(2):209–229
[53] Roorda A, Glasser A. Wave aberrations of the isolated crystalline lens. J Vis 2004;4(4):250–261
[54] Zheleznyak L, Sabesan R, Oh JS, MacRae S, Yoon G. Modified monovision with spherical aberration to improve presbyopic through-focus visual performance. Invest Ophthalmol Vis Sci 2013;54(5):3157–3165
[55] Ortiz D, Alió JL, Illueca C et al. Optical analysis of presbyLASIK treatment by a light propagation algorithm. J Refract Surg 2007;23(1):39–44
[56] Fitting A, Menassa N, Auffarth GU, Holzer MP. [Effect of intrastromal correction of presbyopia with femtosecond laser (INTRACOR) on mesopic contrast sensitivity] Ophthalmologe 2012;109(10):1001–1007

第 9 章 老视矫正人工晶状体：患者选择和满意度

Bonnie Henderson, Zuhair Sharif, Ivayla Geneva

9.1 引言

白内障医生见证了过去几十年在仪器设备、材料、手术技巧和技术上取得的巨大进步，给他们提供了更好的手术安全性和更大范围的术后视力，能够获得优秀的术后视觉效果。现代白内障手术取得巨大成功的关键是 IOL 技术和设计的发展。然而，直到最近，IOL 的选择仍限于单焦点 IOL，这些 IOL 可以提供单个焦点的良好裸眼视力，但是大多数人在其他距离仍依赖于某些矫正。IOL 创新的浪潮为手术医生提供了多种替代方案，最终目标是恢复不完全依赖眼镜的远视力和近视力。这些 IOL 可以大致分为两类：可调节 IOL 和多焦点 IOL。目前，美国有五种 FDA 批准的可用于治疗老视的 IOL：Crystalens/Trulign（Bausch & Lomb, Inc.）（图 9.1 和图 9.2）、ReZoom（Abbot Medical Optics, Inc.）、ReSTOR（Alcon）（图 9.3）和 Tecnis（Abbot Medical Optics, Inc.）（图 9.4）。如同新技术的兴起使新的植入物和设备可用于白内障手术，通信的进步也使得患者可以很方便地获得有关白内障手术的信息，来就诊的患者对最新的手术选择有很好的准备，他们开始期望完美的手术结果，即可以不戴眼镜就拥有远距离和近距离的良好视力[1]。患者也有兴趣并且愿意为他们所期望的结果付费[2]。

9.2 老视 IOL

了解市场上现有的各种 IOL 及其作用机制对于患者筛选和确保满意度非常重要。本节重点介绍的多种类型的多焦点 IOL 均基于共同的原理，即 IOL 无需移动就能同时提供成像到视网膜上的远近焦距。这通常通过折射或衍射来实现。所有类型的多焦点 IOL 共有的主要缺点是会有眩光、光晕和对比度敏感度降低等不良视觉现象。接下来我们来详细讨论具体的多焦点 IOL 类型。

部分多焦点 IOL（例如 ReSTOR）使用不同但互补的光学原理（衍射和变迹）来实现远距离和近距离视力。变迹是减少出现在亮点图像周围的衍射条纹的过程。这是通过从光学表面的中心向周边的高度递减的同心阶梯来实现的。较高的阶梯将更多的光线引导到近焦点，而较低的阶梯将更多的光线引导到远焦点。阶梯之间的这种转变旨在最大限度地减少视觉干扰，并在瞳孔较大时将光能分配给远焦点[3]。

部分衍射型 IOL 型号（例如 Tecnis）强调了后表面衍射和全光学部衍射。这种类型晶体状的潜在优点是改善了暗环境中的近视力，并且由于后表面衍射带来更长的焦点从而改善了景深。

折射型多焦点 IOL（例如 ReZoom）在一定距离范围内实现良好的视力。然而，为了改善近视力，对比敏感度降低以及眩光和光晕的增加仍然是一个问题。这类 IOL 在美国已经不常用了。

复曲面多焦点 IOL（例如 Rayner M-flex 和 Alcon ReSTOR Toric）也已经商业化并在有明显散光的患者中显示出良好的结果。然而，这些晶状体目前尚未被 FDA 批准在美国使用。在美国以外地区，还有三焦点的

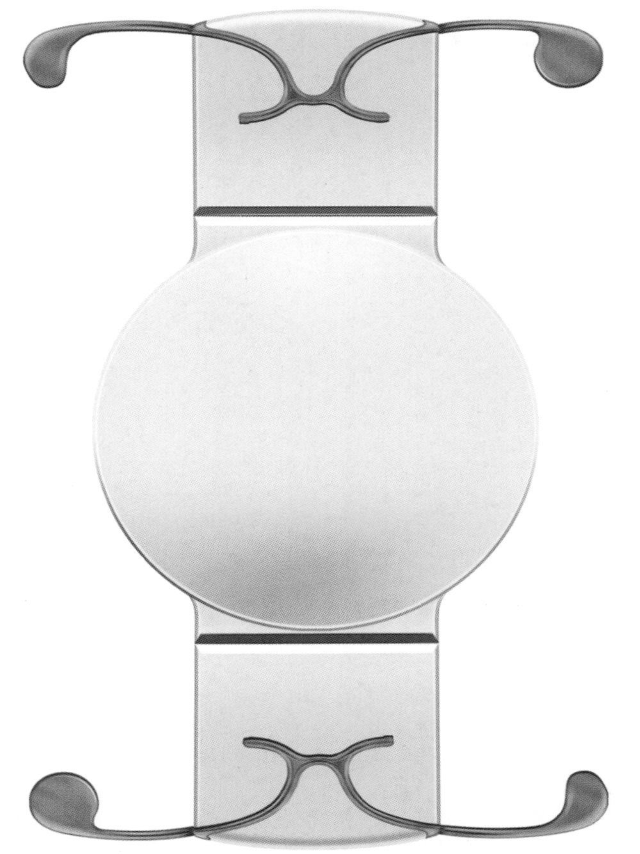

图 9.1 Crystalens 假性调节 IOL。

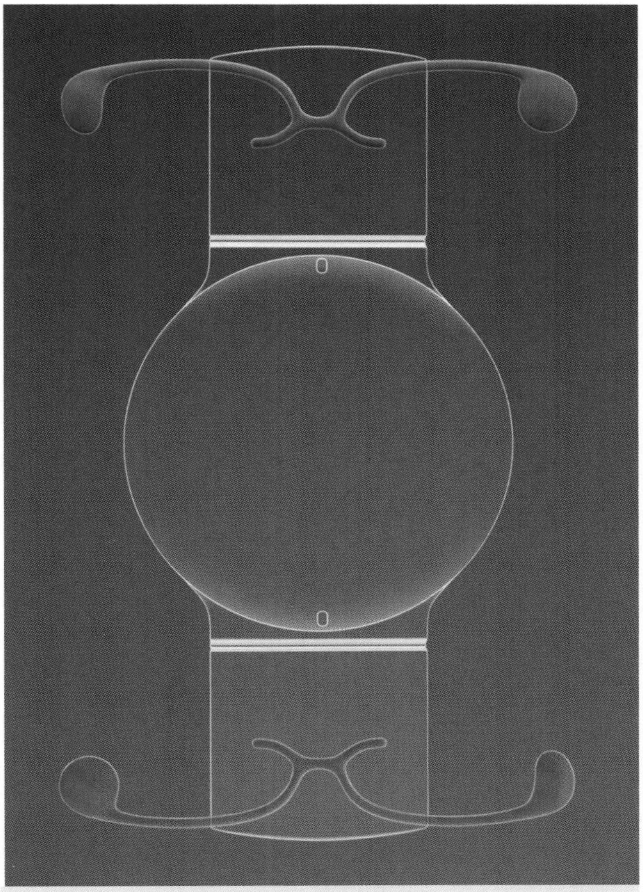

图 9.2 Trulign 假性调节 Toric IOL。

IOL,据报道可以比双焦点减少 5%以上的衍射光线[4]。

截至 2014 年,在美国仅有一种可调节 IOL(Crystalens)经 FDA 批准。最近已经出现了一种联合散光矫正的新亚型(Trulign)。该 IOL 的设计预期是允许 IOL 根据眼睛调节的力量向前或向后移动。该特性为患者提供良好的远距离和中距离裸眼视力,同时有可行的近视力。与多焦点 IOL 相比,使用可调节 IOL 显著地减少了眩光和光晕等不良反应,因为 IOL 在特定时刻只通过单个焦点聚焦到视网膜。然而,大多数患者无法拥有足够的调节来实现功能性近视力,可能仍然需要阅读眼镜。目前已有报道欧洲市场上其他可调节 IOL 获得了良好的效果[5]。

9.3 患者选择

在进行老视矫正 IOL 植入的患者选择时,应考虑一系列因素。患者期望值、眼部疾病,瞳孔大小和屈光不正都是应当考虑的重要因素。此外,术前谈话时解释各种 IOL 的局限性非常重要,可以让患者的期望更加现实。

9.4 患者期望

选择 IOL 时首先要了解患者的期望,并确定尽管手术成功但因为 IOL 的局限性仍无法满足的患者。为此,Dell 开发了一个调查问卷,询问患者的视力偏好、视觉任务和个性(随和的或完美主义者)[6]。“A 型”患者,特别是有完美视力需求的患者,更有可能对多焦点 IOL 植入的手术结果不满意。虽然这种性格的患者不是老视矫正性 IOL 的禁忌,但应特别注意确保完善的术前谈话。另一方面,随和的“B 型”患者为了摘掉眼镜更有可能接受视觉质量上的妥协。

此外,在选择老视矫正 IOL 时,职业和专业需求非常重要。例如,由于夜间光学现象的风险增加,飞行员和职业夜车司机不是多焦点 IOL 的合适人选。如果在这些患者中使用老视 IOL,手术医生可以选择可调节 IOL,因为它是单焦点的,在提供清晰的远视力的同时,能提供一定的中距视力或近距视力[6]。在昏暗环境

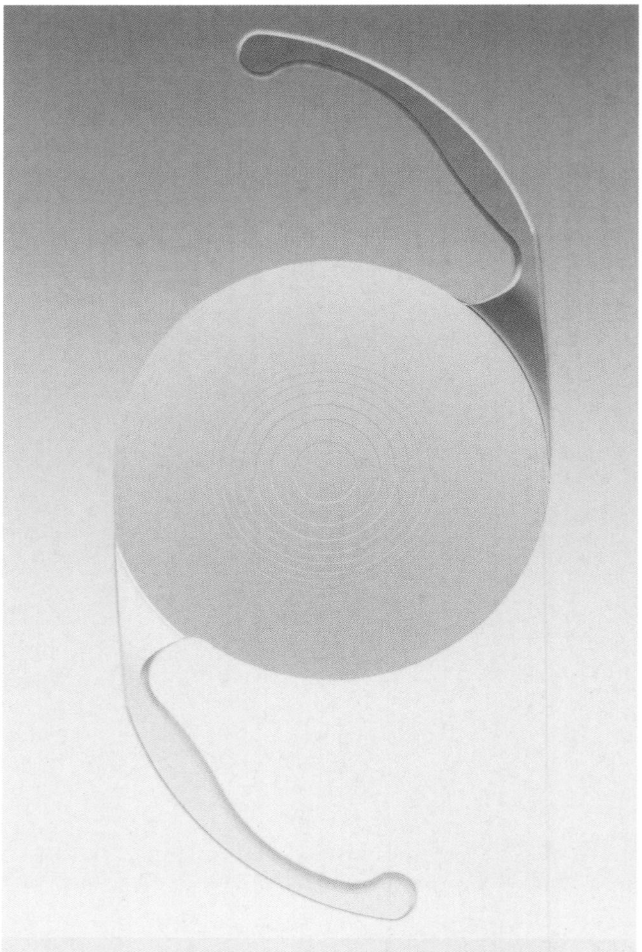

图 9.3 ReSTOR 拥有变迹衍射面的多焦点 IOL。

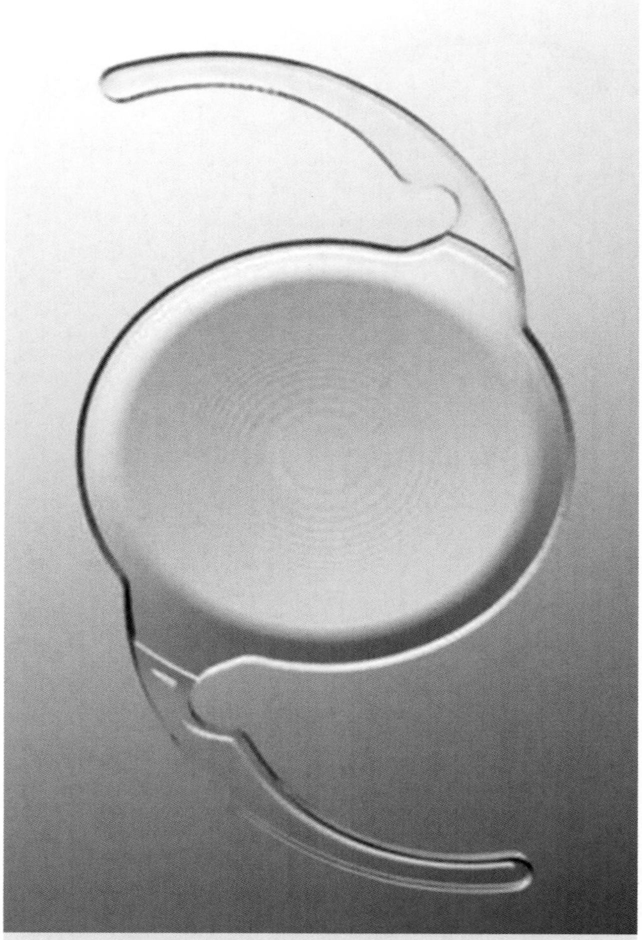

图 9.4 Tecnis 拥有变迹衍射面的多焦点 IOL。

中有长时间近视力需求的患者，使用全光学部衍射非变迹型多焦点 IOL 可能会更好[6]。不能很好适应双焦眼镜的患者可能对于多焦点 IOL 的适应也会很差，因为这些患者对新的视觉环境的适应性不佳[7]。单焦点 IOL 可能是他们更好的选择。

年龄也是患者选择的重要因素。随着年龄增长，一些情况变得越来越普遍，例如视神经病变、黄斑变性和干眼症，这可能会加重多焦点 IOL 植入后的对比敏感度下降[8]。一项比较单焦点 IOL 和多焦点 IOL 的研究显示，两组的对比敏感度都降低，但在较年轻组中患者满意度更高[9]。接下来的章节将详细介绍原有的眼部疾病如何影响 IOL 的选择和手术结果。

9.5 影响多焦点 IOL 耐受度的眼部疾病

与健康眼的手术相比，决定老视 IOL 手术成功的因素要多得多。老视 IOL 患者的主要问题之一是眼表疾病，如干眼症和睑板腺功能障碍。干眼症患者已经有一定程度的对比敏感度降低，在白内障术后可能会加剧[10]。因此，对眼表进行全面的积极治疗可以改善患者的舒适度和术后视力。此外，在手术之前优化眼表状况可以提高角膜测量的准确性，因为已有报道显示干眼可能导致光学像差和视物模糊[11]。

其他角膜病变，尤其是角膜营养不良，可能会影响手术结果。EBMD 患者不是多焦点 IOL 的合适人选，因为不规则的角膜表面会产生像差，这可能影响视觉结果[12]。Fuchs 角膜营养不良患者也需要适当的术前评估和术前谈话，因为他们的对比敏感度和视力质量已经受到损害，尤其是在夜间，可能因多焦点老视 IOL 的植入而加重[13]。由于疾病的进展性质，角膜点状变性和失代偿引起的视觉损害将随着时间的推移恶化，因此多焦点 IOL 的视觉结果也将变差。

此外，角膜瘢痕的潜在影响也应在术前进行评估。

外周无症状性瘢痕不是多焦点 IOL 植入的禁忌,但中央角膜瘢痕的存在会影响视力结果,即使白内障手术进行得非常完美,也存在一定影响。

在老视 IOL 手术前应该与患者讨论原有散光的问题。因为当残余散光>1.5D 时会明显影响视力,并且是手术后患者不满意的主要原因之一[14]。如果没有复曲面老视矫正 IOL 可用,手术医生必须在可用的选项之间进行选择。在白内障手术时可以用角膜松解切口矫正少量的规则散光,并获得令人满意的结果。然而,对于角膜散光较大的眼睛,部分手术医生更喜欢植入复曲面单焦点 IOL,而不是选择联合应用老视矫正 IOL 与角膜切开散光矫正的组合。

在白内障手术后,可以使用激光角膜屈光手术来矫正较小的残余球镜和柱镜误差。然而,除了额外的手术风险之外,这些手术通常与干眼相关[15,16]。可以矫正老视的 Toric IOL 通常是既有显著散光又有老视矫正需求患者的最佳解决方案。对于圆锥角膜、顿挫型圆锥角膜、PMD 和其他类型的不规则散光患者,在考虑植入老视 IOL 时应特别小心。对这些患者来说,因为相关的不良后果,激光角膜屈光手术不是矫正残余屈光不正的理想选择[13]。

在黄斑病变如严重的黄斑变性、黄斑前膜和玻璃体黄斑牵引综合征的患者中,考虑植入多焦点老视 IOL 时要谨慎[8,17,18]。这些疾病引起的对比敏感度降低可能在多焦点 IOL 植入后加剧,导致视觉质量下降。因此,对已知黄斑病变的患者,检查白内障手术后视力改善的潜力是至关重要的。这些检查包括简单的近视力测试、针孔试验、红条纹测试和潜在视力仪测试。白内障会导致临床眼底检查时看不清细节。致密的白内障患者可以用蓝色视野眼内镜检查或用浦肯野血管像进行检查,但是黄斑病变最有用的检查是 OCT,它可以检测细微的亚临床病变,老视 IOL 术前通常都要进行 OCT 检查[11,13]。其他视网膜疾病,如视网膜色素变性、Stargardt 病和晚期糖尿病视网膜病变也是可能的手术禁忌。

9.5.1 多焦点 IOL 植入的绝对禁忌证

眼部疾病

- 角膜疾病(例如 PMD、Fuchs 角膜营养不良)[13]。
- 视网膜色素变性[13]。
- Stargardt 病[13]。
- 晚期青光眼或晚期黄斑病变[17-19]。

9.5.2 多焦点 IOL 植入的相对禁忌证

患者相关心理社会因素

- A 型患者(不愿意接受可能的永久性光学像差)[13]。
- 严重依赖中间视力、夜间视力或具体的工作要求,如专业司机和飞机驾驶。
- 不现实的期望。

患者解剖

- 大 Kappa 角(可能会导致多焦点 IOL 居中不佳)[20]。
- 大瞳孔[14,17,20,21]。
- 高度未矫正散光[特别是>0.75D 柱镜和(或)不规则散光][13,14,22]。
- 大度数交替性斜视[13]。

眼部疾病

- 轻度或中度老年性黄斑变性[17-19]。
- 角膜营养不良,如上皮基底膜营养不良[13]。
- 未治疗的眼表疾病[8,10]。

9.6 既往手术史

类似于原先存在的眼部疾病,既往的角膜屈光手术改变了角膜曲率,成为影响老视矫正 IOL 手术的重要因素。尽管不是绝对的禁忌证,但是屈光手术(特别是 LASIK、PRK 和 RK)可以引起高阶像差增加,这可能导致对比度敏感度降低,因为角膜本身变为多焦点[13,23]。这会进一步增加多焦点 IOL 植入后对比度的损失,可能引起术后患者不满意。有关更多信息,请参阅第 12 章。

9.7 瞳孔特征

瞳孔大小、形状和居中性可能对老视 IOL 手术有重要影响,应仔细检查。瞳孔大小是影响变迹衍射型 IOL 的重要因素。在这些 IOL 中,变迹会根据瞳孔尺寸将光能按不同比例分配给近视力与远视力。

9.7.1 大瞳孔

瞳孔较大时,光线同时接触较高的中央阶梯和较低的外围阶梯。因此,由于部分光能被转移到远视力,分配给近焦点的能量较少，阅读视力就可能受影响。瞳孔尺寸这一因素是植入衍射型多焦点IOL的患者在昏暗照明下阅读能力更困难的原因。大瞳孔的患者可能使用全光学部多焦点或可调节IOL会更好[24]。

9.7.2 小瞳孔

在小瞳孔上手术是具有挑战性的，撕囊可能不居中，这反过来可能导致囊袋收缩不对称和IOL偏心[25]。IOL在视轴上的良好居中对于老视IOL的正常功能至关重要。IOL的偏心与像差增加、对比度敏感度降低和整体视觉质量下降相关联[26]。因此，使用手术辅助器械(如虹膜拉钩或瞳孔扩张环)可能对老视矫正IOL手术有帮助。

偏心的另一个原因通常是由假性剥脱造成的。悬韧带脆弱的不对称可能导致植入的IOL向纤维完整的方向移动[27,28]。报道显示在这些患者中植入囊袋张力环(CTR)是有效的，术后视力明显改善[29]。

9.8 术前诊断性检查

术前检查在规划手术和患者术前谈话时非常重要(表9.1)。除了角膜曲率检查外，角膜地图形是最有用的术前检查之一，特别是在评估有散光的患者时，它能提供有关散光的规则性信息，并允许手术医生评估是否可以使用角膜松解切口或术后屈光手术来减少散光并优化视觉效果[11]。角膜前表面像差分析能明确高阶像差(第三阶和第四阶像差)，可以作为术前检查的一部分。这些检查可以使用数台仪器(OPD Scan-Ⅲ波前像差仪、NIDEK或iTrace、Tracey Technologies)进行。像差增加与对比敏感度下降和光晕的发生率增加相关[13]。研究表明，当角膜彗差值>0.32μm时，这些视觉现象更为普遍[12,30]。

OCT也可以包括在常规的术前检查中以评估黄斑病变。特别是在致密的白内障患者，眼后段的直视检查受到限制，术前扫描可以检测黄斑的细微病变，这可能直接影响该眼的潜在视力。同样，视神经的OCT可用于检测视神经结构或功能的异常。视神经损伤会影响术后视力和对比敏感度[31]。该检查对于青光眼严重视神经损害的患者特别有用，这些患者不建议使用多焦点IOL。

表9.1 多焦点IOL植入前的诊断性检查

检查	确定目标
角膜曲率计、角膜地形图、非接触式生物测量、显然验光	散光
角膜地形图、OPD Scan-Ⅲ波前像差仪	角膜表面形态
OPD Scan-Ⅲ波前像差仪、iTrace	角膜高阶像差
OCT、荧光眼底血管造影	黄斑疾病
OCT、视野检查	视神经评估

与所有白内障手术一样，准确的生物测量至关重要。然而，对于希望术后不戴眼镜的患者，为了获得良好的屈光结果，IOL度数的准确性更为重要。比较光学与超声生物测量，非接触式光学眼轴测量似乎比超声测量更准确[32,33]。还有几种可用于帮助计算IOL度数的公式。大多数现代公式提供了良好的预测，并显示出有效的结果。研究表明，SRK/T公式在长眼轴时表现更好，而Hoffer Q则在短眼轴时较好[19]。

9.9 术前谈话和患者满意度

适当的患者教育和术前谈话对于确保患者术后满意非常重要，甚至可能比手术本身更重要。患者在进行手术之前要有现实的期望，手术医生应该向患者强调，其所期望的裸眼近视力可能会伴随一定的代价(如眩光、光晕、对比敏感度降低等)。强调这些不良反应可以使患者做好准备，当这些问题出现时就没有那么意外。虽然经过适应，手术后的几个月中光晕和眩光通常会改善，但它们也可能是永久性的，这种可能性必须在术前谈话时告知。那些无法理解或不愿意接受老视矫正IOL局限性的患者应该被排除。

术前谈话还应包括实现正视并纠正残余屈光不正可能需要的术后处理。术前谈话还应告知有可能需要Nd: YAG激光治疗明显影响视力的后囊膜混浊。在术前告诉患者每一只眼睛都是不同的，有时需要二次手术，有助于避免患者失望，以及对手术不顺利的担忧。可以使用术后期望表来汇总谈话中提到的问题，有助于减少术后不良反应可能引起的患者焦虑(见附录)。

最后，患者需要理解的是一个尺寸无法适合所有人，换句话说，没有适合每个患者的完美IOL。在选择IOL类型时，应考虑患者的生活方式和需要。

附录 多焦点IOL术后事项

这些情况是正常的：

1.视力波动，特别是在昏暗的光线下阅读时。

2.灯光下的眩光和光晕通常随着时间的推移而改善。

3.一些距离下(近于14英寸或远于20英寸)视力仍然会模糊。您可能在特定距离仍然需要戴眼镜。没有IOL可以实现所有距离的清晰视力。(注:1英寸≈2.54cm)

记住:

1.坚持不戴眼镜，持续使用新近手术的眼睛。虽然有时可能是模糊的，但大脑需要时间来适应新的视力。使用得越多，眼睛适应得越快。

2.只有一眼手术时，术后的视力不会跟你双眼最终的视力一样好。在您的第一眼手术后而第二只眼手术前，可能双眼很难一起使用。一旦双眼都植入多焦点IOL，您的远视力和近视力都将更加清晰。

3.要耐心，适应新的IOL需要时间。

9.10 总结

多焦点IOL目前受到许多白内障手术患者的欢迎。患者可以通过该技术获得成功和高水平的满意度。然而，术前需要进行完善的检查和沟通，因为许多患者不是这些IOL的最佳人选，它们可能会有潜在的副作用，想要获得最佳的结果还需要良好的黄斑和角膜功能。

(徐佳 译　姚克 审校)

参考文献

[1] Talley-Rostov A. Patient-centered care and refractive cataract surgery. Curr Opin Ophthalmol 2008;19(1):5–9

[2] Carones F, Knorz MC, Jackson D, Samiian A. Influence of co-payment levels on patient and surgeon acceptance of advanced technology intraocular lenses. J Refract Surg 2014;30(4):278–281

[3] Alfonso JF, Fernández-Vega L, Baamonde MB, Montés-Micó R. Prospective visual evaluation of apodized diffractive intraocular lenses. J Cataract Refract Surg 2007;33(7):1235–1243

[4] Gatinel D, Pagnoulle C, Houbrechts Y, Gobin L. Design and qualification of a diffractive trifocal optical profile for intraocular lenses. J Cataract Refract Surg 2011;37(11):2060–2067

[5] Alió JL, Plaza-Puche AB, Montalban R, Ortega P. Near visual outcomes with single-optic and dual-optic accommodating intraocular lenses. J Cataract Refract Surg 2012;38(9):1568–1575

[6] Dell S. Cataract and refractive lens exchange questionnaire. www.crstoday.com/Pages/DellIndex.doc. Accessed May 20, 2014

[7] Kent C. After the Hype: Which Presbyopic IOL? A host of factors can influence which lens will work best for any given patient. Four experts share their thoughts. Review of Ophthalmology 2011;18(2):28

[8] Pepose JS. Maximizing satisfaction with presbyopia-correcting intraocular lenses: the missing links. Am J Ophthalmol 2008;146(5):641–648

[9] Jacobi PC, Konen W. Effect of age and astigmatism on the AMO Array multifocal intraocular lens. J Cataract Refract Surg 1995;21(5):556–561

[10] Buznego C, Trattler WB. Presbyopia-correcting intraocular lenses. Curr Opin Ophthalmol 2009;20(1):13–18

[11] Montés-Micó R. Role of the tear film in the optical quality of the human eye. J Cataract Refract Surg 2007;33(9):1631–1635

[12] Reed JW, Jacoby BG, Weaver RG. Corneal epithelial basement membrane dystrophy: an overlooked cause of painless visual disturbances. Ann Ophthalmol 1992;24(12):471–474

[13] Braga-Mele R, Chang D, Dewey S et al. ASCRS Cataract Clinical Committee. Multifocal intraocular lenses: relative indications and contraindications for implantation. J Cataract Refract Surg 2014;40(2):313–322

[14] de Vries NE, Webers CA, Touwslager WR et al. Dissatisfaction after implantation of multifocal intraocular lenses. J Cataract Refract Surg 2011;37(5):859–865

[15] Muftuoglu O, Prasher P, Chu C et al. Laser in situ keratomileusis for residual refractive errors after apodized diffractive multifocal intraocular lens implantation. J Cataract Refract Surg 2009;35(6):1063–1071

[16] Wolffsohn JS, Bhogal G, Shah S. Effect of uncorrected astigmatism on vision. J Cataract Refract Surg 2011;37(3):454–460

[17] Cerviño A, Hosking SL, Montés-Micó R, Alió JL. Retinal straylight in patients with monofocal and multifocal intraocular lenses. J Cataract Refract Surg 2008;34(3):441–446

[18] Kleiner RC, Enger C, Alexander MF, Fine SL. Contrast sensitivity in age-related macular degeneration. Arch Ophthalmol 1988;106(1):55–57

[19] Gimbel HV, Sanders DR, Raanan MG. Visual and refractive results of multifocal intraocular lenses. Ophthalmology 1991;98(6):881–887, discussion 888

[20] Prakash G, Agarwal A, Prakash DR, Kumar DA, Agarwal A, Jacob S. Role of angle kappa in patient dissatisfaction with refractive-design multifocal intraocular lenses [letter]. J Cataract Refract Surg 2011;37(9):1739–1740, author reply 1740

[21] Artigas JM, Menezo JL, Peris C, Felipe A, Díaz-Llopis M. Image quality with multifocal intraocular lenses and the effect of pupil size: comparison of refractive and hybrid refractive-diffractive designs. J Cataract Refract Surg 2007;33(12):2111–2117

[22] Hayashi K, Manabe S, Yoshida M, Hayashi H. Effect of astigmatism on visual acuity in eyes with a diffractive multifocal intraocular lens. J Cataract Refract Surg 2010;36(8):1323–1329

[23] Khor WB, Afshari NA. The role of presbyopia-correcting intraocular lenses after laser in situ keratomileusis. Curr Opin Ophthalmol 2013;24(1):35–40

[24] Soda M, Yaguchi S. Effect of decentration on the optical performance in multifocal intraocular lenses. Ophthalmologica 2012;227(4):197–204

[25] Montés-Micó R, López-Gil N, Pérez-Vives C, Bonaque S, Ferrer-Blasco T. In vitro optical performance of nonrotational symmetric and refractive-diffractive aspheric multifocal intraocular lenses: impact of tilt and decentration. J Cataract Refract Surg 2012;38(9):1657–1663

[26] Jung CK, Chung SK, Baek NH. Decentration and tilt: silicone multifocal versus acrylic soft intraocular lenses. J Cataract Refract Surg 2000;26(4):582–585

[27] Walkow T, Anders N, Pham DT, Wollensak J. Causes of severe decentration and subluxation of intraocular lenses. Graefes Arch Clin Exp Ophthalmol 1998;236(1):9–12

[28] Alió JL, Elkady B, Ortiz D, Bernabeu G. Microincision multifocal intraocular lens with and without a capsular tension ring: optical quality and clinical outcomes. J Cataract Refract Surg 2008;34(9):1468–1475

[29] Visser N, Nuijts RMMA, de Vries NE, Bauer NJV. Visual outcomes and patient satisfaction after cataract surgery with toric multifocal intraocular lens implantation. J Cataract Refract Surg 2011;37(11):2034–2042

[30] Duke-Elder S, Scott GI. Neuro-Ophthalmology. In: Duke- Elder S, ed, System of Ophthalmology. London, UK: Kimpton;1971; vol XII, 11–15

[31] Lee AC, Qazi MA, Pepose JS. Biometry and intraocular lens power calculation. Curr Opin Ophthalmol 2008;19(1):13–17

[32] Moeini H, Eslami F, Rismanchian A, Akhlaghi M, Najafianjaz A. Comparison of ultrasound and optic biometry with respect to eye refractive errors after phacoemulsification. JRMS 2008;13(2):43–47

[33] Ghanem AA, El-Sayed HM. Accuracy of intraocular lens power calculation in high myopia. Oman J Ophthalmol 2010;3(3):126–130

第3部分

人工晶状体并发症处理

第 10 章 人工晶状体屈光偏差

Sonia H. Yoo, Sotiria Palioura, Vasilos F. Diakonis

10.1 引言

白内障手术的目标是改善视觉功能以及提高术后生活质量。现在,患者对白内障术后优质屈光状态的要求远高于从前。眼部成像的改进(如 ACD 及眼轴的测量、角膜地形图的评估)、IOL 的丰富(单焦点 IOL、多焦点 IOL、Toric IOL、调节型 IOL)及手术技术的革新(小切口超声乳化术、飞秒辅助下的白内障摘除术)使白内障手术从复明时代到屈光时代。

如今,白内障手术的目标从传统意义上晶状体透明度的恢复延伸到眼球屈光偏差的纠正。屈光型白内障手术医师为提高术后脱镜率、改善患者生活质量及工作效率,力求让患者术后实现最佳矫正视力。因此白内障摘除与 IOL 植入术成功标准之一是达到术前预期的屈光状态。术后屈光偏差对白内障患者及手术医师来说都是令人失望的。本章讨论造成 IOL 植入术后屈光偏差的潜在原因,并提出避免屈光偏差的预防性手段。

10.2 IOL 屈光度的决定

IOL 屈光度的决定因素:

- 眼轴长度(AL)。
- 角膜屈光力——水平轴与垂直轴角膜曲率值(Ks)。
- 术后 IOL 眼内位置(ELP)。
- IOL 的 *A* 常数。

白内障术后准确的屈光状态预测取决于上述指标。目前,平均 70%的眼睛术后达到术前目标屈光度±0.5D,85%的眼睛术后达到术前目标屈光度±1.0D[1,2]。而在角膜屈光手术术后患者中,仅 50%的眼睛达到术前目标屈光度±0.5D[3]。使用非接触性、部分相干干涉仪测量准确的眼轴长度有助于更好地实现预期术后屈光状态[4-6]。其他进步在于,尽管双变量的 IOL 度数预测公式使用了 30 年以上,如今有更为先进的公式使用其他变量来更好地预测 IOL 度数(Haigis、Holladay 等)。一项不能在术前预测的重要指标是 ELP,ELP 被认为受到 IOL 直径以及撕囊形状的影响[7,8]。

10.3 导致屈光偏差发生的原因

基于 IOL 度数计算的回归公式,最初的错误来自于错误的眼轴长度测算 (1mm 的偏差可能导致±2.5D 的屈光误差)、错误的角膜屈光力 (平均曲率发生 1D 的偏差可能导致±0.9D 的屈光误差),以及使用错误的 IOL *A* 常数。其他变量包括手术者、伤口愈合以及 ELP 等难以简单测定的因素。每一个变量对术后屈光状态的相对影响列在表 10.1 中。

表 10.1 IOL 度数的误差来源及变量产生的影响

测量方法	误差	相对引起 IOL 度数的偏差
眼轴长度	1mm	2.5D
角膜屈光力	1D	0.9D
A 常数	1	1D

10.4 眼轴长度

眼轴长度是指角膜前表面到视网膜中央凹的距离，通常用A超或者光学相干生物测量仪测定。眼轴长度是IOL计算中最为重要的因素。眼轴长度测量中1mm的偏差可能导致大约2.5D的屈光误差[9]。在一些病例中，同一个患者双眼眼轴长度有显著差异而屈光度接近时，术者需再次测量。眼轴长度测定应在术前双眼常规测量，以作为准确眼轴长度的额外确认。

10.4.1 超声检查

在A超生物测量中，一种高频声波穿行眼内并反射回探头。遇到任何媒介都会产生“回声”。这样的回声使得计算探头与眼内各种结构之间的距离成为可能[10]。

目前临床上主要使用两种A超测量仪，即接触性压平式测量仪及浸没式A超测量仪。接触性压平式测量仪需要在中央角膜上放置一个超声探头。这是对于大部分正常眼的一个简便测量方法，但由于存在超声探头压迫角膜并压扁前房，测量误差总是不可避免地产生。而且由于压缩误差变异性大，故误差并不能通过某个常数进行补偿。用这种方法计算时会高估IOL度数，尤其是在短轴眼中。相较于接触性压平式测量仪，浸没式A超测量仪没有在眼球上施加直接压力。取而代之的是，一个充满生理盐水的巩膜杯被放置于探头与眼球之间。据报道，相比浸没式A超，接触性压平式测量仪会造成平均0.25~0.33mm的缩短性眼轴长度误差，具体缩短长度取决于操作员[3]。这种程度的误差将导致高达1D的IOL度数测量误差。总之，在测量眼轴长度时，浸没式A超测量仪较接触性压平式测量仪更为准确[11]。

10.4.2 部分相干干涉测量仪

部分相干干涉测量仪根据光的干涉原理测量红外线从发射至到达视网膜所需的时间。这个传输时间被转译成眼轴长度的测定。这种测定要求眼球不能被压迫，因此压迫角膜的测量器被排除。与超声相比，部分相干干涉测量仪可以提供更为准确、更具有重复性的眼轴长度测定[4,12]。但是，这种测定方法受限于混浊的晶状体以及其他屈光介质的混浊，在这两种情况下，超声测量更为可靠。

部分相干干涉测量仪较超声最为明显的优势是其可通过要求患者注视固视点而测量视轴长度，尤其在高度近视以及斜视眼中特别有用。因为这种病例通常很难单独使用超声来准确测量眼轴长度。

需要注意的是，通过部分相干干涉测量仪所得的眼轴长度会较超声所得眼轴长度稍长。这是因为部分相干干涉测量仪测量的是角膜表面到视网膜色素上皮层的距离，而超声测量的是到视网膜前界膜的距离。这就解释了为什么新型的IOL生物测量仪在IOL度数计算时使用了取决于操作机制的特定IOL修正常数。

10.5 角膜屈光力

中央角膜屈光力是决定IOL度数的第二大因素。中央角膜屈光力可以通过手工角膜曲率测量仪或角膜地形图测量。角膜屈光力测量中的误差来自于角膜接触镜佩戴后引起的角膜变形、高度散光或者角膜屈光手术史。

10.6 IOL度数计算公式

回归公式用来预测术后正视眼所需的IOL度数，取决于眼轴长度、角膜屈光力、IOL位置。最常用的回归公式是SRK公式：

$$P=A-(2.5\times \mathrm{AL})-0.9\ K$$

其中P=正视眼所需的IOL度数(D)，AL=眼轴长度(mm)，K=角膜的平均曲率(D)，A=植入IOL所对应的常数，由生产商提供。

这个最为常用的回归公式已嵌入IOL生物测量仪程序中，以便简便计算IOL度数，并提供术者多种可能以便比较。

10.7 *A*常数

*A*常数是一个理论数值，使IOL度数与眼轴长度及角膜曲率相关。每一种类型IOL的*A*常数由生产商制定。前房型IOL的*A*常数约为113，后房型IOL的*A*常数约为119。*A*常数没有单位，取决于IOL的设计及它在眼内的位置与方向。

10.8 校正屈光偏差的方法

如果患者能够或愿意佩戴眼镜或者角膜接触镜，

那么可以避免再次手术干预。假定是一位眼球状态正常的患者(没有干眼症、没有角膜屈光手术史等),我们使用下述方法改善白内障术后患者的屈光状态:

1. SEQ≤±0.5D,不用手术。

2. SEQ>±0.5D~±3D,行 PRK 或 LASIK。

3. SEQ>±3D,行 IOL 置换或者背驮式 IOL。

PRK 优于 LASIK 之处在于 PRK 可以在白内障术后不久进行,因为 PRK 不需要吸引或者角膜压平。LASIK 建议在白内障术后 3 个月进行,因为吸引和角膜压平会增加角膜切口裂开的风险。此外,PRK 相比 LASIK 对角膜神经影响较小,应是干眼症患者的首选。相反,LASIK 可提供更快的视觉恢复,术后感染风险低,以及具有更小的术后疼痛。LASIK 在远视及高度散光患者中有更好的效果。

如果白内障术后存在高度数的屈光不正,可推荐眼内手术 IOL 置换术。在后囊膜完整以及白内障术后 1 年内的患者中,IOL 置换相对容易[13,14]。

10.9 总结

低度远视眼、高度近视眼的眼轴长测量不准确,陡峭角膜或扁平角膜中角膜曲率测量不准确,角膜屈光手术史,角膜扩张,边缘角膜溃疡,以及未停戴角膜接触镜足够时间(建议在白内障术前评估前停戴 15 天以上的角膜接触镜),以上这些情况均会造成白内障术后屈光偏差。建议在白内障术前告知所有患者白内障术后可能会出现屈光偏差,术后可能需要佩戴框架眼镜、角膜接触镜,或进行二次手术(如 IOL 置换、角膜屈光手术)来纠正残留屈光不正。表 10.2 列出了我们为避免出现白内障术后屈光偏差需要关注的要点。

当术后屈光偏差出现及框架眼镜或角膜接触镜不能被患者接受时,矫正方法包括角膜屈光手术和眼内手术,手术方式的选择取决于屈光偏差的量及术后症状出现的时间。

表 10.2 避免出现术后屈光偏差的注意点

1.患者的姓名是否与病例及生物学测量结果上的名字相符?	是	否
2.需要做手术的是哪只眼?	右眼	左眼
3.双眼眼轴长度是否相仿?	是	否
4.术眼是否为短轴眼或长轴眼?	是	否
5.术眼是否曾经接受过玻璃体切割术?	是	否
6.术眼是否曾经接受过角膜屈光手术?	是	否
7.患者是否有使用角膜接触镜的习惯?	是	否
8.患者是否已被告知术后屈光偏差的可能性? 患者是否已签署知情同意书?	是	否

(朱亚楠 译 姚克 审校)

参考文献

[1] Aristodemou P, Knox Cartwright NE, Sparrow JM, Johnston RL. Formula choice: Hoffer Q, Holladay 1, or SRK/T and refractive outcomes in 8108 eyes after cataract surgery with biometry by partial coherence interferometry. J Cataract Refract Surg 2011;37(1):63–71

[2] Ianchulev T, Hoffer KJ, Yoo SH et al. Intraoperative refractive biometry for predicting intraocular lens power calculation after prior myopic refractive surgery. Ophthalmology 2014;121(1):56–60

[3] McCarthy M, Gavanski GM, Paton KE, Holland SP. Intraocular lens power calculations after myopic laser refractive surgery: a comparison of methods in 173 eyes. Ophthalmology 2011;118(5):940–944

[4] Landers J, Goggin M. Comparison of refractive outcomes using immersion ultrasound biometry and IOLMaster biometry. Clin Experiment Ophthalmol 2009;37(6):566–569

[5] Haigis W, Lege B, Miller N, Schneider B. Comparison of immersion ultrasound biometry and partial coherence interferometry for intraocular lens calculation according to Haigis. Graefes Arch Clin Exp Ophthalmol 2000;238(9):765–773

[6] Packer M, Fine IH, Hoffman RS, Coffman PG, Brown LK. Immersion A-scan compared with partial coherence interferometry: outcomes analysis. J Cataract Refract Surg 2002;28(2):239–242

[7] Cekiç O, Batman C. The relationship between capsulorhexis size and anterior chamber depth relation. Ophthalmic Surg Lasers 1999;30(3):185–190

[8] Norby S. Sources of error in intraocular lens power calculation. J Cataract Refract Surg. 2008;34:368–376. 2009;37:761–762

[9] American Academy of Ophthalmology. Basic and Clinical Science Course. Section 3: Clinical Optics. 2011–2012 ed. American Academy of Ophthalmology; 2012:211–223

[10] Roger F, Steinert, David F. Chang. Cataract Surgery. 3rd ed. Philadelphia, PA: Saunders; 2010

[11] Sanders DR, Retzlaff JA, Kraff MC. A-scan biometry and IOL implant power calculations. Focal points: Clinical modules for Ophthalmologists. San Francisco: American Academy of Ophthalmology; 1995, module 10

[12] Bhatt AB, Schefler AC, Feuer WJ, Yoo SH, Murray TG. Comparison of predictions made by the intraocular lens master and ultrasound biometry. Arch Ophthalmol 2008;126(7):929–933

[13] Alio JL, Abdelghany AA, Fernández-Buenaga R. Management of residual refractive error after cataract surgery. Curr Opin Ophthalmol 2014;25(4):291–297

[14] Fernández-Buenaga R, Alió JL, Pérez Ardoy AL, Quesada AL, Pinilla-Cortés L, Barraquer RI. Resolving refractive error after cataract surgery: IOL exchange, piggyback lens, or LASIK [published correction appears in Refract Surg 2013;29(11):796; Pinilla Cortés, Laura corrected to Pinilla-Cortés, Laura]. J Refract Surg 2013;29(10):676–683

第 11 章 复曲面人工晶状体植入术后残留散光的处理

John P. Berdahl, David R. Hardten, Brent A. Kramer

11.1 引言

在白内障术中植入 Toric IOL 使相当数量具有明显散光度数的患者术后达到正视，不用佩戴眼镜[1]。早期对 Toric 的研究表明，50%的患者术后 IOL 旋转超过 10°，其中 20%术后 IOL 的旋转超过 30°[2]。自此大量研究关注 IOL 术后稳定性(表 11.1)[3-6]。但部分患者对其术后出现的残留散光或术源性散光表示不满意，并因此对他们的术后结果表示不满意。了解残留散光发生的原因可以帮助术者采用正确的方法来减少它。通过对残留散光的分析，实施正确的方法可以让患者重新脱镜。

11.2 残留散光发生的原因

残留散光出现是因为植入的 Toric IOL 不在理想的位置或没有足够的屈光度而不能中和角膜散光。在决定引起残留散光的原因时需要考虑很多因素(表 11.2)。

11.2.1 候选因素

1 例合适的 Toric IOL 患者需要具备哪些条件?

不想术后戴镜的患者

决定候选患者的最重要因素是患者的视觉要求。Toric IOL 适合于具有规则散光并且有强烈视远脱镜意愿的患者。一些患者有实现单眼视的愿望，那他们也会受益于降低散光度数。在 Ahmed 等 2010 年的研究中，78 例双眼植入 Toric IOL 的患者中，54 例(69%)实现了远视时脱镜[4]。

具有明显规则散光的患者

目前美国市面上可售的 Toric IOL 的矫正范围为 0.75D~4.1D(包括术源性散光)。尽管散光大于 4.1D 时，可以通过植入 Toric IOL 减少散光度数，但散光度数不能被完全消除，所以术后还是会出现残留散光。

表 11.1 Toric IOL 匹配中的进步

研究	样本量(眼)	匹配误差(°±SD)	>10°(%)	IOL 种类	随访时间(月)
Holland 等,2010[3]	256	2±2	7	AcrySof T3~T5	12
Ahmed 等,2010[4]	234	3	0	AcrySof T3~T5	6
Chang,2008[5]	100	3.4±3.4	1	AcrySof T3~T5	1
Visser 等,2011[6]	67	3.2±2.8	1	AcrySof T6~T9	6

缩略语:SD,标准偏差。

表 11.2　引起患者残留散光的原因

1.患者是否不属于 Toric IOL 植入的适用者(如具有不规则散光、前弹力层角膜变性的患者)?
2.是否存在测量、计算或输入错误?
3.是否存在术前标记错误?
4.手术结束前是否确认了 IOL 稳定性(如 IOL 植入后黏弹剂是否被清除;袢是否完整未折叠)?
5.是否考虑到 SIA 或者是否存在意外的 SIA?
6.是否存在未考虑到的显著的角膜后表面散光?
7.是否存在 Toric IOL 术后旋转?

哪些患者不建议植入 Toric IOL?

不需要术后脱镜的患者

尽管这点已被提及,但了解患者的术后期望是很重要的。在进行 Toric IOL 或非 Toric IOL 选择时,患者应考虑他们术后视远脱镜的需求、他们目前具有的散光度数、Toric IOL 和其他可选择的 IOL 所带来预期结果的比较以及手术花费与戴镜花费的差距。

具有不规则散光的患者

Toric IOL 不能被用于矫正不规则散光。扩张性和非扩张性不规则散光,还有由于屈光手术、角膜成形术、角膜瘢痕、角膜变性造成的非规则性散光都是 Toric IOL 植入的相对禁忌证。尽管有报道表明在类似圆锥角膜[7,8]及透明性角膜边缘变性[9]等患者中植入 Toric IOL 是有好处的,但必须指出术后可能残留散光。在扩张性不规则性散光病例中,评估疾病进展是很重要的,明确微量散光变异,以及如果需要的话,适配特异性角膜接触镜,适配难度会因为晶体具有散光而增高。

患者可能术后视力较差时

当运用 Toric 计算器来决定矫正的 Toric IOL 度数时,正确认识预估的残留散光是非常重要的。Toric 计算器可以计算残留散光,但因为这是在 IOL 位置理想、术后角膜散光没有发生变化前提下做的预测,所以预测角膜残留散光时这可以作为一个基线值。

此外,就 Toric IOL 费用而言,患有进展性黄斑变性、青光眼或弱视的患者,其术后视力改善可能并不明显。

悬韧带松弛的患者

假性囊膜剥脱综合征、晶体震颤以及其他可能引起悬韧带松弛的疾病是 Toric IOL 植入的相对禁忌证。囊袋完整性的异常会降低 IOL 的稳定性,并因此增加 Toric IOL 的术后误差。

11.2.2 术前测量及计算误差

停戴角膜接触镜以及标记时于头位右上方操作可以使测量更加准确。使用两种及以上方式测定角膜曲率,如角膜地形图、光学生物测量或手工角膜曲率测定是非常重要的,因为一种方式测定时会出现误差[10](表 11.3)。同样,誊抄测量结果及使用 Toric IOL 计算器时可能出现的人员误差也是需要重视的。

11.2.3 标记

术前手工墨水标记

标记 Toric IOL 所需轴向是 Toric IOL 植入中非常重要的一步。标准的手工墨水标记角膜需要三步:①使用标记仪标记水平和(或)垂直轴向;②使用第二种带角度的测量仪;③在角膜缘上标记 IOL 轴向。其他通过裂隙灯标注的方法已阐述[11]。手工墨水标记需患者坐位,以避免患者卧位时出现的眼位内旋[12]。

术前照相辅助下标记

如今越来越多的机器可以通过照相来辅助术者标记角膜。通过对角膜缘特征的识别使角膜地形图轴向与这些标记相符。术中比较可以使 IOL 处于正确的散光轴向。

术中导航与像差

术中导航系统使用巩膜血管、角膜缘及虹膜特征来创建一个术前参考图像,从而不需要术前手工墨水标记。切口位置与 Toric IOL 轴向标记能在术中被数字化地投射到眼球表面,从而减少手工标记的人员误差(图 11.1)。

在晶状体摘除后进行无晶状体眼波前像差测定,

表 11.3　重要的测量方式及目前的仪器

角膜地形图:Atlas 9000 (Carl Zeiss Meditec),RT-7000 (TOMEY),OPD Scan-Ⅲ(NIDEK,Inc.)
手动角膜曲率测量
光学角膜曲率测量:LENSTAR LS 900 (Haag-Streit Diagnostics),IOLmaster 500(Carl Zeiss Meditec)
断层扫描:Cassini (i-Optics),Galilei(Ziemer,Inc.),Orbscan Ⅱz(B&L),Pentacam(Oculus)

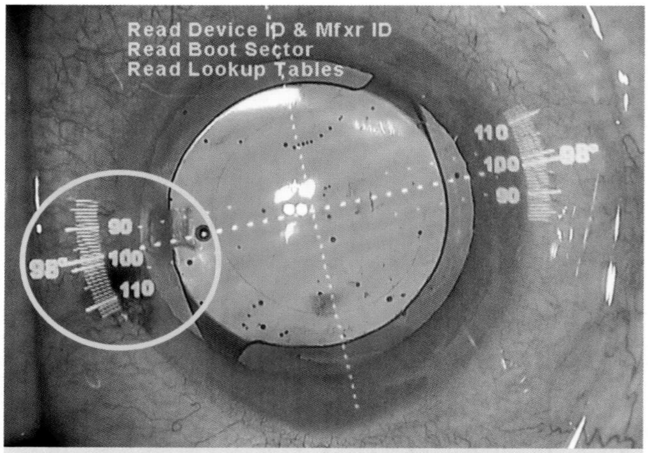

图 11.1 通过 VERION 数字标记(Alcon)进行 IOL 匹配。

可以在植入 Toric IOL 前获得真实的全眼净折射(图 11.2)。很多变化性因素在术前是很难或者不可能测定的,比如角膜后表面散光及术源性散光,所以通过术中像差测量可以更为准确地得到 Toric IOL 的度数与轴向。2011 年,Wiley 和 Bafna 研究报道术中使用 ORange(WaveTec Vision Systems,Inc.)测定术中像差,得到平均(0.16±0.22)D 的残留折射柱镜,96%的患者达到小于 0.5D 的术后散光。对照组未进行术中像差测定,残留平均(0.61±0.54)D 的折射柱镜,只有 56.5%的患者达到小于 0.5D 的术后散光[13]。

11.2.4 术源性散光

在选择 Toric IOL 时应考虑到 SIA,那么术后残留散光会大大减少[14]。SIA 量取决于切口的大小、位置以及角膜的生物力学特征。SIA 可能随术者不同而不同,随患者不同而不同。Warren Hill 医生建立了术源性散光计算器(http://www.sia-calculator.com/)来帮助术者计算 SIA。

11.2.5 角膜后表面散光

角膜后表面散光的测量曾一度被忽视,目前被证实有一定重要性。据报道,约 9%的眼睛具有大于 0.5D 的角膜后表面散光。不考虑角膜后表面散光将过矫顺规角膜前表面散光(垂直陡峭子午线),而欠矫逆规角膜前表面散光(水平陡峭子午线)[15,16]。尽管后表面角膜散光很难测定,但 Pentacam(Oculus)、Galilei(Ziemer Ophthalmic Systems)和 Cassini(i-Optics)等设备已提供了测量方法(图 11.3)。目前,大多数 IOL 计算器未把后表面散光放在公式内。但随着这一领域的进展,这种情况可能会发生变化,并可被术中像差测定所克服,因为术中像差测定包括了在无晶状体眼中测量角膜后表面曲率。

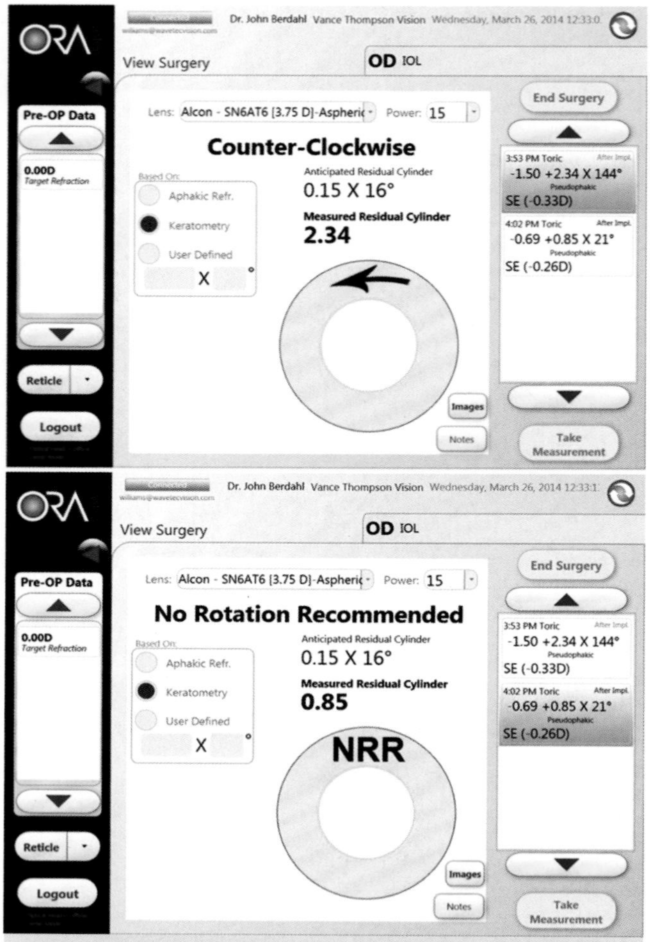

图 11.2 术中使用光波折射分析系统(ORA)进行波前像差测量,显示正确的匹配与散光量的减少。

11.2.6 后囊膜混浊

掺钕钇铝石榴石(Nd:YAG)激光后囊截开术作为 PCO 的治疗手段,仅引起平均 1.4°旋转,在大多数病例中可能没有临床显著性[17]。

11.3 Toric IOL 植入后残留散光的处理

残留散光的治疗方法罗列在表 11.5 中,处理对策呈现在图 11.4 中。

11.3.1 Toric IOL 的旋转

如果 Toric IOL 轴向角度不匹配,每相差 1°,其矫

表 11.4　Toric IOL 旋转后屈光力的下降

匹配误差(°)	丢失百分率(%)	丢失绝对值(D)	
		AcrySof SN60T3 (1.03D)	AcrySof SN60T9 (4.11D)
0	0	0	0
5	17.5	0.18	0.71
10	35	0.36	1.43
15	50	0.51	2.05
30	100	1.03	4.11

表 11.5　残留散光的处理方式

1.Toric IOL 旋转
2.Toric IOL 置换
3.散光性角膜切开术
4.准分子激光消融
5.眼镜或角膜接触镜

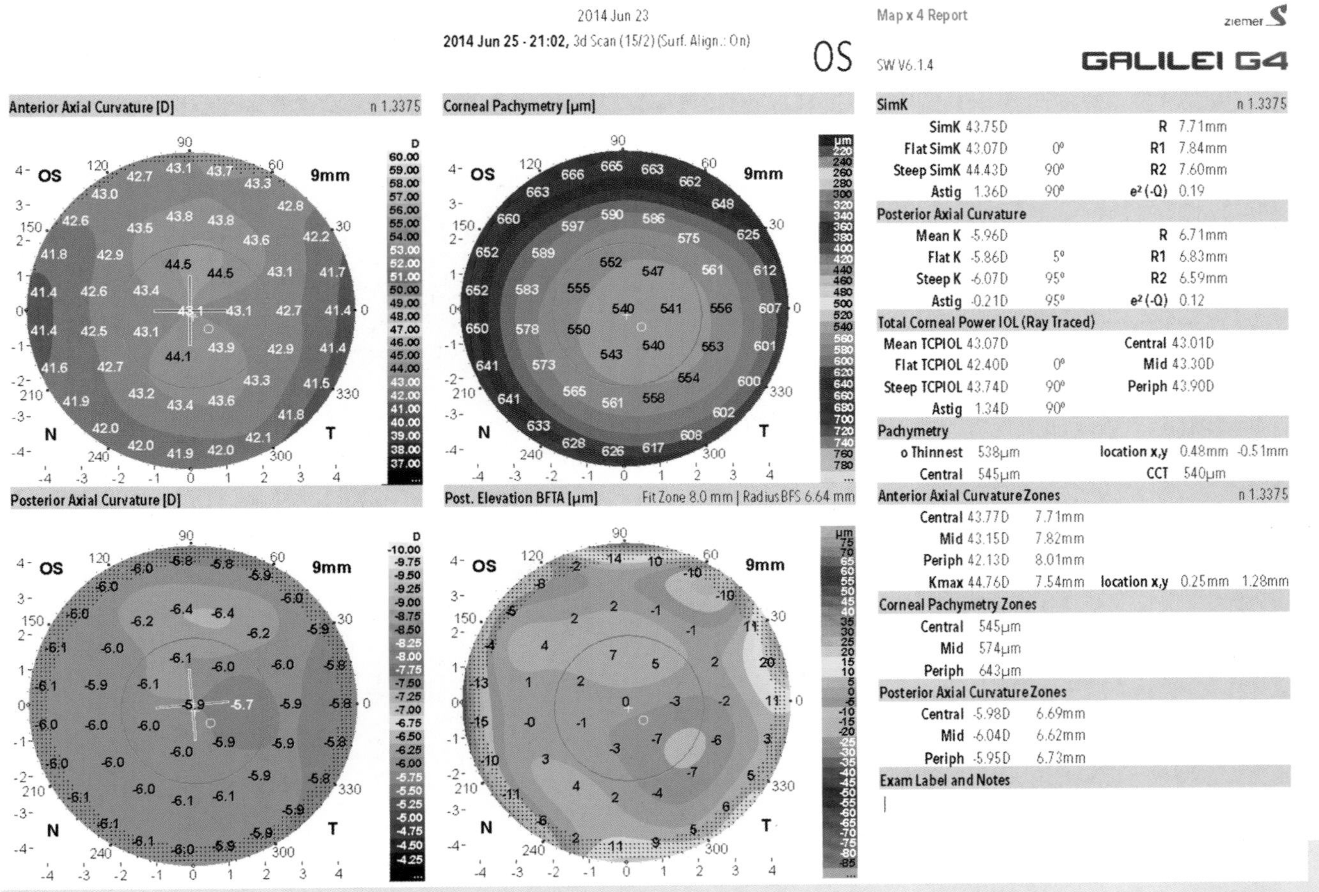

图 11.3　Galilei 测量角膜后表面散光(左下格)与其他。

正角膜散光的能力会下降 3.3%。这种情况的出现会直至 Toric IOL 与理想位置的旋转角度达到 30°,矫正散光的能力将被完全抵消。超过这个角度后,更多的散光将被引入。旋转度数与理想位置呈 90°正交时,引入散光最大,最终散光将会是原有散光的 2 倍[18]。表 11.4 显示了旋转导致的矫正散光功能丧失。图 11.5 显示 Toric IOL 旋转将导致明显的视功能丢失。

轴向不匹配的 Toric IOL 由于残留散光会导致患者术后对裸眼远视力不满意。但低度数散光(<0.5D)可能不会被患者察觉。当显著影响视力的残留散光存在时,术者可能应该考虑重新旋转 Toric IOL 到理想的位置。当进行这个操作时,需要提问下列问题:

1.Toric IOL 目前的位置是什么?

2.Toric IOL 是否需要被旋转?

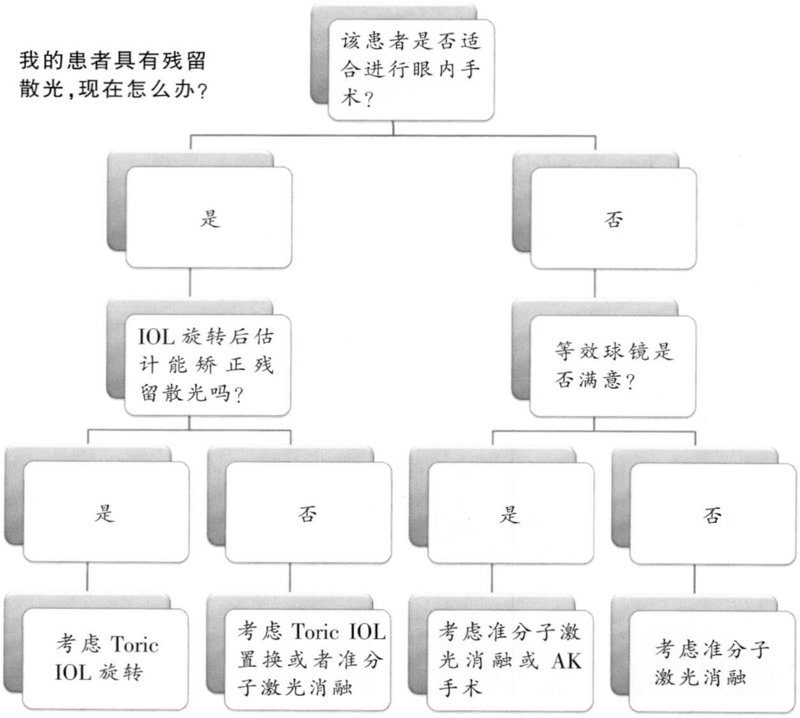
我的患者具有残留散光，现在怎么办？
该患者是否适合进行眼内手术？
是
否
IOL旋转后估计能矫正残留散光吗？
等效球镜是否满意？
是
否
是
否
考虑Toric IOL旋转
考虑Toric IOL置换或者准分子激光消融
考虑准分子激光消融或AK手术
考虑准分子激光消融

图 11.4　残留散光的处理对策。

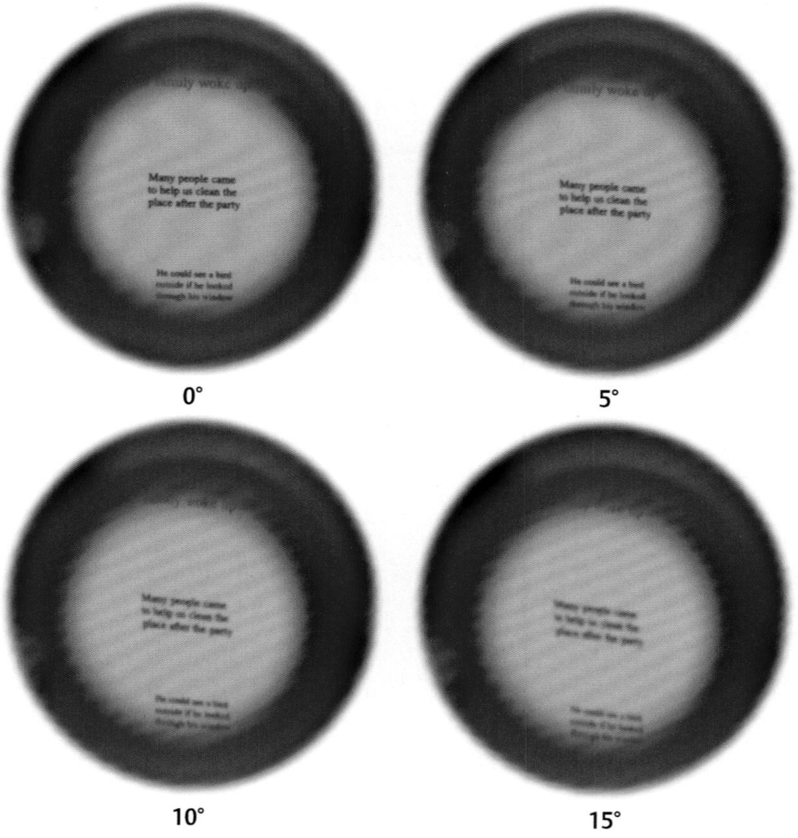
0°
5°
10°
15°

图 11.5　SN60T9 AcrySof Toric IOL(Alcon)轴向不匹配时的效果。

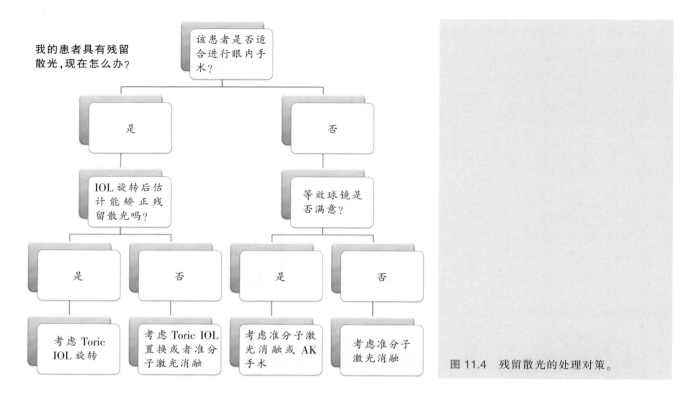

3.如果进行 IOL 旋转,是否有成功的把握?

4.Toric IOL 什么时候需要被旋转?

5.如何进行 Toric IOL 的旋转?

Toric IOL 目前的位置是什么?

检查 Toric IOL 当前轴向非常重要。尽管通常裂隙灯下角度标记并不能确定 IOL 的精确位置,但目前很少有别的方法可以用于此。

Roger Steinert 医生对此使用了一种简单的方法——智能手机。当瞳孔散大时，让裂隙灯光带与 Toric IOL 标记相符(图 11.6)。然后使用智能手机上的一个显示旋转度数的应用,让智能手机与裂隙灯光带吻合以确定 Toric IOL 的位置。

另一种更为先进的方法是使用联合波前像差和角膜地形图的设备,如 OPD Scan-Ⅲ波前像差仪(NIDEK, Inc.)。internal OPD 显示了 Toric IOL 的角度与屈光度,并可用来计算[19](图 11.7)。

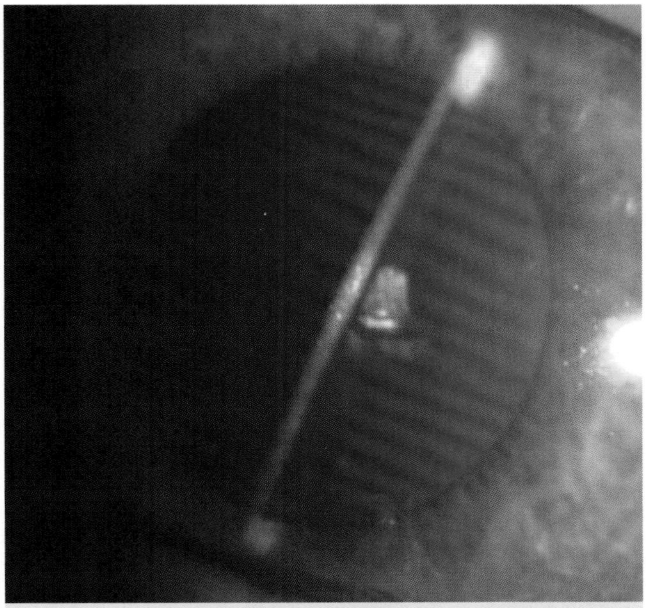

图 11.6　利用裂隙灯的裂隙光带确定 IOL 的位置。

Toric IOL 是否需要被旋转?

当 IOL 位置已被测量,下一步就是要确定:

1.是否 Toric IOL 由于不正确的放置或术后旋转而不在它的设想位置上。

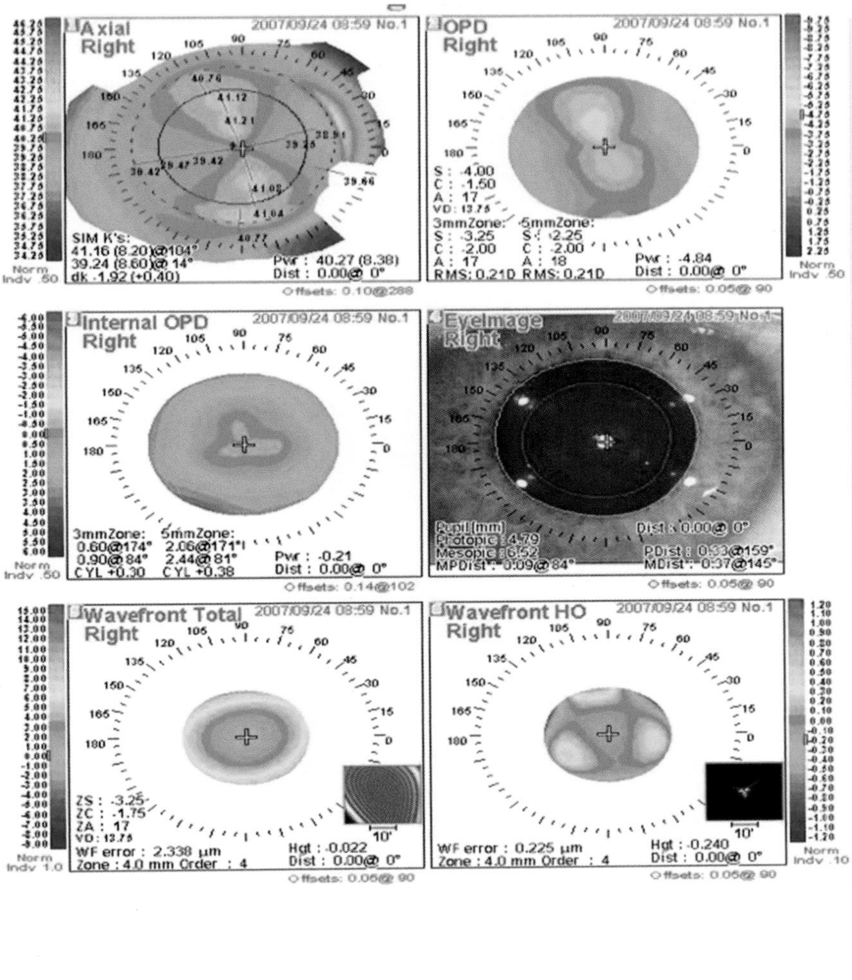

图 11.7　右上方小图为 OPD Scan-Ⅲ波前像差仪的 internal OPD 模式，显示晶状体散光度数与散光轴向。

2.是否由于不正确的测量、不正确的标记或意外术源性散光，Toric IOL 设想位置以及屈光度不正确。

尽管针对残留散光的初步处理是旋转 Toric IOL 到正确的位置，以此减少角膜散光，但计算理想的 Toric IOL 位置是很困难的工作。然而，Berdahl 和 Hardten 两位医生设计的 Toric 结果分析软件(http://astigmatism-fix.com)简化了这一工作(图 11.8 和图 11.9)。输入患者当前的屈光状态以及 Toric IOL 位置和屈光度，线上计算器可以计算出理想的 Toric IOL 位置及预期残留散光。

旋转前再次计算术后理想轴向是很关键的。有两个原因：第一，它能帮助了解旋转能带来多少好处，因为它可以计算旋转后的预期屈光状态（图 11.8）。第二，在一些病例中，不必要的 IOL 旋转引起了术后残留散光，同时也引起了理想轴位的漂移，因此，如果简单旋转 IOL 至第一次术前所决定的理想位置通常不能达到理想的结果(图 11.9)。

如果我进行 IOL 旋转，是否有成功的把握？

决定旋转 IOL 到理想位置是否会有满意的结果，下列问题需要关注：

1.这次矫正是否达到至少 0.5D 散光？

2.患者的总散光是否将低于 0.75D？

3.等效球镜是否被接受？

Toric IOL 什么时候需要被旋转？

旋转 Toric IOL 的理想时间窗是术后 2~12 周。这样有足够的时间稳定屈光状态，也容易旋转，因为纤维还未完全愈合。

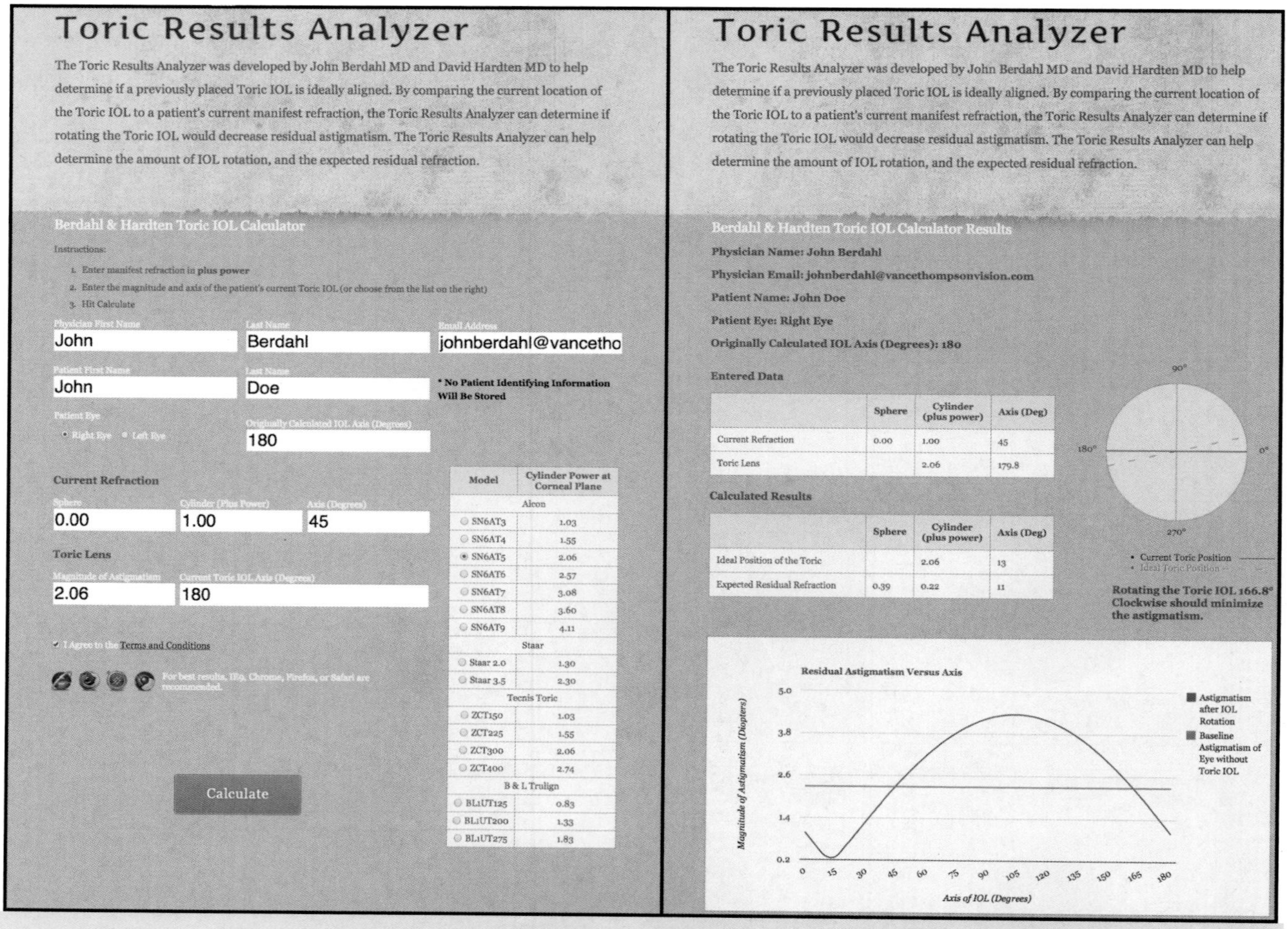

图 11.8 通过 Toric 结果分析软件计算 IOL 旋转至相应轴向可以明显降低残留散光的示例。左侧数据输入页面显示了当输入 IOL 未发生旋转时，存在 1D 残留散光。右侧结果页面中显示顺时针旋转 IOL 167°(逆时针旋转 13°)后散光可降低至更能接受的 0.22D。(注意：这样做时可引起 0.39D 球面像差)。

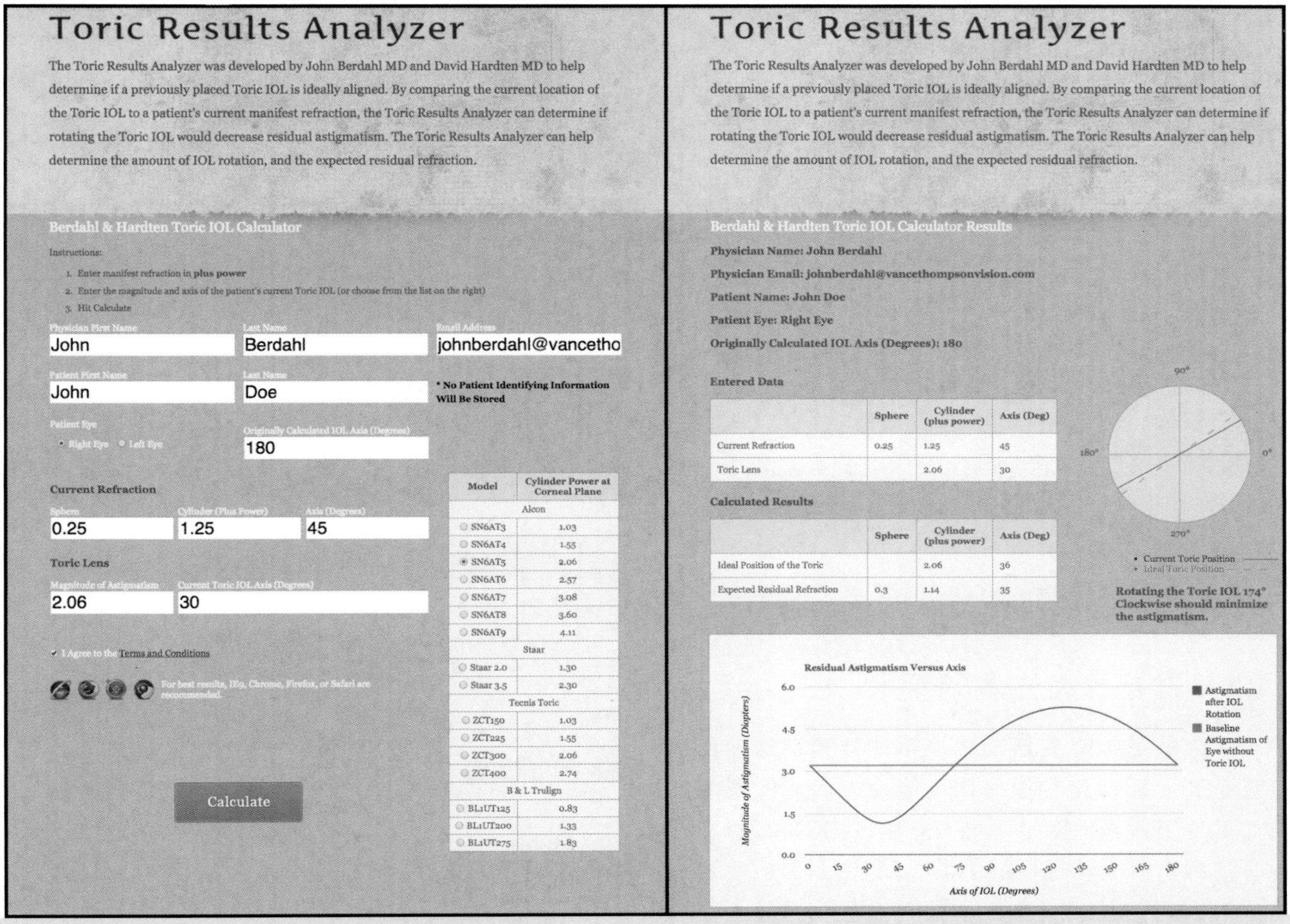

图 11.9　旋转 IOL 至 Toric 结果分析软件所计算得出的轴向并未明显降低残留散光的示例。左侧数据输入页面可见 IOL 与它的目标位置呈 30°顺时针夹角。右侧结果页面中显示在旋转 IOL 至它的理想位置后，仍然会存在明显的残留散光(1.14D)。然而，Toric 结果分析软件的重要性是显而易见的。如果在这个病例中，IOL 被简单旋转至它的初始计算位置(术前)的话，将使残留散光增加至约 3.2D。

我如何进行 Toric IOL 的旋转?

当患者已被铺巾覆盖时，在角膜上标记当前 Toric IOL 的位置，然后标记理想位置(通常是顺时针旋转需要的角度)。注意，当使用这个方法标记时，没有必要担心旋转，因为 IOL 是参考点。在白内障手术中使用再次打开切口以减少新的术源性散光的引入。用黏弹剂分离囊袋，在 IOL 后方打入黏弹剂来使其与后囊分离。分离囊袋与囊袋、囊袋与 IOL 之间、囊袋与 IOL 袢之间的粘连。接下来就是旋转 IOL 至正确的位置(通常是顺时针)，将角膜标记与 IOL 标记相吻合。这时可以在术中进行波前像差的测定以确认散光已经最小化(图 11.2)。一旦吻合，吸出眼内及 IOL 后面的黏弹剂。轻轻地向后推动 IOL 与囊袋相贴。确定 IOL 居中，其边缘被撕囊口覆盖，最后水密切口(表 11.6)(视频 11.1)。

表 11.6　旋转 Toric IOL

1.消毒铺巾
2.角膜上标记 IOL 当前位置
3.角膜标记 Toric IOL 的正确位置
4.打开初始切口(阻止新的术源性散光的引入)
5.前房注射利多卡因
6.前房注射黏弹剂
7.分离囊袋与 IOL 之间以及囊袋与囊袋之间的粘连
8.将袢从囊袋中分离
9.旋转 IOL 至理想的位置(考虑像差确认中和散光)
10.吸除眼内黏弹剂，包括 IOL 后方黏弹剂
11.轻柔地向后推 IOL 使其与后囊相贴
12.水密切口

11.3.2 IOL置换

如果估计旋转IOL不能使散光减少到符合要求的范围，那么置换矫正度数的Toric IOL是可行的处理方法。这个操作的细节将在第17章中讨论。

11.3.3 散光性角膜切开术

如果患者不能耐受眼内的操作或者如果囊袋破坏，那么旋转或置换Toric IOL可能不是一个合适的处理方法。在一些病例中，散光性角膜切开术(AK)，包括角膜缘松解切口(LRI)可以考虑操作，这可以使角膜陡峭轴变平坦，尽管这个操作不像准分子激光消融手术那样具有可预测性。由于AK不改变球面像差，所以术前球面像差必须是符合要求的。计算LPI散光矫正量的一种方法是Abbott Medical Optics公司的LRI计算器(http://www.lricalculator.com)。

11.3.4 准分子激光消融手术

如果通过IOL旋转或置换不能使预期球面像差接近平光，那么这些操作都可能使患者对结果不满意。准分子激光消融手术如LASIK、PRK是可以帮助患者达到术后脱镜目标的手段。而且，当眼内手术有禁忌时，如囊袋破坏，准分子激光消融手术是一个可行的方法。

11.3.5 眼镜或角膜接触镜

在白内障手术中选择Toric IOL植入的患者对于视远脱镜是有强烈的愿望的；但眼镜或者角膜接触镜依然是一种安全及有效的处理方式。

11.4 总结

自从Toric IOL作为散光患者在白内障术后达到脱镜目标的一种方式以来，残留散光的风险一直存在。未来高散光IOL及多焦点Toric IOL的应用将增加对IOL植入位置的要求。在过去的20年中，IOL稳定性设计上的提高使IOL术后在囊袋中旋转量很小。这使得术者可以自信地把它放在所认为的可以达到散光最小化的位置上。测量上、计算上、标记上以及吻合上的精确及准确是必需的。当残留散光出现时，快速及正确的处理可以使患者再次获得优质的术后视力及达到脱镜的目的。

11.5 关键点

1.残留散光发生在Toric IOL轴向没有正确吻合或屈光度计算错误时，以及角膜散光没有中和时。

2.轴向每1°的偏差会降低3.3%的散光矫正能力。

3.旋转IOL到正确位置是矫正残留散光的有效方法。

4.Toric结果分析软件(http://astigmatismfix.com/)是处理残留散光的关键工具。

5.其他处理残留散光的方法包括准分子激光消融手术、AK、IOL置换及角膜接触镜或眼镜。

视频

视频 11.1 Toric IOL的旋转。

(朱亚楠 译 姚克 审校)

参考文献

[1] Hoffmann PC, Hütz WW. Analysis of biometry and prevalence data for corneal astigmatism in 23,239 eyes. J Cataract Refract Surg 2010;36(9):1479–1485

[2] Shimizu K, Misawa A, Suzuki Y. Toric intraocular lenses: correcting astigmatism while controlling axis shift. J Cataract Refract Surg 1994;20(5):523–526

[3] Holland E, Lane S, Horn JD, Ernest P, Arleo R, Miller KM. The AcrySof Toric intraocular lens in subjects with cataracts and corneal astigmatism: a randomized, subject-masked, parallel-group, 1-year study. Ophthalmology 2010;117(11):2104–2111

[4] Ahmed IIK, Rocha G, Slomovic AR et al. Canadian Toric Study Group. Visual function and patient experience after bilateral implantation of toric intraocular lenses. J Cataract Refract Surg 2010;36(4):609–616

[5] Chang DF. Comparative rotational stability of single-piece open-loop acrylic and plate-haptic silicone toric intraocular lenses. J Cataract Refract Surg 2008;34(11):1842–1847

[6] Visser N, Ruíz-Mesa R, Pastor F, Bauer NJC, Nuijts RMMA, Montés-Micó R. Cataract surgery with toric intraocular lens implantation in patients with high corneal astigmatism. J Cataract Refract Surg 2011;37(8):1403–1410

[7] Navas A, Suárez R. One-year follow-up of toric intraocular lens implantation in forme fruste keratoconus. J Cataract Refract Surg 2009;35(11):2024–2027

[8] Jaimes M, Xacur-García F, Alvarez-Melloni D, Graue-Hernández EO, Ramirez-Luquín T, Navas A. Refractive lens exchange with toric intraocular lenses in keratoconus. J Refract Surg 2011;27(9):658–664

[9] Luck J. Customized ultra-high-power toric intraocular lens implantation for pellucid marginal degeneration and cataract. J Cataract Refract Surg 2010;36(7):1235–1238

[10] Browne AW, Osher RH. Optimizing precision in toric lens selection by combining keratometry techniques. J Refract Surg 2014;30(1):67–72

[11] Ma JJK, Tseng SS. Simple method for accurate alignment in toric phakic and aphakic intraocular lens implantation. J Cataract Refract Surg 2008;34(10):1631–1636

[12] Tjon-Fo-Sang MJ, de Faber J-THN, Kingma C, Beekhuis WH. Cyclotorsion: a possible cause of residual astigmatism in refractive surgery. J Cataract Refract Surg 2002;28(4):599–602

[13] Wiley WF, Bafna S. Intra-operative aberrometry guided cataract surgery. Int Ophthalmol Clin 2011;51(2):119–129

[14] Hill W. Expected effects of surgically induced astigmatism on AcrySof toric

intraocular lens results. J Cataract Refract Surg 2008;34(3):364–367
[15] Koch DD, Ali SF, Weikert MP, Shirayama M, Jenkins R, Wang L. Contribution of posterior corneal astigmatism to total corneal astigmatism. J Cataract Refract Surg 2012;38(12):2080–2087
[16] Cheng LS, Tsai CY, Tsai RJF, Liou SW, Ho JD. Estimation accuracy of surgically induced astigmatism on the cornea when neglecting the posterior corneal surface measurement. Acta Ophthalmol (Copenh) 2011;89(5):417–422
[17] Jampaulo M, Olson MD, Miller KM. Long-term Staar toric intraocular lens rotational stability. Am J Ophthalmol 2008;146(4):550–553
[18] Felipe A, Artigas JM, Díez-Ajenjo A, García-Domene C, Alcocer P. Residual astigmatism produced by toric intraocular lens rotation. J Cataract Refract Surg 2011;37(10):1895–1901
[19] Carey PJ, Leccisotti A, McGilligan VE, Goodall EA, Moore CBT. Assessment of toric intraocular lens alignment by a refractive power/corneal analyzer system and slitlamp observation. J Cataract Refract Surg 2010;36(2):222–229

第 12 章 老视矫正型及多焦点人工晶状体植入术后不满意的处理

J. Bradley Randleman, Heather M. Weissman

12.1 引言

在过去的几年中，老视矫正型 IOL 植入作为一种提高白内障术后脱镜率的方法已经越来越流行。目前，市面上这种晶状体有很多种类，包括调节型 IOL 及多焦点 IOL。

理论上，调节型 IOL 的作用机制是利用睫状肌的运动来使 IOL 在调节过程中前后移动。而这些 IOL 真实的作用机制仍然不清楚。在美国，唯一一款被 FDA 认证的调节型 IOL 是 Crystalens (Bausch & Lomb, Inc.)(图 9.1)[1-3]。Crystalens 有两个富有弹性、具有铰合关节的袢，理论上可以使它在囊袋内移动。这些晶状体最大的缺点是近视力矫正上的不一致，以及囊袋收缩引起的晶状体倾斜，并使远视力下降[4,5]。

多焦点 IOL 可被分为两大类：衍射型及折射型[6,7]。多焦点 IOL 具有连续的不同大小的圆环，从而有给予远近视力的不同屈光力[8]。在美国最常使用的多焦点 IOL 是 AcrySoft ReSTOR 具有复消色差设计的衍射型晶状体 (Alcon)(图 9.3) 以及 Tecnis (Abbott Medical Optics, Ins.)(图 9.4)。这些 IOL 的工作原理是分光至不同的焦平面，从而使单眼可以同时视远及视近，提供最大范围的视程。而在美国之外，有大量应用于临床的 IOL，每一款都有细微的区别，但都有出色的临床功能及效果。与单焦点及调节型 IOL 相比，多焦点 IOL 提供了较好的近视力及加深的视程，但仍有高比例的视觉干扰。

大部分的研究报道单焦点及多焦点 IOL 可提供相似的远视力，而多焦点 IOL 可提供更好的近距离及中距离视力[6,7,9-16]。但在一些患者中，多焦点的设计会导致对比敏感度明显降低及眩光、光晕及光感觉异常增加[3,7,17-20]。

12.2 调节型 IOL 植入术后患者对视觉的不满意

调节型 IOL 植入术后患者最常见的抱怨就是视近效果不佳。有研究比较了 Crystalens 以及另外两种常用的多焦点 IOL，结果表明 Crystalens 有较好的中距离视力，并没有像多焦点 IOL 那样出现眩光和光晕，但是调节型 IOL 植入后的矫正近视力及裸眼近视力均差于多焦点 IOL[3,21-24]。最近的 meta 研究分析了 4 项调节型 IOL 与单焦点 IOL 的随机对照研究，作者得出结论：术后 12~18 个月，调节型 IOL 相较于单焦点 IOL 有更好的矫正近视力，但可以想象效果是不均一的。近视力的增益在 Snellen 视力表上极小，大概仅一行[23]。

植入 Crystalens 要达到所期望的近视力受限于术后囊袋的收缩。与 Crystalens 相关的特有的术后并发症是“Z-综合征”，定义为当囊袋不规则收缩时，IOL 的一个袢向前折，而另一个袢仍然向后(图 12.1)。这种不对称的纤维化会使 IOL 发生倾斜，从而造成球面像差、散光、近视加深，以及在某些病例中会引起慢性疼痛。治疗 Z-综合征是应用 Nd:YAG 激光击破纤维区

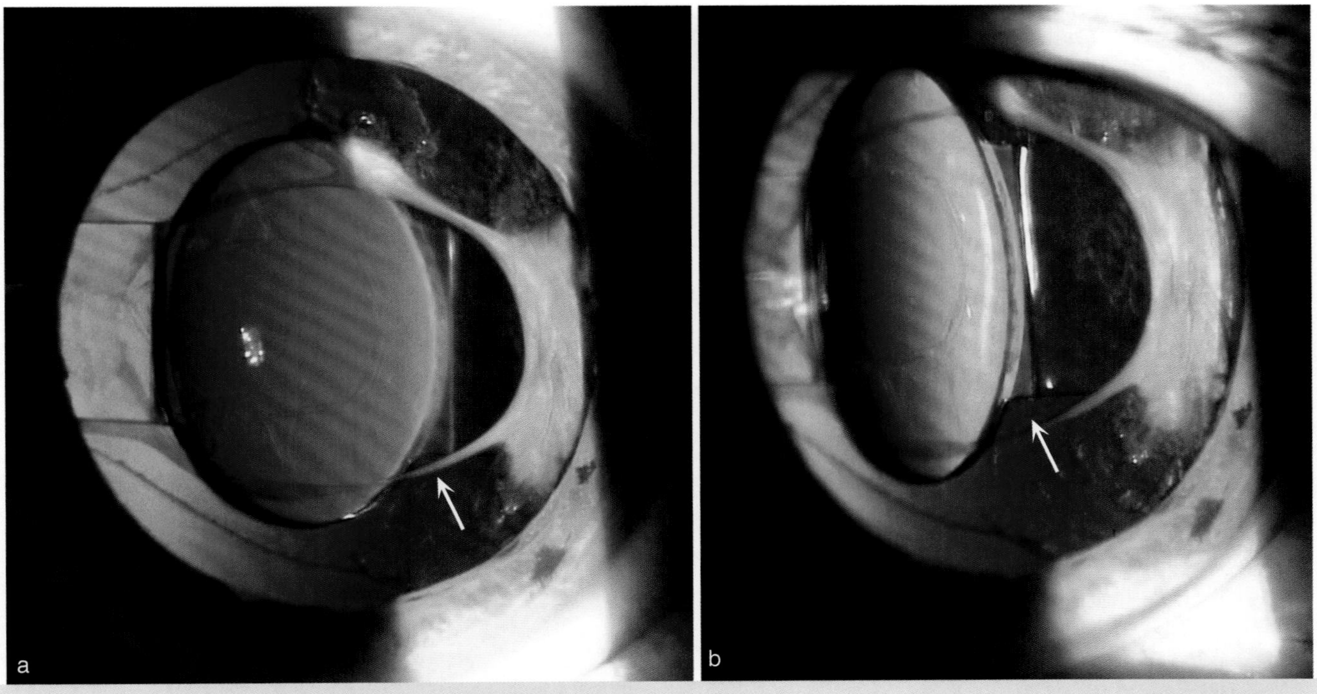

图 12.1　Crystalens 可调节型 IOL 植入后的 Z-综合征。(a)可见向前弯的袢(箭)。(b)患者朝一侧看时这个形状更明显(箭)。(Image courtesy of Steve Safran, MD.)

域，而使 IOL 恢复到正常的位置。术中操作可以用来阻止 Z-综合征，比如制作一个大小合适的撕囊口，完全清除皮质，进行囊袋抛光；但在某些病例中，这个术后并发症可能不能预测[5]。

很多研究显示，植入 Crystalens 后事实上很少甚至没有调节。Zamora-Alejo 等利用自动验光仪并不能测出调节的客观征象(利用近距离的目标以增加近视的反应)[21]。Marcos 等研究了 Crystalens 在眼内的轴向移动，发现通过调节仅有微小的轴向移动。有些晶状体在自然调节过程中甚至发生了向后的移动，这与所期望的运动方向完全相反。研究者指出 Crystalens 运动的真实机制可能与生产厂商描述的不一样[25]。Dhital 等比较了 Crystalens 与单焦点 IOL，发现没有任何一款晶状体术后在眼内发生明显的移动。他们同样发现近视力与调节型 IOL 的运动并不直接相关。研究总结了近视力的部分原因可能是焦深的增加，但近视力改善的真实机制仍然未知[22]。

12.3 多焦点 IOL 植入术后患者对视觉的不满意

多焦点 IOL 植入术后患者常见的抱怨主要是视力模糊及光现象。视力模糊可以发生在近距离、中距离和远距离时。

12.3.1 视力模糊

Woodward 等[7]观察了接受多焦点 IOL 植入并对术后效果不满意的 32 例患者共 43 只眼；其中 95%的患者抱怨视力模糊。视力模糊归因于屈光不正、PCO 和干眼。Kamiya 等报道了植入多焦点 IOL 患者三类最常见的视觉抱怨为蜡样视觉(58%)、眩光/光晕(30%)以及远视力模糊(24%)[26]。蜡样视觉是指视物像从水中看出去[27]，主要由于大多数衍射型多焦点 IOL 在中距离时的效果降低[13]。患者对模糊视觉或蜡样视觉的抱怨通常和 Snellen 视力无关。Elgohary 和 Beckingsale 报道，多焦点 IOL 患者抱怨与单焦点 IOL 植入患者相比，视觉质量有主观上的下降[28]。另外，Kamiya 等报道多焦点 IOL 植入术后不满意的患者中有 70%拥有 Snellen 视力表 20/20 的矫正远视力[26]。

12.3.2 光现象

光现象包括眩光、光晕及光感觉异常[26]。患者经常描述一个光源周围有另一个“光圈”，比如汽车车头灯及街灯。另一种光现象的描述是一种弧形或半圆形图案的光条纹或每次从同一方向出现的光的“尾巴”[29]。Petermeier 和 Szurman 注意到在 66%植入 ReSTOR 的患者身上发生异常光现象，但其中 59%认为只有轻微的症状[30]。Woodward 等报道 42%的患者出现光现象，归因于 IOL 偏心、干眼、残留晶状体碎片、PCO 或 IOL 的内在问题[7]。

12.4 多焦点 IOL 植入术前的患者评估及患者选择

多焦点 IOL 术前评估有很多重要因素。多焦点患者筛选要比标准单焦点 IOL 或 Toric IOL 更为详尽。适当的患者选择和期望或预期的视觉效果咨询是至关重要的，以尽量减少患者对老视矫正型 IOL 植入术后的不满。老视矫正型 IOL 患者的评估已详述于第 9 章。但是，两个问题值得进一步在这里讨论，因为它们会影响这些患者的术后管理。

12.4.1 瞳孔大小及形状

瞳孔的大小及形状会导致患者对多焦点 IOL 植入术后的不满意[31]。太大的瞳孔(>5mm)会增加术后眩光及光晕的风险。小瞳孔(<2mm)会牺牲多焦点 IOL 中心焦点为远距离时的近视力，或牺牲多焦点 IOL 中心焦点为近距离时的远视力。折射型多焦点 IOL 在植入小瞳孔眼球时会出现特殊的情况。这些晶状体有 5 个圆环，中心圆环设计为远视力。当瞳孔大小约为 3.5mm 时，近视力出现在第二个圆环[8]。如果瞳孔直径小于这个大小，那么第二个圆环将无法暴露，从而丧失近视力。小瞳孔(<2mm)同样意味着白内障术中风险。当牵拉小瞳孔时，注意不要破坏瞳孔括约肌，因为这可能导致不规则形状的瞳孔，而导致成像模糊、眩光及光晕。

有着不规则瞳孔的患者，特别是外伤性白内障的年轻患者，并不是多焦点 IOL 的理想候选人（图 12.2）。尽管在这些患者中，IOL 植入术后可能依然居中，但在正常光环境下 IOL 可能功能性偏心。同时未散瞳的瞳孔可能造成糟糕的近视力并会增加光现象的发生。

12.4.2 悬韧带松弛及术中囊袋事件

悬韧带松弛的诊断是非常重要的，因为这可能导致 IOL 的偏心及进一步的视觉障碍。患者需要评估是否患有假性囊膜剥脱症，因为这可能引起不对称的悬

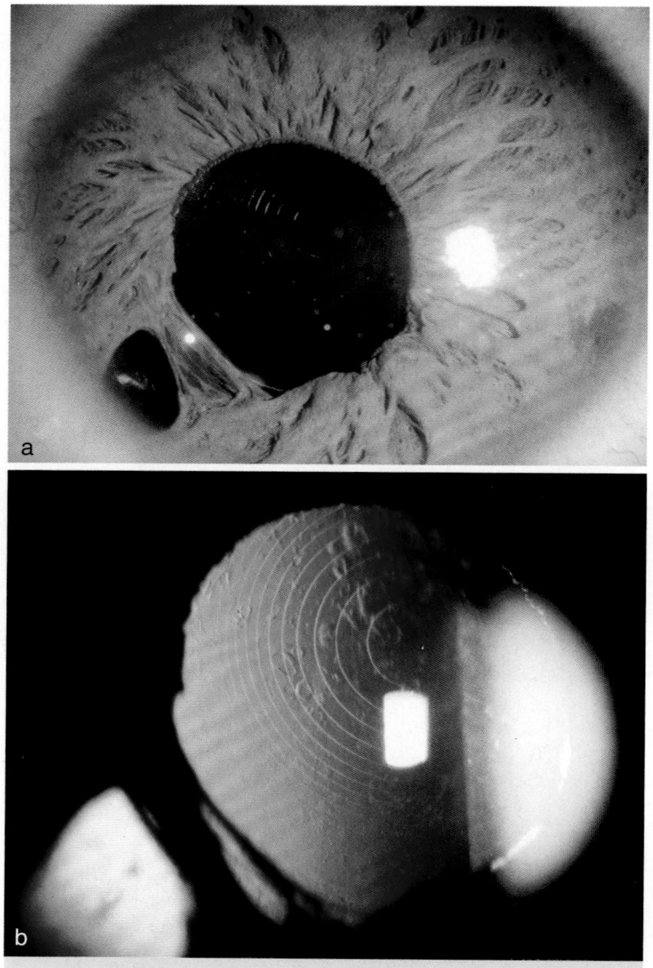

图 12.2 1 例年轻患者外伤后接受白内障摘除术并植入多焦点 IOL 的裂隙灯图像。(a)可见瞳孔功能性偏心以及虹膜根部离断。(b)后照亮法下 IOL 功能性偏心更为明显。

韧带松弛[32]。如果在术中后囊破损，但其他植入条件符合，可以将三片式多焦点 IOL 植入睫状沟。在一定情况下，也可以通过黏合剂将这种三片式 IOL 的袢固定于巩膜层间[33]。也有报道称，睫状沟植入 Crystalens 后取得很好的效果[34]。如果囊袋破损明显，那一片式设计的多焦点 IOL 不能植入睫状沟，或者在已植入时需要取出。同样，当术后由于悬韧带松弛而造成 IOL 的迟发性偏位，一片式多焦点 IOL 也不能被固定在睫状沟[35,36]，且这种操作需要在更多的情况中避免。同样，Crystalens 不适合巩膜或者虹膜固定，这种情况下，需要将其取出。

12.4.3 多焦点 IOL 植入术后不满意患者的处理

即使在一个看似完美的白内障手术之后，植入老

视矫正型 IOL 的患者也可能对手术效果不满意。处理关键取决于引起视觉干扰的原因，处理会因病因不同而不同。病因和相应处理显示在图 12.3 中。

对于视力模糊，辨认视物模糊出现的距离很有意义。当模糊像出现在所有距离时，术后出现蜡样及黯淡视觉，那视力模糊的原因可能是角膜问题或睑缘炎。

对于光现象，明确出现视觉干扰的时间点很重要。如果这个症状在术后马上出现并持续存在，那么 IOL 的特性可能是病因。如果症状在术后开始比较轻而持续加重，那么病因可能是 PCO。

在术后一段时间后，视觉中枢的适应可能使植入多焦点 IOL 的患者慢慢满意，视觉干扰可能慢慢地被忽略。在双眼植入多焦点 IOL 的患者中，视觉中枢适应更加常见[30,32,37]。

12.4.4 残留屈光不正

如果屈光不正是视觉干扰的原因，佩戴眼镜或角膜接触镜是可行的方法。角膜地形图在诊断残留散光上是有帮助的[32]。多焦点 IOL 在角膜散光小于 0.5D以及等效球镜接近于 0 时视觉质量最佳[32]。如果患者希望完全脱镜，角膜屈光手术能使患者受益[38]。所以比较理想的是，在白内障术前把每个将植入多焦点 IOL 的患者当做角膜屈光手术患者，制订出所有解决术后屈光不正的方案，与患者讨论这些特殊的处理方法。

12.4.5 眼表疾病

眼表疾病可能是多焦点 IOL 植入术后间断性出现视力模糊的原因。视力模糊可以随着眼表问题的解决而解决。局部环孢素、频繁的润眼液、泪道栓可以使泪液的生成最大化。口服多西环素或局部阿奇霉素可以治疗睑板腺功能障碍。

12.4.6 瞳孔大小与 IOL 居中性

如果视觉干扰持续存在，瞳孔大小或 IOL 偏心性可能是一个原因，为使瞳孔与视轴一致，可以考虑睫状肌麻痹剂或氩激光瞳孔成形术[39,40]。多焦点 IOL 植入患者，尤其是那些小瞳孔的患者，会对微小的 IOL 偏心更为敏感。有研究发现，小瞳孔与较差的近视力相关，而 IOL 偏心与较差的远视力及中间视力相关[17]。Woodward 等成功使用 2%盐酸环喷托酯散大了植入衍射型多焦点 IOL 的小瞳孔以改善近视力。在同一项研究中，他们使用溴莫尼定减少了植入区域折射型多焦点 IOL 患者的夜间瞳孔散大，以改善眩光症状[7]。Solomon 等在 11 例患者的 14 只眼中进行了氩激光瞳孔成形术，明显改善了视觉质量。氩激光能量设定为 500mW，激光斑直径 500μm，激光时间 500ms。激光斑位于虹膜中周部，这部分虹膜干扰了偏位的 IOL[39]。

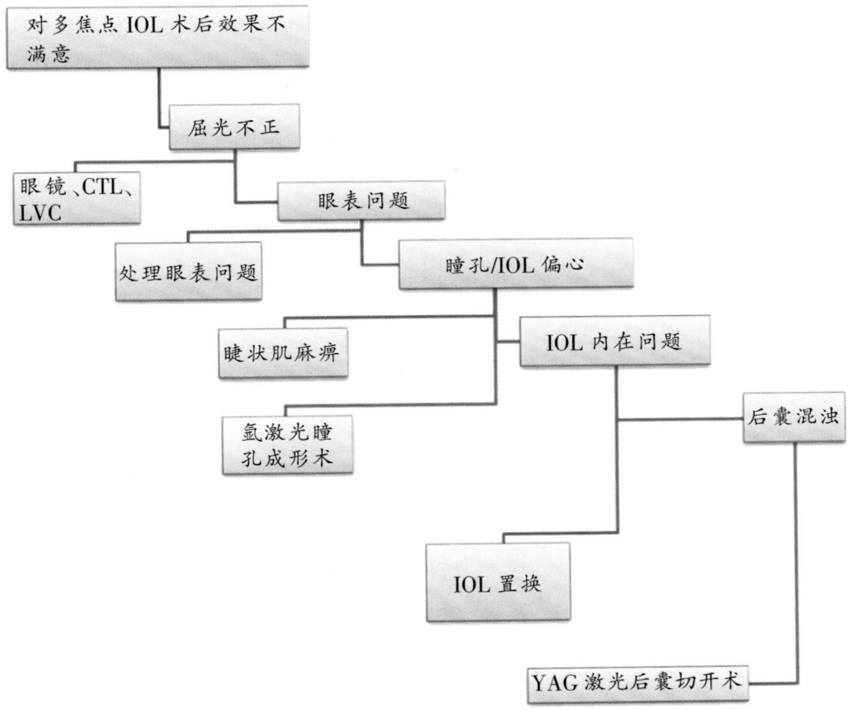

图 12.3　多焦点 IOL 植入术后不满意的病因及处理流程图。首先需要判断是否是残留屈光误差(屈光不正)和眼表问题，其次是是否存在瞳孔偏心。IOL 内在问题通常是排除性诊断。LVC，激光视力矫正；CTL，角膜接触镜。

12.4.7 IOL 内在的问题

如果之前的处理无效，而视觉干扰在术后依然存在，那么 IOL 内在问题可能是最终的原因。如果患者无法耐受这些干扰，而其他处理都失败了，可以考虑 IOL 置换。IOL 置换并非没有风险，患者需要知道可能出现的后囊膜破裂、玻璃体溢出、黄斑水肿、前节炎症风险增加。患者也需要知道他将失去目前多焦点 IOL 带来的视程。

Kamiya 总结了 50 例接受 IOL 置换的多焦点 IOL 术后患者。其中 84%植入衍射型多焦点 IOL，16%植入折射型多焦点 IOL。在 90%的患者中，多焦点 IOL 被置换成单焦点 IOL。剩余的 10%因为初始多焦点 IOL 度数计算错误而置换了衍射型多焦点 IOL。IOL 取出的手术技术包括剪开(48 只眼，96%)及整个取出(2 只眼，4%)。最常见的取出多焦点 IOL 的原因是衍射型多焦点 IOL 的设计，特别是患者有蜡样视觉的抱怨[26]。Shimizu 和 Ito 观察植入多焦点 IOL 患者主视眼的术前与术后电生理。术后症状明显改善，体现为视觉诱发电位的提高以及峰值延迟时间的增加[41]。

12.4.8 后囊膜混浊

植入多焦点 IOL 患者对后囊膜的任何混浊都非常敏感。如果后囊膜混浊被认为是视觉干扰的原因，而术后症状越来越重，术者应该考虑进行 Nd:YAG 激光后囊切开术。但是，Nd:YAG 激光后囊切开术应该是 IOL 置换术后的最后手段且应被排除在治疗方法之外。一旦 Nd:YAG 激光后囊切开术实施，IOL 置换会变得更加有挑战性，因为没有后囊膜的支撑，可能出现玻璃体溢出的风险。

12.5 总结

老视矫正型 IOL 是白内障医生处理白内障术后老视的有效方法。尽管大部分患者报道了正面的结果，但患者仍可能有以下的抱怨：视力模糊；近视力不足，特别是调节型 IOL；视觉干扰，比如眩光、光晕、光感受异常；对比敏感度下降，特别是多焦点 IOL。多焦点 IOL 患者仔细的术前筛选可减少术后对手术效果不满意的出现。处理多焦点 IOL 植入术后不满意的患者是具有挑战性的，搞清楚视觉干扰的原因才能正确处理。如果必要，IOL 置换可能是应对 IOL 内在问题的方法。不论何时，Nd:YAG 激光后囊切开术应该作为其他处理方法排除后的最后选择。新型的降低视觉干扰的多焦点 IOL 即将问世[42–45]。

（朱亚楠 译　姚克 审校）

参考文献

[1] Lane SS, Morris M, Nordan L, Packer M, Tarantino N, Wallace RB, III. Multifocal intraocular lenses. Ophthalmol Clin North Am 2006;19(1):89–105, vi

[2] Sood P, Woodward MA. Patient acceptability of the Tecnis multifocal intraocular lens. Clin Ophthalmol 2011;5:403–410

[3] Pepose JS, Qazi MA, Davies J et al. Visual performance of patients with bilateral vs combination Crystalens, ReZoom, and ReSTOR intraocular lens implants. Am J Ophthalmol 2007;144(3):347–357

[4] Lichtinger A, Rootman DS. Intraocular lenses for presbyopia correction: past, present, and future. Curr Opin Ophthalmol 2012;23(1):40–46

[5] Yuen L, Trattler W, Boxer Wachler BS. Two cases of Z syndrome with the Crystalens after uneventful cataract surgery. J Cataract Refract Surg 2008;34(11):1986–1989

[6] Chiam PJT, Chan JH, Haider SI, Karia N, Kasaby H, Aggarwal RK. Functional vision with bilateral ReZoom and ReSTOR intraocular lenses 6 months after cataract surgery. J Cataract Refract Surg 2007;33(12):2057–2061

[7] Woodward MA, Randleman JB, Stulting RD. Dissatisfaction after multifocal intraocular lens implantation. J Cataract Refract Surg 2009;35(6):992–997

[8] Artigas JM, Menezo JL, Peris C, Felipe A, Díaz-Llopis M. Image quality with multifocal intraocular lenses and the effect of pupil size: comparison of refractive and hybrid refractive-diffractive designs. J Cataract Refract Surg 2007;33(12):2111–2117

[9] Pineda-Fernández A, Jaramillo J, Celis V et al. Refractive outcomes after bilateral multifocal intraocular lens implantation. J Cataract Refract Surg 2004;30(3):685–688

[10] Leyland M, Zinicola E. Multifocal versus monofocal intraocular lenses in cataract surgery: a systematic review. Ophthalmology 2003;110(9):1789–1798

[11] Javitt JC, Steinert RF. Cataract extraction with multifocal intraocular lens implantation: a multinational clinical trial evaluating clinical, functional, and quality-of-life outcomes. Ophthalmology 2000;107(11):2040–2048

[12] Cillino S, Casuccio A, Di Pace F et al. One-year outcomes with new-generation multifocal intraocular lenses. Ophthalmology 2008;115(9):1508–1516

[13] Blaylock JF, Si Z, Vickers C. Visual and refractive status at different focal distances after implantation of the ReSTOR multifocal intraocular lens. J Cataract Refract Surg 2006;32(9):1464–1473

[14] de Vries NE, Webers CA, Montés-Micó R, Ferrer-Blasco T, Nuijts RM. Visual outcomes after cataract surgery with implantation of a +3.00 D or +4.00 D aspheric diffractive multifocal intraocular lens: Comparative study. J Cataract Refract Surg 2010;36(8):1316–1322

[15] Ngo C, Singh M, Sng C, Loon SC, Chan YH, Thean L. Visual acuity outcomes with SA60D3, SN60D3, and ZM900 multifocal IOL implantation after phacoemulsification. J Refract Surg 2010;26(3):177–182

[16] Alió JL, Piñero DP, Plaza-Puche AB et al. Visual and optical performance with two different diffractive multifocal intraocular lenses compared to a monofocal lens. J Refract Surg 2011;27(8):570–581

[17] Hayashi K, Hayashi H, Nakao F, Hayashi F. Correlation between pupillary size and intraocular lens decentration and visual acuity of a zonal-progressive multifocal lens and a monofocal lens. Ophthalmology 2001;108(11):2011–2017

[18] Ortiz D, Alió JL, Bernabéu G, Pongo V. Optical performance of monofocal and multifocal intraocular lenses in the human eye. J Cataract Refract Surg 2008;34(5):755–762

[19] Pieh S, Lackner B, Hanselmayer G et al. Halo size under distance and near conditions in refractive multifocal intraocular lenses. Br J Ophthalmol 2001;85(7):816–821

[20] Gil MA, Varon C, Rosello N, Cardona G, Buil JA. Visual acuity, contrast sensitivity, subjective quality of vision, and quality of life with 4 different multifocal IOLs. Eur J Ophthalmol 2012;22(2):175–187

[21] Zamora-Alejo KV, Moore SP, Parker DG, Ullrich K, Esterman A, Goggin M. Objective accommodation measurement of the Crystalens HD compared to monofocal intraocular lenses. J Refract Surg 2013;29(2):133–139

[22] Dhital A, Spalton DJ, Gala KB. Comparison of near vision, intraocular lens movement, and depth of focus with accommodating and monofocal intraocular lenses. J Cataract Refract Surg 2013;39(12):1872–1878

[23] Ong HS, Evans JR, Allan BD. Accommodative intraocular lens versus standard monofocal intraocular lens implantation in cataract surgery. Cochrane Database Syst Rev 2014;5:CD009667

[24] Pepose JS, Qazi MA, Chu R, Stahl J. A prospective randomized clinical evaluation of 3 presbyopia-correcting intraocular lenses after cataract extraction. Am J Ophthalmol 2014;158(3):436–46.e1

[25] Marcos S, Ortiz S, Pérez-Merino P, Birkenfeld J, Durán S, Jiménez-Alfaro I. Three-dimensional evaluation of accommodating intraocular lens shift and alignment in vivo. Ophthalmology 2014;121(1):45–55

[26] Kamiya K, Hayashi K, Shimizu K, Negishi K, Sato M, Bissen-Miyajima H Survey Working Group of the Japanese Society of Cataract and Refractive Surgery. Multifocal intraocular lens explantation: a case series of 50 eyes. Am J Ophthalmol 2014;158(2):215–220.e1

[27] Iida Y, Shimizu K, Ito M. Pseudophakic monovision using monofocal and multifocal intraocular lenses: hybrid monovision. J Cataract Refract Surg 2011;37(11):2001–2005

[28] Elgohary MA, Beckingsale AB. Effect of posterior capsular opacification on visual function in patients with monofocal and multifocal intraocular lenses. Eye (Lond) 2008;22(5):613–619

[29] Häring G, Dick HB, Krummenauer F, Weissmantel U, Kröncke W. Subjective photic phenomena with refractive multifocal and monofocal intraocular lenses. results of a multicenter questionnaire. J Cataract Refract Surg 2001;27(2):245–249

[30] Petermeier K, Szurman P. Subjective and objective outcome following implantation of the apodized diffractive AcrySof ReSTOR [in German] Ophthalmologe 2007;104(5):399–404, 406–408

[31] Salati C, Salvetat ML, Zeppieri M, Brusini P. Pupil size influence on the intraocular performance of the multifocal AMO-Array intraocular lens in elderly patients. Eur J Ophthalmol 2007;17(4):571–578

[32] Braga-Mele R, Chang D, Dewey S et al. ASCRS Cataract Clinical Committee. Multifocal intraocular lenses: relative indications and contraindications for implantation. J Cataract Refract Surg 2014;40(2):313–322

[33] Kumar DA, Agarwal A, Agarwal A, Prakash G, Jacob S. Glued intraocular lens implantation for eyes with defective capsules: A retrospective analysis of anatomical and functional outcome. Saudi J Ophthalmol 2011;25(3):245–254

[34] Pallikaris IG, Karavitaki AE, Kymionis GD, Kontadakis GA, Panagopoulou SI, Kounis GA. Unilateral sulcus implantation of the crystalens HD. J Refract Surg 2012;28(4):299–301

[35] Emanuel ME, Randleman JB, Masket S. Scleral fixation of a one-piece toric intraocular lens. J Refract Surg 2013;29(2):140–142

[36] Chan CC, Crandall AS, Ahmed II. Ab externo scleral suture loop fixation for posterior chamber intraocular lens decentration: clinical results. J Cataract Refract Surg 2006;32(1):121–128

[37] Montés-Micó R, España E, Bueno I, Charman WN, Menezo JL. Visual performance with multifocal intraocular lenses: mesopic contrast sensitivity under distance and near conditions. Ophthalmology 2004;111(1):85–96

[38] Jendritza BB, Knorz MC, Morton S. Wavefront-guided excimer laser vision correction after multifocal IOL implantation. J Refract Surg 2008;24(3):274–279

[39] Solomon R, Barsam A, Voldman A et al. Argon laser iridoplasty to improve visual function following multifocal intraocular lens implantation. J Refract Surg 2012;28(4):281–283

[40] Alfonso JF, Fernández-Vega L, Baamonde MB, Montés-Micó R. Correlation of pupil size with visual acuity and contrast sensitivity after implantation of an apodized diffractive intraocular lens. J Cataract Refract Surg 2007;33(3):430–438

[41] Shimizu K, Ito M. Dissatisfaction after bilateral multifocal intraocular lens implantation: an electrophysiology study. J Refract Surg 2011;27(4):309–312

[42] Li JH, Feng YF, Zhao YE, Zhao YY, Lin L. Contrast visual acuity after multifocal intraocular lens implantation: aspheric versus spherical design. Int J Ophthalmol 2014;7(1):100–103

[43] Liu JW, Haw WW. Optimizing outcomes of multifocal intraocular lenses. Curr Opin Ophthalmol 2014;25(1):44–48

[44] Knorz MC, Rincón JL, Suarez E et al. Subjective outcomes after bilateral implantation of an apodized diffractive +3.0 D multifocal toric IOL in a prospective clinical study. J Refract Surg 2013;29(11):762–767

[45] Madrid-Costa D, Ruiz-Alcocer J, Ferrer-Blasco T, García-Lázaro S, Montés-Micó R. Optical quality differences between three multifocal intraocular lenses: bifocal low add, bifocal moderate add, and trifocal. J Refract Surg 2013;29(11):749–754

第 13 章 人工晶状体混浊：微小囊泡与其他混浊

Liliana Werner, Gareth Lance Gardiner

13.1 引言

本章汇总了不同材料不同设计的IOL混浊的不同原因。大部分病例基于犹他大学对取出IOL的分析，文中也包含了简短的综述。我们分析了IOL混浊的过程，可能包括IOL表面或内部沉淀的形成、疏水性材料中水分的注入、IOL被眼膏硅油包被或IOL材料经长期的紫外线暴露而逐渐降解（表13.1和表13.2）。

表13.1 可能引起IOL混浊的过程

IOL类型	过程
疏水性丙烯酸酯	疏水性材料中水分的侵入
	背驮式IOL间生物学增殖（晶状体间混浊）
亲水性丙烯酸酯	IOL表面或IOL内部析出/沉淀的形成
硅凝胶	IOL表面析出/沉淀的形成
	疏水性材料IOL中水分侵入，被各种物质包被
PMMA	晶状体生物材料长期紫外线暴露后的渐进性降解

13.2 疏水性丙烯酸酯IOL的混浊

13.2.1 闪辉和散射

闪辉是充满液体的微小囊泡（一般直径1~20μm），是在前房水环境中晶状体光学面上产生的（图13.1）。尽管大部分被报道与疏水性丙烯酸酯IOL相关，但它们在各种IOL材料表面均可被观察到，包括PMMA。已发表的与闪辉有关的文献中，大部分认为闪辉与Alcon公司的AcrySof材料相关[1]。

IOL微小气泡形成已被不同研究报道及评估[1,2]。IOL所用的聚合材料具有不同的组成，可能包含不同

表13.2 IOL混浊类型

IOL类型	可能发生的混浊	看上去是否明显	处理
疏水性丙烯酸酯	闪辉	不明显/罕见明显	不处理/少数处理（IOL置换）
	微小闪辉	不明显	不处理
	晶状体间混浊	明显	IOL置换
亲水性丙烯酸酯	钙化	明显	IOL置换
硅凝胶	术前外源性分子污染引起的早期混浊	明显	IOL置换
	大聚合物的不完全提取引起的晚期混浊	不明显/罕见明显	不处理/少数处理（IOL置换）
	被硅油或眼膏包裹	明显	IOL置换
	钙化（眼内星状玻璃体变性）	明显	IOL置换
PMMA	雪花样变性	在一些严重病例中明显	IOL置换

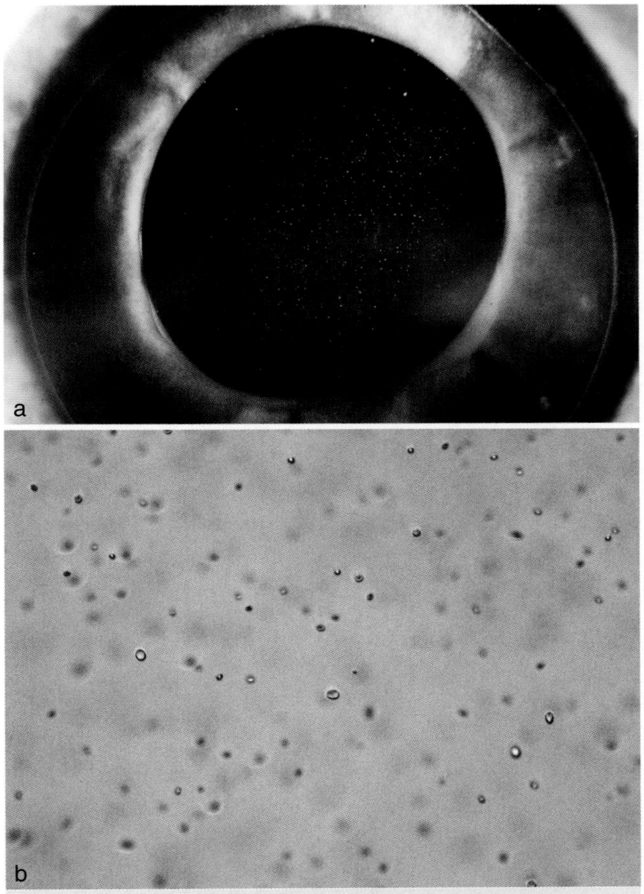

图 13.1　闪辉。(a)临床照片显示疏水性丙烯酸酯 IOL 植入后出现闪辉。(b)光镜照片显示体外模拟出现闪辉的疏水性丙烯酸酯 IOL，将晶状体浸没在液体中，并予以温度波动(×200)。

的单体、发色基团及交联元素。在聚合网络中可以发现微孔，取决于它的结构。当聚合材料浸没在房水一段时间后一般可以吸收水分。水分吸收的比率取决于 IOL 材料。但对于目前可用的疏水性丙烯酸酯 IOL 的比率一般小于 1%。吸收的水分一般并不可见，因为它以水蒸气的形式存在于聚合网络中。如果 IOL 被放置在热水中，然后温度降低，那么聚合材料中的水分会饱和。过剩的水分就在聚合网络的空洞内积聚，从而形成微小囊泡。因为水滴折射率(1.33)和 IOL 聚合材料的折射率显著不同(比如 AcrSof 晶体折射率为 1.555)，所以光在水与聚合材料表面发生折射，造成了液体囊泡亮晶晶的外观(所以术语叫闪辉)。

尽管由于患者人群和评分系统不同而难以比较不同的临床研究，但大部分研究提示闪辉的发生率和严重程度会在术后 3 年有一个明显的增长[1]。有研究对植入 AcrySof 晶状体的 12 只眼进行了长达 5 年的观察，发现闪辉的程度在 3~5 年保持稳定，方法是使用 Scheimpflug 前节照相通过散射光对 IOL 光学面进行照相[3]。因此可以猜想在 IOL 完全水合之前，闪辉的程度及发生率在温度的波动下不断增加，直到所有的聚合网络之间充满可见的微小囊泡。需要有长期、前瞻性的临床研究来进一步确认这个猜想。考虑到临床影响，大部分研究指出这对视力没有影响，少量研究指出在一定特殊测试条件下，有对比敏感度的下降[1]。一些有效文献及数据库的综述，比如 FDA 报道，指出由于闪辉而造成的 IOL 取出是罕见的，尽管可能存在一些没有报道的病例。但是，在大部分病例中，要建立微闪辉级别与患者症状之间的联系是有挑战的[1]。

其他报道的水分相关现象是由于微闪辉造成的丙烯酸酯晶状体表面光散射(图 13.2)。表面光散射是裂隙灯检查≥30°的光带或者 Scheimpflug 前节照相时 45°的光束直接照射在 IOL 表面，引起 IOL 表面发白的现象(图 13.3)。一些研究认为 IOL 光散射是由于一种表面反射的生物膜。但是，在水分和干燥环境下对取出 IOL 进行电镜扫描，发现散射主要由于 IOL 内水层面的分割(水分来自于房水)而造成微闪辉。表面光散射或微闪辉已被研究，并认为与 AcrySof IOL 材料相关[1,4-9]。

Ogura 等在尸眼取出的 AcrySof 晶状体上发现了

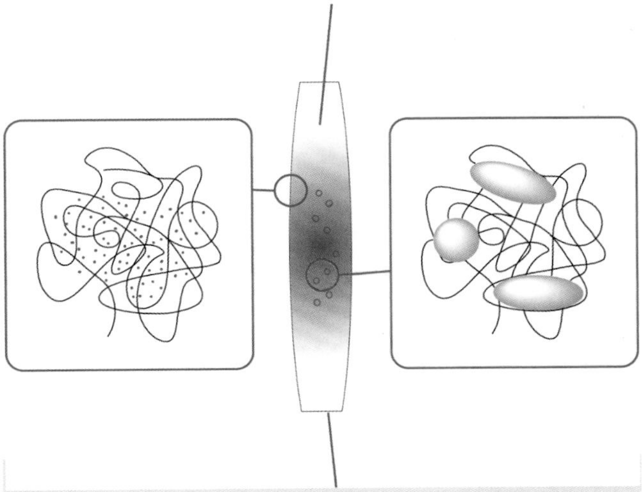

图 13.2　示意图说明闪辉（光学面内充满液体的微囊泡）和微小闪辉(IOL 表面小的水合物)的不同。(Drawing modified from Matsushima H, Mukai K, Nagata M, Gotoh N, Matsui E, Senoo T. Analysis of surface whitening of extracted hydrophobic acrylic intraocular lenses. J Cataract Refract Surg 2009;35:1927 - 1934.)

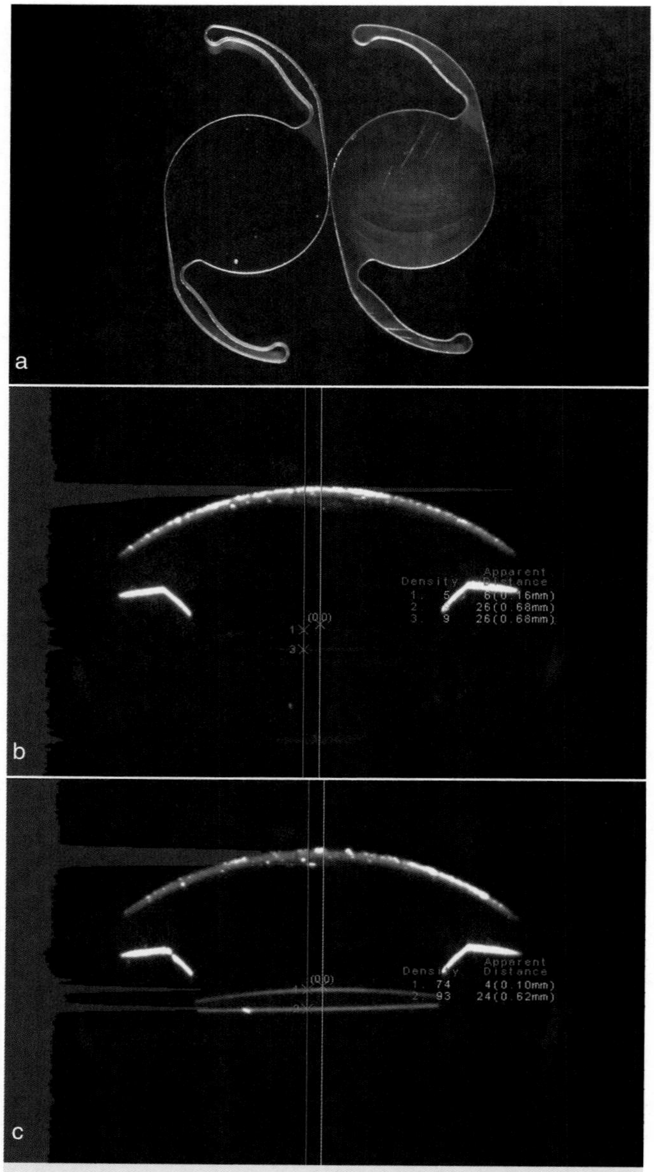

图 13.3 微小闪辉。(a)大体照片显示从尸眼中取出的单片式疏水性丙烯酸酯 IOL(右),以及屈光力相同的对照晶状体(左)。两枚晶状体都被浸没在溶液中。由于微小闪辉造成的表面光散射,偏轴光照引起尸眼取出的 IOL 出现苍白的褪色。(b,c)分别为对照 IOL 与尸眼取出 IOL 的 Scheimpflug 照片。表面光散射在尸眼取出的 IOL 中更高[通过计算机兼容数字磁带(CCT)测定]。

明显的表面光散射,此时 IOL 距离植入已有 8.5 年[6]。研究者发现晶状体的成像分辨率和调制解调函数(MTF)没有受到任何影响。尽管光线的穿透性轻微下降,但对 IOL 的光学表现并没有影响。在另一项研究中,分析尸眼中获得 49 枚单片式 AcrySof IOL(其中 36 枚滤蓝光),发现屈光力和形态上与未使用过的对照 IOL 相似[7]。尽管尸眼取出的 IOL 表面光散射较对照组明显增加,并且程度随时间增加,但滤蓝光或不滤蓝光的单片式疏水性丙烯酸酯 IOL 都没有光穿透性的影响[7]。最后,临床研究试图将光散射与临床视功能影响相关联,但目前没有发现特殊的关联[8,9]。

13.2.2 IOL 之间的混浊

多数 IOL 间混浊(ILO)与疏水性丙烯酸酯 IOL 相关,常见于背驮式 IOL 相对面混浊[10–13]。植入 2 个或更多的后房型 IOL(多 IOL 或背驮式 IOL)是为了①给需要较高 IOL 屈光力的患者提供合适的 IOL 光学矫正,或②由于白内障术后不理想的屈光结果而进行二次矫正。我们实验室分析的全部病例几乎都与小撕囊口囊袋中两枚后房式 IOL 植入相关,而小撕囊口边缘 360°覆盖 IOL 前表面[12]。所有取出的 IOL 都是三片式 AcrySof IOL。丙烯酸酯的黏附特性可能是主要原因。IOL 间混浊主要是由于残留的皮质及珍珠样混浊,与 PCO 的病理过程相似。

基于 ILO 不同病例的共同原因,仔细的皮质清除在背驮式 IOL 植入术中是必需的。在 ILO 预防上,推荐的手术方式如下:第一种,在较大的撕囊口中植入两枚 IOL;第二种在睫状沟植入一枚 IOL,并在囊袋里植入另一枚 IOL,此时囊袋需要有个小撕囊口。在两种手术方案中,赤道部晶状体上皮细胞需要被清除,这样上皮细胞就不会进入 IOL 之间[10–12]。

13.3 亲水性丙烯酸酯 IOL 的混浊

13.3.1 钙化

自从 1999 年,新型亲水性丙烯酸酯 IOL 的术后光学面混浊是造成 IOL 取出的典型并发症[14,15]。组织病理学、组化、电镜、表面元素及分子分析都指出混浊与钙/磷酸在 IOL 表面(图 13.4)和(或)内部(图 13.5)的析出有关[16–20]。美国生产与这个问题相关的 4 种设计是 Hydroview(Bausch & Lomb),MemoryLens(Ciba Vision),SC60BOUV(Medical Developmental Research)以及 Aqua-Sense(Ophthalmic Innovations International)。通常很难明确光学面混浊出现的时间点,但是取出 IOL 的平均时间是术后第 2 年。前节的炎症与 IOL 混浊无关,Nd:YAG 激光并不能移除晶状体表面的钙质沉淀。

亲水性丙烯酸酯 IOL 的钙化是多因素的问题,并与 IOL 生产过程、IOL 硅元素包被、手术技术及不足以

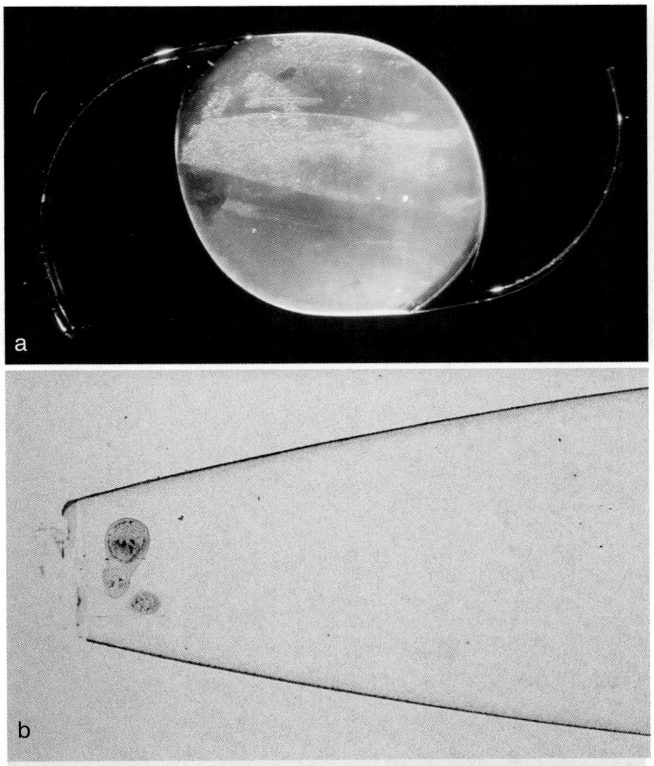

图 13.4　亲水性丙烯酸酯晶状体表面的钙化。(a)取出的钙化晶状体的大体照片。(b)通过 von Kossa 法组化染色的对应光镜照片。钙化的沉着可以在晶状体表面/表面下观察到。

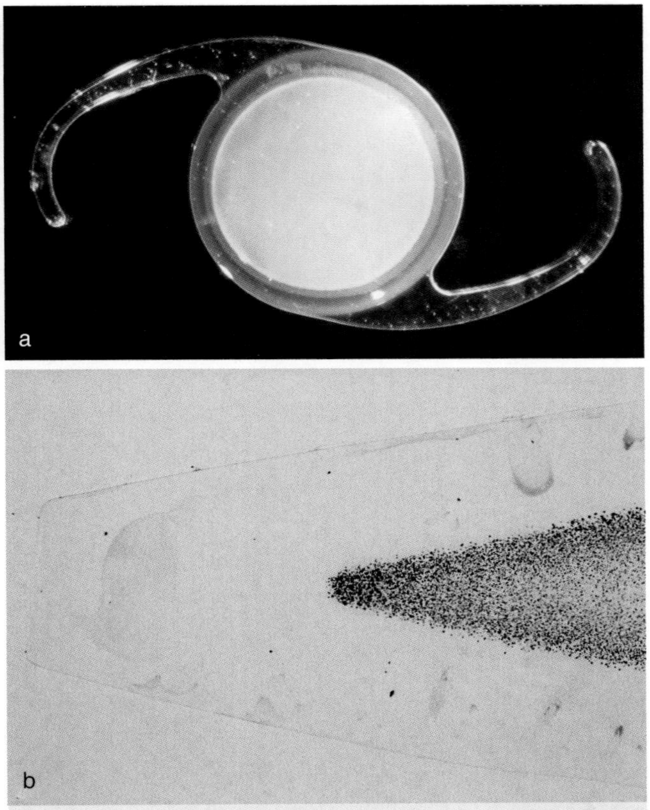

图 13.5　亲水性丙烯酸酯晶状体材料的钙化。(a)取出的钙化晶状体的大体照片。(b)通过 von Kossa 法组化染色的对应光镜照片。钙化的沉着可以在晶状体光学面材料中观察到。

及患者代谢问题(比如糖尿病),及其他可能相关。因为相关因素的组合及事件发生的顺序依然不明,所以还需要进一步对并发症进行研究。这需要多学科的解决,尤其是与生产过程细节相关,并且一些 IOL 的设计在不同的国家有不同的商品名。同时,术者必须在检查中认识到这个并发症,以避免不必要的操作,如 Nd:YAG 激光后囊截开(错误诊断为后囊膜混浊),或者玻璃体切除(错误诊断为其他玻璃体混浊的形式)。我们已经发现 8 例 MemoryLens IOL 植入发生钙化但未被认识,而进行了一些不必要的操作或者重复干预,最终造成了并发症,如视网膜脱离以及眼内炎[20]。取出/置换混浊或钙化 IOL 是目前唯一的处理方法。

13.3.2 前房注射后出现的钙化

综述中有越来越多的证据支持不同亲水性丙烯酸酯 IOL 设计可以在前房注射空气或气体后发生典型的钙化形态。钙化出现在瞳孔区或者撕囊口区的 IOL 前表面/前表面下(图 13.6)。IOL 混浊引起的低视力只能通过 IOL 置换解决[21–23]。

我们实验室分析的第一个钙化引起的 IOL 混浊病例是 1 例 Fuchs 综合征的患者。患者在 2010 年 6 月接受了顺利的白内障手术以及角膜内皮移植术(DSAEK),术毕前房注射了空气。2 个月之后,患者抱怨“雾状”视力。检查发现患者瞳孔区 IOL 表面混浊。在这个病例中,瞳孔偏心,刚好与患者 IOL 表面及表面下的中央及旁中心混浊相吻合。因为使用 Nd:YAG 激光清除 IOL 混浊没有成功,所以于 2011 年 10 月进行了 IOL 置换[21]。

由于注气引起的 IOL 混浊除了因为 DSEK/DSAEK 造成,也被发现发生在白内障术中后弹力层脱离处理及青光眼术后低眼压处理后[22,24]。在混浊区域钙质沉着被组化染色、扫描电镜及能量色散 X 线光谱确认。

对该现象的进一步调查是要明确局部钙化的原因是否是空气/气体与 IOL 表面接触、前房水代谢的改变或者重复注射引起的炎症反应加重。这些病例提醒我们在亲水性丙烯酸酯 IOL 植入后应避免在前房注射空气或气体,尤其是同时行 DSEK 或 DSAEK 术时。

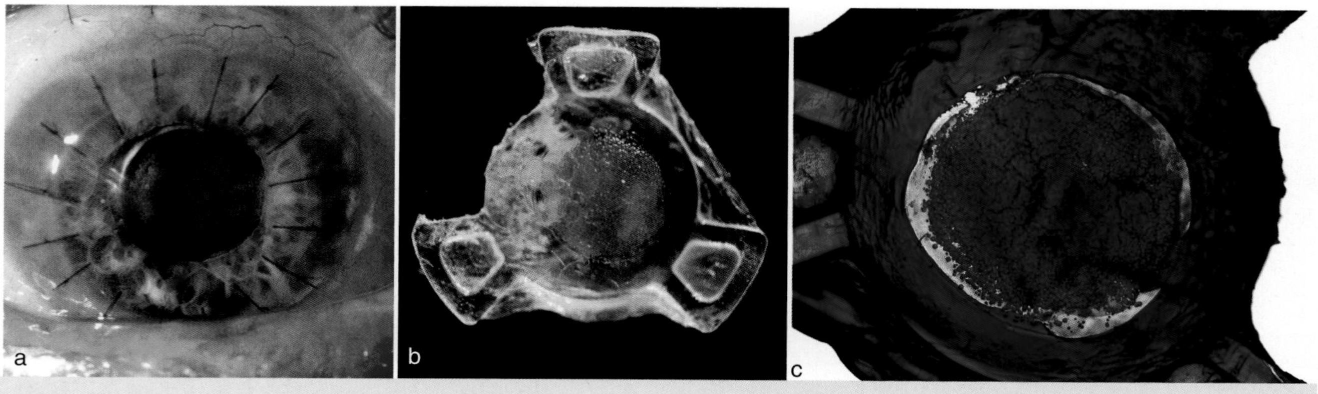

图 13.6 前房注入空气/气体后亲水性丙烯酸酯晶状体出现钙化。(a)临床照片显示植入眼内的亲水性丙烯酸酯 IOL 在两次角膜内皮移植及一次穿透性角膜移植术后出现光学面前表面中央区混浊。(b)同一枚 IOL 从囊袋内取出后的大体照片。(c)IOL 茜素红钙染色后的光镜照片,显示撕囊区内光学面前表面的钙质沉着(×20)。

13.4 硅凝胶 IOL 混浊

13.4.1 早期混浊

部分患者由于硅凝胶 IOL 光学面早期混浊而取出 IOL,我们对这些 IOL 进行了分析。6 例患者植入三片式硅凝胶 IOL 数小时后出现光学部的云雾。这些 IOL 在巴西、法国等不同地方被植入。而在巴西,这些晶状体在植入前被保存在同一个地方。检查这些 IOL 是否有污染或者沉淀的存在而导致了快速的光学部混浊。检查发现在水合位置上光学面苍白的褪色,但在完全水合后又完全透明。气相色谱/质谱(GC-MS)分析应用于鉴定可疑的外来化学元素,发现了工业清洗剂和熏蒸剂[25,26]。

Tanaka 等在植入 AMO 公司的 SI40 NB 晶状体的 83 岁日本老年患者中发现相似的现象[27]。在术后一天,IOL 就呈现出褐色的云雾,直到术后 15 天也不消退,此时将 IOL 取出。取出 IOL 在光镜下呈现光学面中央区域大量的球形结构。Tanaka 等认为云雾可能是继发于 IOL 内水分的涌入,但没有分析水分的流入原因[27]。

AMO 公司将我们研究评估的 IOL 做了系统的综述[26]。这些晶状体从不同的工厂生产,但术前都保存在同一个地方,位于巴西。晶状体存储区域存在清洁剂和杀虫剂的喷涂,通过气相色谱/质谱分析发现这种外源化合物的存在。因此我们推测,IOL 的化学污染可能发生在术前。这可能导致 IOL 表面的变化、疏水性硅氧烷表面亲水、水的涌入和混浊。在一些病例中,完全提取 IOL 物质(比如移除了所有的吸附分子),IOL 再次浸没于溶液中不再发生任何混浊。在一些病例中发现萜烯和环己酮,这些物质并不应该在 IOL 中存在[26]。

三片式硅凝胶联合 PMMA 袢的 IOL 需要低温低压消毒。因此,使用环氧乙烷气体消毒和包装的透气性是最重要的标准之一。包装材料在消毒过程中必须对环氧乙烷和水分进入(和空气排出)足够透气。此外,包装材料也必须有充分的透气性,允许有毒残留物的释放(例如,环氧乙烷残留气体),并且必须不能透过细菌和其他污染物。然而,化学蒸汽也可以穿透这种类型包装而污染 IOL。

13.4.2 晚期混浊

90 年代早期,有报道硅凝胶 IOL 出现褐色变色及中央云雾[28–31]。1991 年,Milauskas 报道 15 例 Staar & Iolab 公司生产的 IOL 出现褐色变色[28]。变色出现在植入后 15~60 个月, 严重病例造成了对比敏感度的下降[30]。Watt 报道了另一款硅凝胶 IOL(AMO SI18 NGB)术后 6 周出现了中央区褐色变色[29]。Koch 和 Heit 报道了 2 例同款 IOL 的相似病例[31]。IOL 取出的报道是少见的, 但目前认为褐色的云雾是由于 IOL 在前房水中,水蒸气弥散入硅凝胶材料中而出现的光散射。这可能由于在 IOL 加工过程中或大聚合物不完全提取中的一些异常现象造成的。紫外线阻挡剂似乎并不是 IOL 变色的解决方法, 而硅凝胶制作过程中增加的过滤步骤缓解了这个问题[28–31]。

13.5 硅油黏附

硅凝胶晶状体术后晚期混浊被认为与晶状体表面的物质沉着相关。对于植入硅凝胶 IOL 的患者,在玻璃体视网膜手术中，IOL 与硅油的相互作用是绝对的临床并发症[32,33]。玻璃体视网膜疾病需要硅油填充的患者不能植入硅凝胶 IOL，因为硅油会黏附在 IOL 表面，而引起光学面的不规则。IOL 光学面不可见的硅油黏附可能导致不同后果，包括视觉障碍、视力丧失以及影响玻璃体视网膜医生对眼底的观察。实验表明，尽管硅凝胶 IOL 存在对硅油的黏附，其他晶状体生物材料也并不对这个并发症免疫[34]。不考虑硅油引起的 IOL 混浊，患者在需要视网膜硅油填充时往往视力损害严重。因此，这个临床重要性是针对那些有可能出现严重的视网膜疾病，并可能需要硅油填充术的患者。通常包括视网膜色素变性、术眼或者对侧眼曾发生视网膜撕裂或视网膜脱离、遗传性视网膜脱离家族史、眼部外伤高危、高度近视或眼球发育异常、先天性白内障以及增殖性糖尿病视网膜病变。这些患者应积极地选择适当的 IOL 植入并留心其未来的并发症。

13.6 眼膏黏附

我们曾经报道 8 例眼前节毒性综合征(TASS)与前房的一种油性物质相关[35,36]。这 8 例患者由同一位术者进行常规超声乳化白内障手术、透明角膜切口、三片式硅凝胶 IOL 植入。术后药物包括抗生素/激素眼膏毛果芸香碱凝胶，每一只眼术后都被严格包覆。在术后第一天，一些患者呈现了弥漫性角膜水肿、眼压增高、前房内存在油性膜性物质以及角膜内皮皱褶。另一些患者呈现出油性气泡漂浮于前房，之后黏附在 IOL 上。额外的手术操作包括穿透性角膜移植(n=4)，IOL 取出(n=6)、小梁切除术(n=1)。对两个角膜进行了组织病理学分析，2 枚取出的 IOL 进行了大体及光镜显微镜观察(其中一枚进行了表面分析)，4 枚 IOL 进行了气相色谱/质谱分析。

角膜病理检查发现角膜上皮水肿，并有不同程度的变薄，基质层弥漫性变厚，内皮缺如。通过对取出 IOL 的评估，确认了光学面前后表面大面积的油状物质的黏附。晶状体提取物的 GC-MS 分析鉴定出一种混合烃化合物，与术后眼膏的 GC-MS 分析一致。结果表明眼膏进入前房而导致术后并发症[36]。这些病例强调了角膜切口的制作及水密，以及使用眼膏后过紧包扎的风险。McDonnell 等对尸眼及尸兔眼的透明角膜切口进行了动态形态学的检查，发现在低眼内压时，切口的边缘倾向于向内侧的方向张开[37]。在一个回顾性研究中，Shingleton 等表明很大一部分透明角膜切口白内障术患者术后 30 分钟眼内压≤5mmHg[38]。因此，术后眼膏进入眼内不仅会出现在白内障术后，也会出现在任何形式的穿透性手术之后。

13.7 星状玻璃体混浊中的钙化

由于硅凝胶晶状体表面钙质沉淀导致钙化而取出 IOL 的病例合并患有星状玻璃体变性。4 个病例首先被报道，这些病例都有单眼的星状玻璃体变性[39,40]。术后白色沉淀仅存在晶状体光学面后表面(图 13.7)。其中两个病例报道患者患有糖尿病。两个病例中，在 Nd:YAG 后囊激光前被发现光学面的沉淀。在后囊截开后，这种沉淀迅速积累。在其他两个病例中，不确定 Nd:YAG 后囊激光前是否有光学面的沉淀。我们报道

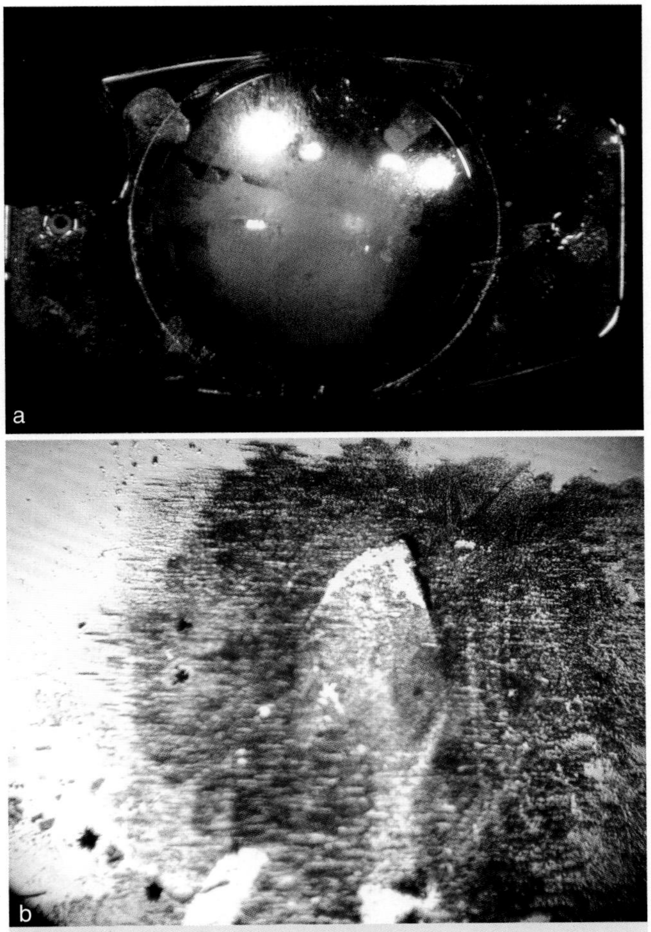

图 13.7　星状玻璃体混浊眼中硅凝胶晶状体的钙化。(a) 大体照片显示拥有小的定位孔的硅凝胶平板晶状体，此枚晶状体植入星状玻璃体混浊眼内后出现后表面钙化而被取出。(b) 光镜照片显示从光学面后表面取下的部分钙质沉着，可以观察到 Nd:YAG 激光点。

的3例中，沉淀主要位于后囊截开区域内[39]。在Wackernagel等报道的1例中,沉淀出现在光学面的周边,并被后囊膜覆盖[40]。

我们报道了第一例三片式硅凝胶相关的病例,患者患有玻璃体星状变性[41]。这位76岁的女性糖尿病患者在1994年接受了左眼常规白内障手术,并植入SI30 NB(AMO)IOL。术后两年进行了Nd:YAG后囊激光。术后可以在晶状体后表面观察到持续的白色沉淀。接下来的3年中，由于后囊截开，混浊在截开区域明显增加,最后IOL被置换。右眼在1995年接受了白内障手术,植入了疏水性丙烯酸酯IOL,术后6年没有混浊发生[41]。最近,我们又报道了16例类似病例,包括了8种设计的硅凝胶IOL,并由5种不同硅凝胶材料制成[42]。

在星状玻璃体变性报道前,长期钙质沉淀仅发现在一些亲水性丙烯酸酯IOL表面和(或)晶状体内[14]。越来越多的证据表明,硅凝胶晶状体表面的沉淀可能来自星状物质,或者是和玻璃体内出现这种物质一样的过程,因为这种物质被发现和羟基磷灰石(钙和磷酸盐)一致。目前还不清楚为什么自从20世纪80年代硅凝胶晶状体开始使用以来,只有少数玻璃体星状变性患者被报道发生晶状体混浊。随着越来越多星状玻璃体变性患者出现硅凝胶晶状体混浊,我们的发现可以让手术医生在挑选或推荐IOL时有利弊考虑[42]。对合并玻璃体星状变性的IOL植入患者进行仔细的临床检查,有助于确认这个现象是否更为普遍或仅仅存在于硅凝胶晶状体中。

13.8 PMMA IOL混浊

13.8.1 雪花样变性

这种PMMA晶状体的缓慢进行性混浊发生在植入术后10年或者更久[43-45]。20世纪80年代早期及90年代中期发现这种三片式PMMA晶状体出现雪花样变性,这种晶状体生产时通常注射成形。猜测这种变性与长期紫外线暴露有关。取出的IOL具有小球状病损,这被认为是降解的PMMA材料在光学面中央区域与中周部的聚集(图13.8)。这就出现了一个假说,由于光学面的中央区被暴露在紫外线下的时间长,而光学面周边区被瞳孔保护，因此雪花样病损未在周边区发

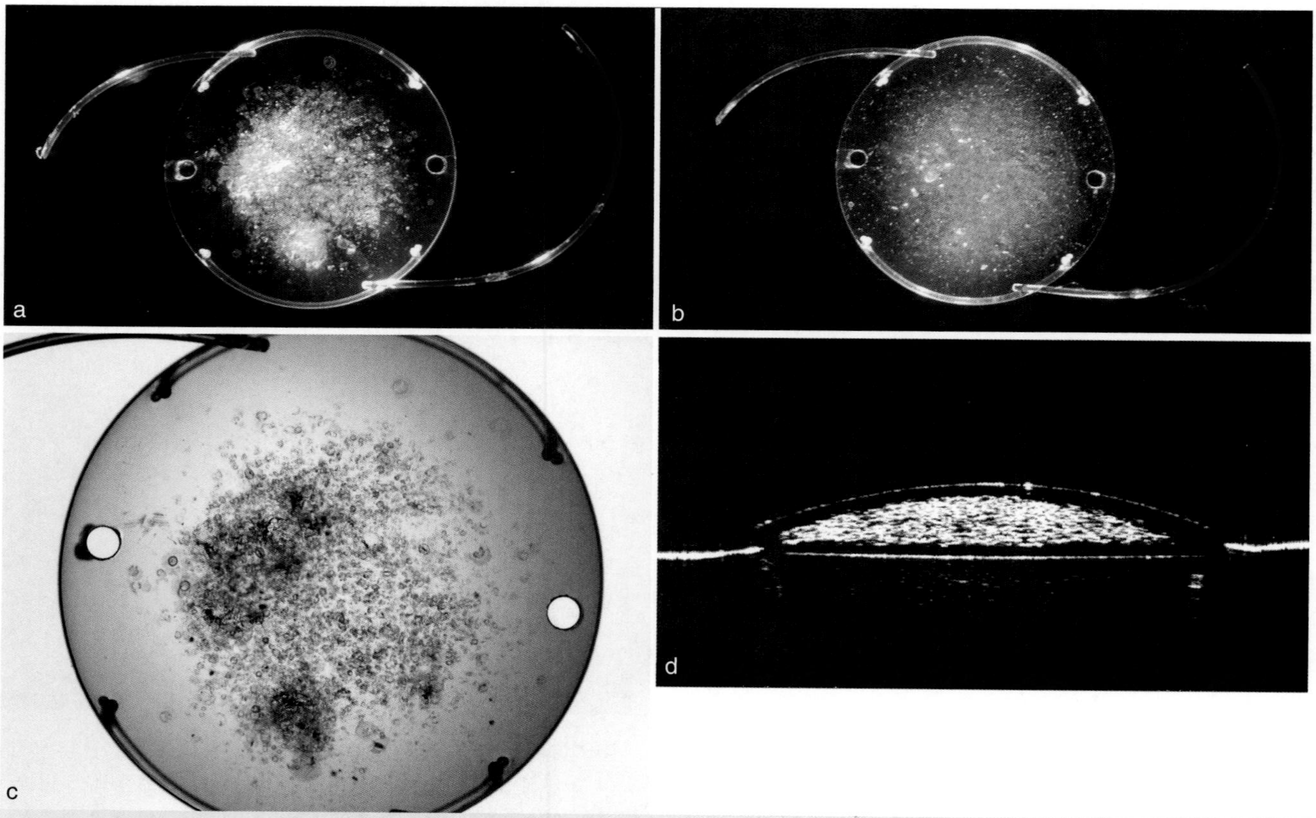

图13.8 雪花样变性。(a)大体照片显示由于混浊而取出的PMMA(干燥状态下)。(b)同一枚IOL在水合后混浊变得更加明显。(c)干燥状态下同一枚IOL的光镜照片(×20)。(d)前节OCT扫描(Visante,Carl Zeiss Meditec)显示光学面内雪花样病损。

现,它们通常位于光学部的前 1/3 部分,在干燥环境下它们也不消失(闪辉在干燥环境下消失)。尽管雪花样病损是干性病损,但在取出的 PMMA IOL 中存在水合,并可在水合区域内提取少量的水分,而这导致了更为显著的光学面混浊[45]。因此,雪花样变性的显著性取决于 IOL 光学面所收集的水分量。

13.9 总结

不同的病理过程包括 IOL 光学部生物材料的变性,可能导致不同生物材料以及不同设计的 IOL 光学组成的显著混浊。患者因素、IOL 生产商、IOL 储存、手术技术及佐剂等可能导致不同的并发症。并发症可能在术后早期被观察到,也可能在术后多年,取决于相关的过程。每年市场上涌现越来越多的新型晶状体,有必要全面注意 IOL 的生物相容性。

(朱亚楠 译 姚克 审校)

参考文献

[1] Werner L. Glistenings and surface light scattering in intraocular lenses. J Cataract Refract Surg 2010;36(8):1398–1420
[2] Kato K, Nishida M, Yamane H, Nakamae K, Tagami Y, Tetsumoto K. Glistening formation in an AcrySof lens initiated by spinodal decomposition of the polymer network by temperature change. J Cataract Refract Surg 2001;27(9):1493–1498
[3] Yoshida S, Fujikake F, Matsushima H, Obara Y, Rin S. Induction of glistening and visual function of eyes with acrylic intraocular lenses inserted [in Japanese]. IOL&RS 2000;14:289–292
[4] Nishihara H, Yaguchi S, Onishi T, Chida M, Ayaki M. Surface scattering in implanted hydrophobic intraocular lenses. J Cataract Refract Surg 2003;29(7):1385–1388
[5] Matsushima H, Mukai K, Nagata M, Gotoh N, Matsui E, Senoo T. Analysis of surface whitening of extracted hydrophobic acrylic intraocular lenses. J Cataract Refract Surg 2009;35(11):1927–1934
[6] Ogura Y, Ong MD, Akinay A, Carson DR, Pei R, Karakelle M. Optical performance of hydrophobic acrylic intraocular lenses with surface light scattering. J Cataract Refract Surg 2014;40(1):104–113
[7] Werner L, Morris C, Liu E et al. Light transmittance of 1-piece hydrophobic acrylic intraocular lenses with surface light scattering removed from cadaver eyes. J Cataract Refract Surg 2014;40(1):114–120
[8] Miyata K, Honbo M, Otani S, Nejima R, Minami K. Effect on visual acuity of increased surface light scattering in intraocular lenses. J Cataract Refract Surg 2012;38(2):221–226
[9] Hayashi K, Hirata A, Yoshida M, Yoshimura K, Hayashi H. Long-term effect of surface light scattering and glistenings of intraocular lenses on visual function. Am J Ophthalmol 2012;154(2):240–251.e2
[10] Gayton JL, Apple DJ, Peng Q et al. Interlenticular opacification: clinicopathological correlation of a complication of posterior chamber piggyback intraocular lenses. J Cataract Refract Surg 2000;26(3):330–336
[11] Werner L, Shugar JK, Apple DJ et al. Opacification of piggyback IOLs associated with an amorphous material attached to interlenticular surfaces. J Cataract Refract Surg 2000;26(11):1612–1619
[12] Werner L, Apple DJ, Pandey SK et al. Analysis of elements of interlenticular opacification. Am J Ophthalmol 2002;133(3):320–326
[13] Werner L, Mamalis N, Stevens S, Hunter B, Chew JJ, Vargas LG. Interlenticular opacification: dual-optic versus piggyback intraocular lenses. J Cataract Refract Surg 2006;32(4):655–661
[14] Werner L. Causes of intraocular lens opacification or discoloration. J Cataract Refract Surg 2007;33(4):713–726
[15] Werner L. Calcification of hydrophilic acrylic intraocular lenses. Am J Ophthalmol 2008;146(3):341–343
[16] Werner L, Apple DJ, Escobar-Gomez M et al. Postoperative deposition of calcium on the surfaces of a hydrogel intraocular lens. Ophthalmology 2000;107(12):2179–2185
[17] Werner L, Apple DJ, Kaskaloglu M, Pandey SK. Dense opacification of the optical component of a hydrophilic acrylic intraocular lens: a clinicopathological analysis of 9 explanted lenses. J Cataract Refract Surg 2001;27(9):1485–1492
[18] Neuhann IM, Werner L, Izak AM et al. Late postoperative opacification of a hydrophilic acrylic (hydrogel) intraocular lens: a clinicopathological analysis of 106 explants. Ophthalmology 2004;111(11):2094–2101
[19] Werner L, Hunter B, Stevens S, Chew JJL, Mamalis N. Role of silicon contamination on calcification of hydrophilic acrylic intraocular lenses. Am J Ophthalmol 2006;141(1):35–43
[20] Haymore J, Zaidman G, Werner L et al. Misdiagnosis of hydrophilic acrylic intraocular lens optic opacification: report of 8 cases with the MemoryLens. Ophthalmology 2007;114(9):1689–1695
[21] Werner L, Wilbanks G, Ollerton A, Michelson J. Localized calcification of hydrophilic acrylic intraocular lenses in association with intracameral injection of gas. J Cataract Refract Surg 2012;38(4):720–721
[22] Dhital A, Spalton DJ, Goyal S, Werner L. Calcification in hydrophilic intraocular lenses associated with injection of intraocular gas. Am J Ophthalmol 2012;153(6):1154–60.e1
[23] Fellman MA, Werner L, Liu ET et al. Calcification of a hydrophilic acrylic intraocular lens after Descemet-stripping endothelial keratoplasty: case report and laboratory analyses. J Cataract Refract Surg 2013;39(5):799–803
[24] Saeed MU, Singh AJ, Morrell AJ. Sequential Descemet's membrane detachments and intraocular lens haze secondary to SF6 or C3F8. Eur J Ophthalmol 2006;16(5):758–760
[25] Hilgert CR, Hilgert A, Höfling-Lima AL, Farah ME, Werner L. Early opacification of SI-40NB silicone intraocular lenses. J Cataract Refract Surg 2004;30(10):2225–2229
[26] Werner L, Dornelles F, Hilgert CR et al. Early opacification of silicone intraocular lenses: Laboratory analyses of 6 explants. J Cataract Refract Surg 2006;32(3):499–509
[27] Tanaka T, Saika S, Hashizume N, Ohnishi Y. Brown haze in an Allergan SI-40NB silicone intraocular lens. J Cataract Refract Surg 2004;30(1):250–252
[28] Milauskas AT. Silicone intraocular lens implant discoloration in humans. Arch Ophthalmol 1991;109(7):913–915
[29] Watt RH. Discoloration of a silicone intraocular lens 6 weeks after surgery. Arch Ophthalmol 1991;109(11):1494–1495
[30] Milauskas AT. In reply to: Watt RH. Discoloration of a silicone intraocular lens 6 weeks after surgery. Arch Ophthalmol 1991;109:1495
[31] Koch DD, Heit LE. Discoloration of silicone intraocular lenses. Arch Ophthalmol 1992;110(3):319–320
[32] Apple DJ, Federman JL, Krolicki TJ et al. Irreversible silicone oil adhesion to silicone intraocular lenses. A clinicopathologic analysis. Ophthalmology 1996;103(10):1555–1561, discussion 1561–1562
[33] Apple DJ, Isaacs RT, Kent DG et al. Silicone oil adhesion to intraocular lenses: an experimental study comparing various biomaterials. J Cataract Refract Surg 1997;23(4):536–544
[34] Arthur SN, Peng Q, Apple DJ et al. Effect of heparin surface modification in reducing silicone oil adherence to various intraocular lenses. J Cataract Refract Surg 2001;27(10):1662–1669
[35] Mamalis N, Edelhauser HF, Dawson DG, Chew J, LeBoyer RM, Werner L. Toxic anterior segment syndrome. J Cataract Refract Surg 2006;32(2):324–333
[36] Werner L, Sher JH, Taylor JR et al. Toxic anterior segment syndrome and possible association with ointment in the anterior chamber following cataract surgery. J Cataract Refract Surg 2006;32(2):227–235
[37] McDonnell PJ, Taban M, Sarayba M et al. Dynamic morphology of clear corneal cataract incisions. Ophthalmology 2003;110(12):2342–2348
[38] Shingleton BJ, Wadhwani RA, O'Donoghue MW, Baylus S, Hoey H. Evaluation of intraocular pressure in the immediate period after phacoemulsification. J Cataract Refract Surg 2001;27(4):524–527
[39] Foot L, Werner L, Gills JP et al. Surface calcification of silicone plate intraocular lenses in patients with asteroid hyalosis. Am J Ophthalmol 2004;137(6):979–987
[40] Wackernagel W, Ettinger K, Weitgasser U et al. Opacification of a silicone intraocular lens caused by calcium deposits on the optic. J Cataract Refract Surg 2004;30(2):517–520
[41] Werner L, Kollarits CR, Mamalis N, Olson RJ. Surface calcification of a 3-piece

silicone intraocular lens in a patient with asteroid hyalosis: a clinicopathologic case report. Ophthalmology 2005;112(3):447–452
[42] Stringham J, Werner L, Monson B, Theodosis R, Mamalis N. Calcification of different designs of silicone intraocular lenses in eyes with asteroid hyalosis. Ophthalmology 2010;117(8):1486–1492
[43] Apple DJ, Werner L. Complications of cataract and refractive surgery: a clinicopathological documentation. Trans Am Ophthalmol Soc 2001;99:95–107, discussion 107–109
[44] Apple DJ, Peng Q, Arthur SN et al. Snowflake degeneration of polymethyl methacrylate posterior chamber intraocular lens optic material: a newly described clinical condition caused by unexpected late opacification of polymethyl methacrylate. Ophthalmology 2002;109(9):1666–1675
[45] Dahle N, Werner L, Fry L, Mamalis N. Localized, central optic snowflake degeneration of a polymethyl methacrylate intraocular lens: clinical report with pathological correlation. Arch Ophthalmol 2006;124(9):1350–1353

第 14 章 人工晶状体光感觉异常

Nick Mamalis, Kyle MacLean

14.1 引言

光感受异常是一种视觉现象，可以发生在常规的IOL植入术后。这里有两类特征性的症状：负性光感受异常，如临时感受到的暗区，以及正性光感受异常，如光、星形图案、条纹或中央闪光。19%~49%患者会在白内障术后经历光感受异常[1-3]。大多数患者主诉这种症状可以自发缓解[4,5]。对于少部分患者来说，完全解决症状需要进一步的干预，包括手术干预。光感受异常非常困扰术者，因其总是出现在常规的白内障手术之后。术后的裂隙灯检查会发现良好居中地位于囊袋的后房型IOL、正常的撕囊边缘、正常的瞳孔大小以及正常的角膜形态。光感受异常是常规白内障术后影响患者满意度的最主要因素[6]。

14.2 负性光感受异常

负性光感受异常是由于光不能到达视网膜一些特殊的周边区域引起的。患者会描述其视野中有一个阴影，经常是在颞侧视野呈新月形（图 14.1），并产生周边视野缺损[7]。超过15%白内障手术患者在术后第1天描述看到了颞侧的阴影。约71%的这类患者报道术后出现的视觉阴影在术后2个月完全、自行消失。只有0.2%~2.4%的患者会症状持续超过1年[2,5]。尽管现在认为负性光感受异常是白内障术后并发症，但其原因仍然不太清楚。

14.2.1 病因

在2000年第一次有文章报道负性光感受异常[2]，

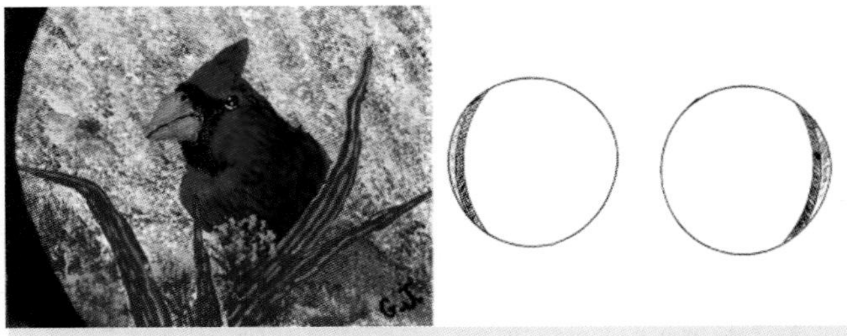

图 14.1 患者绘制的颞侧新月形负性光感受异常。(From Osher RH. Negative dysphotopsia: long-term study and possible explanation for transient symptoms. J Cataract Refract Surg 2008;34 (10):1699 - 1707. Used with permission of the Journal of Cataract and Refractive Surgery.)

但其确切原因仍不清楚。症状与年龄或手术时的视功能并不相关[8]。负性光感受异常并不发生在睫状沟固定IOL植入或前房型IOL植入术后，而更多地发生在囊袋植入IOL术后。同时，也未报道其出现在IOL偏位时。射线追踪分析提示其可能与内部的光反射有关，随后出现阴影[9]。目前没有检测负性光反射异常的客观方法。比如Humphrey视野检测为正常[7]。因此，负性光感受异常的诊断一般取决于患者的术后主诉。

角膜水肿

Osher提出角膜水肿可能引起短期的负性光感受异常[5,10]。他对250例患者进行调查发现，尽管超过15%的患者在术后第一天主诉颞侧阴影，但这个数量到1周时会明显下降。大部分患者只是经历一个短暂的颞侧负性光感受异常。他指出这些症状与白内障术后颞侧角膜切口的愈合过程一致。制作切口后，角膜会由于水肿变厚及呈雾状。颞侧既厚又模糊的区域会导致光路的阻断，而在颞侧视野中出现阴影。类似的阴影并没有出现在制作颞上方切口时，由于这种切口可以被上睑遮盖。

但也有其他作者报道上方切口同样可以引起光感受异常[11]。这种理论也因其他事实变得复杂，如这种光感受异常可以出现在角膜手术后，类似穿透性角膜移植或LASIK制瓣等也会引起角膜水肿。大多数负性光感受异常只是短期的，并最终可以消失，所以这可能只是简单的神经适应问题。

解剖因素

已报道的关于负性光感受异常患者的几个光学解剖结构可能是视觉阴影的预测因素，包括角膜曲率、术后ACD、IOL屈光度以及轴长[2,12]。

Holladay等[9]认为瞳孔大小、瞳孔与植入物之间距离以及扩展由于IOL所造成阴影区域的鼻侧功能性网膜都与白内障术后所报道的负性光感受异常相关。所有这些解剖情况增加了IOL放置在囊袋中时出现的视网膜阴影。视网膜阴影被认为与IOL设计、IOL位置以及前囊口边缘都有关。

IOL设计

患者报道多种IOL款式与多种IOL材料可发生负性光感受异常，包括三片式疏水性丙烯酸酯IOL[2]、一片式疏水性丙烯酸酯IOL[13]、一片式滤蓝光疏水性丙烯酸酯IOL[14]、一片式亲水性丙烯酸酯IOL[12]和三片式硅凝胶IOL[15,16]。一些小样本研究认为硅凝胶IOL发生负性光感受异常的比例要低于丙烯酸酯，主要是基于圆润的IOL边缘设计[3]，但目前并没有大样本研究评估两者的显著区别。

Holladay等[9]利用射线追踪模型来研究IOL边缘设计对光散射的影响。他们发现光路通过IOL边缘折射成不同的角度，但在IOL后面留下一个没有光穿透的区域(图14.2)。而这种出现暗区的IOL多为直角或方边IOL。类似硅凝胶的圆边设计在IOL后方仅留一个更小的暗区。他们提出IOL边缘是慢性负性光感受异常的原因。这个理论支持了小样本研究中硅凝胶更少造成慢性光感受异常的现象。但是，这种说法是有争议的，因为有问题的IOL与其他不同材料或边缘设计的IOL置换并未取得成功[17]。

IOL位置/前囊

Masket和Fram[7]发现前囊口之上放置IOL以覆盖前囊口边缘会减轻负性光感受异常的症状。在此之前发现IOL囊袋内置换并未改善症状，但置换为睫状沟IOL可缓解症状[12]。同样的，当在原囊袋IOL之上再次植入1枚IOL形成背驮式IOL，初始IOL反向光学面夹持，都可以减轻光感受异常的症状。这些技术都是在前囊口上放置1枚IOL。因此，负性光感受异常可能由于前囊口边缘与IOL表面交界发生到周边视网膜的异常光折射造成的。这个理论可以解释为什么负性光感受异常没有出现在前房型或者睫状沟固定IOL术后。

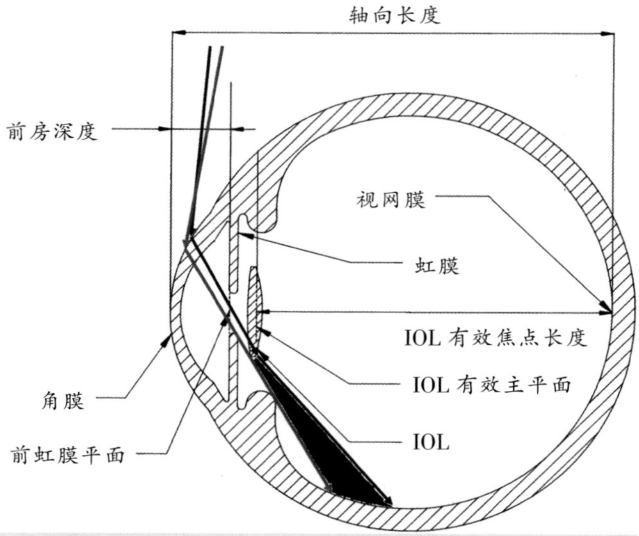

图14.2 图示眼球水平面结构图。红光入眼后错过IOL而未发生折射，而蓝光通过IOL先后通过前后表面进行折射。两者之间形成的暗区落在功能视网膜可能呈现阴影。(From Holladay JT, Zhao H, Reisin CR. Negative dysphotopsia: the enigmatic penumbra. J Cataract Refract Surg 2012;38:1251-1265. Used with permission of the Journal of Cataract and Refractive Surgery.)

14.2.2 处理

关于白内障术后负性光感受异常的有效处理需要继续研究。最初，用圆边IOL置换直角方边IOL是推荐的处理方法。囊袋内IOL置换的成功以各种结果进行报道。其他处理包括将IOL放置入睫状沟、二次IOL或者背驮式IOL囊袋前植入、IOL反向光学面夹持以及激光前囊切开术。

IOL置换

囊袋放置

首先认可的是在囊袋中将直角方边设计的疏水性丙烯酸酯IOL置换成圆边硅凝胶IOL，从而可以通过减少由于疏水性丙烯酸酯 IOL 直角边造成的阴影而减轻负性光感受异常的症状。但在已报道的病例中，并不是所有患者都能解决症状。

负性光感受异常的处理

- IOL 置换
- IOL 睫状沟固定
- 背驮式 IOL
- IOL 反向光学面夹持
- 激光前囊切开

Holladay 等[9]认为硅凝胶的圆边设计可以减轻阴影而不能完全消除。置换中应用周边边缘打毛或变钝的 IOL 也很少出现术后负性光感受异常，这是相同的原因[2,9]。IOL 置换后并非所有患者的症状都能得到解除，这可能是因为部分负性光感受异常是由于前囊口边缘造成[7]，或者虹膜后表面与置换后新的 IOL 前表面之间距离不变造成的[9]。

睫状沟放置

取出原来的 IOL 而放置睫状沟固定的 IOL 被证明是解决负性光感受异常的有效方式[18]。睫状沟固定的有效有两个可能的机制：它减少了虹膜后表面到 IOL 前表面的距离，以及睫状沟固定 IOL 覆盖了前囊口的边缘，因此减少了视网膜上的阴影[7,9]。需要注意的是，在具有或不具有术后光感受异常的患者群之间虹膜后表面到囊袋 IOL 前表面的距离并没有显著性差异[12]。

背驮式 IOL

将第二枚 IOL 固定在睫状沟，位于第一枚囊袋 IOL 之前，是解决光感受异常症状的有效方式（图 14.3）[7,19]。但与置换睫状沟固定 IOL 相比，其缺陷是可能存在患者屈光状态的改变。例如，有报道接受背驮式 IOL 植入的患者出现近视漂移[20]。这种改变可能导致患者需要再次接受其他干预以矫正屈光状态。

反向光学面夹持

反向光学面夹持是指 IOL 光学面在前囊口之前，而将袢留在囊袋内（图 14.4）。一些病例显示这种操作的结果与置换睫状沟 IOL 效果相当[7]。

激光前囊切开

Cooke 等[21]发现在一个白内障术后前囊收缩病例中前囊激光切开可以帮助减轻负性光感受异常的症状。在另一项小样本研究中，Folden[22]发现一些患者在接受小范围前囊激光切开后或多或少地减轻了症状。

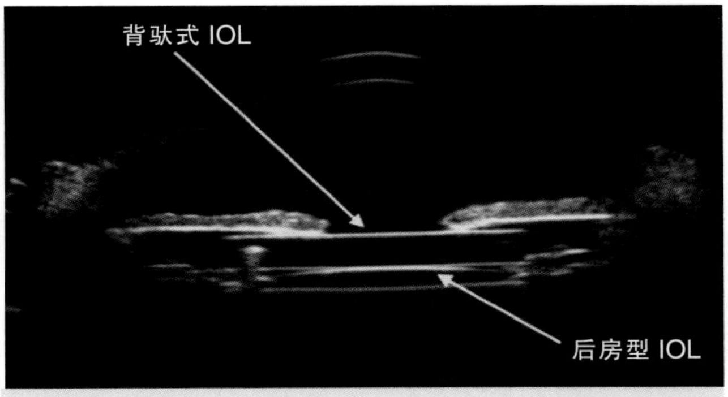

图 14.3　超声生物显微镜显示在囊袋后房型 IOL 前于睫状沟中二期植入背驮式 IOL。(From Masket S, Fram NR. Pseudophakic negative dysphotopsia: Surgical management and new theory of etiology. J Cataract Refract Surg 2011;37(7):1199 – 1207. Used with permission of the Journal of Cataract and Refractive Surgery.)

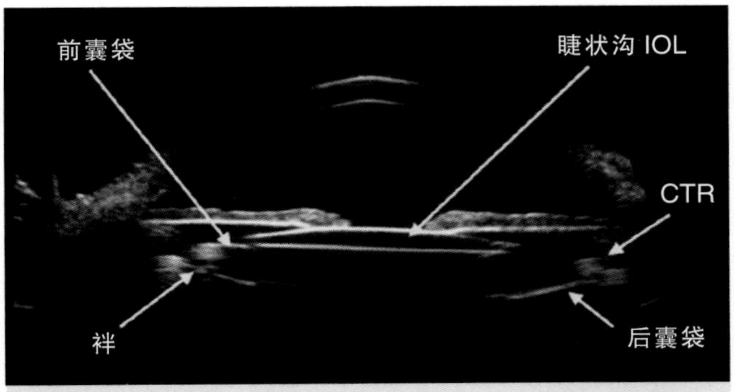

图 14.4　超声生物显微镜显示反向光学面夹持，伴光学面置于睫状沟平面，并且位于撕囊边缘之前，而袢位于囊袋内。CTR，囊袋张力环。(From Masket S, Fram NR. Pseudophakic negative dysphotopsia: surgical management and new theory of etiology. J Cataract Refract Surg 2011;37(7):1199 – 1207. Used with permission by the Journal of Cataract and Refractive Surgery.)

14.3 正性光感受异常

正性光感受异常是指在常规白内障术后在患者视野中出现不需要的图像或视觉干扰。与光缺失造成的负性光感受异常相反，正性光感受异常被认为是其他光形式在视网膜上的干扰或在真实图像之上的叠加。在正性光感受异常名称使用之前，高达 20%接受后房型 PMMA IOL 植入的患者描述出现瞬间光现象或边缘眩光[4]。但这些现象被认为程度很轻并且能自发缓解。患者会将正性光感受异常描述为视野中持续显著的光环、拱形光、光晕或闪光。常规白内障手术后正性光感受异常的发生率被报道高达 1.5%[23]。发生率随 IOL 设计和材料不同而不同。与负性光感受异常一样，术后检查会发现居中的 IOL 植入和正常的撕囊口[24]。

14.3.1 病因

Davison[2]第一个使用正性光感受异常这个名词，并认为它与 IOL 的材料与设计有关。他还认为发生光感受异常的易感人群取决于角膜曲率、术后 ACD、轴长以及所需屈光力，并没有对这些解剖结构的影响进行深入研究。由于 IOL 置换可以有效解决正性光感受异常，所以目前认为 IOL 的材料与设计是最大的致病因素。

IOL 材料

尽管 PMMA 材料 IOL 植入术后发现短暂的或轻微的眩光，但更为持久及严重的正性光感受异常发生在疏水性丙烯酸酯植入术后[2,4]。这被认为是，相比于 PMMA 材料来说，丙烯酸酯材料具有更高的折射系数。Ellis[23]发现将丙烯酸酯 IOL 置换成 PMMA IOL 可以缓解患者的正性光感受异常。Erie 等[25]使用射线追踪分析来看不同材料 IOL 表面的光反射。他们发现有高折射系数的材料可以造成散射光量的轻度增加，他们猜想如果暴露在强光下这可能引起显著的症状。

正性光感受异常也被报道发生在硅凝胶植入患者身上，所以相比材料来说，可能 IOL 边缘设计在正性光感受异常的发生中影响的更多[24]。

IOL 边缘设计

Holladay 等[26]在 Davision 使用正性光感受异常这个名词前就注意到 IOL 边缘设计与闪光感之间的联系。Holladay 使用射线追踪分析发现当光线以特殊角度照射直角或方形边缘 IOL 时，光线会发生内部反射，聚焦成为视网膜的拱形图像(图 14.5)。他们同样发现相比硅凝胶及 PMMA 材料来说，丙烯酸酯材料更容易发生内部反射。圆边设计的 IOL 光线折射后光路更为弥散，所以没有拱形的图像焦点。方边设计的 IOL 之所以流行是因为有研究证明它可以降低 PCO 的发生率[27]。但是由于这种改变，正性光感受异常的发生率也增加了[28]。Ellis 发现将方边丙烯酸酯 IOL 置换成圆边 PMMA IOL 可以有效解决光感受异常，这个结果支持材料和边缘设计造成正性光感受异常的理论。接下来的研究发现，丙烯酸酯 IOL 具有打毛或者粗糙边缘的话也可以降低正性光感受异常的发生率[29]。较方边设计，将丙烯酸酯晶状体边缘调整为斜边也可以减少散射光[30]。

多焦点 IOL 和 IOL 损伤

我们注意到，多焦点 IOL 比单焦点 IOL 术后眩光的发生率更高[31]。这通常是由于相比单焦点 IOL，多焦点 IOL 光学面表面的光散射发生率更高。如果多焦点 IOL 偏心，眩光发生率会更高[32]。多焦点 IOL 表面的划痕也被认为与正性光感受异常及眩光发生相关[33]。尽管这些视觉现象的描述词语与单焦点 IOL 中的正性光感受异常相似，但这些与眩光光晕相关的现象被特

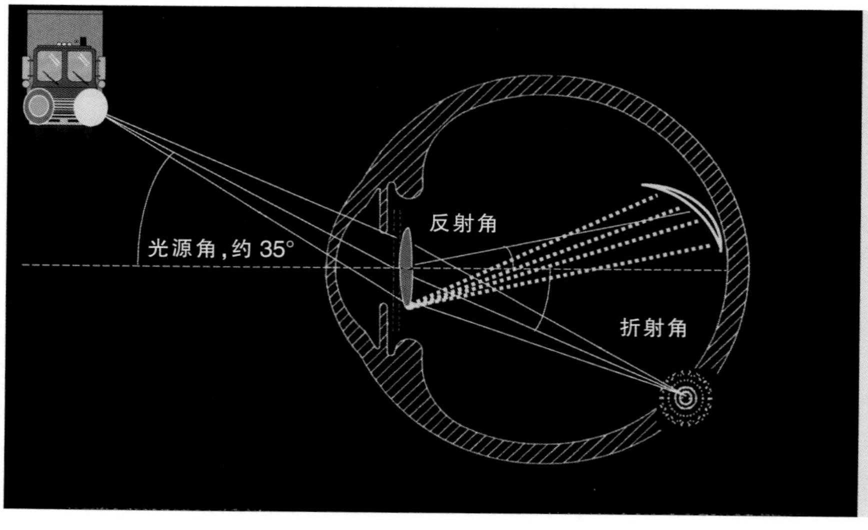

图 14.5 图示眼球水平面结构图。射线经过光学面方边或者钝性边缘发生异常反射引起颞侧正性光感受异常(反射图像)，异常反射光将会从光源折射图像中缺失(光源图像)。消失的射线可能引起图像强度的变异，这将会被描述成异常。(From Holladay JT, Zhao H, Reisin CR. Negative dysphotopsia: the enigmatic penumbra. J Cataract Refract Surg 2012;38:1251–1265. Used with permission of the Journal of Cataract and Refractive Surgery.)

定地描述为“凡士林视觉样光感受异常”。这些视觉现象的机制与单焦点 IOL 正性光感受异常机制不同,已在第 12 章中详细讨论。

14.3.2 处理

与负性光感受异常不同,IOL 取出与置换被证实可解决正性光感受异常症状。植入丙烯酸酯方边 IOL 后发生正性光感受异常的患者可以通过置换为圆边 PMMA 或硅凝胶 IOL 来解决症状[2,23]。用单焦点晶状体代替多焦点晶状体会有满意的结果。第 17 章提供了关于 IOL 置换的更多信息。

14.4 总结

尽管持续性光感受异常不常见,但它可以导致显著的视力损害,而造成患者的不满意。负性光感受异常是更为常见的光感受异常,但它更有希望自行缓解。负性光感受异常的处理方式很多,从背驮式 IOL 睫状沟植入到原始 IOL 光学面反向夹持。尽管负性光感受异常可能与 IOL 设计的阴影影响、虹膜到 IOL 表面的空间以及撕囊口的边缘有关,但其原因仍然没有完全弄清。虽然正性光感受异常更为少见,但它会引起更严重的视觉障碍。它可以通过置换圆边设计的 IOL 来解决。其发生原因与 IOL 边缘设计、材料以及划痕直接相关。

(朱亚楠 译 姚克 审校)

参考文献

[1] Tester R, Pace NL, Samore M, Olson RJ. Dysphotopsia in phakic and pseudophakic patients: incidence and relation to intraocular lens type(2). J Cataract Refract Surg 2000;26(6):810–816

[2] Davison JA. Positive and negative dysphotopsia in patients with acrylic intraocular lenses. J Cataract Refract Surg 2000;26(9):1346–1355

[3] Bournas P, Drazinos S, Kanellas D, Arvanitis M, Vaikoussis E. Dysphotopsia after cataract surgery: comparison of four different intraocular lenses. Ophthalmologica 2007;221(6):378–383

[4] Arnold PN. Photic phenomena after phacoemulsification and posterior chamber lens implantation of various optic sizes. J Cataract Refract Surg 1994;20(4):446–450

[5] Osher RH. Negative dysphotopsia: long-term study and possible explanation for transient symptoms. J Cataract Refract Surg 2008;34(10):1699–1707

[6] Kinard K, Jarstad A, Olson RJ. Correlation of visual quality with satisfaction and function in a normal cohort of pseudophakic patients. J Cataract Refract Surg 2013;39(4):590–597

[7] Masket S, Fram NR. Pseudophakic negative dysphotopsia: Surgical management and new theory of etiology. J Cataract Refract Surg 2011;37(7):1199–1207

[8] Aslam TM, Gupta M, Gilmour D, Patton N, Dhillon B. Long-term prevalence of pseudophakic photic phenomena. Am J Ophthalmol 2007;143(3):522–524

[9] Holladay JT, Zhao H, Reisin CR. Negative dysphotopsia: the enigmatic penumbra. J Cataract Refract Surg 2012;38(7):1251–1265

[10] Osher RH. Differentiating transient and permanent negative dysphotopsia. J Cataract Refract Surg 2010;36(9):1619–, author reply 161–169

[11] Cooke DL. Negative dysphotopsia after temporal corneal incisions. J Cataract Refract Surg 2010;36(4):671–672

[12] Vámosi P, Csákány B, Németh J. Intraocular lens exchange in patients with negative dysphotopsia symptoms. J Cataract Refract Surg 2010;36(3):418–424

[13] Davison JA. Clinical performance of Alcon SA30AL and SA60AT single-piece acrylic intraocular lenses. J Cataract Refract Surg 2002;28(7):1112–1123

[14] Radford SW, Carlsson AM, Barrett GD. Comparison of pseudophakic dysphotopsia with Akreos Adapt and SN60-AT intraocular lenses. J Cataract Refract Surg 2007;33(1):88–93

[15] Narváez J, Banning CS, Stulting RD. Negative dysphotopsia associated with implantation of the Z9000 intraocular lens. J Cataract Refract Surg 2005;31(4):846–847

[16] Trattler WB, Whitsett JC, Simone PA. Negative dysphotopsia after intraocular lens implantation irrespective of design and material. J Cataract Refract Surg 2005;31(4):841–845

[17] Masket S, Fram N. Etiology of negative dysphotopsia. J Cataract Refract Surg 2013;39(3):485–486

[18] Burke TR, Benjamin L. Sulcus-fixated intraocular lens implantation for the management of negative dysphotopsia. J Cataract Refract Surg 2014;40(9):1469–1472

[19] Ernest PH. Severe photic phenomenon. J Cataract Refract Surg 2006;32(4):685–686

[20] Masket S, Fram NR, Hill WE et al. Consultation section: Cataract surgical problem. J Cataract Refract Surg 2011;37(2):421–426

[21] Cooke DL, Kasko S, Platt LO. Resolution of negative dysphotopsia after laser anterior capsulotomy. J Cataract Refract Surg 2013;39(7):1107–1109

[22] Folden DV. Neodymium:YAG laser anterior capsulectomy: surgical option in the management of negative dysphotopsia. J Cataract Refract Surg 2013;39(7):1110–1115

[23] Ellis MF. Sharp-edged intraocular lens design as a cause of permanent glare. J Cataract Refract Surg 2001;27(7):1061–1064

[24] Masket S. Truncated edge design, dysphotopsia, and inhibition of posterior capsule opacification. J Cataract Refract Surg 2000;26(1):145–147

[25] Erie JC, Bandhauer MH, McLaren JW. Analysis of postoperative glare and intraocular lens design. J Cataract Refract Surg 2001;27(4):614–621

[26] Holladay JT, Lang A, Portney V. Analysis of edge glare phenomena in intraocular lens edge designs. J Cataract Refract Surg 1999;25(6):748–752

[27] Hollick EJ, Spalton DJ, Ursell PG et al. The effect of polymethylmethacrylate, silicone, and polyacrylic intraocular lenses on posterior capsular opacification 3 years after cataract surgery. Ophthalmology 1999;106(1):49–54, discussion 54–55

[28] Schwiegerling J. Recent developments in pseudophakic dysphotopsia. Curr Opin Ophthalmol 2006;17(1):27–30

[29] Meacock WR, Spalton DJ, Khan S. The effect of texturing the intraocular lens edge on postoperative glare symptoms: a randomized, prospective, double-masked study. Arch Ophthalmol 2002;120(10):1294–1298

[30] Franchini A, Gallarati BZ, Vaccari E. Analysis of stray-light effects related to intraocular lens edge design. J Cataract Refract Surg 2004;30(7):1531–1536

[31] Chiam PJ, Chan JH, Aggarwal RK, Kasaby S. ReSTOR intraocular lens implantation in cataract surgery: quality of vision. J Cataract Refract Surg 2006;32(9):1459–1463

[32] Soda M, Yaguchi S. Effect of decentration on the optical performance in multifocal intraocular lenses. Ophthalmologica 2012;227(4):197–204

[33] Cole SC, Werner L, Schwiegerling J, Crandall A. Visual aberrations in a multifocal intraocular lens with injection-related scratches. J Cataract Refract Surg 2014;40(11):1913–1918

第 15 章 葡萄膜炎-青光眼-前房积血综合征

Thomas A. Oetting

15.1 引言

Ellingson 发现了特殊前房型(AC)IOL——Choyce Mark Ⅷ(Rayner)植入术后的综合征，症状包括葡萄膜炎、青光眼以及前房积血[1]。尽管开始这种综合征被认为与特殊 IOL 相关，但之后发现这种综合征可以发生于其他前房型 IOL、后房型(PC)IOL 植入术后，与葡萄膜组织刺激相关[2-9]。这种综合征包括葡萄膜炎、青光眼以及前房积血，开始被称为“Ellingson 综合征”，但最终被定义为 UGH(发音为 ug，同 ugly)综合征，以强调 3 种重要的特征。还有一种综合征的延伸，称为 UGH 附加综合征，指患者在葡萄膜炎、青光眼、前房积血之外还有玻璃体积血，这在后房型 IOL 植入术后更为常见。

UGH 综合征与葡萄膜组织接触 IOL 相关。UGH 综合征中的葡萄膜炎症看起来是由于 IOL(通常为袢)与虹膜或睫状体之间的接触造成。前房积血与玻璃体积血来自对虹膜、睫状体、房角血管的偶发性损伤。青光眼继发于葡萄膜炎、葡萄膜炎治疗、色素播散、出血或对房角组织的直接损伤。

当常规放置 AC IOL 时，UGH 综合征是继大泡性角膜病变后第二大置换 IOL 的指征[10-13]。之后 PC IOL 逐渐成为主要方式，UGH 综合征变得并不常见，但这依然非常重要。PC IOL 睫状沟放置是 UGH 综合征的主要危险因素，尤其是当 IOL 不稳定或是具有宽大方形袢的一片式丙烯酸酯(SPA)IOL[14,15]。即使 PC IOL 被完全放置于囊袋中，若悬韧带松弛，IOL 震颤依然可以刺激虹膜而导致 UGH 综合征[16-19]。

15.2 宽泛的 UGH 综合征定义

虽然严格上来说，UGH 综合征需要包括 3 种症状(葡萄膜炎、青光眼和前房积血)，但如果只有 3 种中的一种或两种症状(比如：不存在前房积血的 UGH 综合征)，我们更常用名词 UGH。一个刺激其他组织的 IOL 是诊断 UGH 的必要因素。因为 IOL 被定义为 UGH 综合征的特征，如果在有晶状体眼或无晶状体眼中使用 UGH 综合征就与定义不一致。

诊断 UGH 综合征不一定简单。鉴别诊断包括多种情况，但是症状的发生时间，尤其是葡萄膜炎的发生，可以帮助诊断(表 15.1)。裂隙灯检查是最为重要的诊断方法。明确由于袢造成的虹膜损伤的范围，并通过直接或后照亮法帮助诊断 UGH 综合征。裂隙灯检查经常可以发现松弛的 IOL(IOL 震颤)，这可能是明确诊断的关键，尤其是对 PC IOL 来说。房角镜检查在寻找残留晶状体物质及明确 IOL 袢位置上非常重要，特别是对 AC IOL 来说。前节高频率超声可以对 PC IOL 进行成像，包括袢的位置以及与虹膜的接触，这对诊断 UGH 综合征也很有帮助[20,21]。超声也有助于发现残留晶状体物质，这可能与 UGH 综合征发生混淆。前节 OCT 可以进行 IOL 偏位以及房角结构的成像，但在虹膜遮挡位置上，它不及超声有用[22]。

表 15.1　UGH 综合征的鉴别诊断

诊断	特征	发病时间	与 UGH 鉴别要点
TASS	严重炎症 纤维素/前房积脓 角膜水肿 高眼压 无玻璃体细胞	术后数小时至数天	比 UGH 发病快 炎症更重
眼内炎	严重炎症 纤维素/前房积脓 玻璃体细胞 疼痛	术后 3~14 天	比 UGH 发病快 炎症更重
慢性眼内炎	轻度炎症 白色囊膜斑块 少量玻璃体细胞	术后 1~2 个月	IOL 稳定
晶状体物质残留	轻度炎症 前房晶状体物质	术后 1 个月激素减量时	IOL 稳定 房角镜或超声发现晶状体物质
房角或虹膜新生血管(例如:DM、镰刀细胞、缺血)	术后立即前房积血 轻微炎症 检查发现新生血管	术后立即	术前发现或在另一眼内 IOL 稳定 清楚的前房积血
慢性葡萄膜炎(例如:Fuch 综合征)	炎症 可能有高眼压	激素减量后	术前病史 IOL 稳定
玻璃体牵引	闪光感	术后 1~3 个月	视网膜检查 B 超检查 IOL 稳定
Swan 综合征[27]	切口处血管长入 复发性前房积血	术后 1 个月	IOL 稳定 没有炎症

缩略语:DM,糖尿病;IOL,人工晶状体;TASS,眼前节毒性综合征;UGH,葡萄膜炎-青光眼-前房积血。

15.3 前房 IOL

典型的 UGH 综合征与 AC IOL 相关。由于 AC IOL 可能导致 UGH 综合征及大泡性角膜病变,所以对 AC IOL 的评价下降。但是,现代 AC IOL 是有效的,Wagoner 等发现 AC IOL 与悬吊 PC IOL 之间在并发症上没有什么区别[23]。太大或太小 AC IOL 会刺激虹膜而导致 UGH 综合征。图 15.1 显示由于青光眼与葡萄膜炎导致的虹膜缺陷,AC IOL 位置不当。图 15.2 显示当虹膜修补后,同样的 AC IOL 位置正常,从而避免了 UGH 综合征。

最重要的问题是,AC IOL 的合适大小。AC IOL 有多种型号,取决于生产商。一般来说,需要在“白到白距离”测定的角膜直径数值上增加 1mm 以确定 AC IOL 最佳长度。传统上是用卡尺测量角巩缘的一端到另一端的直线距离。角膜缘的端点处角膜变白,所以称之为“白到白距离”。当瘢痕或者血管翳存在时,很难测量“白到白距离”。一些用来术前测量与计算 IOL 屈光度的仪器同样需要测量白到白距离。AC IOL 不够长时会发生倾斜与旋转,而引起 UGH 综合征。AC IOL 过长时会损害房角,引起疼痛与 UGH 综合征。

对 AC IOL 相关性 UGH 综合征的处理取决于其严重程度(表 15.2)。如果只有 AC IOL 相关的轻度葡萄膜炎,可以通过慢性抗感染治疗。当 AC IOL 导致了典型症状的 UGH 综合征,则 IOL 需要被置换,不管是无晶状体眼佩戴角膜接触镜或者放置后房型 IOL。本书的其他章节讲述了放置悬吊 PC IOL 或黏合 PC IOL 的技术,这些可能是有效的处理方式,因为初次放入 AC IOL 后很少有囊袋可以位于正常位置。

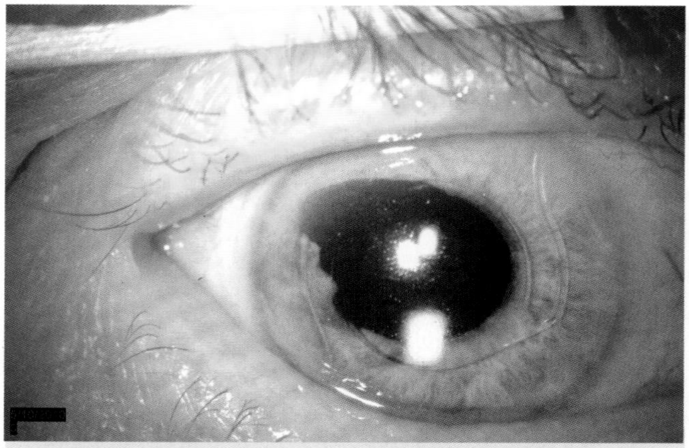

图 15.1　虹膜外伤患者眼内前房型 IOL 位置不佳。

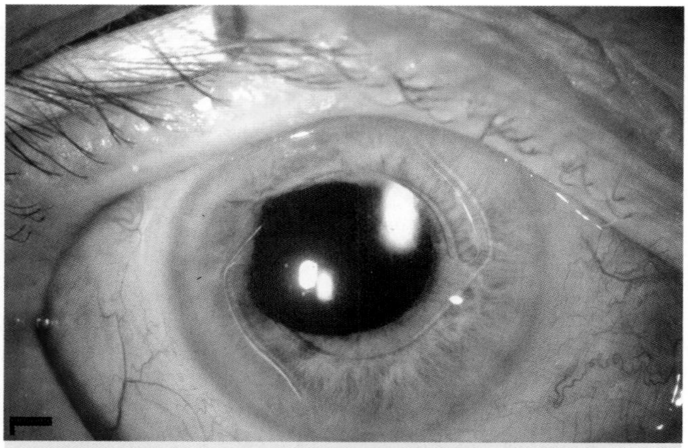

图 15.2　虹膜修补术后前房型 IOL 位置变佳。

表 15.2　UGH 综合征处理策略基于 IOL 类型、位置与综合征严重程度

IOL 位置	特征	诊断	处理选择
前房	仅有轻度葡萄膜炎	裂隙灯	慢性抗感染治疗
	葡萄膜炎、青光眼和(或)前房积血	裂隙灯	IOL 置换 PC IOL
睫状沟(三片式或 PMMA)	仅有轻度葡萄膜炎	裂隙灯检查 TID 超声检查以寻找晶状体碎片	慢性抗感染治疗
	葡萄膜炎、青光眼和(或)前房积血		缝合固定 IOL 至虹膜 悬吊 IOL 至睫状沟(缝合或黏合) IOL 光学面嵌入囊袋以固定 IOL IOL 取出并使用角膜接触镜
睫状沟(单片式丙烯酸酯)	轻度色素性青光眼	裂隙灯检查 TID	房水抑制 缩瞳(可能有帮助)
	葡萄膜炎、青光眼和(或)前房积血	裂隙灯检查 TID 超声检查以确认袢在睫状沟	置换为三片式 IOL 重新定位袢至囊袋 剪断囊袋外的袢
后房型 IOL 完全位于囊袋	葡萄膜炎、青光眼和(或)前房积血	裂隙灯检查 TID 及假性囊膜剥脱 超声检查以寻找晶状体碎片 前节 OCT	缝合固定 IOL 囊袋复合体至巩膜 固定 IOL,但取出囊袋(三片式) 取出 IOL 囊袋复合体,置换为 AC IOL 或将 IOL 缝合至虹膜、巩膜或黏合至袢隧道
任何 IOL	UGH 附加玻璃体积血	视网膜检查 B 超检查 周边撕裂牵拉	可能需要玻璃体切割术 缝合固定 IOL 置换为 AC IOL

缩略语:AC,前房;IOL,人工晶状体;OCT,光学相干断层扫描;PC,后房;PMMA,聚甲基丙烯酸甲酯;TID,透光缺损;UGH,葡萄膜炎–青光眼–前房积血。

15.4 睫状沟 IOL

当 AC IOL 使用率下降后，睫状沟固定 IOL 看起来是我们目前操作中引起 UGH 综合征最常见的原因。IOL 在睫状沟会发生移动、旋转或倾斜而刺激葡萄膜组织引起 UGH 综合征。当袢的长度太短或袢(甚至光学面)有方形边缘时，IOL 会刺激虹膜。Chang 团队指出放置睫状沟 IOL 的问题，并提出目前很少有 PC IOL 适合于睫状沟的固定[15]。完美的睫状沟 IOL 需要有一个长的、薄的、成角的袢以及一个由非硅胶材料制成的平滑的圆形的较大的光学面。

一片式丙烯酸酯 IOL 已经成为 UGH 综合征的常见原因[15-19]。通常是以为一片式丙烯酸酯被完整放置在囊袋中，但其实有一个袢无意中被放在了睫状沟。大的、方形袢会明显刺激虹膜后表面，导致炎症、色素播散以及前房或玻璃体积血(图 15.3)。房角镜在判断袢是否位于囊袋前时是有用的(图 15.4)。虹膜透照可以帮助找到方形袢引起虹膜后表面色素播撒的范围(图 15.5)[24]。一些报道引用了一过性黑矇病例，发现由于错误放置的单片式丙烯酸酯损伤了虹膜血管而导致了 UGH 附加综合征，并出现了玻璃体积血[16-19]。

对睫状沟固定 PC IOL 相关 UGH 综合征的处理取决于综合征的严重性及范围(表 15.2)。仅有轻度炎症的患者考虑使用慢性抗感染治疗与观察。仅有因色素播撒而引起高眼压的患者可以考虑行局部房水抑制及观察。但是，当 UGH 综合征更为严重时，尤其是它引起玻璃体积血时，需要考虑进行 IOL 置换或者重新放置。如果 IOL 不适合睫状沟(比如：太小或单片式丙烯酸酯 IOL)，那么它需要置换为其他睫状沟 IOL[15]。如果单片式丙烯酸酯的一个袢在囊袋外，那么它需要重新回纳入囊袋中，或者简单剪断。如果前节空间太大，没有晶状体适合于睫状沟固定(图 15.6)，可以考虑在虹膜、巩膜上缝合 IOL，或将袢黏合到巩膜袢下。在一些严重葡萄膜炎的病例中，最好的解决方式是改为无晶状体眼眼镜佩戴或角膜接触镜佩戴。

15.5 囊袋内 PC IOL

最近报道的导致 UGH 综合征的原因是 IOL 虽然完全被放置在囊袋内，但仍然刺激虹膜或睫状体[25]。关键原因是松弛的悬韧带(通常由于假性囊膜剥脱)，造成 IOL 震颤而刺激葡萄膜组织(图 15.7)。由于患者会

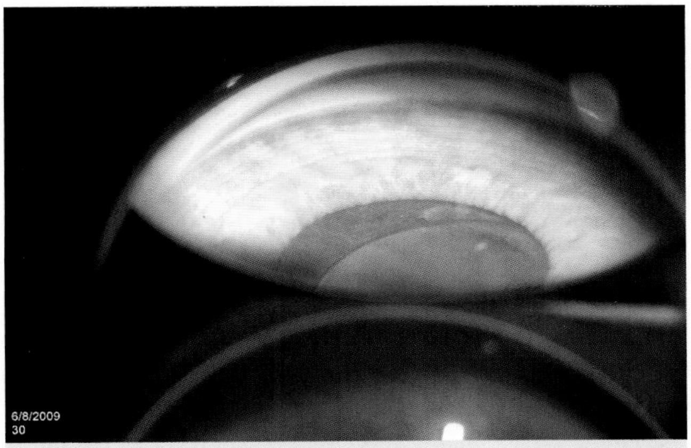

图 15.4　房角镜检查发现单片式丙烯酸酯 IOL 的一个袢在睫状沟。

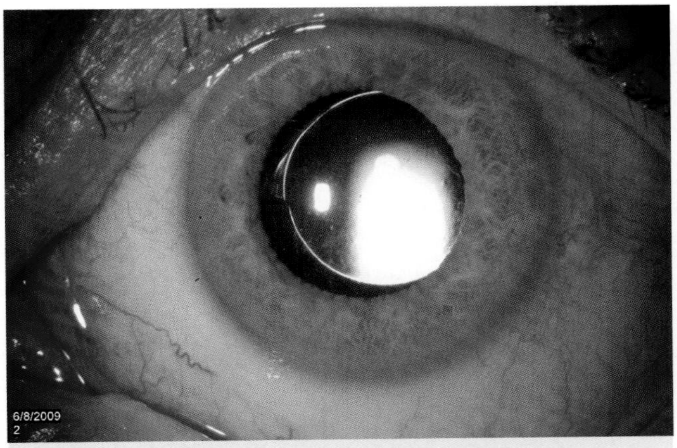

图 15.3　裂隙灯照片示单片式丙烯酸酯 IOL 偏心，并且 IOL 的一个袢在囊袋内，另一个袢在睫状沟。

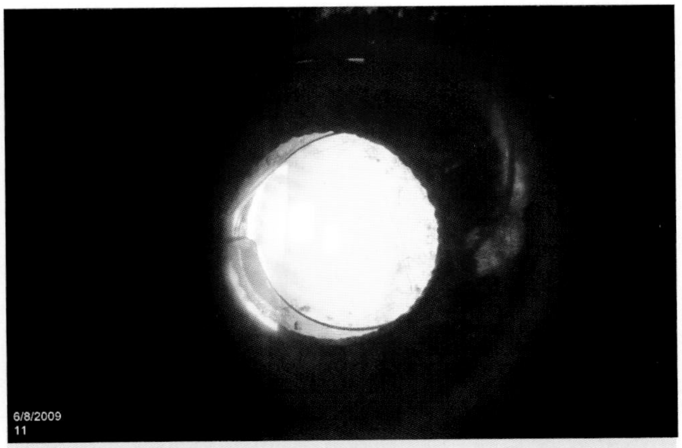

图 15.5　透照法示单片式丙烯酸酯 IOL 的一个袢在睫状沟而引起虹膜损伤。

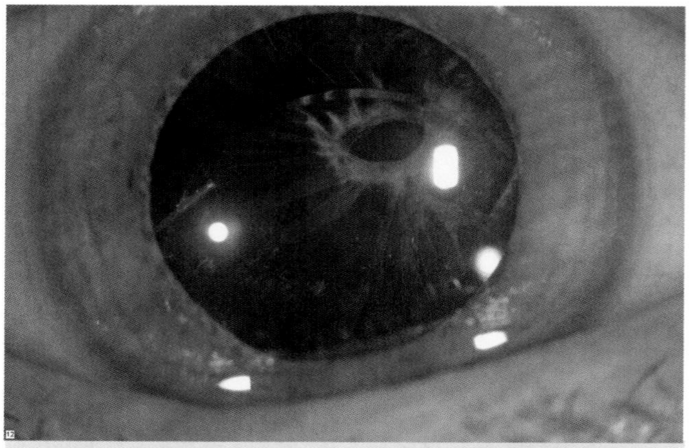

图 15.6 近视患者前节空间大，睫状沟固定 IOL 脱位。

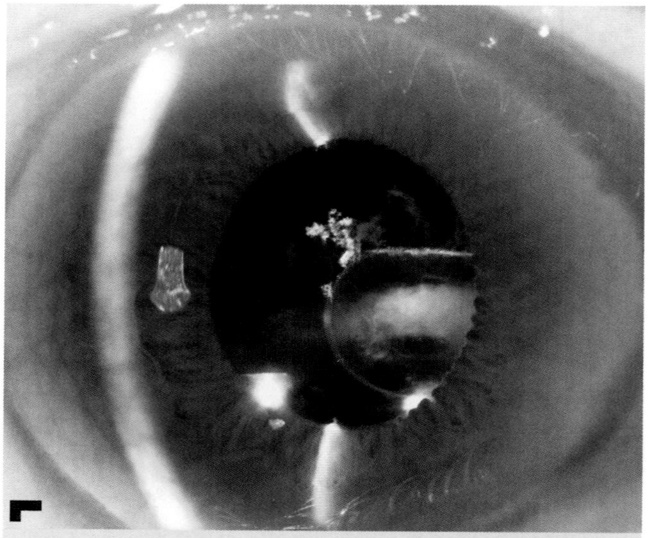

图 15.7 假性囊膜剥脱患者 IOL 及囊袋复合体脱位。

在手术后长期生存，因此半脱位 IOL/囊袋复合体变得更为常见。

这种情况的处理取决于 UGH 综合征的严重程度。如果炎症轻，并且患者高龄或虚弱，那么最佳治疗方法是简单应用抗炎药物及观察。但在大部分病例中，如果 IOL 松弛到足够引起 UGH 综合征，那么可能迟早发生 IOL 完全脱位。

一个重要的检查技术是患者取仰卧位，并观察 IOL 是否仍然可以保持水平（尽管松弛）。如果患者仰卧位时 IOL 变得垂直，则选择玻璃体视网膜医生进行 IOL 取出更有意义，因为此时 IOL 很可能坠入玻璃体。但如果 IOL 保持水平，那么前节操作就会成功。经典的手术方案是缝合初始 IOL 或者置换另一枚 IOL。

如果 IOL 是单片式丙烯酸酯 IOL，不合适在睫状沟固定，那么有两种选择。一种选择是简单取出 IOL/囊袋复合体，重新放置一个悬吊 PC IOL、黏合 PC IOL、AC IOL，或者佩戴无晶状体眼角膜接触镜。另一种选择是，如前所述，将 IOL/囊袋复合体缝合至巩膜[26]。

如果 IOL 是三片式 IOL，那么可能可以将现有 IOL 从囊袋内取出（使用玻璃体切割术或其他器械），并且再次利用初始 IOL。初始 IOL 可以被缝合至虹膜、巩膜或黏合至巩膜下，其他章节有具体描述。通常存在 Soemmering 环以及残留晶状体物质，手术中需要小心这些物质坠入后节。

15.6 总结

UGH 和 UGH 附加综合征是需要观察和处理的术后重要并发症。尽管，我们从使用 AC IOL 变为使用 PC IOL，但我们依然可以见到综合征的发生。目前最常见的原因是来自睫状沟固定 IOL（不管是有意或无意），但即使 IOL 完整位于囊袋中，也会由于悬韧带松弛而引起 UGH。如果综合征程度较轻，可能只需要药物治疗及观察。当葡萄膜刺激导致综合征，那么需要稳定 IOL 或置换 IOL 来消除葡萄膜刺激。

（朱亚楠 译　姚克 审校）

参考文献

[1] Ellingson FT. Complications with the Choyce Mark VIII Anterior Chamber Lens Implant (uveitis-glaucoma-hyphema). J Am Intraocul Implant Soc 1977;3(3–4):199–201

[2] Choyce DP. Complications of the AC implants of the early 1950's and the UGH or Ellingson syndrome of the late 1970's. J Am Intraocul Implant Soc 1978;4(2):22–29

[3] Beehler CC. UGH syndrome with the 91Z lens. J Am Intraocul Implant Soc 1983;9(4):459

[4] Magargal LE, Goldberg RE, Uram M, Gonder JR, Brown GC. Recurrent microhyphema in the pseudophakic eye. Ophthalmology 1983;90(10):1231–1234

[5] Maynor RC, Jr. Lens-induced complications with anterior chamber lens implants: a comparison with iris supported and posterior chamber lenses. J Am Intraocul Implant Soc 1983;9(4):450–452

[6] Percival SP, Das SK. UGH syndrome after posterior chamber lens implantation. J Am Intraocul Implant Soc 1983;9(2):200–201

[7] Apple DJ, Mamalis N, Loftfield K et al. Complications of intraocular lenses. A historical and histopathological review. Surv Ophthalmol 1984;29(1):1–54

[8] Balent A, Civerchia L, Mohamadi P. Intraocular lens implant exchange and resolution of cystoid macular edema. J Cataract Refract Surg 1986;12(2):184–185

[9] Masket S. Pseudophakic posterior iris chafing syndrome. J Cataract Refract Surg 1986;12(3):252–256

[10] Mamalis N, Crandall AS, Pulsipher MW, Follett S, Monson MC. Intraocular lens explantation and exchange. A review of lens styles, clinical indications, clinical results, and visual outcome. J Cataract Refract Surg 1991;17(6):811–818

[11] Doren GS, Stern GA, Driebe WT. Indications for and results of intraocular lens explantation. J Cataract Refract Surg 1992;18(1):79–85

[12] Sinskey RM, Amin P, Stoppel JO. Indications for and results of a large series of intraocular lens exchanges. J Cataract Refract Surg 1993;19(1):68–71
[13] Apple DJ, Brems RN, Park RB et al. Anterior chamber lenses. Part I: Complications and pathology and a review of designs. J Cataract Refract Surg 1987;13(2):157–174
[14] Van Liefferinge T, Van Oye R, Kestelyn P. Uveitis-glaucoma-hyphema syndrome: a late complication of posterior chamber lenses. Bull Soc Belge Ophtalmol 1994;252:61–65, discussion 66
[15] Chang DF, Masket S, Miller KM et al. ASCRS Cataract Clinical Committee. Complications of sulcus placement of single piece acrylic intraocular lenses: recommendations for backup IOL implantation following posterior capsule rupture. J Cataract Refract Surg 2009;35(8):1445–1458
[16] Cates CA, Newman DK. Transient monocular visual loss due to uveitis-glaucoma-hyphaema (UGH) syndrome. J Neurol Neurosurg Psychiatry 1998;65(1):131–132
[17] Foroozan R, Tabas JG, Moster ML. Recurrent microhyphema despite intracapsular fixation of a posterior chamber intraocular lens. J Cataract Refract Surg 2003;29(8):1632–1635
[18] Sharma A, Ibarra MS, Piltz-Seymour JR, Syed NA. An unusual case of uveitis-glaucoma-hyphema syndrome. Am J Ophthalmol 2003;135(4):561–563
[19] Rajak SN, Bahra A, Aburn NS, Warden NJ, Mossman SS. Recurrent anterior chamber hemorrhage from an intraocular lens simulating amaurosis fugax. J Cataract Refract Surg 2007;33(8):1492–1493
[20] Mostafavi D, Nagel D, Danias J. Haptic-induced postoperative complications. Evaluation using ultrasound biomicroscopy. Can J Ophthalmol 2013;48(6):478–481
[21] Lima BR, Pichi F, Hayden BC, Lowder CY. Ultrasound biomicroscopy in chronic pseudophakic ocular inflammation associated with misplaced intraocular lens haptics. Am J Ophthalmol 2014;157(4):813–817.e1
[22] Werner L, Michelson J, Ollerton A, Leishman L, Bodnar Z. Anterior segment optical coherence tomography in the assessment of postoperative intraocular lens optic changes. J Cataract Refract Surg 2012;38(6):1077–1085
[23] Wagoner MD, Cox TA, Ariyasu RG, Jacobs DS, Karp CL American Academy of Ophthalmology. Intraocular lens implantation in the absence of capsular support: a report by the American Academy of Ophthalmology. Ophthalmology 2003;110(4):840–859
[24] Verdick R. Eye transillumination. http://www.eyetransillumination.org/eye-trauma-surgical.htm. Accessed September 1, 2014
[25] Zhang L, Hood CT, Vrabec JP, Cullen AL, Parrish EA, Moroi SE. Mechanisms for in-the-bag uveitis-glaucoma-hyphema syndrome. J Cataract Refract Surg 2014;40(3):490–492
[26] Oetting TA, Tsui JY, Szeto AT. Sliding internal knot technique for late in-the-bag intraocular lens decentration. J Cataract Refract Surg 2011;37(5):810–813
[27] Jarstad JS, Hardwig PW. Intraocular hemorrhage from wound neovascularization years after anterior segment surgery (Swan syndrome). Can J Ophthalmol 1987;22(5):271–275

第 4 部分

人工晶状体偏心：复位与置换

第 16 章
人工晶状体复位

Iqbal Ike K. Ahmed, Xavier Campos-Moller

16.1 引言

随着现代白内障超声乳化手术技术、连续环状撕囊技术和可折叠 IOL 的发展,IOL 偏心、异位等并发症日益罕见。但是,由于潜在的眼部疾病、外伤、眼部其他手术、医源性因素及 IOL 设计相关问题,导致 IOL 偏心时有发生,此时便需要进行 IOL 复位。其适应证如下:

- IOL 半脱位导致视力下降。
- IOL 脱位入后玻璃体腔可能。
- 术后光感受异常,包括光弧、光晕、IOL 边缘效应和炫光。
- UGH 综合征。
- 因 IOL 位置异常导致的术后屈光状态不佳;散光 IOL 旋转、多焦 IOL 偏心、调节型 IOL 伴发 Z-综合征。

据报道白内障术后 IOL 半脱位的发生率为 0.2%~1.7%[1-4]。最常见的原因为假性囊膜剥脱综合征、外伤和手术并发症,可导致视力下降、光感受异常,并可能与 UGH 综合征相关。

若所植入的 IOL 设计便于用其他策略来固定,无损坏和混浊,且度数符合术眼的屈光状态,则可考虑 IOL 复位术。否则,推荐 IOL 置换术(见第 17 章)。

IOL 所在的位置是前房、睫状沟、囊袋-睫状沟、囊袋还是玻璃体腔决定了采用何种手术技巧。IOL 复位的关键在于将其调整并固定于眼内的一个稳定位置。可固定的位置包括:

- 囊袋。
- 睫状沟。
- 前房或后囊袋内的光学区。
- 缝合于虹膜。
- 缝合于巩膜。
- 巩膜内的袢固定。
- 前房角支撑。
- 虹膜固定。

需使用的关键手术工具包括:

- 显微镊、显微打结镊和显微剪等显微器械。
- Kuglen 或 Y 字钩。
- Sinskey 钩。
- 凝聚型或弥散型眼科黏弹剂。
- 虹膜缝合固定时,需用到 10-0 聚丙烯线和 CIF-4 针(Ethicon 公司)。
- 巩膜缝合固定时,需用到双股 7-0 聚丙烯线或 9-0 聚丙烯线。
- 25G 或 27G 半英寸皮下注射针头。
- 23G 或 25G 玻璃体切割设备,有或无套管。
- 曲安奈德玻璃体染色。
- 前房缩瞳剂。

当半脱位 IOL 嵌顿于玻璃体腔,需仔细处理并彻底清除玻璃体以预防玻璃体牵拉,降低视网膜并发症的发生风险。此时,推荐使用曲安奈德玻璃体染色[5]及微切口、高频率玻璃体切割。经平坦部微切口,玻璃体切割套管可更深入玻璃体后部抓到脱位 IOL。当 IOL 被困于玻璃体内时,解除玻璃体的牵拉,可导致 IOL 继续掉入后部玻璃体腔。因此,在用显微镊夹住 IOL 并去除其周围玻璃体时,保持前房稳定及后灌注法是双手操作的重要保证(图 16.1)。

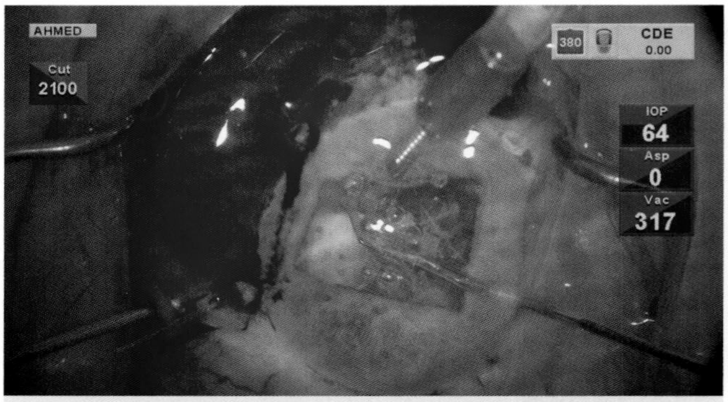

图 16.1 用显微镊夹住半脱位 IOL，经平坦部微切口，行玻璃体切割术，用曲安奈德行玻璃体染色，并注入前房稳定剂（黏弹剂）。

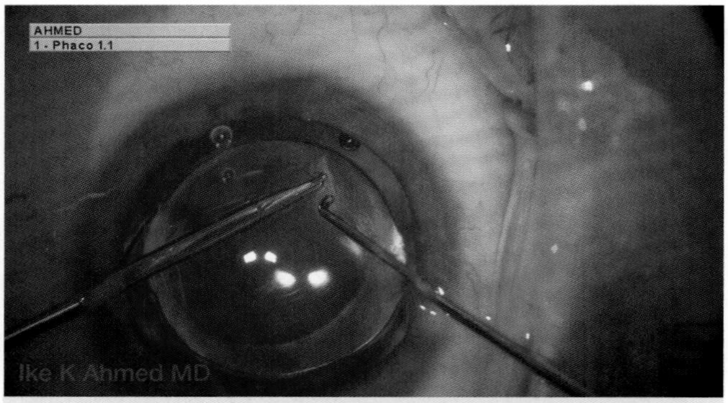

图 16.2 显微镊将 IOL 光学部与前囊分开，Sinskey 钩协助下压光学部。

16.2 IOL 囊袋内复位

施行 IOL 囊袋内或自睫状沟向囊袋内复位时，需要充分的囊袋支撑，尤其是足以覆盖 IOL 光学部的完整后囊和足够的前囊。多余的囊袋皱缩或包裹是囊袋内复位的相对禁忌证。IOL 囊袋内或自睫状沟向囊袋内复位常见于如下情况：①因手术失误而造成 IOL 囊袋-睫状沟或睫状沟植入，多见于一片式 IOL；②多焦 IOL 偏轴；③调节型 IOL 半脱位所致 Z-综合征；④散光型 IOL 旋转。囊袋内复位有以下优点：囊袋内是所有后房型 IOL 均适宜的位置；不需重新计算调整度数；囊袋内复位可模拟 IOL 在眼内生理位置的固定，以保证手术安全性。

16.2.1 手术技术

第一步，也是最关键的一步是重新打开囊袋。前囊覆盖住部分或全部 IOL 光学部有利于分离囊袋。一旦前囊部分撕裂，可注入凝聚型黏弹剂，也可以用针、拉钩或显微镊等多种器械重新打开囊袋（图 16.2）。大多数情况下，撕囊口边缘可揭起，可采用黏弹剂和借助于钝针头对前后囊进行手工分离（图 16.3）。为保证解除所有纤维化粘连，重新打开整个囊袋，需仔细操作，吸出部分残留晶状体上皮细胞和（或）Soemmering 环。难度最大的是解除袢附近的粘连，特别是一片式可折叠 IOL 的末端呈球状，通常需要沿着袢的长轴注入黏弹剂，进行手工分离。

对于因手术失误而造成 IOL 囊袋-睫状沟或睫状沟植入的患者，一旦囊袋重新打开，可用显微器械或拉钩将 IOL 复位或旋转至囊袋内（图 16.4）。

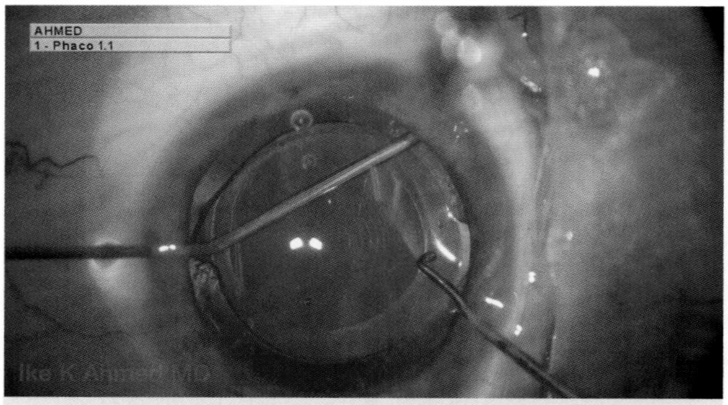

图 16.3 用 27G 套管注入黏弹剂，并手工分离前囊与后囊。

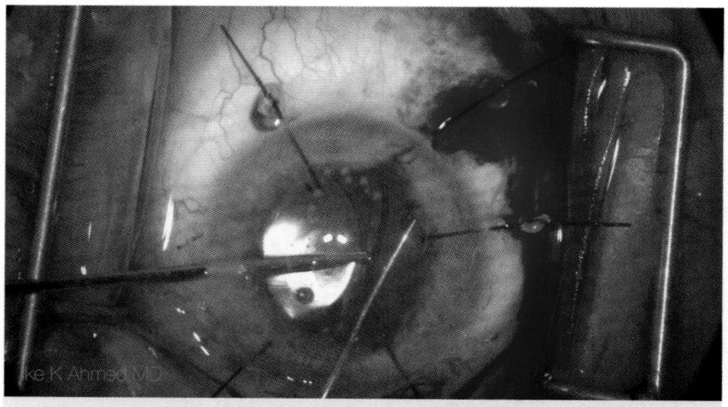

图 16.4 用显微镊和 Kuglen 钩将 IOL 囊袋内复位。

若囊袋内多焦 IOL 偏离视轴可导致视觉质量不良，需进行囊袋内复位。通常仅需将 IOL 向鼻侧轻推至与视轴一致，以确保与显微镜光源的第一个 Purkinje 斑，或固定数字光源一致。一旦重新打开囊袋，IOL 松动，便可将其向预期位置轻推。推荐将袢置于 6 点和 12 点方位，可使 IOL 更易被推至水平子午线。但在逆规散光患者中，散光型多焦点 IOL 较难复位。尽管如此，对于轻微偏心的多焦点 IOL，应重新打开囊袋，吸除 IOL 后面及周边所有的黏弹剂，并将其向鼻侧轻推使其复位（图 16.5）。

可调节 IOL 复位时常伴发 Z-综合征错位，需处理囊袋挛缩等复杂情况。在严重病例中，甚至可考虑 IOL 置换。前囊和后囊中常有需移除或截开的纤维化带和固定褶皱。妥善处理可调节 IOL 的袢非常关键，可预防 Z-综合征再发生（图 16.6）。IOL 需要旋转至囊袋内松弛度最大的轴向。此外，复位术中应用 CTR 可保证囊袋的弹性。关于囊袋张力环，见第 20 章。

关于患者残余散光的处理、手术技巧和计算方法见第 11 章。若散光型 IOL 定位于错误的轴向或者旋转移位，如前所述，应将囊袋 360°重新打开，并在囊袋内仔细旋转（图 16.7）。吸除黏弹剂后，IOL 复位成功。对于囊袋大或者眼轴长的患者（轴长>27mm），可在囊袋重新打开、IOL 松动后，植入囊袋张力环，以提高囊袋稳定性。囊袋张力环通过拉伸囊袋，促进前后囊对位及纤维化，并降低术后 IOL 旋转的风险。

吸除黏弹剂对于 IOL 复位术后维持其原位相当重要，可使用自动灌注和抽吸手柄，或在有平衡盐溶液（BSS）的注射器上接 27G 套管进行手工抽吸。

如果 IOL 尝试囊袋内复位后仍不能达到最佳轴向，可考虑光学部夹持（OC）技术或穿过囊袋缝合固定袢。

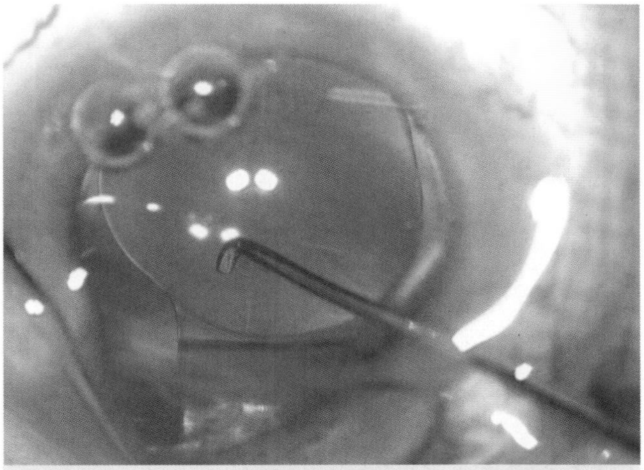

图 16.6　可调节 IOL 的袢用黏弹剂行手工分离。

16.3 IOL 光学部夹持复位

当囊袋不稳定，特别是后囊缺损或前后囊融合难以打开时，可考虑 OC（见第 19 章）[6]。此外，在球形角膜的患者中，当囊袋过大且 IOL 在囊袋内旋转偏心时，OC 是一个很好的选择。反向光学部夹持（ROC）可成功消除负性光感受异常（negative dysphotopsia）[7]。OC 成功的前期条件包括足够的悬韧带力量支持、后囊截开术所做的截囊口小于 IOL 光学部且居中性良好。OC 的优势在于 IOL 避免接触周围组织，不易活

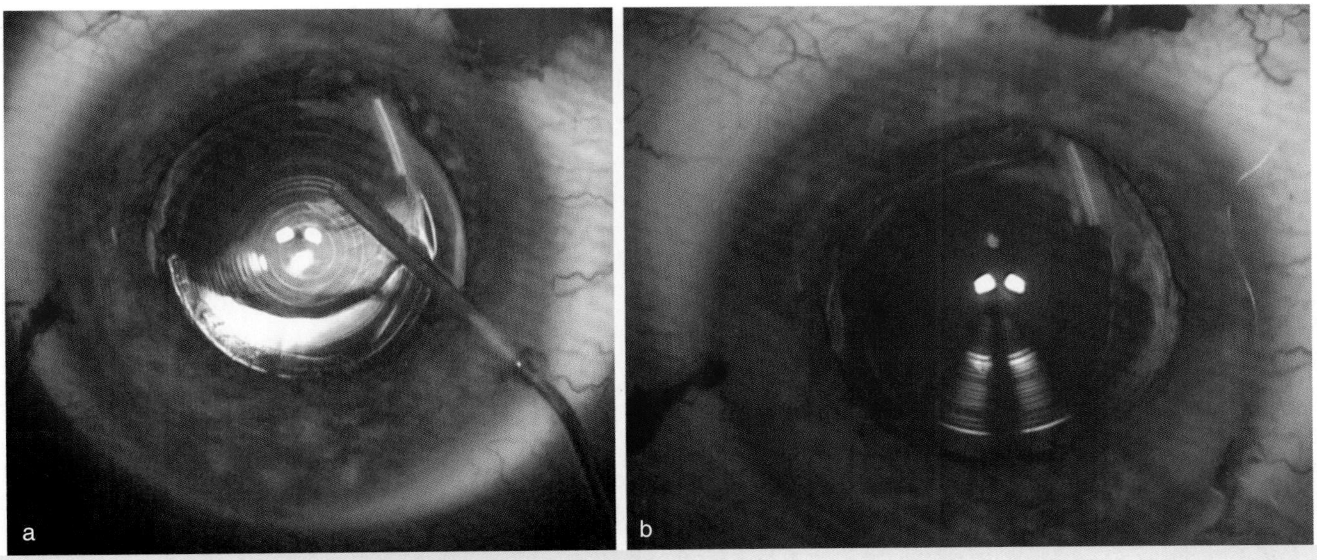

图 16.5　颞侧（术者）视野。(a)囊袋内多聚焦 IOL 在视轴上居中，在显微镜和红光反射中观察 IOL 中心环居中。(b)打开囊袋后，将 IOL 视轴旋转至 6 点和 12 点位置，吸除黏弹剂，将 IOL 向鼻侧轻推并固定。由此，IOL 能根据视轴达到居中。

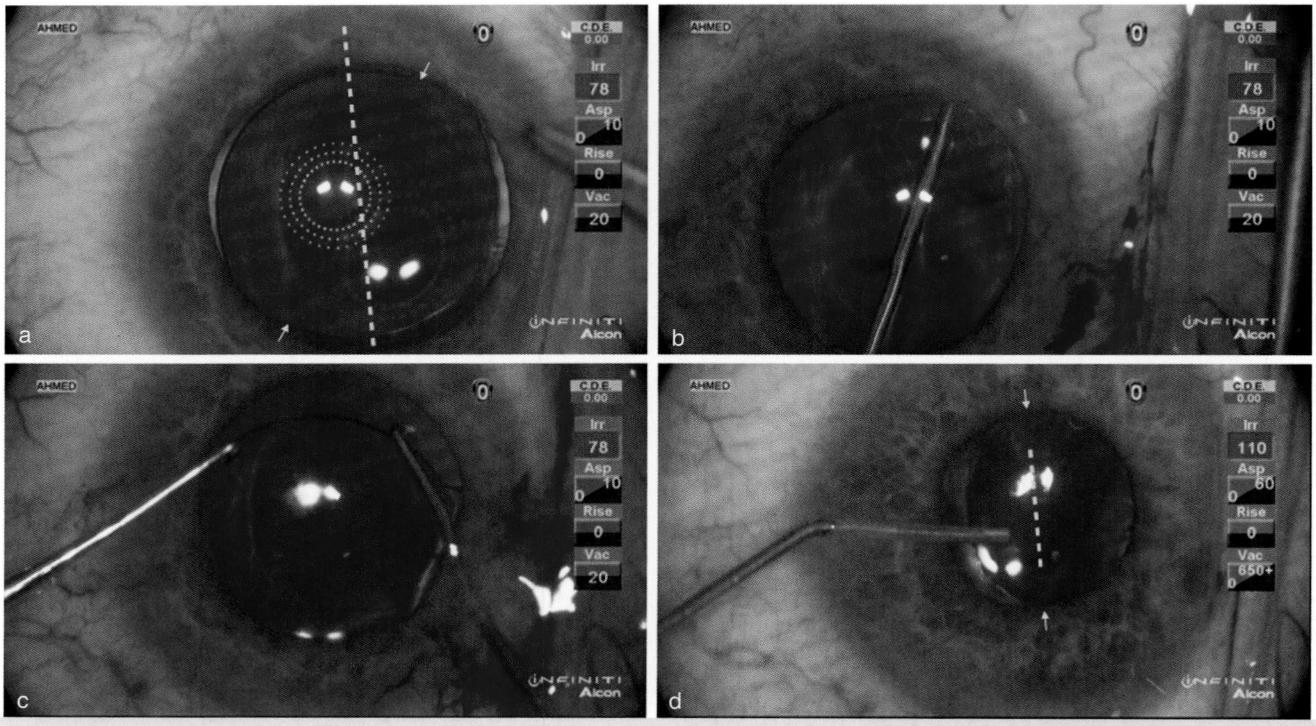

图 16.7 颞侧(术者)视野。(a)散光型 IOL 偏轴,虚线示轴向位 15°,但箭示 IOL 植入后位于 155°。(b)用黏弹剂分离,重新打开囊袋。(c)用 Kuglen 钩旋转 IOL 至预期位置。(d)一旦黏弹剂吸除后,箭示 IOL 位于正确的轴向(虚线所指)。

动,并降低了与眼内组织摩擦的风险,更为安全。而且,光学部夹持与囊袋内植入的 IOL 度数选择差异甚微[8,9]。用显微镊及钩可将 IOL 光学部准确置于夹持的位置。

尽管光学部夹持操作有很多的变化,表 16.1 列出了经典的手术技术。

三片式后房型 IOL 是光学部夹持最理想的 IOL 类型,适用于所有种类的光学部夹持手术(图 16.8)。应避免在睫状沟植入一片式可折叠 IOL。因其末端呈球形的袢可能与虹膜后表面相互接触,增加 UGH 综合征的风险,故在常规光学部夹持手术中也不推荐用一片式可折叠 IOL。如果袢位于前囊后,可将 IOL 进行 ROC 或后囊膜光学部夹持(POBH)(图 16.9 和图 16.10)。但在上述情况中,需保证后囊截开口足够大,否则易使一片式 IOL 袢与光学部的交界处过度扭

表 16.1 常见 IOL 光学部夹持位置

	袢位置	光学部位置
经典光学部夹持(OC)	位于睫状沟	位于前囊之后,光学部夹持于前囊截开口
反向光学部夹持(ROC)	前囊之后	位于前囊之前,光学部夹持于前囊截开口
后囊膜光学部夹持(POBH)	前囊和(或)后囊之前	位于后囊之后,光学部夹持于后囊截开口
反向后光学部夹持(RPOC)	后囊之后	位于前和(或)后囊之前

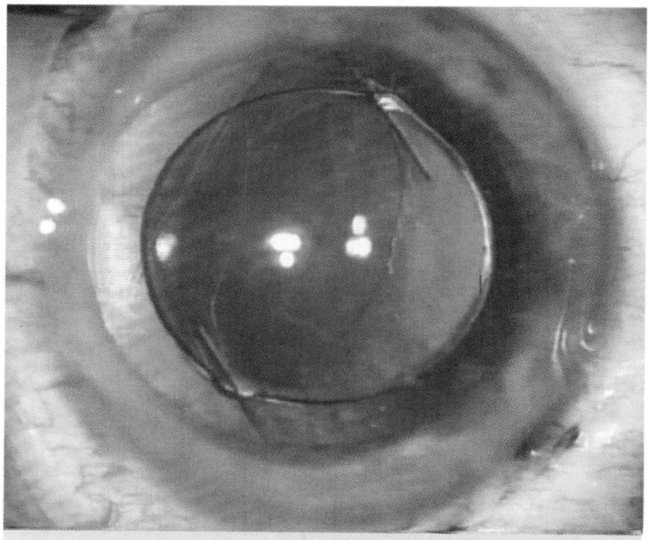

图 16.8 三片式 IOL 的光学部夹持于前囊中。

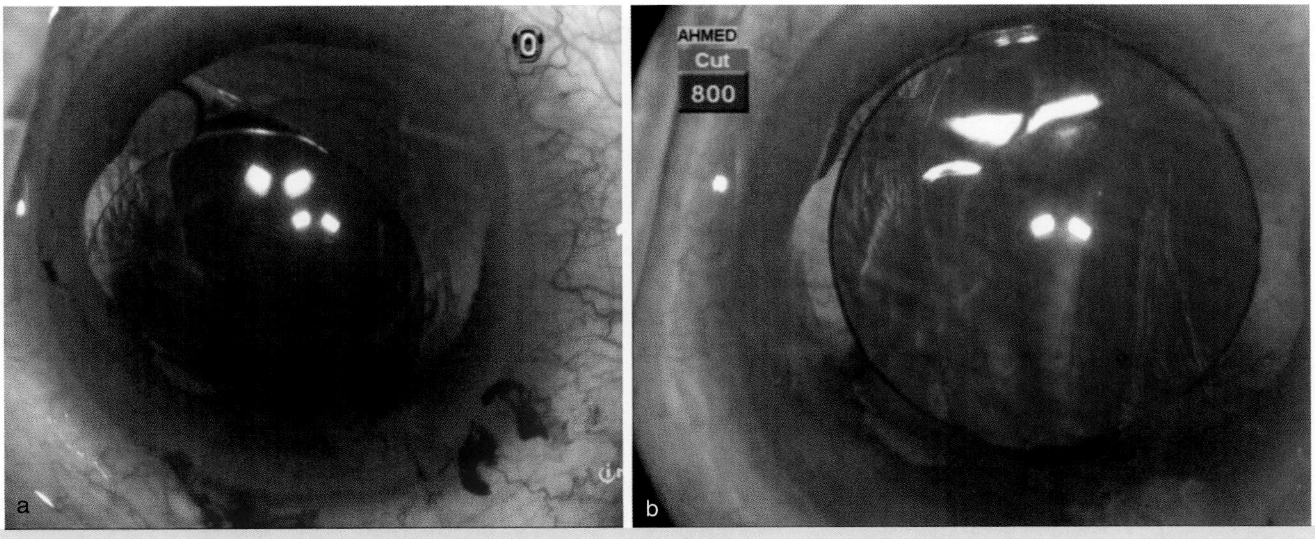

图 16.9　(a)囊袋–睫状沟位的一片式多焦点 IOL 半脱位，注意有后囊破裂。(b)居中性尚好的 IOL 半脱位，可行反向光学部夹持。

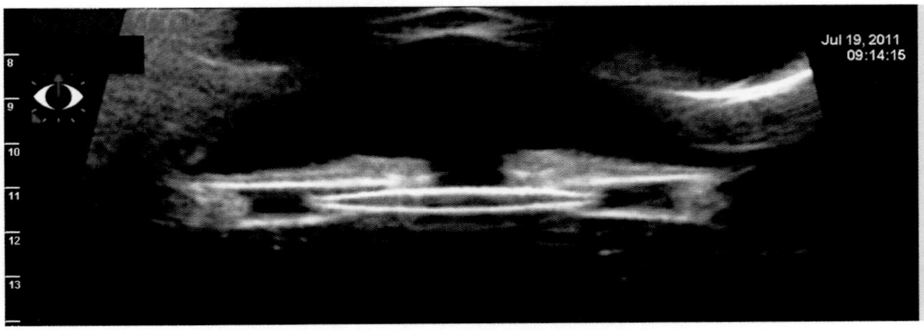

图 16.10　一片式 IOL 反向光学部夹持的超声图像。

转，导致 IOL 倾斜。光学部夹持常常使 IOL 不够平稳（见第 2 章）。

当前囊截开口并不适合进行光学部夹持或者反向光学部夹持时，需要评估患者的后囊是否适合进行 POBH。可以在原有的后囊截开口上操作，或者新做一个后囊连续环形撕囊(图 16.11)。当前后囊融合时，后囊膜光学部夹持同样适用。

16.4 IOL 睫状沟复位

如果半脱位 IOL 不能进行囊袋内复位或者光学部夹持，睫状沟复位是另一可行的替代方案。将 IOL 置于睫状沟内需要完整的 360°的前房深度和足够的悬韧带支持。由于一片式可折叠 IOL 易引起 UGH 综合征，且不易操作，因此在睫状沟复位中不推荐使用[10]。

睫状沟植入的优势是：在多数患者中，给 IOL 提供一个稳定的平台。因其 IOL 的位置比囊袋内或光学部夹持的 IOL 位置稍靠前，所以与术前预期的屈光状态相比有轻微的近视漂移，漂移的度数与患者屈光度成正比[11]。

睫状沟的平均直径为 11.5mm，常为椭圆形，垂直子午线比水平子午线大，且与角膜直径不相关[12,13]。所以，在多数患者的眼球中，睫状沟植入后表面直径为 13mm 的三片式 IOL 较为适宜。在理想情况下，光学部圆边的设计相较方边设计更能降低虹膜炎症的风险。少数情况下，在小眼球中，即使是三片式 IOL 也会与虹膜组织过多接触而导致 UGH 综合征[14]。在大眼球中，睫状沟植入的 IOL 有一定的偏轴风险。

当囊袋内植入、光学部夹持或睫状沟固定均不可行时，可考虑通过虹膜或巩膜固定对 IOL 进行复位，两者各有利弊。表 16.2 列举了虹膜固定与巩膜固定的区别。

16.4.1 虹膜缝合固定行 IOL 复位

当现有的囊袋条件不佳和(或)悬韧带支撑力不

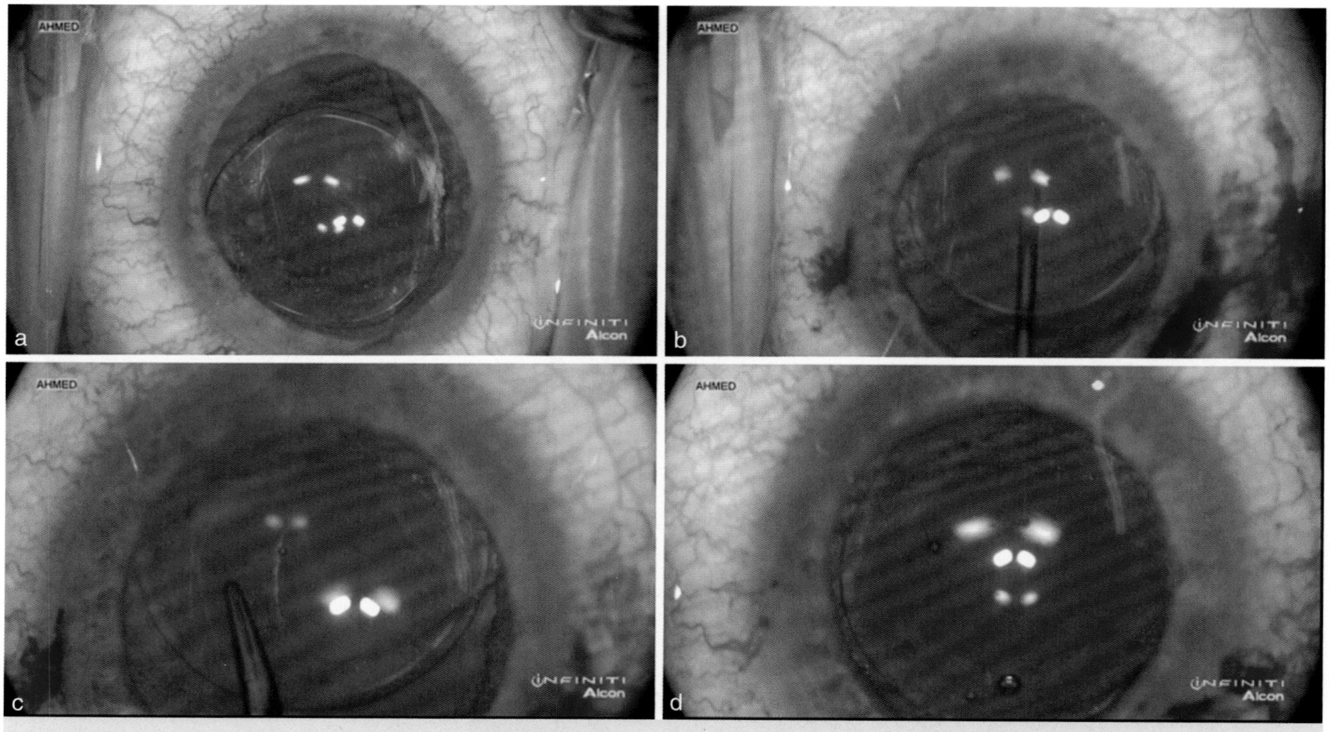

图 16.11 IOL行后囊膜光学部夹持复位。(a)睫状沟植入的三片式IOL脱位,前后囊融合。(b)用27G针头套管做后囊撕囊口,并注入弥散型黏弹剂,以预防玻璃体脱出,并维持前房稳定。(c)用显微镊做后囊撕囊口。(d)光学部夹持于后囊膜,袢仍位于睫状沟内,前囊之前。

表 16.2 IOL复位虹膜固定与巩膜固定的区别

	虹膜固定	巩膜固定
囊袋内IOL	否。需在固定前取出囊袋	是
囊袋外IOL	是	否。除非打结固定在袢附近
巩膜/结膜切口	不需要	需要
虹膜组织稳定性	需要	不需要
葡萄膜炎病史	不宜进行	可行
伴有全玻璃体切割术	少	通常较多
技术难度	低	高
术后IOL倾斜	低风险	高风险
瞳孔椭圆化风险	有	无
缝合处糜烂或感染风险	无	有
缝线断裂风险	较少(可能有)	有
与囊袋内植入的IOL相比的屈光状态	差别甚微	轻度近视漂移

足时,可通过将IOL缝合固定于后部虹膜来进行复位(见第12章)。虹膜缝合固定的优势在于无巩膜或结膜切口、较少发生IOL倾斜、手术技术难度较低、与巩膜固定相比不太需要玻璃体切除,且IOL位于良好的解剖位置内[15,16]。虹膜固定IOL与囊袋内IOL袢均位于晶状体的生理位置,通常不必调整IOL的屈光度[17]。常用的缝合材料为连着长弧形针的9-0和10-0聚丙烯线(如:CIF-4或CTC-6针,Ethicon公司)。三片式可折叠IOL的光学部向后拱且袢较细,故当其位于囊袋外时,大多数情况下适宜进行虹膜缝合。但当其位于

囊袋内时，应先将 IOL 从囊袋内取出，以避免 IOL 与虹膜粘连，前房变浅[18]。不推荐使用一片式可折叠 IOL，因其较平坦的光学部和较粗的袢设计，较易引起 UGH 综合征。某些光学部大，且袢曲度较大的 PMMA IOL 较难缝合于虹膜上，即使勉强缝合，其活动度也较差，不推荐使用。以下列举了虹膜缝合固定 IOL 的相对禁忌证：

- 现有虹膜组织缺损。
- 虹膜不稳定，明显的虹膜震颤。
- 葡萄膜炎。
- 一片式可折叠 IOL。
- 过于平坦的 IOL。
- 囊袋内 IOL。
- 某些光学部大，且袢曲度较大的 PMMA IOL。

手术的关键步骤是在瞳孔区暂时夹住 IOL，将袢固定于虹膜后表面的同时，将光学部置于瞳孔区前方。虹膜缝合固定手术技术可参考第 25 章。在固定前确保虹膜不嵌钝于缝线线结，避免发生瞳孔变形。一旦线结固定，IOL 在后房内复位（图 16.12）。

16.4.2 巩膜缝合固定行 IOL 复位

当现有的囊袋条件不佳和（或）悬韧带支撑力不足，且虹膜不健康、不稳定时，可通过将 IOL 缝合固定于巩膜来进行复位（见第 23 章）。巩膜缝合固定的优

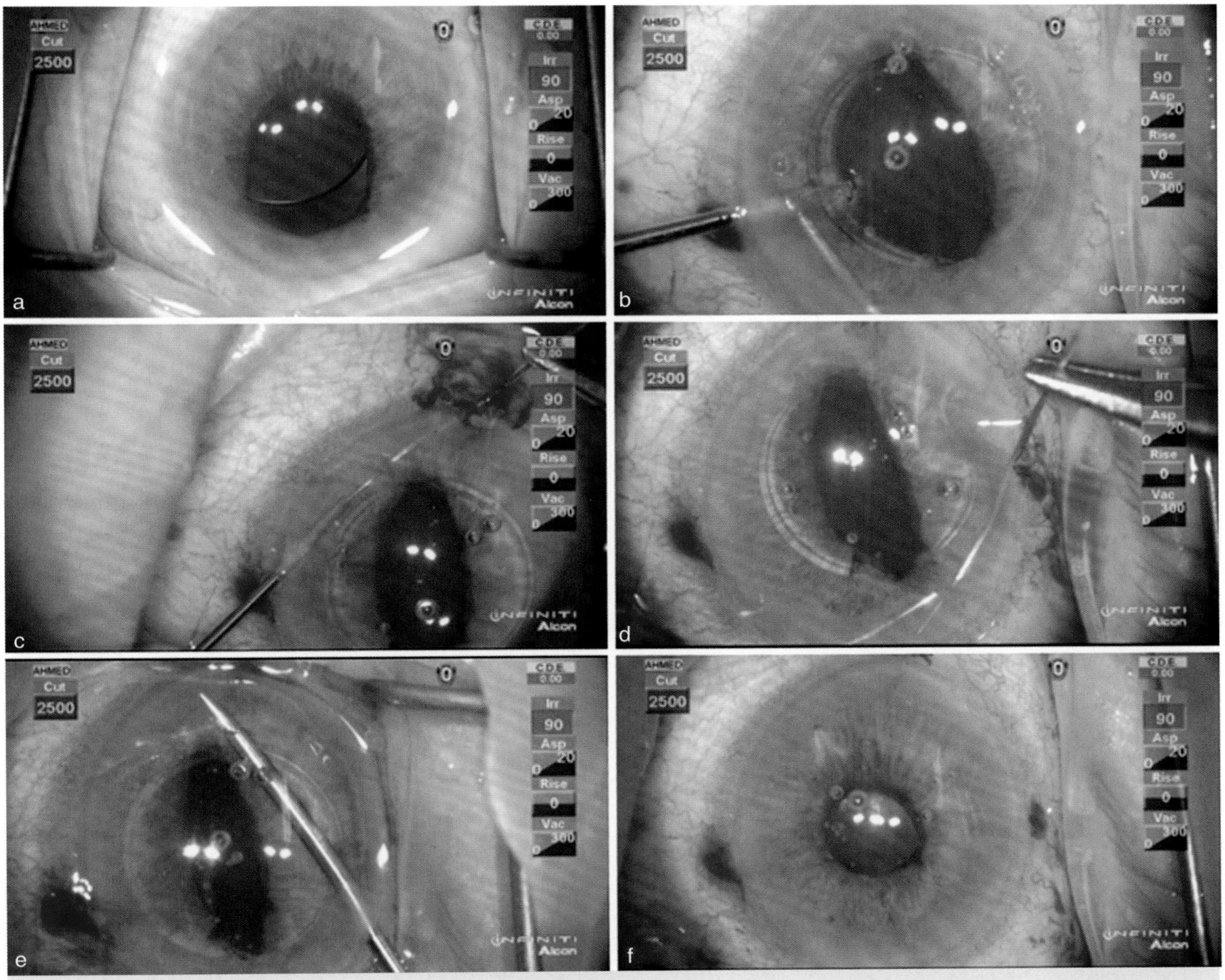

图 16.12　虹膜缝合固定行 IOL 复位。(a)三片式 IOL 半脱位，伴囊袋支撑力不足。(b)行平坦部玻璃体切割术后，光学部置于前房，袢仍位于虹膜后，用 Miochol（博士伦公司）来控制瞳孔，并进行光学部夹持。(c,d)缝针在每个袢下方，并穿过虹膜。(e)缝线打结，并固定线结。(f)光学部复位于后房。

势在于IOL与虹膜组织接触较少，且符合眼内晶状体的相对生理位置。研究表明，巩膜缝合固定的IOL较囊袋内IOL位置稍靠前，故用此法复位时会产生轻微的近视漂移[19]。这与巩膜缝线的位置变异有关，因此，术者应重视巩膜出针和缝线的精确位置。

在理想情况下，应在半脱位IOL位于囊袋内时行巩膜固定，并用袢角度比较大的IOL，三片式或一片式均可[20]。缝针穿过囊袋走行于袢的上方和下方，保证在袢上形成不易打滑的线结，并牢固地固定于巩膜上（图16.13）。常用的缝合材料是7-0的聚四氟乙烯线（如：GORE-TEX缝合线）或9-0的聚丙烯线，可降低缝线断裂或降解的风险。通常将两个袢缝合固定于巩膜可确保对称稳定性。此外，应用囊袋张力环时，可策略性地选择单点、双点、三点缝合固定[12]。袢和光学部为一个平面的板式设计的IOL缝合是有挑战性的，虽然难度较大，只要二翼存在仍然可行[22]。

当用袢角度比较大的IOL行囊袋外固定时，推荐更复杂和牢固的袢上线结，否则线结容易在术中和术后滑脱，即使一部分IOL位于囊袋内很安全，还是可能发生脱位[23]。当IOL半脱位于囊袋外时，若欲将其固

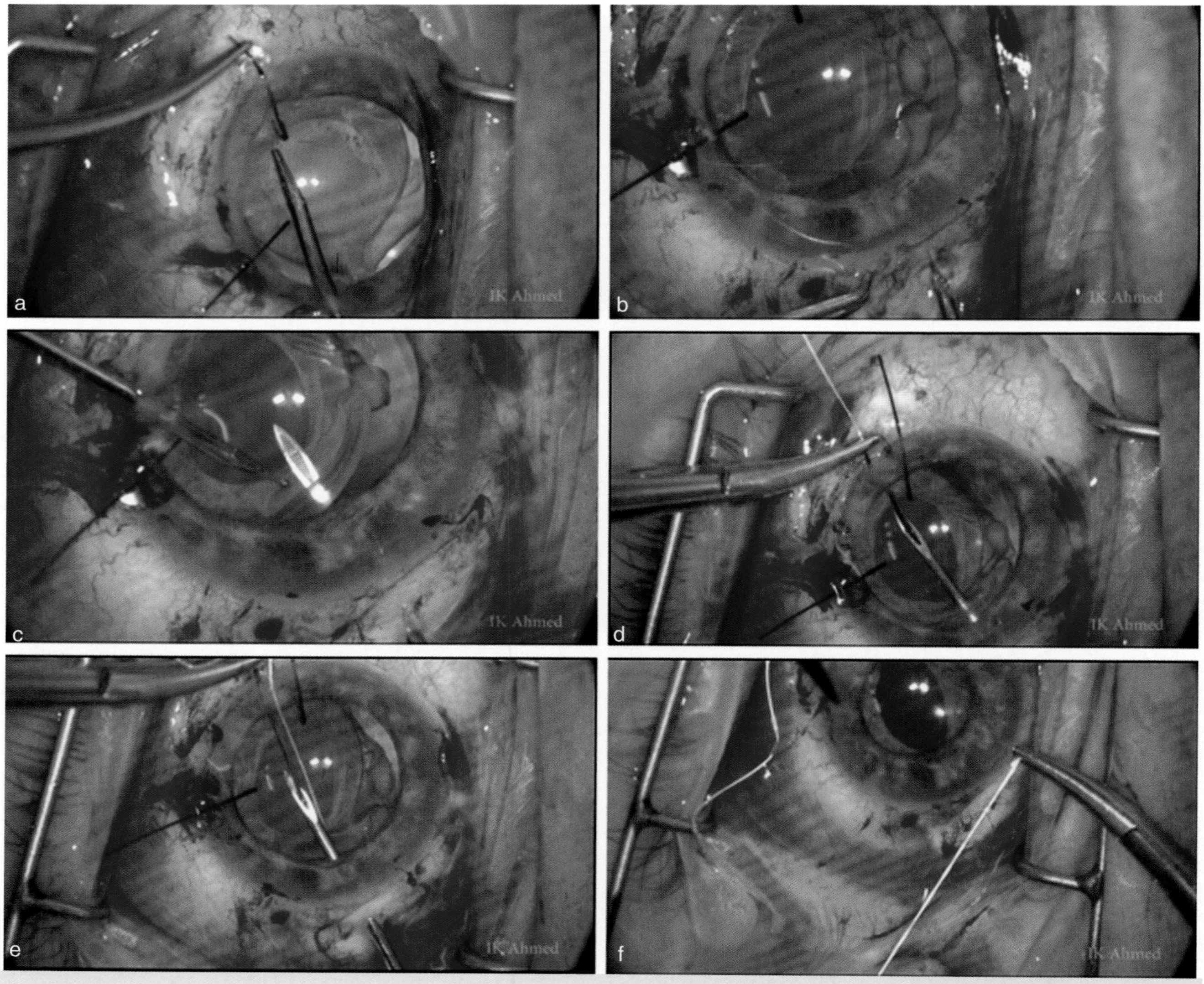

图16.13 IOL巩膜环复位。(a)囊袋内一片式IOL半脱位时，在撕囊口边缘用显微镊抓住晶状体，然后用虹膜钩稳定IOL-囊袋。(b)在IOL袢附近做1/4厚巩膜切口，距巩膜突约1mm，长度为2mm。用25G针头进入该切口。(c)25G针头首先通过袢的中点下方，并穿过前后囊，到袢的中心。(d)25G针头由双股的7-0的聚四氟乙烯线的一头固定，并从眼内穿出。(e)25G针头在巩膜小梁的前面，穿过前囊-囊袋，固定于双股线的另一头，并从眼内穿出。(f)在IOL袢上打一个线结，IOL旋转、固定于巩膜上，形成两点固定的IOL-囊袋复合物。

定于巩膜上，需将线结打在袢上。某些 IOL 袢上有固定孔设计，亦可将其缝合于巩膜环上[24]。以下列举了巩膜缝合固定 IOL 的相对禁忌证：

- 后房型 IOL 脱位于囊袋外（除非 IOL 袢上有固定孔设计或线结可固定于袢上）。
- 平板式 IOL。
- 巩膜或结膜组织薄弱，不健康。

16.4.3 IOL 袢缝合固定于巩膜

如果巩膜看起来比较平坦，可考虑将 IOL 袢缝合固定于巩膜，即黏合 IOL 技术（glued IOL）（见第 24 章）。这项技术的优点与其他的巩膜固定术相似，但存在缝线断裂的风险。另外，IOL 袢滑脱、断裂、扭转也曾见报道[25,26]。手术过程中，需经睫状体平坦部轻柔操作，行前房或后灌注及玻璃体切割。

此项技术只适用于囊袋外、三片式、袢与光学部角度较大的 IOL，且需要健康的巩膜和结膜条件。术中先做巩膜隧道或巩膜瓣，通过巩膜切口的通道固定 IOL 袢（图 16.14）。

16.4.4 前房型 IOL 复位

前房型 IOL 的袢有活动性，支撑于前房角，其大小通常是依据角膜直径算得的前房直径而来的。但是，这种计算方法所得的前房直径并不一定准确，并

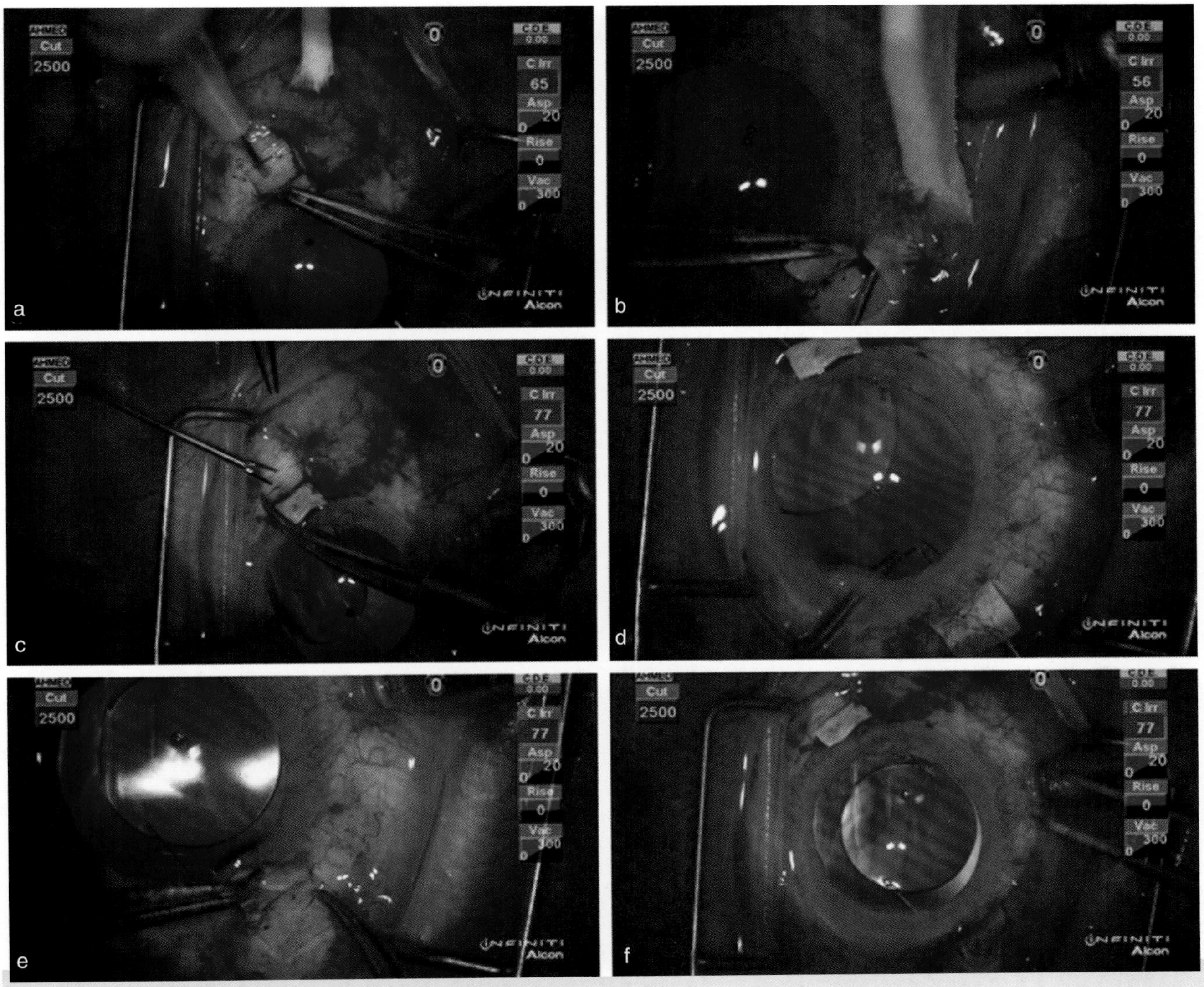

图 16.14　巩膜内袢固定以复位 IOL。(a)各做 180°的板层巩膜瓣，23G MVR 穿刺刀做距巩膜突约 1mm 的切口。(b)用 26G 针头做相邻于巩膜和平行于角巩缘的隧道。(c)用显微镊夹住三片式 IOL 的一个袢，并拉出巩膜。(d)另一个袢也同样夹住并拉出巩膜。(e)袢被安全地夹持在巩膜切口中。(f)用纤维蛋白胶闭合巩膜瓣。

可能导致IOL与患者眼球大小不匹配[27]。前房型IOL通常可旋转至最佳位置，但大小不匹配的IOL可导致一系列问题。过大的前房型IOL可导致瞳孔椭圆形、周边虹膜前粘连(PAS)、葡萄膜炎、黄斑囊样水肿、疼痛和(或)眼内压升高。过小的前房型IOL可导致葡萄膜炎或角膜内皮失代偿。当IOL大小不合适，患者无法耐受时，多数术者会建议取出。但是，在术后早期阶段，未出现PAS时，可考虑将前房型IOL旋转复位至一个较好的、并发症出现较少的位置。因垂直方向的前房直径大于水平方向的直径[12]，所以建议过大的前房型IOL旋转至垂直位，过小的IOL则可旋转至水平位。

虹膜夹持型IOL半脱位时，可用显微镊和针头将其复位至虹膜上(图16.15)(见第21章)。但是，复位前必须检查袢是否有损伤，否则即使复位，仍会导致再次脱位。如果袢有损伤，或者虹膜组织不适合再做夹持，可将袢缝合于虹膜上[29]。

不宜将后房型IOL复位至前房，因为可导致角膜内皮失代偿、葡萄膜炎和眼内压升高等并发症[30]。

16.5 总结

当IOL半脱位时，可采用多种IOL复位的策略。固定IOL的策略选择取决于IOL的设计和位置。最佳的选择是囊袋内复位和光学部夹持。睫状沟固定在很多情况下也适用。囊袋不完整或悬韧带支持不够时，虹膜或巩膜固定也是一种备选方案。

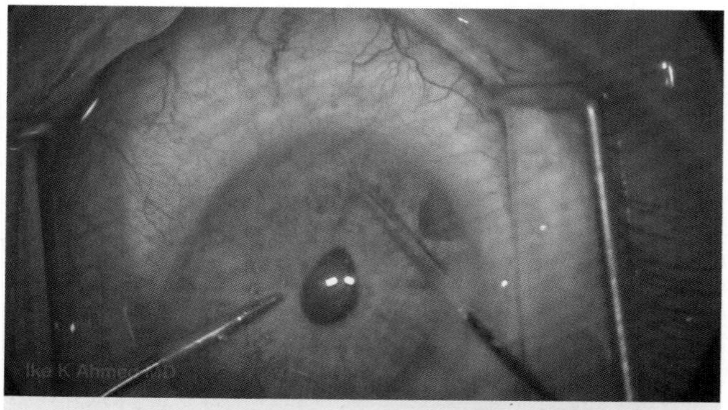

图16.15　虹膜夹持型IOL(Artisan)复位，用microtyer夹持住IOL的光学部，显微钳将虹膜钩到IOL的袢上。

(李谨予　译　姚克　审校)

参考文献

[1] Stark WJ Jr Maumenee AE, Datiles M et al. Intraocular lenses: complications and visual results. Trans Am Ophthalmol Soc 1983;81:280–309

[2] Smith SG, Lindstrom RL. Malpositioned posterior chamber lenses: etiology, prevention, and management. J Am Intraocul Implant Soc 1985;11(6):584–591

[3] Jakobsson G, Zetterberg M, Lundström M, Stenevi U, Grenmark R, Sundelin K. Late dislocation of in-the-bag and out-of-the bag intraocular lenses: ocular and surgical characteristics and time to lens repositioning. J Cataract Refract Surg 2010;36(10):1637–1644

[4] Pueringer SL, Hodge DO, Erie JC. Risk of late intraocular lens dislocation after cataract surgery, 1980–2009: a population-based study. Am J Ophthalmol 2011;152(4):618–623

[5] Burk SE, Da Mata AP, Snyder ME, Schneider S, Osher RH, Cionni RJ. Visualizing vitreous using Kenalog suspension. J Cataract Refract Surg 2003;29(4):645–651

[6] Gimbel HV, DeBroff BM. Intraocular lens optic capture. J Cataract Refract Surg 2004;30(1):200–206

[7] Masket S, Fram NR. Pseudophakic negative dysphotopsia: Surgical management and new theory of etiology. J Cataract Refract Surg 2011;37(7):1199–1207

[8] Millar ERA, Allen D, Steel DHW. Effect of anterior capsulorhexis optic capture of a sulcus-fixated intraocular lens on refractive outcomes. J Cataract Refract Surg 2013;39(6):841–844

[9] Jones JJ, Oetting TA, Rogers GM, Jin GJC. Reverse optic capture of the single-piece acrylic intraocular lens in eyes with posterior capsule rupture. Ophthalmic Surg Lasers Imaging 2012;43(6):480–488

[10] Chang DF, Masket S, Miller KM et al. ASCRS Cataract Clinical Committee. Complications of sulcus placement of single-piece acrylic intraocular lenses: recommendations for backup IOL implantation following posterior capsule rupture. J Cataract Refract Surg 2009;35(8):1445–1458

[11] Dubey R, Birchall W, Grigg J. Improved refractive outcome for ciliary sulcus-implanted intraocular lenses. Ophthalmology 2012;119(2):261–265

[12] Oh J, Shin H-H, Kim J-H, Kim H-M, Song J-S. Direct measurement of the ciliary sulcus diameter by 35-megahertz ultrasound biomicroscopy. Ophthalmology 2007;114(9):1685–1688

[13] Gao J, Liao R-F, Li N. Ciliary sulcus diameters at different anterior chamber depths in highly myopic eyes. J Cataract Refract Surg 2013;39(7):1011–1016

[14] Aonuma H, Matsushita H, Nakajima K, Watase M, Tsushima K, Watanabe I. Uveitis-glaucoma-hyphema syndrome after posterior chamber intraocular lens implantation. Jpn J Ophthalmol 1997;41(2):98–100

[15] Condon GP, Masket S, Kranemann C, Crandall AS, Ahmed IIK. Small-incision iris fixation of foldable intraocular lenses in the absence of capsule support. Ophthalmology 2007;114(7):1311–1318

[16] Chang DF. Siepser slipknot for McCannel iris-suture fixation of subluxated intraocular lenses. J Cataract Refract Surg 2004;30(6):1170–1176

[17] Mura JJ, Pavlin CJ, Condon GP et al. Ultrasound biomicroscopic analysis of iris-sutured foldable posterior chamber intraocular lenses. Am J Ophthalmol 2010;149(2):245–252.e2

[18] Rutar T, Hwang DG, Stamper RL. Acute angle-closure glaucoma due to iris transfixation of a subluxated posterior chamber intraocular lens-capsular bag complex. J Cataract Refract Surg 2007;33(9):1662–1663

[19] Corder DM, McDermott ML, Shin DH, Parrow KA, Lau-Sickon LK. Measured and predicted anterior chamber depth for transscleral suture-fixated posterior chamber intraocular lenses. Ophthalmic Surg 1993;24(1):28–30

[20] Chan CC, Crandall AS, Ahmed IIK. Ab externo scleral suture loop fixation for posterior chamber intraocular lens decentration: clinical results. J Cataract Refract Surg 2006;32(1):121–128

[21] Ahmed IIK, Chen SH, Kranemann C, Wong DT. Surgical repositioning of dislocated capsular tension rings. Ophthalmology 2005;112(10):1725–1733

[22] Rahim MF, Malyugin B. Two-string technique to manage dislocated posterior chamber plate-haptic intraocular lens. J Cataract Refract Surg 2006;32(5):722–726

[23] Emanuel ME, Randleman JB, Masket S. Scleral fixation of a one-piece toric intraocular lens. J Refract Surg 2013;29(2):140–142

[24] Fass ON, Herman WK. Four-point suture scleral fixation of a hydrophilic acrylic IOL in aphakic eyes with insufficient capsule support. J Cataract Refract Surg 2010;36(6):991–996

[25] Scharioth GB, Prasad S, Georgalas I, Tataru C, Pavlidis M. Intermediate results of sutureless intrascleral posterior chamber intraocular lens fixation. J Cata-

ract Refract Surg 2010;36(2):254–259
[26] Kumar DA, Agarwal A. Glued intraocular lens: a major review on surgical technique and results. Curr Opin Ophthalmol 2013;24(1):21–29
[27] Goldsmith JA, Li Y, Chalita MR et al. Anterior chamber width measurement by high-speed optical coherence tomography. Ophthalmology 2005;112(2):238–244
[28] Yoon H, Macaluso DC, Moshirfar M, Lundergan M. Traumatic dislocation of an Ophtec Artisan phakic intraocular lens. J Refract Surg 2002;18(4):481–483
[29] Rai AS, Varma DK, Ahmed IIK. Suture fixation of iris-claw intraocular lens. J Cataract Refract Surg 2012;38(5):743–745
[30] Liu JF, Koch DD, Emery JM. Complications of implanting three-piece C-loop posterior chamber lenses in the anterior chamber. Ophthalmic Surg 1988;19(11):802–807

第 17 章 人工晶状体置换

J. Bradley Randleman, Sumitra S. Khandelwal

17.1 引言

20 世纪 50 年代，因 IOL 异位的并发症非常常见，Harold Ridley 教授在白内障摘除手术中，放弃了植入后房型 IOL。随着 IOL 设计的改良和白内障摘除手术技术的进步，IOL 植入术的并发症逐渐减少但并未完全消失。因此，每位眼前段医生在植入 IOL 后，如果需要取出 IOL，必须做好 IOL 置换的准备。

17.2 IOL 置换的指征

多数 IOL 的并发症可通过 IOL 复位或其他非侵入性的操作来解决，不需要进行 IOL 置换。IOL 置换的指征是：IOL 破坏、异位、与 IOL 相关的术后不适症状或屈光不正(表 17.1)[1]。

表 17.1 IOL 置换的指征

原因	备选方案	备注(详见其他章节)
IOL 袢或光学部损坏	观察，对钙化部位进行 PPV	
屈光不正	LASIK、PRK、背驮式 IOL 植入	第 10 章
术后光感受异常	消除患者疑虑，光学部夹持，背驮式 IOL 植入	第 14 章
IOL 混浊	无	第 13 章
IOL 内在特性(多焦点 IOL)	观察神经适应性，纠正屈光不正	第 12 章
偏轴和异位	IOL 复位和固定	
UGH 综合征	药物治疗，切断袢	第 15 章

缩略语：IOL，人工晶状体；LASIK，准分子激光原位角膜磨镶术；PPV，经平坦部玻璃体切割术；PRK，准分子激光屈光性角膜切削术。

随着屈光手术的选择日益增多，因术后屈光不正需行 IOL 置换的手术适应证范围日渐缩窄。IOL 异位时，应用前文所讨论的各种 IOL 复位和固定策略，也可降低进行 IOL 置换的需求。

IOL 置换术后，视力恢复一般较好，但相较白内障手术，这仍然是一种并发症多、风险较高的手术。所幸现在有很多其他的方法处理 IOL 并发症，而不需要进行 IOL 置换。本书中涵盖了大量的相关技术和策略。

17.2.1 屈光意外

术后屈光不正，即屈光意外。如果度数很高，需要进行 IOL 置换，特别是高度远视者。第 10 章讨论了发生屈光意外的最常见原因。当发生严重误差时，应确保找到导致 IOL 植入失误的源头，是患者核对错误，还是眼别错误，或是计算错误，以找出术者操作中的潜在系统性问题[2-4]。将屈光意外归入常见的现有术后并发症是相当重要的。由于目前 IOL 计算公式的限制[6,7]，即使 IOL 的度数计算经过矫正，只有 55%~74%的患者术后可达到正视状态[5]。角膜屈光术后的 IOL 度数计算特别容易出现误差[8,9]，我们将在第 7 章进行讨论。

除 IOL 置换外，屈光意外可通过佩戴框架镜或角膜接触镜、角膜屈光手术(LASIK，PRK)和背驮式 IOL 植入等方法来纠正。度数较少的屈光不正，特别是近视，推荐通过角膜屈光手术来解决[10]。目前尚未明确绝对的度数范围，通常会选择-4~+2D 的患者。超出此范围者，一般需进行晶状体手术。

相比角膜屈光手术，晶状体手术的优势如下：可解决度数较大的误差，不改变前段角膜状态，而且不需要诸如准分子激光等特殊仪器。但 LASIK 和 PRK 更为精确，可同时解决球镜和柱镜误差。研究表明，接受角膜屈光手术的患者比进行 IOL 置换者的术后屈光状态准确度更高[7,11]。术中出现后囊破裂，或术后接受 Nd:YAG 激光后囊截开术的患者，应尽量避免行 IOL 置换术。

背驮式 IOL 植入是除 IOL 置换外，解决屈光意外的备选方案[2]。背驮式 IOL 植入操作较 IOL 置换简单，特别适合于囊袋纤维化严重、IOL 取出风险很高的患者[7]。第二枚 IOL 的抵消度数需要特别的公式进行计算。如果因 IOL 计算失误导致屈光意外，必须确保相同的计算错误不能再犯。研究显示，背驮式 IOL 植入比 IOL 置换更为安全[13]。其并发症包括 IOL 混浊(图 17.1)，可通过吸除上皮细胞、扩大前囊有效避免其发生[14,15]。其他并发症包括持续的前房炎症、虹膜炎症和损伤、眼内压升高和角膜内皮失代偿(图 17.2)，上述情况如有发生，需进行 IOL 置换。

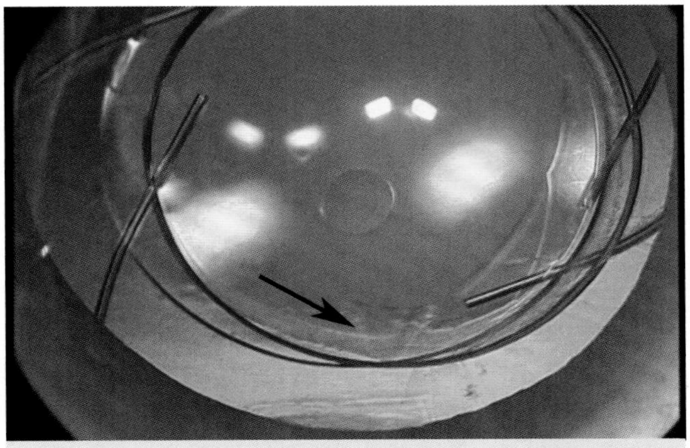

图 17.1　背驮式 IOL 植入使两片 IOL 之间的层间混浊。箭头下方示两片 IOL 之间的层间混浊。

17.2.2 光感受异常

术后光感受异常相对常见但患者通常可以忍受，不需处理。患者多主诉可见暂时的光弧、暗点及周边视野半圆或月牙形暗区。

术后光感受异常的病因存在广泛争议，目前尚得不到透彻的解释。关于这方面的讨论详见第 14 章。术后光感受异常的理论基础包括光线内部反射、IOL 光学部的前后边缘眩光、瞳孔大小和位置，以及 Kappa 角的影响[18]。处理方法包括观察、反向光学部夹持(视频 17.1)、背驮式 IOL 植入和 IOL 置换。IOL 置换时，可选择三片式硅凝胶或一片式 PMMA IOL 囊袋内或睫状沟植入。负向光感受异常更为棘手，即使 IOL 置换也未必能妥善解决[19]。

17.2.3 多焦点 IOL 的特性导致患者不适

尽管大部分患者在多焦点 IOL 植入术后可获得满意的视觉质量，但有一部分患者即使手术过程顺利，IOL 位置良好，仍感觉明显不适，并要求解决其不适症状(图 17.3)。第 12 章讨论了纠正老视的 IOL 植

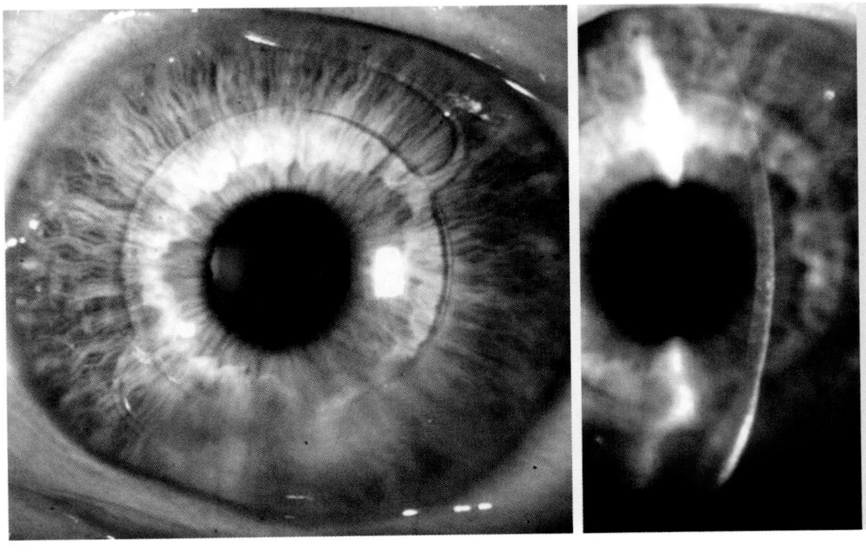

图 17.2　眼内 IOL 位置不佳导致角膜内皮失代偿。

入相关问题及其处理原则的决策树。不适主诉主要分为视物模糊和光学现象(眩光、光晕、星形图案或其他相关主诉)两类。其最常见的原因为PCO和残留屈光不正,两者均可设法改善[20]。症状出现的时机对其原因判断相当重要。术后即刻出现的症状与PCO无关,与屈光不正相关的症状则可通过度数纠正来减弱。

某些患者随着时间的增长,可逐渐适应光感受异常带来的不适,但这一点在研究中并未得到证实。关于这种“神经适应性”的研究显示,患者需要数周至数月才能完全适应多焦点IOL[21],而IOL置换术作为解决光学现象引起不适的最终治疗手段,在术后3个月内进行相对简单,这就需要术者准确判断IOL置换的最佳手术时机。第一只眼如果术后出现严重的光学现象,那么第二只眼的处理更具挑战。大部分患者第二只眼也植入多焦点IOL后可获得更好的功能性视力[22]。

17.2.4 IOL损坏(和混浊)

IOL损坏,包括袢损坏、光学部损坏或IOL混浊,通常需要进行IOL置换。损坏可能发生于IOL植入术中、术后外伤,以及后囊截开术或视网膜手术等其他手术中[23,24]。

大部分轻微的IOL混浊(即闪辉)不会严重影响视力,并不需要处理(图17.4)。IOL轻微混浊的患者,如有眩光或术后光感受异常等症状,则需要处理的。

通常要明确IOL混浊程度后再进行置换(图17.5)[25]。

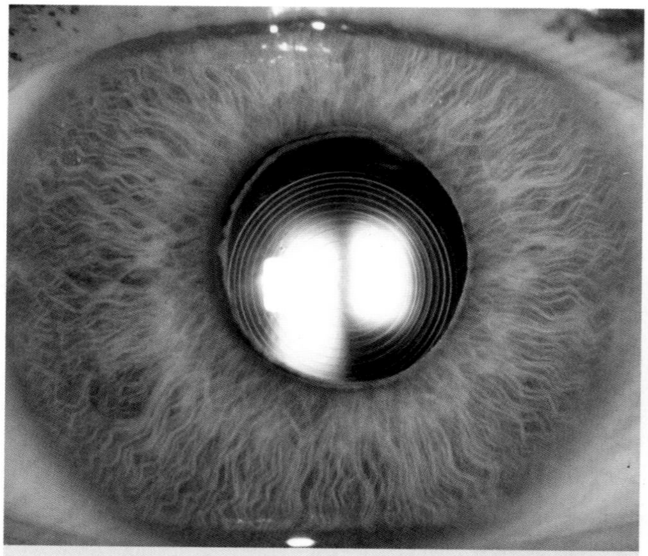

图17.3 植入多焦点IOL的患者最终因不适行IOL置换。

IOL表面的混浊包括钙化和硅油黏附,有报道可应用玻璃体切割术来处理硅油黏附[26]。亲水性IOL可发生变性和钙化[27],并导致眩光和视力下降[27,28]。据报道,角膜移植术后发生IOL混浊也是一个值得关注的问题[29]。

17.2.5 UGH综合征

尽管IOL的材料对眼内组织来说是不易引起炎症的,但现今IOL眼中UGH综合征仍偶有发生(见第15章)。过去,设计制造不佳的前房IOL常引起UGH综合征。现今,引起UGH综合征最常见的原因是一片式可折叠丙烯酸IOL的袢在睫状沟植入[30]。

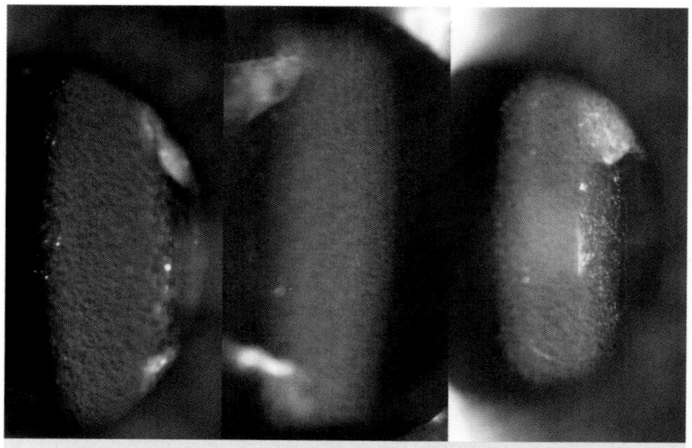

图17.4 IOL闪辉,不引起不适症状,不需要IOL置换。

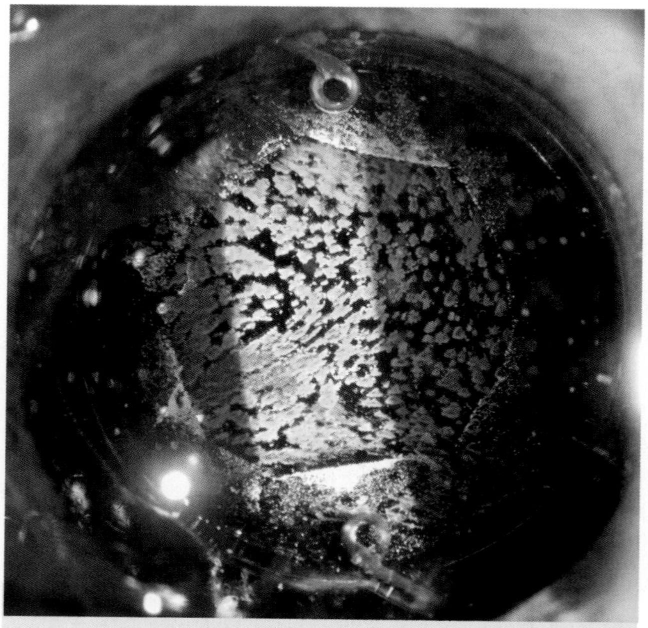

图17.5 星状玻璃体变性患者植入硅凝胶IOL后,IOL混浊。

当 IOL 患者术后出现虹膜缺损(图 17.6)、持续性炎症和(或)眼内压升高,需考虑是否 IOL 的原因。眼前段超声可辅助诊断[31,32]。如果只有一个袢在睫状沟内,剪断并取出袢可减轻症状,但仍需密切随访以确保彻底解决问题(视频 17.2)。也可考虑将该袢旋转至囊袋内,但因囊袋纤维化,实际操作比较困难。如果以上方案不可行或不成功,可选择 IOL 置换,推荐三片式 IOL 睫状沟植入、虹膜固定(如果虹膜条件允许)或巩膜固定。

17.2.6 偏轴和异位

前面章节广泛涵盖了 IOL 异位的各种情况。现今，许多 IOL 偏心或脱位可以通过 IOL 复位来解决，而不需要置换。一片式 IOL,如 PMMA,在特定的情况下可固定于巩膜上[33,34],但随着平板状袢设计的普及,如发生 IOL 异位仍需要进行置换。

17.3 IOL 复位与置换的选择

关于如何选择 IOL 复位与置换，基本原则是:如果目前植入的 IOL 度数正确,只是位置不佳,试行 IOL 复位(图 17.7);如果尝试复位后仍有问题,则行 IOL 置换(图 17.8)。对于某些不适合做睫状沟植入、虹膜固定或巩膜固定的 IOL,即使无特定的 IOL 损伤,也推荐行置换而非复位。包括平板状袢设计和开环袢设计的 IOL,如 Crystalens(Bausch & Lomb 公司)(图 17.7)。

关于 IOL 复位与置换哪个术后效果更好的研究结果不一。然而,IOL 置换的手术复杂性往往导致回顾性研究的结果有偏倚[35,36]。某项研究表明:IOL 置换可改善裸眼视力和屈光不正,但不能改善矫正视力[37]。

17.4 IOL 置换:注意事项

IOL 置换术，相较超声乳化或其他眼前段手术更具挑战性,需要娴熟的操作和敏捷的反应。在制订手术计划时,术者必须保持灵活机动,以便最好地解决

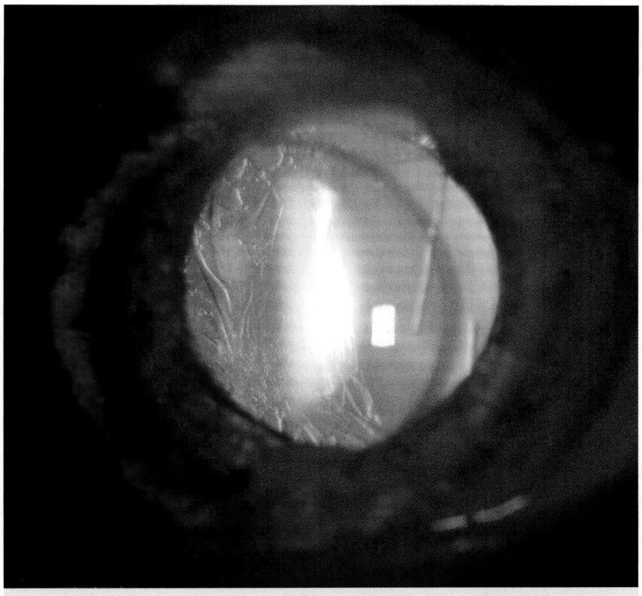

图 17.6　背驮式 IOL 植入患者,虹膜萎缩导致透照缺损。

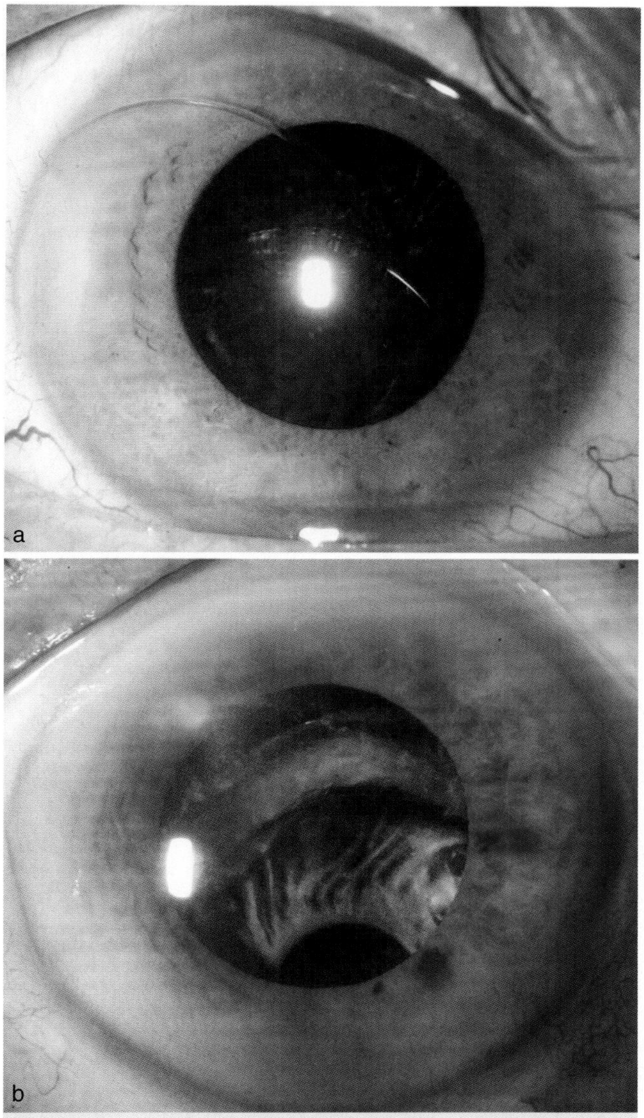

图 17.7　IOL 异位,无损伤。(a)三片式 IOL 异位,袢在前房。(b)三片式 IOL 异位,伴假性囊膜剥脱综合征。这些情况可行 IOL 复位和各种策略的固定,而不需要进行置换。

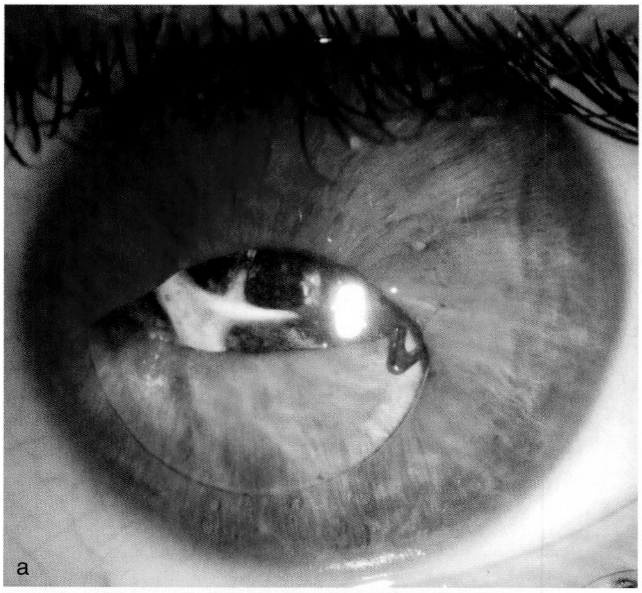

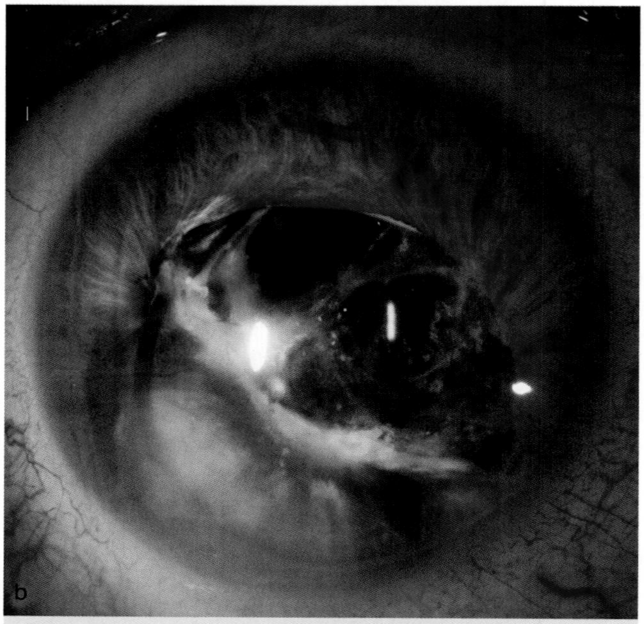

图 17.8　IOL 袢异位，在虹膜后方的光学部损伤(a,b)，需要进行 IOL 置换。

患者目前存在的问题。关键步骤包括：切口制作、打开现有囊袋、取出原有 IOL、植入新的 IOL 并固定。这些步骤都将在本章中详细讨论。表 17.2 列出了 IOL 取出与置换中所需的工具，还有许多其他未列出工具可供选择。

17.4.1 手术计划

制订一个包涵所有可能性的计划

关键是开始前就准备好所有可能用到的工具。提前评估并发症的发生，将保证每一步骤顺利地进行。譬如，IOL 异位须固定 IOL，以防止 IOL 向后脱位。可把 IOL 抬入前房，也可用大的 CTC 针(Ethicon 公司)或缝线固定袢[38](视频 17.3)。术前要与患者进行仔细、详尽的病情告知谈话，如果患者可能需要通过平坦部玻璃体切割术取出 IOL，最好提前通知一位视网膜手术医生协助。多数患者已经接受过复杂的眼前段手术，角膜内皮受到损伤。因此，在整个手术过程中，需充分运用弥散型黏弹剂来保护角膜内皮，并维持足够的操作空间。发生 IOL 异位时，可把 IOL 抬入前房或用缝线、针头固定袢固定异位的 IOL，以防止其向后脱位。

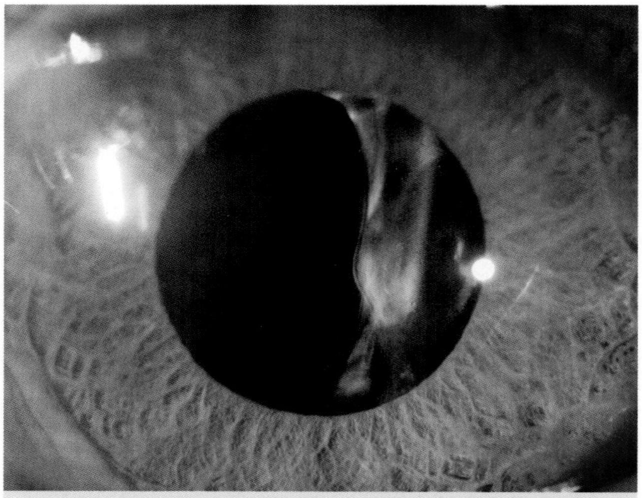

图 17.9　后囊破裂时的调节性 IOL(型号 Crystalens)异位。因为不适宜固定，推荐行 IOL 置换，而非复位。

手术开始前的重点注意事项

手术开始前，考虑术中可能遇到的挑战，制订一份计划。在很多情况下，直到患者躺在显微镜下，手术计划尚不明晰。此时，术者在做切口之前，应花一点时间思考一下手术策略。需考虑以下问题：

1.后囊状态如何？

2.是否二期植入 IOL？

这两个问题决定了保持完整的后囊和悬韧带的重要性以及最佳的切口大小。

3.术中是否涉及其他相关组织结构？如滤过泡、影响切口制作和手术视野的角膜瘢痕以及虹膜缺损等。

4.角膜内皮细胞状态如何？角膜内皮细胞状态可影响手术视野，并可决定 IOL 取出后再植入的手术时间。

表 17.2　IOL 置换的工具

步骤	所需工具	推荐工具	备选工具
打开囊袋		Palay 套管(镇痛手术)或 30G 针,凝聚型黏弹剂	27G 套管,凝聚型黏弹剂
处理原有 IOL	IOL 抓持工具	Ahmed 钳(MST)	23G 锯齿形视网膜钳(一次性)
取出原有 IOL	IOL 切割工具	Packer/Chang 切割器(MST)	常规 IOL 剪刀,23G 视网膜剪刀
二次植入的 IOL 固定	虹膜钩(缝合固定的 IOL)		
	做巩膜瓣或巩膜切口	20G MVR 刀	最宽的穿刺刀
	巩膜固定	聚丙烯缝线(9–0 或 10–0)	8–0 GORE-TEX(未经批准使用)

缩略语:IOL:人工晶状体。

最后,因为以上这些充满挑战且不可预计的情况,所以应提前告知所有患者可能无法在术中植入新的 IOL。

17.4.2 手术步骤

切口制作

制作稳定的切口是成功施行 IOL 置换术的先决条件。可重新打开术后 3 个月内的切口。如果计划植入三片式 IOL,需扩大切口。角膜地形图可帮助决定切口的轴位,以较少散光。但是,应尽量避免远离术者习惯操作的位置做切口,否则可能增加手术难度。切口造成的散光可通过术后其他更为安全的方法来解决。非折叠式 IOL,如前房型或一片式 PMMA IOL,因其体积大,推荐做巩膜或角巩缘切口(视频 17.4)。需提前考虑切口的位置,特别是角巩缘和角膜组织都受影响的复杂病例。

用黏弹剂重建前房

眼前段医生都已熟悉黏弹剂的使用,但在 IOL 置换术中,其使用技巧不同于常规超声乳化手术。用凝聚型黏弹剂,可以提供充足的操作空间,保护角膜内皮,减少超声乳化时的浪涌和湍流,而且手术结束前方便吸除。为形成前房、保护角膜,可在前房中注入适量的黏弹剂,但不宜过多,否则可导致固定不良的 IOL 脱位。而且相较常规白内障手术,IOL 置换术中黏弹剂吸除难度更大。

虹膜的处理

除非必要,尽量避免在手术刚开始阶段碰到虹膜,否则可能会引起瞳孔缩小。如果瞳孔缩小,则需要时间去扩大瞳孔以保证良好的手术视野。在 IOL 置换或复位病例中,推荐使用虹膜拉钩,而非虹膜环[如 Malyugan 环,MicroSurgical Technology(MST)公司],因为虹膜拉钩相较虹膜环可更大地扩张瞳孔,而且虹膜拉钩可以有选择地放置在最优位置,以减少对手术操作的干扰(视频 17.5)。

打开囊袋

在第一次手术后的早期,因前囊尚未瘢痕增生,可直接打开囊袋。注入凝聚型黏弹剂将前囊与前光学部分离,继而将后囊与光学部分离,并在 IOL 取出的过程中保护囊袋。

不同患者发生囊袋纤维增生的时间不一样。一旦前囊纤维增生,打开囊袋就变得相对困难。常规的黏弹剂针头太粗,故可用特殊的针头钝性分离前囊与 IOL,或者用钝性 25~30G 的针头取代(视频 17.6)。

推荐在 IOL 与囊袋接触面积最大的位置,切开前囊,取出 IOL。利用多种穿刺刀和(或)通过原切口拨动 IOL,可很大程度上松动 IOL。最具挑战的是将袢松动,特别是袢的末端为球形设计的一片式丙烯酸 IOL。

当囊袋/IOL 联合脱位,特别是伴有 Soemmering 环或者纤维增生时,可考虑取出整个囊袋和 IOL,若尝试打开囊袋,必然会造成剩余的悬韧带断裂。

IOL 取出

IOL 取出的技巧取决于 IOL 种类、囊袋状态和新植入的 IOL 种类。某些 IOL 可保留,但是必须去除囊膜组织才能固定于新的位置,特别是固定于虹膜时(图 17.7b 和视频 17.7)。可切断或者折叠 IOL 后将其取出。对于计划植入前房型 IOL 的病例,可扩大切口取出整片 IOL(视频 17.8)。若要取出虹膜或巩膜固定的IOL,必须先将其固定部位分开[视频17.5(巩膜固定);视频17.9(虹膜固定)]。

可折叠式丙烯酸IOL比较软,容易被切断通过小切口取出。硅凝胶IOL虽然软但很滑,很难夹住并切断,但在眼内重新折叠后取出相对容易。PMMA IOL很硬,需要整片取出。如果计划新植入IOL而做一个大的巩膜切口,那么上述所有IOL可以在切断或折叠后通过该切口整片取出。

对于可折叠丙烯酸IOL,首选切断后取出(视频17.10)。IOL在囊袋内分离后,可以先用显微钳进行内部或外部固定后再切割。首选内部固定,但是需要特殊的眼内显微钳,并不是所有的手术中心都配备这种显微钳。外部固定亦可行,但是控制性差,更具挑战。可能使IOL在眼内活动,导致邻近组织受损或落入玻璃体腔。我们推荐使用眼内显微钳,更为方便安全。

内部固定技术的关键是通过穿刺口用显微钳在眼内夹住IOL的光学部,并非袢。因为袢容易被夹断,特别是三片式聚丙烯纺织纤维袢。专用剪刀随后通过主切口进入眼内,把IOL切成两半。某些IOL被拉出切口时,会自动折叠起来,因此只要切割部分就可以取出。在整个取出过程中,必须注意不能使锐边碰到虹膜或者切口的后唇(视频17.11)。

当IOL袢不能顺利从囊袋内取出时,则将袢剪断,分步取出,或者留在囊袋内预防悬韧带断裂,二期行IOL睫状沟植入。袢残留于囊袋内也可以得到很好的术后效果[39]。

某些术者提倡在原有IOL取出前就植入新的IOL(视频17.12),从而可保护囊袋因IOL切割引起的意外损伤。但是,这个操作使原有的IOL停留在前房的时间变长,增加了角膜内皮受损的风险。

17.5 新的IOL植入

囊袋内植入是所有IOL植入的最佳位置,也是IOL重新植入的目标。如果失去足够的囊袋支持,可考虑IOL固定技术,详见本书第5部分。表17.3阐述了IOL重新植入的可能情况。IOL可通过虹膜巩膜固定、虹膜固定在后房内植入,或睫状沟植入固定于囊袋内,或植入前房。在缺乏囊袋支撑的情况下,IOL植入方式无统一的金标准,因为各种方法都各有利弊[40]。

一旦IOL不能囊袋内植入,其度数需要根据植入的位置进行调整。需关注各种固定技术中IOL是否倾斜、居中性和稳定性。以下为各种植入位置的简要讨论。

表17.3 新的IOL植入的选择

条件	选择	备注
完整的前后囊	囊袋内或睫状沟植入	
仅有完整的前囊	睫状沟植入伴或不伴光学部夹持	相应地改变目标屈光度
仅有完整的后囊,并伴有前囊撕裂	囊袋内或睫状沟植入	囊袋内:袢的位置与前囊撕裂口成一条直线
无囊袋支撑	虹膜固定 巩膜固定 前房IOL	避免在浅前房和角膜受损的患者中植入前房型IOL
无囊袋支撑合并平坦部玻璃体切割术	巩膜固定 前房IOL	因玻璃体切割术后虹膜震颤而避免行虹膜固定

17.5.1 前房植入

因过去闭环前房型IOL并发症较常见,所以术者对是否植入前房型IOL持保留意见。过去的高拱形前房型IOL可导致角膜水肿、青光眼和炎症。而新式的开环IOL,其拱高降到最低[41]。并无文献证明前房型IOL,与其他的IOL和固定技术相比,在术后短期内效果更差[40]。但是,因植入前房型IOL引起持续性高眼压和角膜受损可导致一系列问题[42]。所有植入前房型IOL的患者需观察是否引起青光眼、角膜水肿和炎症[43]。美国所用的所有前房型IOL都是PMMA材质的,需做≥6mm的切口植入。

17.5.2 睫状沟植入

对于前囊完整的患者,IOL可在睫状沟植入,而不需要固定(见第18章)或通过前囊行光学部夹持(见第19章)。当前囊不完整时,IOL固定是可替代的方案。

虹膜固定

当三片式IOL异位时,可先用聚丙烯纺织纤维缝线(Ethicon公司)进行虹膜固定,不用进行IOL置换(见第22章)。当囊袋完全缺失时,IOL虹膜固定颇有难度。如果植入折叠IOL,需制作的切口比前房型IOL所需的切口小,约<3mm。用改良的McCannell缝线打

或不打 Siepster 结，暂时将前光学面固定于虹膜上，有助于之后的袢固定[44]。

巩膜固定

当缺乏囊袋支持时，用巩膜固定三片式或者硬性一片式 IOL 很常见。可通过缝线（见第 23 章）或巩膜内行袢固定，即黏合 IOL 技术（见第 24 章）。过去常用 10–0 聚丙烯纺织纤维缝线，最近十余年，此类缝线断裂的报道日益增多。现在多选择 9–0 聚丙烯纺织纤维缝线[33,45,46]。另一选择为未经批准使用的 8–0 GORE-TEX（W. L. Gore and Associates 公司），更为牢固，特别适用于年轻患者，但这种缝线的说明书特别指出不能用于眼科手术。

巩膜固定 IOL 的并发症包括线结暴露、眼内出血、缝线瘘管和眼内炎[40,47]。做巩膜瓣，如 Hoffman 瓣，可降低以上并发症的发生[48]。

Agarwal 等曾报道并普及使用纤维蛋白胶进行巩膜固定，而非缝线[49]。这种方法可减少缝线固定引起的并发症，但目前只有短至中期的随访[50,51]。需长期随访来证实无缝线固定比传统缝线固定法更为稳定。

17.6 特别注意事项

17.6.1 IOL 置换的屈光度数选择

巩膜固定 IOL 因其晶状体位置靠前，会造成近视，需要对 IOL 的度数进行修正。如果选择行光学部夹持，则度数保持不变；如果行 IOL 睫状沟植入，根据预期的 IOL 度数和眼轴长，度数需降低 0.5~1D。考虑到有效透镜位置，睫状沟植入不那么可靠，特别是当发生 IOL 倾斜时，需要用缝线固定。因此，患者必须理解术后屈光状态的易变性[52]。

17.6.2 IOL 置换时后囊破裂

后囊膜破裂时行 IOL 置换术难度很大，且发生并发症的风险更高，特别是在非玻璃体切割术后眼。需用特殊技术预防玻璃体脱出。首先弥散型黏弹剂需用足量。其次，采用防止玻璃体向前溢出的 IOL[53]。此外，用固定针头穿过要取出的 IOL 的袢，可有效防止无囊袋支持的晶状体落入玻璃体腔。如果发生这种情况，眼后段手术医生可协助处理。硅凝胶 IOL 特别难抓住，在后囊破裂合并玻璃体星状变性患者中，因手术视野受限，该 IOL 也特别难取出（图 17.5 和视频 17.13）。

17.6.3 玻璃体切割术后眼（水眼）行 IOL 置换

IOL 置换术相较常规超声乳化术，需要更复杂的显微操作。给玻璃体切割术后的患者眼球充分加压非常有难度。因此，玻璃体切割术后的患者行 IOL 置换时，每个步骤都更困难。术者需做好准备，充分地应用黏弹剂，并且尽量减少给眼球加压，以防止组织变形。

17.7 总结

因纠正白内障术后屈光不正有其他的方法，且可通过多种固定策略来处理 IOL 偏心或异位，所以 IOL 置换术的指征不断变化。但是，当 IOL 损坏或患者出现不能耐受的与 IOL 相关的光感受异常时，仍需进行 IOL 取出和置换。所有的眼前段医生需要精通IOL 置换术及各种备选方案，以提高患者术后视力和满意度。

视频

视频17.1 反向光学部夹持解决术后不良视觉干扰。

视频17.2 UGH 综合征患者行 IOL 袢切断。

视频17.3 IOL 固定的 Masket basket 技术，防止 IOL 半脱位至玻璃体腔。备注：感谢 Nicole Fram 医学博士提供该段视频，以及第 22 章的视频 22.6。

视频17.4 通过巩膜切口取出 PMMA IOL。

视频17.5 用虹膜拉钩扩大手术视野。IOL 缝合固定于巩膜，但是视轴区囊袋纤维增生会影响视力，因此，需取出 IOL 并植入新的 IOL。

视频17.6 用 30G 的针头打入黏弹剂分离前囊。

视频17.7 去除三片式 IOL 周围的囊袋纤维增生组织，准备进行虹膜固定。

视频17.8 通过扩大角巩缘切口二期植入前房型 IOL。

视频17.9 取出虹膜固定的三片式丙烯酸 IOL。

视频17.10 IOL 切断技术。(片段 A)大 IOL 剪刀。

(片段B)眼内用的IOL剪刀。(片段C)在后囊破裂患者中眼内用的IOL剪刀。(片段D)用眼内的IOL剪刀切断三片式丙烯酸IOL。

视频17.11 Pac-Man法取出IOL。

视频17.12 取出原有的IOL后,行二期IOL植入。(Video Courtesy of Uday Devgan,MD.)

视频17.13 后囊破裂伴影响手术视野的玻璃体星状变性患者,行硅凝胶IOL取出。注意硅凝胶IOL非常滑,在切断IOL时需固定袢。

(李谨予 译 姚克 审校)

参考文献

[1] Jones JJ, Jones YJ, Jin GJ. Indications and outcomes of intraocular lens exchange during a recent 5-year period. Am J Ophthalmol 2014;157(1):154–162.e1

[2] Zamir E, Beresova-Creese K, Miln L. Intraocular lens confusions: a preventable "never event" - The Royal Victorian Eye and Ear Hospital protocol. Surv Ophthalmol 2012;57(5):430–447

[3] Kelly SP, Jalil A. Wrong intraocular lens implant; learning from reported patient safety incidents. Eye (Lond) 2011;25(6):730–734

[4] Simon JW, Ngo Y, Khan S, Strogatz D. Surgical confusions in ophthalmology. Arch Ophthalmol 2007;125(11):1515–1522

[5] Behndig A, Montan P, Stenevi U, Kugelberg M, Zetterström C, Lundström M. Aiming for emmetropia after cataract surgery: Swedish National Cataract Register study. J Cataract Refract Surg 2012;38(7):1181–1186

[6] Norrby S. Sources of error in intraocular lens power calculation. J Cataract Refract Surg 2008;34(3):368–376

[7] Alio JL, Abdelghany AA, Fernández-Buenaga R. Management of residual refractive error after cataract surgery. Curr Opin Ophthalmol 2014;25(4):291–297

[8] Randleman JB, Foster JB, Loupe DN, Song CD, Stulting RD. Intraocular lens power calculations after refractive surgery: consensus-K technique. J Cataract Refract Surg 2007;33(11):1892–1898

[9] Randleman JB, Loupe DN, Song CD, Waring GO III Stulting RD. Intraocular lens power calculations after laser in situ keratomileusis. Cornea 2002;21(8):751–755

[10] Fernández-Buenaga R, Alió JL, Pérez Ardoy AL, Quesada AL, Pinilla-Cortés L, Barraquer RI. Resolving refractive error after cataract surgery: IOL exchange, piggyback lens, or LASIK [published correction available in J Refract Surg 2013;29(11):796. Note: Pinilla Cortés, Laura corrected to Pinilla-Cortés, Laura]. J Refract Surg 2013;29(10):676–683

[11] Jin GJ, Merkley KH, Crandall AS, Jones YJ. Laser in situ keratomileusis versus lens-based surgery for correcting residual refractive error after cataract surgery. J Cataract Refract Surg 2008;34(4):562–569

[12] Habot-Wilner Z, Sachs D, Cahane M et al. Refractive results with secondary piggyback implantation to correct pseudophakic refractive errors. J Cataract Refract Surg 2005;31(11):2101–2103

[13] El Awady HE, Ghanem AA. Secondary piggyback implantation versus IOL exchange for symptomatic pseudophakic residual ametropia. Graefes Arch Clin Exp Ophthalmol 2013;251(7):1861–1866

[14] Shugar JK, Schwartz T. Interpseudophakos Elschnig pearls associated with late hyperopic shift: a complication of piggyback posterior chamber intraocular lens implantation. J Cataract Refract Surg 1999;25(6):863–867

[15] Fenzl RE, Gills JP III Gills JP. Piggyback intraocular lens implantation. Curr Opin Ophthalmol 2000;11(1):73–76

[16] Chang SH, Lim G. Secondary pigmentary glaucoma associated with piggyback intraocular lens implantation. J Cataract Refract Surg 2004;30(10):2219–2222

[17] Iwase T, Tanaka N. Elevated intraocular pressure in secondary piggyback intraocular lens implantation. J Cataract Refract Surg 2005;31(9):1821–1823

[18] Holladay JT, Zhao H, Reisin CR. Negative dysphotopsia: the enigmatic penumbra. J Cataract Refract Surg 2012;38(7):1251–1265

[19] Masket S, Fram NR. Pseudophakic negative dysphotopsia: Surgical management and new theory of etiology. J Cataract Refract Surg 2011;37(7):1199–1207

[20] Woodward MA, Randleman JB, Stulting RD. Dissatisfaction after multifocal intraocular lens implantation. J Cataract Refract Surg 2009;35(6):992–997

[21] Fernandes PR, Neves HI, Lopes-Ferreira DP, Jorge JM, González-Meijome JM. Adaptation to multifocal and monovision contact lens correction. Optom Vis Sci 2013;90(3):228–235

[22] Cionni RJ, Osher RH, Snyder ME, Nordlund ML. Visual outcome comparison of unilateral versus bilateral implantation of apodized diffractive multifocal intraocular lenses after cataract extraction: prospective 6-month study. J Cataract Refract Surg 2009;35(6):1033–1039

[23] Marques FF, Marques DM, Smith CM, Osher RH. Intraocular lens exchange assisted by preoperative neodymium:YAG laser haptic fracture. J Cataract Refract Surg 2004;30(1):247–249

[24] Kocak N, Saatci AO, Celik L, Durak I, Kaynak S. Intraocular lens haptic fracturing with the neodymium:YAG laser In vitro study. J Cataract Refract Surg 2006;32(4):662–665

[25] Trivedi RH, Werner L, Apple DJ, Pandey SK, Izak AM. Post cataract-intraocular lens (IOL) surgery opacification. Eye (Lond) 2002;16(3):217–241

[26] Mehta N, Goldberg RA, Shah CP. Treatment of dystrophic calcification on a silicone intraocular lens with pars plana vitrectomy. Clin Ophthalmol 2014;8:1291–1293

[27] Gashau AG, Anand A, Chawdhary S. Hydrophilic acrylic intraocular lens exchange: Five-year experience. J Cataract Refract Surg 2006;32(8):1340–1344

[28] Werner L, Apple DJ, Kaskaloglu M, Pandey SK. Dense opacification of the optical component of a hydrophilic acrylic intraocular lens: a clinicopathological analysis of 9 explanted lenses. J Cataract Refract Surg 2001;27(9):1485–1492

[29] Fellman MA, Werner L, Liu ET et al. Calcification of a hydrophilic acrylic intraocular lens after Descemet-stripping endothelial keratoplasty: case report and laboratory analyses. J Cataract Refract Surg 2013;39(5):799–803

[30] Chang DF, Masket S, Miller KM et al. ASCRS Cataract Clinical Committee. Complications of sulcus placement of single-piece acrylic intraocular lenses: recommendations for backup IOL implantation following posterior capsule rupture. J Cataract Refract Surg 2009;35(8):1445–1458

[31] Piette S, Canlas OA, Tran HV, Ishikawa H, Liebmann JM, Ritch R. Ultrasound biomicroscopy in uveitis-glaucoma-hyphema syndrome. Am J Ophthalmol 2002;133(6):839–841

[32] Lima BR, Pichi F, Hayden BC, Lowder CY. Ultrasound biomicroscopy in chronic pseudophakic ocular inflammation associated with misplaced intraocular lens haptics. Am J Ophthalmol 2014;157(4):813–817.e1

[33] Chan CC, Crandall AS, Ahmed II. Ab externo scleral suture loop fixation for posterior chamber intraocular lens decentration: clinical results. J Cataract Refract Surg 2006;32(1):121–128

[34] Emanuel ME, Randleman JB, Masket S. Scleral fixation of a one-piece toric intraocular lens. J Refract Surg 2013;29(2):140–142

[35] Sarrafizadeh R, Ruby AJ, Hassan TS et al. A comparison of visual results and complications in eyes with posterior chamber intraocular lens dislocation treated with pars plana vitrectomy and lens repositioning or lens exchange. Ophthalmology 2001;108(1):82–89

[36] Kim SS, Smiddy WE, Feuer W, Shi W. Management of dislocated intraocular lenses. Ophthalmology 2008;115(10):1699–1704

[37] Hayashi K, Hirata A, Hayashi H. Possible predisposing factors for in-the-bag and out-of-the-bag intraocular lens dislocation and outcomes of intraocular lens exchange surgery. Ophthalmology 2007;114(5):969–975

[38] Masket S, Fram NR. Safety-basket suture for management of malpositioned posterior chamber intraocular lens. J Cataract Refract Surg 2013;39(11):1633–1635

[39] Lee SJ, Sun HJ, Choi KS, Park SH. Intraocular lens exchange with removal of the optic only. J Cataract Refract Surg 2009;35(3):514–518

[40] Wagoner MD, Cox TA, Ariyasu RG, Jacobs DS, Karp CL American Academy of Ophthalmology. Intraocular lens implantation in the absence of capsular support: a report by the American Academy of Ophthalmology. Ophthalmology 2003;110(4):840–859

[41] Auffarth GU, Wesendahl TA, Brown SJ, Apple DJ. Are there acceptable anterior chamber intraocular lenses for clinical use in the 1990s? An analysis of 4104 explanted anterior chamber intraocular lenses. Ophthalmology 1994;101(12):1913–1922

[42] Skuta GL, Parrish RK II Hodapp E, Forster RK, Rockwood EJ. Zonular dialysis

during extracapsular cataract extraction in pseudoexfoliation syndrome. Arch Ophthalmol 1987;105(5):632–634

[43] Hennig A, Evans JR, Pradhan D et al. Randomised controlled trial of anterior-chamber intraocular lenses. Lancet 1997;349(9059):1129–1133

[44] Chang DF. Siepser slipknot for McCannel iris-suture fixation of subluxated intraocular lenses. J Cataract Refract Surg 2004;30(6):1170–1176

[45] Kirk TQ, Condon GP. Simplified ab externo scleral fixation for late in-the-bag intraocular lens dislocation. J Cataract Refract Surg 2012;38(10):1711–1715

[46] Slade DS, Hater MA, Cionni RJ, Crandall AS. Ab externo scleral fixation of intraocular lens. J Cataract Refract Surg 2012;38(8):1316–1321

[47] McAllister AS, Hirst LW. Visual outcomes and complications of scleral-fixated posterior chamber intraocular lenses. J Cataract Refract Surg 2011;37 (7):1263–1269

[48] Hoffman RS, Fine IH, Packer M. Scleral fixation without conjunctival dissection. J Cataract Refract Surg 2006;32(11):1907–1912

[49] Agarwal A, Kumar DA, Jacob S, Baid C, Agarwal A, Srinivasan S. Fibrin glue-assisted sutureless posterior chamber intraocular lens implantation in eyes with deficient posterior capsules. J Cataract Refract Surg 2008;34(9):1433–1438

[50] Ganekal S, Venkataratnam S, Dorairaj S, Jhanji V. Comparative evaluation of suture-assisted and fibrin glue-assisted scleral fixated intraocular lens implantation. J Refract Surg 2012;28(4):249–252

[51] Kumar DA, Agarwal A. Glued intraocular lens: a major review on surgical technique and results. Curr Opin Ophthalmol 2013;24(1):21–29

[52] Hayashi K, Hayashi H, Nakao F, Hayashi F. Intraocular lens tilt and decentration, anterior chamber depth, and refractive error after trans-scleral suture fixation surgery. Ophthalmology 1999;106(5):878–882

[53] Parikakis EA, Chalkiadakis SE, Mitropoulos PG. Piggybacking technique for vitreous protection during opacified intraocular lens exchange in eyes with an open posterior capsule. J Cataract Refract Surg 2012;38(7):1130–1133

第 5 部分

囊袋不完整时人工晶状体的主要植入方式

第 18 章 人工晶状体睫状沟固定

Uday Devgan

18.1 引言

对于常规白内障，IOL 的理想植入位置是晶状体原囊袋内。囊袋通常为 IOL 提供了安全且长期稳定的植入位置。然而，当后囊不完整或悬韧带脆弱时，需要将 IOL 置于睫状沟内。

睫状沟是一个由基底部虹膜后表面与睫状体前表面构成的小空间。睫状沟的直径因眼球而异，通常是 12~13mm。合适的 IOL 可以长期稳定、安全地固定在睫状沟内。IOL 睫状沟固定的常见适应证为后囊膜破裂、悬韧带松弛或者植入背驼式 IOL(图 18.1)。本章介绍了 IOL 睫状沟植入的一些基本概念。这些概念将在第 5 部分的后面的章节中详细描述。

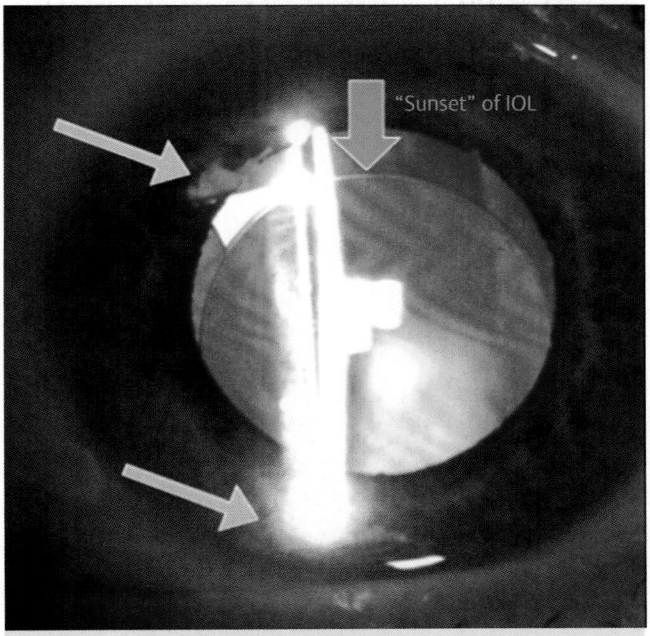

图 18.1 该单片式丙烯酸酯 IOL 置于睫状沟而引起并发症。该 IOL 由于向下偏心而出现日落样表现(绿箭)，通过后照法检测可以看到由于 IOL 袢锋利的边缘摩擦虹膜后表面色素而出现了缺损(蓝箭)，同时伴有葡萄膜炎、青光眼、前房少量积血。该 IOL 需要取出并置换为三片式晶状体。

18.2 IOL 设计与材料

在美国，单片式丙烯酸酯 IOL 最常用，其晶状体袢光学部由相同的材料切割成型(见第 2 章)。这样的 IOL 袢设计使其具有抗变形和适合小切口植入的特点。但这类单片式丙烯酸酯 IOL 袢往往有较厚方边设计，不适合放置在睫状沟。需避免将单片式丙烯酸酯 IOL 植入睫状沟，因为它可能出现 IOL 偏心，摩擦虹膜后表面，甚至引起 UGH 综合征(图 18.1)[1,2]。

有些 IOL 专门为固定于睫状沟而设计。这些 IOL 的体积略大，袢的结构也能更好地固定，并且 IOL 袢成角设计可使光学部远离虹膜后表面。在美国，这类 IOL 尚未获得 FDA 批准，属于超适应证使用。这些 IOL 通常采用三片式设计，有精细的袢，并向后成角使光学部远离虹膜。其光学部分的材料是丙烯酸或硅胶，有些医生倾向于带圆边的硅胶 IOL 以防其与膜后表面接触。IOL 睫状沟放置通常不需要行周边虹膜切除术。房水可经瞳孔完全通过而不被 IOL 光学部阻滞[1,2]。

由于睫状沟较囊袋靠前，IOL 植入位置不同，因此 IOL 度数的计算必须调整。如果 IOL 完全植入睫状沟，其比囊袋位置靠前约0.5mm，为了得到同样的屈光效果，植入IOL度数需要相应减少。对于大多数眼睛，减少1D的屈光度。对于大眼球，近视眼减少0.5D。对于小眼球，远视眼需要减少1.5D。如果睫状沟位置已知，则可以精确计算IOL度数，或者通过“9S法则”估算（表18.1）。

如果前囊边缘完整且撕囊居中、大小合适，可以将IOL袢置于睫状沟，光学部推向后方并固定于撕囊口。这种方法有长期的稳定性，且对IOL度数影响最小，因为光学部已经置于囊袋内，而袢则位于睫状沟（图18.2）。该方法在晶状体悬韧带松弛的情况中很有用，如严重的假性剥脱综合征。还有一些IOL睫状沟固定方法，如光学部固定、反向光学部固定、利用前囊或者后囊固定等已被Gimbel和De Broff报道[3]，具体将在第19章中描述。

表18.1 “9S法则”睫状沟固定IOL度数近似值

原本植入囊袋时的IOL度数(D)	IOL度数调整为睫状沟固定后
0~+9.0	无变化
+9.5~+18	−0.5
+18.5~+27	−1
≥+27.5	−1.5

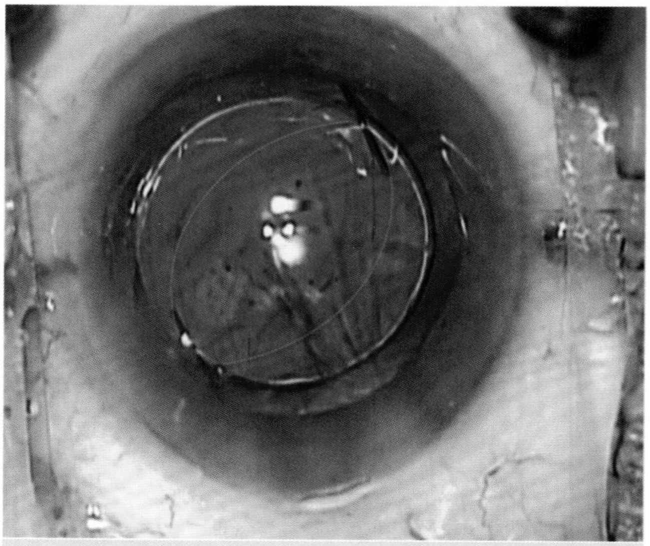

图18.2 该患者的晶状体后囊中央缺损，IOL无法植入囊袋内。采用植入三片式IOL，袢位于睫状沟，光学部固定在前囊边缘后方。该方法有较好的IOL长期稳定性，且最接近IOL度数预测结果，因为事实上光学部位于囊袋内，袢位于睫状沟。

18.3 后囊破裂时IOL植入

当后囊膜破裂时将IOL植入囊袋会非常困难。后囊中央小的破裂可以支持囊袋植入IOL，但是当后囊破裂较大时就无法植入。IOL植入时由于张力作用会使得后囊裂口扩大。当后囊裂口较大时可以将整个三片式IOL植入睫状沟，即使撕囊口已放射状裂开且只有部分前囊边缘残留[4]。

18.3.1 手术技巧

睫状沟固定IOL的手术关键是避免玻璃体脱出，可以通过黏弹剂的分隔作用来实现。将黏弹剂通过后囊破口推注压迫阻隔玻璃体。需要轻柔地将IOL置入睫状沟，同时可以使用缩瞳剂缩小瞳孔以帮助稳定IOL。如果撕囊完整且大小合适，IOL光学部可以像纽扣一样向后压扣于前囊口，可以更好的隔绝玻璃体且比单纯睫状沟固定更稳定。无论采取何种方式固定，吸除前房内的黏弹剂需要非常小心，手法需要轻柔，这种情况下可少量残留黏弹剂避免过度扰动玻璃体。术后黏弹剂残留引起的一过性眼内压增高可以通过滴眼液或者口服乙酰唑胺治疗。

18.4 总结

在一些特殊病例中，当IOL无法安全植入囊袋时，需要采取别的方式与位置固定。将IOL置于睫状沟，光学部选择性通过前囊边缘固定，将对患者提供较好的视觉质量。在一些更严重的后囊缺损病例中，我们需要用其他固定方式以维持IOL的居中、稳定，并获得满意的屈光结果。这些方法将在第5部分的后面章节详细描述。

（倪爽 译 姚克 审校）

参考文献

[1] Wagoner MD, Cox TA, Ariyasu RG, Jacobs DS, Karp CL American Academy of Ophthalmology. Intraocular lens implantation in the absence of capsular support: a report by the American Academy of Ophthalmology. Ophthalmology 2003;110(4):840–859

[2] Chang DF, Masket S, Miller KM et al. ASCRS Cataract Clinical Committee. Complications of sulcus placement of single-piece acrylic intraocular lenses: recommendations for backup IOL implantation following posterior capsule rupture. J Cataract Refract Surg 2009;35(8):1445–1458

[3] Gimbel HV, DeBroff BM. Intraocular lens optic capture. J Cataract Refract Surg 2004;30(1):200–206

[4] Agarwal A, Kumar DA, Nair V. Cataract surgery in the setting of trauma. Curr Opin Ophthalmol 2010;21(1):65–70

第 19 章 人工晶状体光学部固定

Howard V. Gimbel, Anika Amritanand, Brian DeBroff

19.1 引言

我们希望植入的 IOL 居中、稳定，并且在提高视力的同时避免接触角膜与色素膜。在 IOL 早期发展时，Cornelius Binkhorst 医生发现囊袋内固定是最理想的 IOL 植入方式，并具有长期稳定性[1,2]。他的二袢式虹膜-囊袋 IOL 通过瞳孔固定，使得至少一个袢纤维化固定于囊袋，是现代囊内植入后房型 IOL 的雏形。大多情况下，IOL 居中性需要两个袢来完成，至少 IOL 光学部边缘也要在囊袋内。但有时由于囊袋裂开或者缺损，IOL 则不能植入囊袋内。很多应对这种情况的 IOL 的固定方法被报道。睫状沟固定后房型 IOL 和植入前房型 IOL 在技术上简单，但是存在很多严重的早期或长期并发症[3,4]。也可采用巩膜或者虹膜固定[4]。

本章将介绍一些利用尚未受损部分的囊袋来固定 IOL 光学部方法，使得 IOL 能在囊袋受损但是仍有足够悬韧带支持的情况下安全稳定植入。使用这些方式，可使 IOL 稳定居中同时阻隔玻璃体。

首先介绍一期手术中的光学部固定方法。这些技术需要前囊膜连续环形撕囊（ACCC）或者后囊膜连续环形撕囊（PCCC）。接着我们将介绍一些二期手术利用囊袋来固定 IOL 的方法。所有这些方式都能使囊袋固定、稳定、居中，屈光结果也与囊袋内植入一致，同时也避免了 IOL 接触角膜与虹膜而产生的并发症。

19.2 利用前囊膜连续环形撕囊 / 后囊膜连续环形撕囊实现 IOL 固定

我们先前已报道至少有 6 种方式可以利用 ACCC 和（或）PCCC 实现后房型 IOL 囊袋固定[5]。具体固定方式的选择需要根据临床情况和囊袋破裂的种类来决定。

19.2.1 前囊膜连续环形撕囊口固定法

该方法第一次在 Tobias Neuhann 1991 年的手术录像中被报道，用于后囊大裂口的时候安全植入 IOL[6]。该方式利用了连续环形撕囊的抗裂开性。连续环形撕囊使得超声乳化晶状体吸出以及 IOL 囊内植入更加方便[7]。即便是出现后囊周边大裂口缺乏囊袋支持，一个完整连续的前囊膜撕囊口也可以对睫状沟植入的 IOL 提供稳定的光学部固定。该方法通过 ACCC 保证了 IOL 的居中和固定，减小了 IOL 袢和（或）光学部对色素膜的刺激。

固定 IOL 光学部时，撕囊口至少需要比 IOL 光学部的直径小 1.0~2.0mm。为了使光学部更好地居中，ACCC 也要尽量居中。该方法适用于后囊裂口没有超过赤道部不影响前囊但又超过 PCCC 可以安全植入囊袋范围的患者。如果玻璃体脱出，则需要进行前段玻璃体切割术。需小心避免后囊裂口扩大，也要避免玻切头切到前囊口边缘。分离灌注与玻璃体切割术能避免玻璃体水化与眼内压增高，并避免后囊裂口扩大。

当脱出的玻璃体已被清除干净，前房和睫状沟内注入黏弹剂，IOL 植入睫状沟。如果前囊撕囊口居中且小于 IOL 光学部，可以先将 IOL 光学部与袢连接处间隔 90°位置的一侧 IOL 光学部边缘轻轻压入撕囊口，再将另一侧也压入。IOL 袢仍然在睫状沟，但是光学部固定于前囊开口后方（图 19.1）。常规吸出前房黏弹剂。IOL 后的黏弹剂不与小梁网接触，一般不会引起术后高眼压（视频 19.1 和视频 19.2）。

19.2.2 IOL 袢植入睫状沟，光学部通过后囊膜连续环形撕囊口固定

该方法适用于一个以上较大前囊裂口，且裂口已达晶状体赤道部，使得 IOL 袢无法完全囊袋内植入。该方法也同样使用于前囊膜连续环形撕囊口大于 IOL 光学部的情况下，使得 IOL 可以穿过前囊口。用高聚合性黏弹剂维持眼内压，并控制前囊裂口不再往后囊扩大，以进行 PCCC。可以将 27G 皮试针头的针尖抵住镊子手柄平坦部，将其折成 90°的微小尖钩，用其在后囊挑起一个囊膜瓣进而开始 PCCC。从破口注入更多黏弹剂以防止玻璃体脱出，PCCC 中随时注意补充黏弹剂，将一个后囊裂口转换为 PCCC[8]。IOL 植入睫状沟，其光学部可以分别穿过前囊裂口与 PCCC 口（图 19.2）。该方法可以使 IOL 居中并防止术后 Elschnig 珍珠样体形成。

固定时轻柔地先将与袢连接处隔 90°位置的一侧晶状体光学部边缘轻轻压入撕囊口，再将另一侧也压入，使得两边的光学部全部位于 PCCC 口后。如果伴有玻璃体脱出，需行玻璃体切割术。

Debroff 和 Nihalani[9]用该方式在小儿眼中睫状沟固定 IOL 并通过 ACCC 以及 PCCC 使得囊袋可以 360°贴合以防止视轴混浊（视频 19.3 至视频 19.5）。

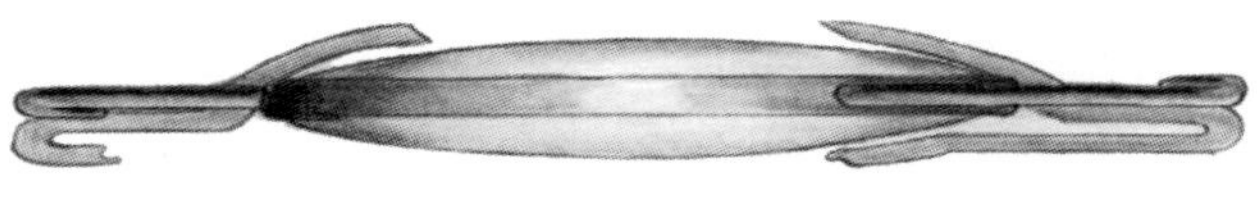

图 19.1　IOL 袢位于睫状沟，IOL 光学部向后穿过前囊撕囊口以及穿过 1 片或多片后囊膜固定。

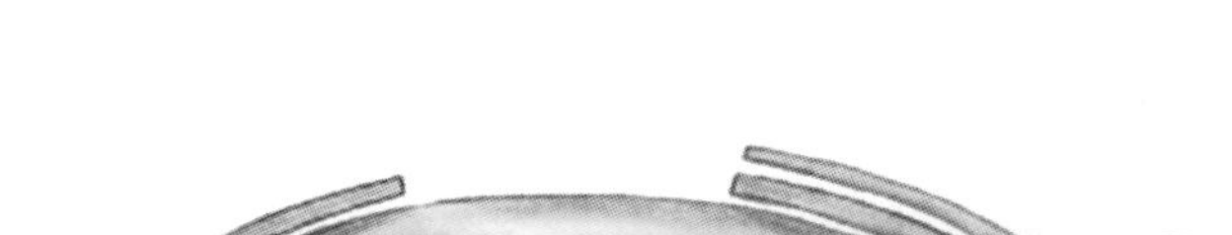

图 19.2　袢位于睫状沟，IOL 光学部固定于 PCCC。

19.2.3 IOL 袢位于囊袋，其光学部通过后囊膜连续环形撕囊口固定

该方式最早在 1994 年由 Gimbel 和 DeBroff[8]提出用于小儿白内障。该方法可以防止后囊混浊，维持 IOL 的居中性，特别适用于 6 岁以下儿童[10-12]。该方法也可以用于不适合行 Nd:YAG 晶状体囊膜切开术的成人 PCO 患者。PCCC 可在白内障清除后施行，可在 IOL 植入囊袋前或后施行。IOL 植入后再行 PCCC 的优点是如果撕囊口周边裂开可以随时终止 PCCC。另外，后囊撕囊可以在 IOL 植入前施行（图 19.3；视频 19.6 和视频 19.7）。

后囊膜连续环形撕囊技术[8,10]

后囊一期撕囊可以防止后囊混浊产生，也可以清除后囊上的混浊斑块。使用带倒钩的一次性 27G 皮试针头或者截囊针，在黏弹剂保护下在后囊中间用钩、拎、撕的动作做一个三角形小囊膜裂口。使用黏弹剂从该裂口注入 Berger 间隙将玻璃体向后推，在 PCCC 时起保护作用。起瓣往往从 3 点钟位置开始，连续逆时针环形 360°撕囊。撕后囊最好由撕囊镊完成，夹住近裂口的一端囊膜控制方向连续环形撕囊。在这个过

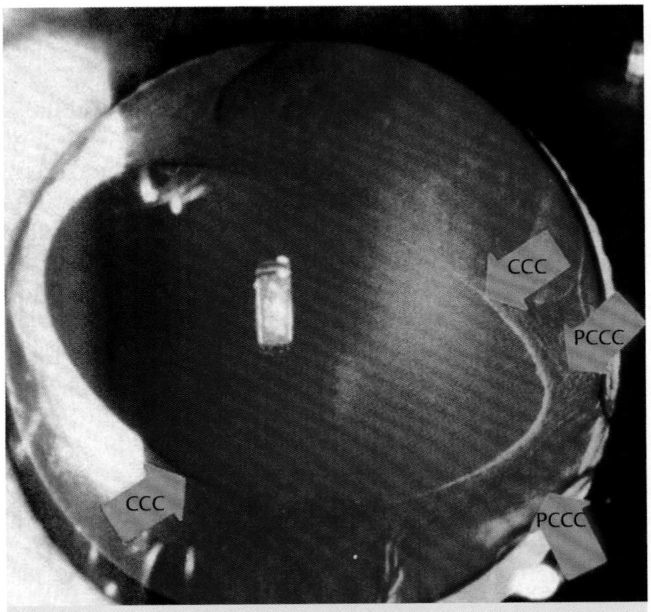

图 19.3　小儿眼 PCCC 结合光学部固定，术后 5 个月可见早期纤维化。

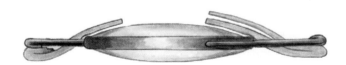

程中可以补充黏弹剂以将玻璃体往后推防止裂口变大,同时防止将囊膜瓣推向后方影响撕囊。另外,过多的黏弹剂注入也会使得裂口不规则扩大。最终撕出一个位置居中、面积小于等于CCC的切口(图19.4)。PCCC的理想直径最好比IOL光学部小1.0~1.5mm。PCCC的大小既要能让IOL光学部通过,又要能固定光学部,因此需要尽可能地保留后囊的完整性。由于后囊较前囊更有弹性且容易伸展,PCCC直径需要比ACCC小。

在后囊圆形囊膜除去之前,需用囊膜剪去除玻璃体条索。当玻璃体嵌顿于后囊裂口,需要用到前段玻璃体切割术。

我们所有病例,包括早期没有行前段玻璃体切割术的病例,均没有出现视轴上的混浊(见右侧蓝框内)。其他一些学者发现,如果不行玻璃体切割术,前玻璃体出现网状纤维化混浊[13]。他们使用袢与光学部成斜角的单片式PMMA IOL[13,14]。然而,我们使用类似三片式IOL的袢与光学部连接处成90°的PMMA IOL。自从使用三片式可折叠IOL,即使在术中未行玻璃体切割术的PCCC患者中,我们也未曾发现视轴混浊。其他一些研究者使用该方法也得到类似的结果[11]。

后囊固定IOL需要使用高内聚性黏弹剂,固定过程是轻柔地先将与袢连接处隔90°位置的一侧IOL光学部边缘轻轻压入撕囊口,再将另一侧也压入,使得两边的光学部全部位于PCCC后。如果伴有玻璃体脱出,需行玻璃体切割术。按压边缘比较轻柔,并且慢慢移动IOL,一般玻璃体不容易嵌顿。如上所述,Debroff报道在小儿眼中将袢置于睫状沟并通过PCCC固定[9]。该方式难度不大,因为在前后囊都撕开且大小相近时囊袋内反而更难植入。

Menapace[15]报道了在成人中使用PCCC结合光学部固定使用了"纽扣-扣眼"一词。该方式既可以防止晶状体后囊混浊又可以防止前囊与IOL光学部接触形成囊袋纤维化。他推荐行4~5mm PCCC前先用低内聚性黏弹剂分离玻璃体前界膜与晶状体后囊膜。该方式是除了IOL材料与光学部边缘设计以外的另一种PCO预防方式。

如我们早前描述的,该方法也可以在超声乳化将结束或者灌注-抽吸时出现后囊小裂口时使用。小裂口可以转换为PCCC并通过光学部固定[16]。

IOL的材料对该固定方式影响不大,光学部越薄越容易固定,但是袢的大小与厚度非常重要。厚袢疏水性丙烯酸酯IOL就不适合睫状沟固定。三片式含PMMA袢IOL是首选。IOL的整体长度不重要,因为其不是靠睫状沟或者囊袋固定,而是通过光学部固定的。

后囊膜连续环形撕囊联合光学部固定在小儿眼中的长期随访结果

我们统计了1993年4月至2005年8月的所有行PCCC与IOL光学部固定并没有行前部玻璃体切割术的儿童患者情况[23]。23只眼纳入研究。所有眼持续平均观察(10.3±1.04)年,视轴均清晰。平均手术年龄为(6.2±2.9)岁(范围:2.7~12.6岁)。术前平均矫正视力为0.55±0.09 logMAR(20/71),随访末期矫正视力为0.35±0.09(20/45)。术前平均屈光度为(+1.40±0.4)D,随访末期屈平均光度为(−1.27±0.3)D。未出现术后并发症和青光眼。

19.2.4 袢位于囊袋而光学部通过前囊膜连续环形撕囊固定

将植入囊袋的IOL光学部通过先前的CCC以完成反向"撕囊口固定术"(图19.5)。该反向光学部固定技术用在IOL已经植入囊袋后发现后囊有破裂或后囊裂口有扩大趋势。该方式也可用于植入囊袋内IOL后行PCCC时发现后囊有放射状裂开。如果前囊大小合适,IOL光学部可以抬起向前固定于前囊口,也可以使得IOL稳定居中。在黏弹剂保护下,将平板式器械置于IOL光学部下托住晶状体,把IOL边缘通过Sinsky钩置于前囊前。IOL光学部的另一边也通过Sinsky

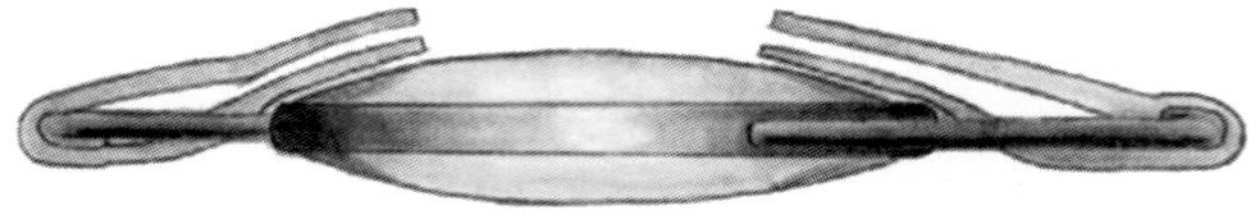

图19.4 袢位于囊袋内IOL光学部穿过PCCC固定。

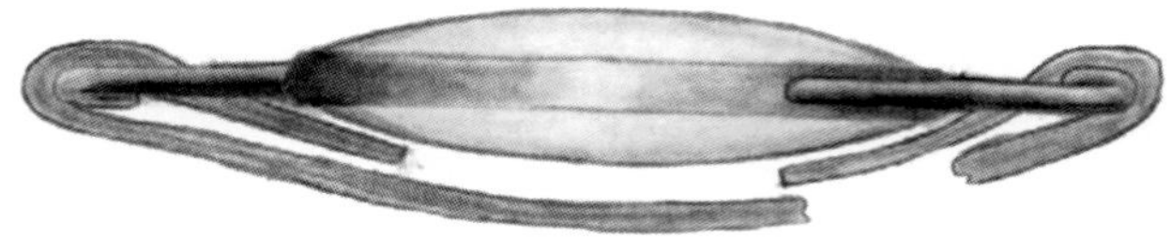

图19.5 袢位于囊袋IOL光学部穿过CCC固定。

钩置于前囊固定，并退出下方平板式器械。任何一边都可以先由 Sinsky 钩勾出。一片式疏水性丙烯酸酯可折叠 IOL 可用该方法，因为其厚袢在囊袋内而不是睫状沟，可以防止出现 UGH 综合征。虽然光学部已经在囊袋外，但其仍被袢向后拉而远离虹膜（视频 19.8 和视频 19.9）。

也可用该方法将背驼式 IOL 的第一片 IOL 光学部从囊袋取出而袢留在囊袋内[5]（图 19.6）。这样将降低两片 IOL 之间的珍珠样小体形成。但是这种方式并不能减少由压力引起的两片疏水性丙烯酸酯 IOL 中央接触面变扁平[18]。

Akaishi 等[19]报道了使用该方式调整多焦点 IOL 植入术后的轻微远视。最近 Masket 和 Fram[20]用该方式成功除去了 IOL 眼的异常眩光。Lee 等[21]也报道用该方式行白内障玻璃体联合手术。该方法也可用在眼球顿挫伤引起的单纯后囊破裂时可折叠 IOL 固定[22]。

术后屈光状态的改变也需要考虑，IOL 前移将造成近视改变。Akaishi[19]等报道了 0.81D 近视改变。我们的患者术后 2 周等效球镜值为-0.62D，术后两年降为-0.12D[17]，可能是由于囊袋收缩使得 IOL 后移。其术前预测等效球镜值为-0.15D。因此，我们建议使用和囊袋内植入一样的 IOL 度数。Jones 等[23]报道的 16 只眼反向光学部固定也得出类似的结果。

反向晶状体光学部固定带散光 IOL

38 岁患者行左眼白内障摘除后，植入一片式疏水性丙烯酸酯散光 IOL(SN6AT4 Alcon laboratories)，IOL 度数 +17D 球镜，2.25D 散光（IOL 平面），1.55D（角膜平面）。术后第一次复查发现 IOL 旋转了 70°。IOL 经过重新调位后在囊袋内仍然非常容易活动，故采用光学部固定于 ACCC，袢留在囊袋的方式固定。术后第一次复查患者的裸眼视力为 20/20。IOL 光学部很好地固定在前囊口，且轴向稳定（图 19.2）。术后 2 周复查度数为-0.75+0.25×150°。

术后 2 年复查，患者均不需配镜视远，裸眼视力为 20/20。度数为-0.25×97°，瞳孔等大且对光灵敏。IOL 轴位稳定。右眼眼内压为 14mmHg，左眼眼内压为 13mmHg。未见色素播散以及虹膜刮伤。

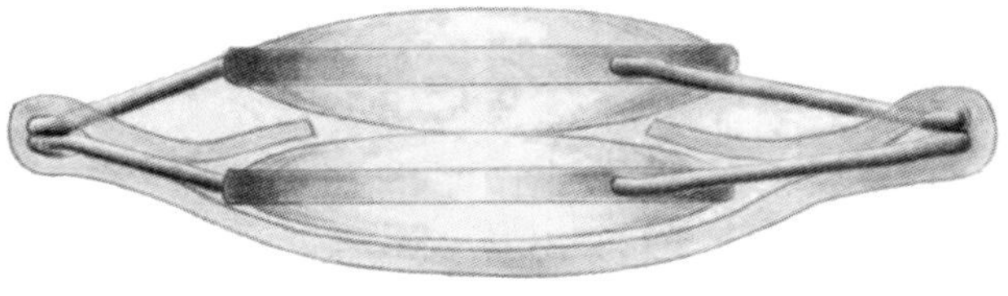

图 19.6　2 片背驼式 IOL 袢都位于囊袋内，前 IOL 拉出囊袋光学部反向固定于 CCC。

19.2.5 袢位于睫状沟，IOL 通过囊膜开口固定方法

该方法用于二次手术，如调整偏心 IOL 或者 IOL 再次植入（如囊袋内 IOL 光学部钙化或者混浊必须替换）。IOL 原本植入位置不佳会引起偏心，如植入时一个袢位于睫状沟，另一个袢位于囊袋。晶状体前囊口或者囊袋不规则收缩也会使得 IOL 偏心。该方法也可用于 ECCE 后无晶状体眼的 IOL 二期植入，如婴儿白内障手术。

目前一片式 PMMA IOL 和三片式可折叠 IOL 可以用该方法固定。带厚袢的一片式可折叠疏水性丙烯酸酯 IOL 不合适睫状沟植入，需要替换为薄袢的 IOL。袢和光学部连接处较宽的 IOL 较连接处较窄的三片式晶状体或者一片式 PMMA IOL 需要更大的囊膜开口。

处理一个袢在囊袋内，另一个袢在睫状沟的半脱位 IOL 时，需要将在囊袋内的袢置入睫状沟。将 IOL 整体置于睫状沟使得 IOL 居中，除非 IOL 袢环弯曲或者不够长无法到达睫状沟。比较好的方式是光学部固定，这样既可以使得 IOL 居中又可以避免睫状沟固定的并发症。当在睫状沟固定好两个袢后可将光学部通过已经存在的或者制作的囊膜开口固定（图 19.7）。可用玻切头扩大囊膜开口或者调整开口居中性。如果没有开口且后囊有足够的未纤维化的区域，可以用 PC-CC。囊膜开口需要比 IOL 光学部稍小才可固定。使用玻切头扩大囊膜开口时，由于囊袋内或者先前撕囊口

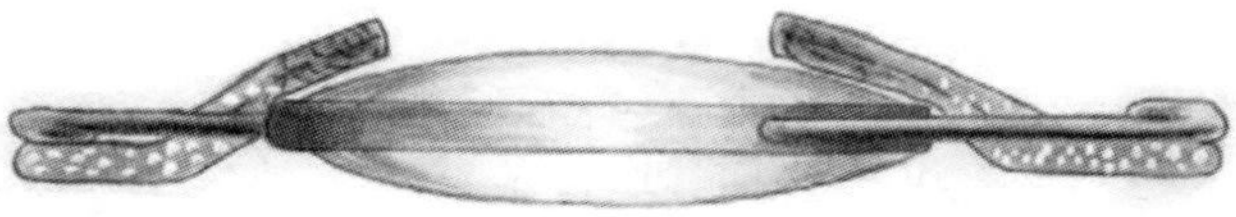

图 19.7　IOL 袢位于睫状沟，光学部通过后囊膜开口固定。

周围纤维增殖，其往往不容易撕开或者扩大（视频19.11和视频19.12）。

将IOL光学部通过囊膜开口固定将获得长期的居中性,避免或者至少减少了对色素膜的刺激。该方式特别适合用于IOL长度够囊袋植入但是不够睫状沟植入或者IOL袢弯折使得不适合固定于睫状沟内的IOL需要调位的患者。囊膜口固定可以使得IOL居中，减少IOL移动,并降低将来IOL位移风险。如果囊膜开口比较大,固定能力较弱,需要使用前段玻璃体切割术,以防受到头部撞击时产生玻璃体向前的压力使得固定脱离(视频19.13至视频19.17)。

囊膜固定的另一个好处就是，可以在前后节之间建立一个牢固的屏障，可以防止玻璃体进入前房引起的玻璃体牵引或者角膜内皮失代偿，也可降低玻璃体进入前节而引起对小梁网的毒性。众所周知，小儿无晶状体眼继发性青光眼的发病率要高于有晶状体眼[24]。

19.2.6 睫状体平坦部IOL复位结合光学部固定

完整的前囊撕囊口或者囊膜口可以用来固定半脱位或者脱位的后房型IOL光学部[21]。IOL脱位可能发生在术中，或者作为术后并发症也可能发生在Nd:YAG激光后囊截开术后数年，因为IOL细袢未能在囊袋赤道部纤维机化,并且后囊开口扩大导致晶状体半脱位。

睫状体平坦部IOL复位合并光学部固定需先通过平坦部行全玻璃体切割术。晶状体光学部由囊膜开口推入前房，晶状体袢仍然留在囊膜后支持（图19.8）。如果囊膜开口过小或瘢痕化无法固定IOL光学部,可以通过玻璃体切割术调整合适的开口大小。所有情况下,囊膜开口需要略小于IOL光学部直径(约1mm)以使得其光学部能固定并提供足够的支持(视频19.18和视频19.19)。

还有一种情况是,由于后囊不完整,后房IOL向后方脱位,但是其中一个袢仍然在囊袋内。如果囊膜开口够小，可以使用Sinsky钩和托板将其从前节抬到囊膜开口以完成操作固定。这样可以避免IOL取出置换为前房IOL，或通过睫状沟缝线固定晶状体。玻璃体需要通过前段玻璃体切割术清除。在玻璃体切割术时最好使用长针置于袢后或者通过缝线打结临时固定IOL。

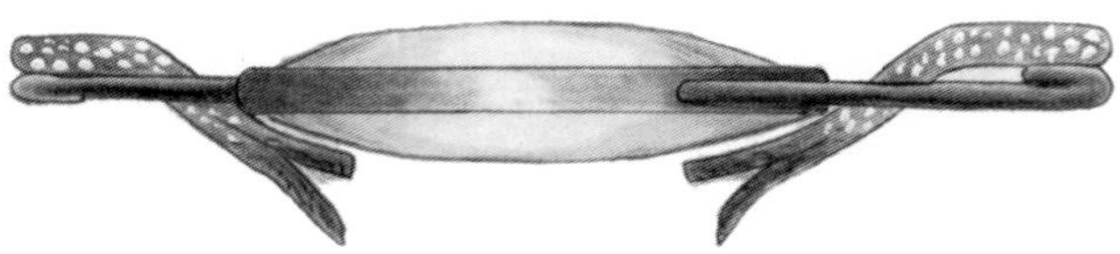

图19.8 IOL袢位于囊袋后,IOL光学部通过囊膜开口固定。

19.3 囊膜固定

在IOL置换,IOL复位、ECCE后二期IOL植入等需要二期固定晶状体时，可以通过合理利用残留囊膜来固定IOL,并使IOL位于最佳位置。然而,厚的Soemmering环将使得袢前突接触虹膜而引起脱色素。固定前需要将Soemmering环清除。根据其厚度，这些继发性的物质可以使用膜铲和(或)慢速灌注抽吸来清理。在Soemmering环较厚时,很难重新打开粘连的囊袋，可以在融合的囊袋CCC周边部开一个新囊袋开口。如果新开的口内没有纤维粘连,则可以容纳IOL袢进入。需用黏弹剂阻止晶状体物质从裂口落入玻璃体腔。如果IOL袢无法植入囊袋,可使用囊膜IOL光学部固定法或者可以使用接下来要描述的囊膜缝合固定IOL法(视频19.20)。

囊膜缝合固定法[25]适用于残留囊膜不足以行囊膜IOL光学部固定，其也适用于睫状沟固定的IOL半脱位或IOL偏心需行二次手术。该方法通过将IOL袢缝合于纤维化的囊膜,使得IOL固定在囊膜上,防止与眼色素膜相接触而产生并发症。该方法在囊袋内固定或者囊膜IOL光学部固定无法实现时仍然具有囊袋固定的优点。

囊膜缝合固定[25](Gimbel等2012)

该手术在表麻或者球后麻醉下进行。使用黏弹剂(Healon5;Abbott Medical Optics,Santa Ana,California),偏心的睫状沟固定IOL位于瞳孔。使用10–0聚丙烯缝线(Ethilon 7889;Ethicon,Inc,Somerville,New Jersey),13mm长尖针（Ethilon CIF-4;Ethicon,Inc)穿过一侧IOL袢后方囊膜,并由穿刺口穿出。将针线剪断。线的两端均由睫状体铲以及调位钩通过主切口勾出,并在主切口外打结。使用Y字钩将线结的前半部分结推入直到与囊膜打结,小心线对囊膜产生的切割力造成囊膜撕裂。再用同样的方式打 3 个结,并用相同的方法缝合另一袢于囊膜。该方法成功地在 2 例患者的 3 只眼睛中进行。无术中术后并发症,并且所有眼 IOL 的 6 个月居中性和稳定性都良好。患者主观感受视力提高。平均裸眼视力由 1.10 变为 0.21,术后矫正视力无变化。术后 1 个月无眼内压升高,并且 3 只眼前房稳定,术后 6 个月未见 UGH 综合征。

19.4 总结

本章介绍了原发性白内障、IOL 置换、IOL 外伤手术等 6 种在 IOL 无法囊袋内植入的情况下,利用囊袋固定 IOL 光学部的方法。提供了除单纯睫状沟固定、睫状沟缝线固定、虹膜缝线固定或前房晶状体置入之外的固定方式。囊膜固定 IOL 光学部和囊膜缝合固定术为 IOL 调位、IOL 置换、IOL 二期植入等二期手术提供了一种稳定、居中的囊袋固定方法。

视频

视频 19.1 Neuhann 前囊膜连续环形撕囊 IOL 光学部固定。
视频 19.2 后囊裂开时,Neuhann 光学部固定。
视频 19.3 袢位于睫状沟,光学部通过后囊膜连续环形撕囊固定。
视频 19.4 袢位于睫状沟,光学部通过后囊膜连续环形撕囊固定。
视频 19.5 双重光学部固定。
视频 19.6 袢位于囊袋,光学部通过后囊膜连续环形撕囊固定。
视频 19.7 小儿后囊膜连续环形撕囊光学部固定。
视频 19.8 袢位于囊袋,IOL 光学部通过前囊膜连续环形撕囊固定。
视频 19.9 反向 Neuhann 前囊膜连续环形撕囊光学部固定倾斜 IOL。
视频 19.10 裂隙灯视频反向光学部固定来稳定旋转的散光 IOL。
视频 19.11 袢位于睫状沟,IOL 通过囊膜开口固定。
视频 19.12 囊膜光学部固定。
视频 19.13 IOL 光学部固定于囊膜的应用。
视频 19.14 IOL 光学部固定于囊膜的应用。
视频 19.15 IOL 光学部固定于囊膜的应用。
视频 19.16 IOL 光学部固定于囊膜的应用。
视频 19.17 IOL 光学部固定于囊膜的应用。
视频 19.18 睫状体平坦部 IOL 复位联合光学部固定。
视频 19.19 IOL 睫状体平坦部。
视频 19.20 囊膜缝合脱位 IOL。

(倪爽 译 姚克 审校)

参考文献

[1] Binkhorst CD. Evaluation of intraocular lens fixation in pseudophakia. Am J Ophthalmol 1975;80(2):184–191
[2] Binkhorst CD. [The search for the right place and for optimal fixation of an intraocular lens (author's transl)] Klin Monatsbl Augenheilkd 1979;174 (6):870–875
[3] Chang DF, Masket S, Miller KM et al. ASCRS Cataract Clinical Committee. Complications of sulcus placement of single-piece acrylic intraocular lenses: recommendations for backup IOL implantation following posterior capsule rupture. J Cataract Refract Surg 2009;35(8):1445–1458
[4] Wagoner MD, Cox TA, Ariyasu RG, Jacobs DS, Karp CL American Academy of Ophthalmology. Intraocular lens implantation in the absence of capsular support: a report by the American Academy of Ophthalmology. Ophthalmology 2003;110(4):840–859
[5] Gimbel HV, DeBroff BM. Intraocular lens optic capture. J Cataract Refract Surg 2004;30(1):200–206Review
[6] Neuhann T. "The Rhexis-Fixated Lens," film presented at the ASCRS Symposium on Cataract, IOL and Refractive Surgery, Boston, Massachusetts, USA, April 1991
[7] Gimbel HV, Neuhann T. Development, advantages, and methods of the continuous circular capsulorhexis technique. J Cataract Refract Surg 1990;16 (1):31–37
[8] Gimbel HV, DeBroff BM. Posterior capsulorhexis with optic capture: maintaining a clear visual axis after pediatric cataract surgery. J Cataract Refract Surg 1994;20(6):658–664
[9] DeBroff BM, Nihalani BR. Double optic capture with capsular bag fusion: A new technique for pediatric intraocular lens implantation. Tech Ophthalmol 2008;6(2):31–34
[10] Gimbel HV. Posterior continuous curvilinear capsulorhexis and optic capture of the intraocular lens to prevent secondary opacification in pediatric cataract surgery. J Cataract Refract Surg 1997;23 Suppl 1:652–656
[11] Raina UK, Gupta V, Arora R, Mehta DK. Posterior continuous curvilinear capsulorhexis with and without optic capture of the posterior chamber intraocular lens in the absence of vitrectomy. J Pediatr Ophthalmol Strabismus 2002;39(5):278–287
[12] Chen MS, Ye YJ, Wang Y, Liu Y, Wu L, Luo WX. [Posterior continuous curvilinear capsulorhexis with optic capture of the posterior chamber intraocular lens in pediatric cataract][Article in Chinese] Zhonghua Yan Ke Za Zhi 2006;42(5):400–402
[13] Vasavada A, Desai J. Primary posterior capsulorhexis with and without anterior vitrectomy in congenital cataracts. J Cataract Refract Surg 1997;23 Suppl 1:645–651
[14] Koch DD, Kohnen T. A retrospective comparison of techniques to prevent secondary cataract formation following posterior chamber intraocular lens implantation in infants and children. Trans Am Ophthalmol Soc 1997;95:351–360, discussion 361–365
[15] Menapace R. Posterior capsulorhexis combined with optic buttonholing: an alternative to standard in-the-bag implantation of sharp-edged intraocular lenses? A critical analysis of 1000 consecutive cases. Graefes Arch Clin Exp Ophthalmol 2008;246(6):787–801
[16] Gimbel HV, Sun R, Ferensowicz M, Anderson Penno E, Kamal A. Intraoperative management of posterior capsule tears in phacoemulsification and

intraocular lens implantation. Ophthalmology 2001;108(12):2186–2189, discussion 2190–2192
[17] Gimbel HV, Amritanand A. Reverse optic capture to stabilize a toric intraocular lens. Case Rep Ophthalmol 2013;4(3):138–143
[18] Eleftheriadis H, Marcantonio J, Duncan G, Liu C. Interlenticular opacification in piggyback AcrySof intraocular lenses: explantation technique and laboratory investigations. Br J Ophthalmol 2001;85(7):830–836
[19] Akaishi L, Bessa T, Vaz R, Canamary F, Tzelikis PF. Multifocal intraocular lens optic anteriorization capture to correct residual refractive error. J Cataract Refract Surg 2009;35(12):2077–2083
[20] Masket S, Fram NR. Pseudophakic negative dysphotopsia: Surgical management and new theory of etiology. J Cataract Refract Surg 2011;37(7):1199–1207
[21] Lee JE, Ahn JH, Kim WS, Jea SY. Optic capture in the anterior capsulorhexis during combined cataract and vitreoretinal surgery. J Cataract Refract Surg 2010;36(9):1449–1452
[22] Pushker N, Sony P, Khokhar S, Vardhan P. Implantation of foldable intraocular lens with anterior optic capture in isolated posterior capsule rupture. J Cataract Refract Surg 2005;31(7):1457–1458
[23] Jones JJ, Oetting TA, Rogers GM, Jin GJ. Reverse optic capture of the single-piece acrylic intraocular lens in eyes with posterior capsule rupture. Ophthalmic Surg Lasers Imaging 2012;43(6):480–488
[24] Asrani S, Freedman S, Hasselblad V et al. Does primary intraocular lens implantation prevent "aphakic" glaucoma in children? J AAPOS 2000;4(1):33–39
[25] Gimbel HV, Camoriano GD, Shah CR, Dardzhikova AA. Capsule membrane suture fixation of decentered sulcus intraocular lenses. Arch Ophthalmol 2012;130(1):101–105

第 20 章 人工晶状体囊袋张力环植入术

Iqbal Ike K. Ahmed, Patrick Gooi

20.1 引言

CTR 被设计用于白内障摘除术和 IOL 植入术。最初,CTR 被用于维持晶状体囊袋形状, 进而发展为控制白内障手术中悬韧带不良,加固 IOL 晶状体囊袋内定位,防止 PCO。

在 20 世纪 80 年代后期,日本研究人员设计了一种囊袋内环形装置, 用于减少晶状体上皮细胞迁移, 防止 PCO。1991 年,Hara 等报道了一种闭合的硅胶环,称其为赤道环,用于维持囊袋形状[1]。Nagamoto 和 Bissen-Miyajima 提出并发布了一种开放式 PMMA 环,称为囊袋支持环,用于维持囊袋形状并防止折叠式 IOL 偏心或变形[2]。Leger 等不久报道了带圆针眼的 CTR 使其植入囊袋更加方便[3]。

随着该类器械的发展,术者们研究出在如下 6 种情况下可使用 CTR:

- 在悬韧带不良的手术中维持囊袋形状与位置使得 IOL 术后居中。
- 使植入囊袋的 IOL 位置可预测, 提高成像质量,减少倾斜和高阶像差,减少 IOL 旋转。
- 减少后囊混浊。
- 带虹膜隔的 CTR 用于无虹膜患者。
- 作为眼压监测平台。
- 作为药物释放平台。

详细的 CTR 植入适应证与禁忌证见表 20.1。

表 20.1 囊袋张力环植入的潜在适应证与禁忌证

适应证	禁忌证
由外伤、手术后、假性剥脱综合征,高度近视、医源性以及先天性原因引起的晶状体悬韧带缺损	前囊撕裂
Toric IOL 植入较大囊袋内(如长眼轴、大角膜)	非连续撕囊
可调节 IOL 植入小囊袋内(如短眼轴)	后囊撕裂
有囊袋收缩综合征的风险眼	悬韧带疾病严重时未使用缝线悬吊固定于巩膜

CTR 可以在连续环形撕囊后的任何时间点植入。由于有向外扩张的力量,在前囊或后囊有裂口扩大风险时应避免植入 CTR(表 20.2)。一个非连续撕囊或不完整的飞秒辅助撕囊也有前囊裂口扩大的风险。如果在 CTR 植入以后出现前囊或后囊裂开, 将 CTR 留在囊袋内通常是安全的。

20.2 CTR 的设计

目前,典型的 CTR 材料为 PMMA,横截面为圆或椭圆,头部为带定位孔的“滑雪坡”样结构,可使其能平滑地进入晶状体赤道部,也可接注射钩或其他器械

表 20.2 CTR 植入的潜在并发症

前囊裂开扩大
后囊裂开扩大
加重悬韧带断裂
CTR 植入睫状沟
CTR-囊袋复合物移位
包裹 IOL 袢

(图 20.1)。开放的环状结构设计使其可以从小切口很方便地进入前房及囊袋内。典型 CTR 进入囊袋后会被囊袋挤压缩小 2mm。不同制造商的 CTR 有不同的刚性和弹性[4]。

CTR 在囊袋中产生向外的力量,为囊袋一周提供均匀的张力使得悬韧带紧张。该张力使囊袋居中且前囊和后囊都有张力,减少囊袋皱缩。

为达到 360°张力支持和悬韧带紧张,CTR 植入后两侧末端需要重叠。囊袋大小与角膜直径和眼轴长有关[5]。Vass 等间接测量囊袋直径,平均为 10.37mm,发现在众多变量中,其与眼轴长以及角膜直径正相关[6]。然而,Khng 和 Osher 在尸体眼中的测量并没有发现角膜直径与囊袋大小正相关 [7]。典型的 CTR 长度为 13mm, 压缩时为 11mm, 其充分适合大部分人的囊袋。14.5mm 的适合大眼球 (即角膜水平直径>12mm 或眼轴>27mm),12mm 的适合小眼球或小眼畸形。很多有经验的术者倾向于选择大直径的 CTR 以确保充分的囊袋支撑。为了防止晶状体皮质被 CTR 与囊袋夹持,Henderson 等发明了一种锯齿状环 CTR[8]。

20.3 CTR 植入技术

植入 CTR 需避免损伤,要避免头部引导孔卡在囊袋赤道部或牵拉囊袋,否则会引起囊袋破裂或悬韧带损伤。CTR 可通过手动或植入器植入。CTR 的植入方式包括直接以拨电话号码转盘的方式植入囊袋、鱼尾样植入[9]、使用缝线在定位孔部分引导[10],或通过其他器械辅助[11]。将 CTR 通过注入或拨电话号码转盘式植入囊袋时,需要确保其定位孔部分已进入囊袋(避免进入睫状沟),需在前囊下平面进入防止损伤后囊。这样也可以减少晶状体皮质被 CTR 夹持。

理想状态下,CTR 可顺时针或逆时针对着悬韧带不稳定区或断裂区植入。CTR 与囊袋接触的第一步很关键,头部需要尽量沿切线方向进入。顺时针植入时,植入器需要靠囊袋左侧推注,使得 CTR 前孔下表面与囊袋赤道部平滑接触。该方式同样有助于避免接触撕囊口,CTR 植入器头部需在撕囊口边缘 (或白内障摘除后进入囊袋),而不是较远的在前房内(图 20.2)。为了避免后孔释放时伤及前囊,建议将植入器头部置于前囊下(图 20.3)。CTR 植入见视频 20.1。

关于 CTR 植入时间的争论很多[12]。表 20.3 列举了早期和晚期植入的优点。CTR 可以在连续环形撕囊后植入(早期),也可在超声乳化晶体皮质吸除后植入(晚期)。CTR 建议在 IOL 植入前植入,以免和晶状体袢缠绕。CTR 既可以在撕囊后植入也可以在 IOL 植入前植入,以免皮质缠绕。悬韧带受损时早期植入可以减少后囊皱缩,防止术中误吸或损伤后囊。早期植入可以防止囊袋赤道部塌陷, 防止赤道部玻璃体嵌顿。

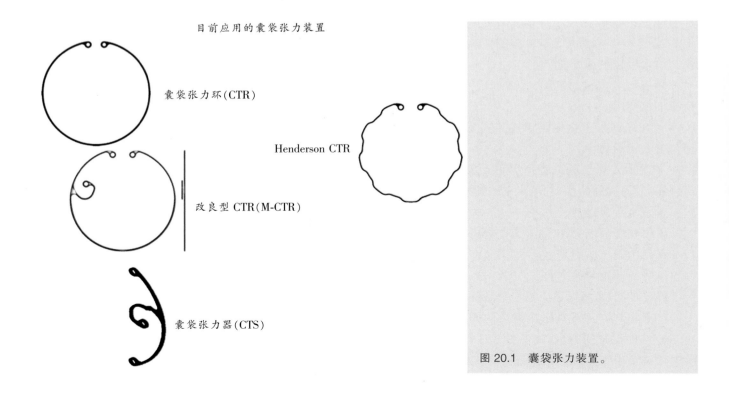

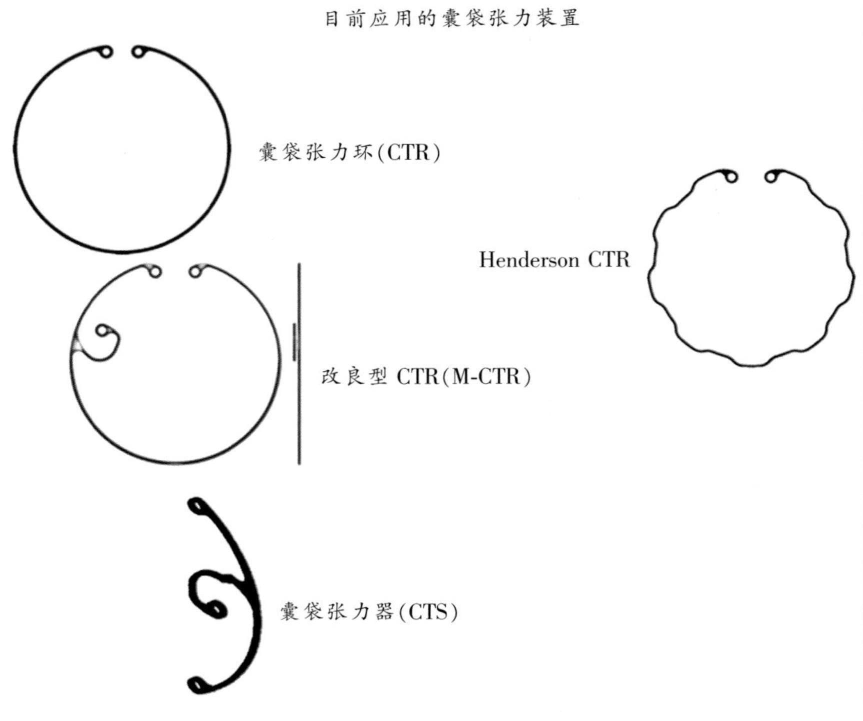

图 20.1 囊袋张力装置。

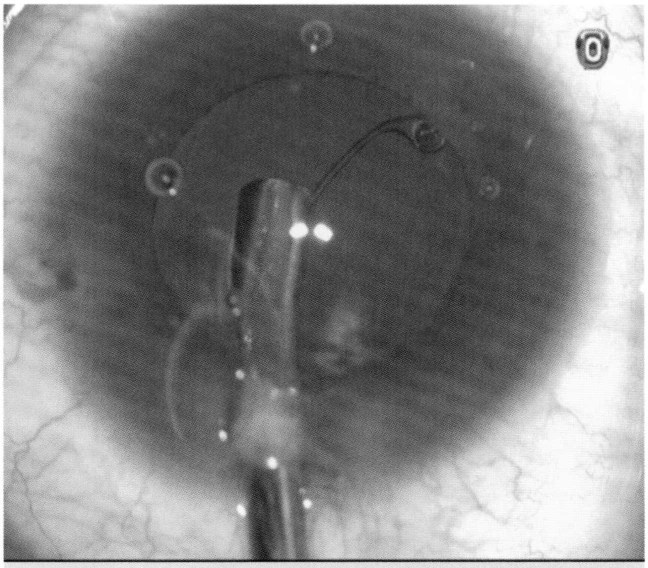

图 20.2　在白内障超声乳化后植入 CTR，植入器需要进入囊袋内。

表 20.3　早期植入 CTR 与晚期植入 CTR 优点对比

早期 CTR 植入	晚期 CTR 植入
术中支持白内障摘除以及皮质吸出，防止囊袋赤道部皱缩，减少后囊松弛，防止玻璃体脱出	避免 CTR 后面皮质包裹 解除囊袋压力有利于减少 CTR 植入时悬韧带受力和损伤 植入时减少囊袋损伤的风险

如果早期植入 CTR 需要避免晶状体皮质被压在 CTR 后，使得皮质很难清除。可通过注入黏弹剂分离皮质和囊袋，使其有足够的空间植入 CTR(图 20.4)。如果皮质被 CTR 压在后方，需要轻柔地沿着切线方向在 CTR 上下吸出皮质。CTR 在手术后期植入主要是术后效果好，但前期需要囊袋拉钩辅助。

20.4 悬韧带松弛或断裂下 CTR 的使用

目前，CTR 主要用于悬韧带不良的白内障手术[13]。在悬韧带病变时，CTR 既是术中支撑装置，又是术后长期维持 IOL 居中的囊袋植入物。在这些情况下，CTR 可能有如下作用：

- 均匀扩张囊袋。
- 为悬韧带不良的囊袋赤道部提供支撑。
- 沿囊袋均匀传播张力，使受损悬韧带与正常悬韧带受力均匀。

临床上悬韧带不良情况多变，使得前瞻性研究挑战很大，CTR 相关研究很少。CTR 可以用于轻微的 4 个钟点以内的悬韧带不良或轻微晶状体震颤[14]。先前的研究报道了 CTR 在悬韧带<150°断裂时的作用[15–18]，其在小儿晶状体半脱位中也有报道[19]。一项随机前瞻研究表明，在假性剥脱综合征中使用 CTR 将降低术中悬韧带断裂的风险，提高 IOL 囊袋植入成功率[20]。目前对于悬韧带异常的假性剥脱综合征是否需要预防性植入 CTR 没有统一意见。

悬韧带不良患者可以在术中使用虹膜拉钩或囊袋拉钩勾住前囊撕囊口。这些拉钩在术中可以起到支持作用，但无法支持囊袋赤道部或防止囊袋皱缩。术后拉钩须去除。

CTR 可以支撑轻度悬韧带不良，但对于严重的晶状体半脱位就缺乏支持力。随着悬韧带病变严重，CTR

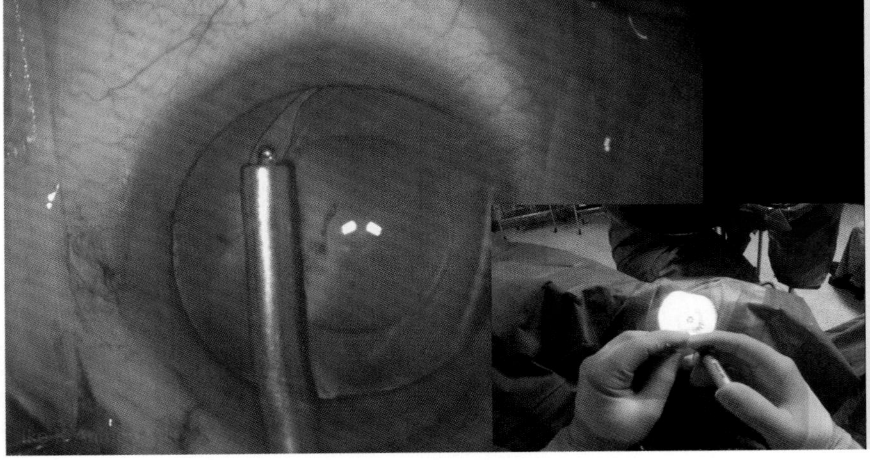

图 20.3　后孔释放时将植入器头部放在前囊下，以减少牵拉撕囊口。

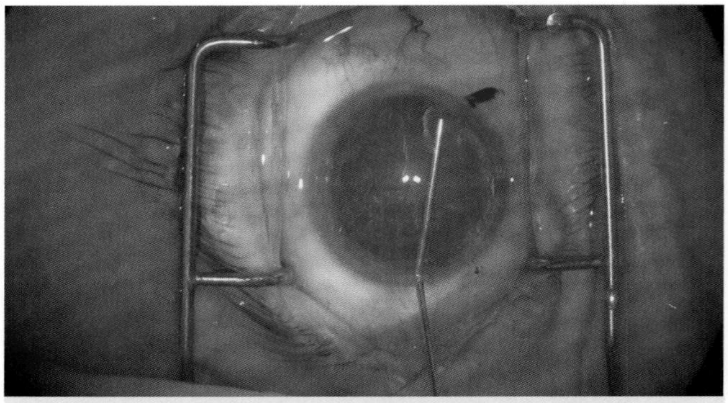

图 20.4 在植入 CTR 前，使用黏弹剂行前房黏弹剂分离，使得囊袋与皮质分离，使得后期易于清除皮质。

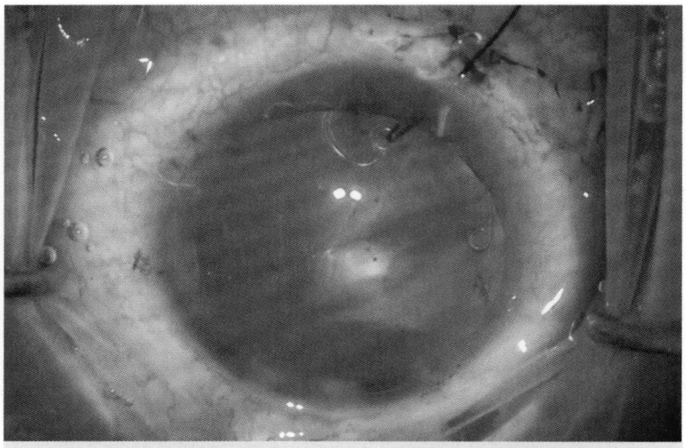

图 20.5 超声乳化前使用囊袋张力器联合虹膜拉钩为囊袋提供赤道部支持。

无法支持囊袋复合物或降低术中、术后晶状体后倾或后脱位风险。在悬韧带进行性损坏的疾病中，CTR 也无法长期维持居中。很多研究人员报道了在一些悬韧带进行性病变，如假性剥脱综合征时，IOL/CTR/囊袋复合物逐渐脱位[21-23]。

对于严重的悬韧带病变，可缝合囊袋张力装置如 Cionni 改良 CTR（图 20.1），或使用囊袋张力器（CTS），或 Ahmed 囊袋张力器（图 20.1），其在一些复杂眼中有良好的效果[24-27]。CTS 可以在术中和虹膜拉钩一起使用支撑囊袋赤道部（图 20.5），然后缝合在巩膜上（图 20.6）。多个 CTS 可以一起使用，CTR 用于植入连接处以提供均匀力量。由于其对囊袋的压力，CTS 可以在前囊或后囊有裂口时使用。为了降低缝线降解或豁开风险，推荐使用 7-0 聚四氟乙烯线（GORE-TEX Suture，W. L. Gore and Associates 公司），或 9-0 聚丙烯线（Ethicon）来缝合 Cionni 改良 CTR 或 CTS。

20.4.1 CTR 用来调整 IOL位置以及屈光

CTR 植入可以降低悬韧带不良[28,29]或正常眼[30]的 IOL 偏心或倾斜。还有人认为 CTR 可以加强 IOL/囊袋在眼中的准确定位，因此可以加强术后屈光准确度。Boomer 和 Jackson 在一个小样本的回顾性研究中发现屈光预测误差变异值在 CTR 植入后较无 CTR 植入降低[31]。在近视眼中，Schild 等发现 CTR 对于屈光平均绝对误差无差别，但也发现 CTR 组屈光预测误差变异值降低[32]。目前研究发现 CTR 植入不需要调整囊袋内 IOL 度数计算。Mastropasqua 等对比了 CTR 对于衍射型多焦点 IOL 的作用，发现 CTR 能降低 IOL 偏心、倾斜和高阶像差[33]。Alió 也发现 CTR 可以降低多焦点 IOL 像差并改善调制传递函数[34]。但 Rohart 和 Gatinel 在 CTR 合并传统单焦点 IOL 植入研究中并没有发现该现象[35]。

此外，有人发现长眼轴（>27mm）会增加散光 IOL 旋转风险，可能和囊袋扩大有关。在这些病例中，CTR 可能通过向外的力量使前囊与后囊之间的贴合能力加大用以对抗 IOL 旋转，这些需要做进一步的研究。

20.4.2 CTR 用于降低 PCO 和囊袋皱缩

自 CTR 发明以来，大量学者改进并研究了其在 PCO 预防中的作用[36,37]。囊袋弯曲环（CBR）植入合并白内障摘除可以降低术后 3 年 PCO 的发生[38]。进一步研究发现 CBR 植入减少了术后 2 年 ACO、PCO 和囊袋皱缩的发生[39]。改进双环设计的 CTR 可以降低术后 1 年 PCO 的形成[40]。CBR，CTR 等环形物通过阻隔囊袋赤道部晶状体上皮细胞（LEC），防止其往前囊或后囊增殖来预防 PCO。当 PCO 出现时可按常规行激光后囊膜截开手术，无特殊调整[14]。

对于 CTR 是否可以防止囊袋皱缩综合征或囊膜包裹存在争论。Lee 等发现在猪眼体外实验中，植入 CTR 可以维持囊袋直径、囊袋开口和 IOL 形状[41]。Kurz 等在一项对照研究中发现 CBR 比 CTR 更能防止 3 个月时的囊袋收缩，并且两者都优于未植入者[42]。但也有很多临床研究报道植入 CTR 依然发生囊袋皱缩综合征[43-46]，CTR 对于这些眼球依然有益处，其可以使囊袋均匀收缩，防止不均匀收缩而引起的 IOL 倾斜偏心[13]。作者还发现，IOL 在小眼球中有较高的“Z 形折

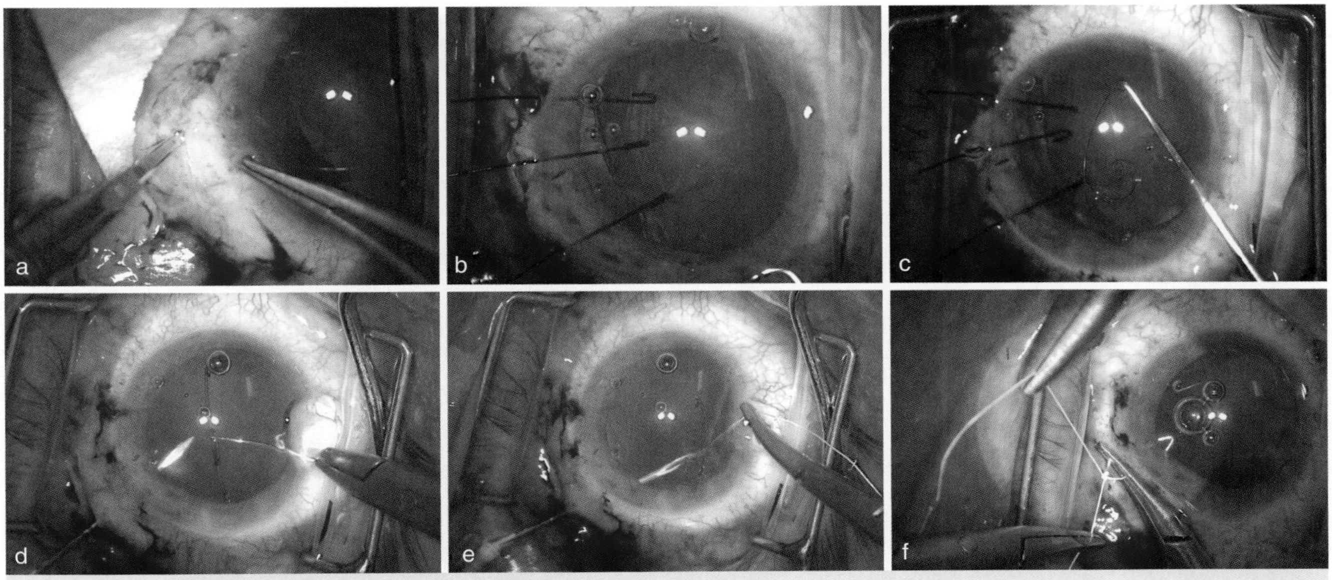

图 20.6 睫状沟固定囊袋张力器(CTS)与巩膜。(a)局部球结膜打开,巩膜突后 1mm 做巩膜沟。(b)CTS 植入前虹膜拉钩作用于撕囊口边缘稳定囊袋。(c)CTS 使用 Sinskey 钩植入囊袋并用调位钩调整其位置。(d)超声乳化后,将 CTS 在前房调为垂直位,垂直于 7-0 聚四氟乙烯(GORE-TEX 线)缝线轨迹。(e)内路将 7-0 针通过 25G 中空弯针引出。(f)做可调节滑结调整 CTS-囊袋-IOL 位置。

叠综合征”发生率,CTR 可以起到预防作用。对于囊袋收缩高风险的眼睛,可以行前囊膜抛光。

20.5 总结

CTR 是一种术中应对悬韧带不良和防止 IOL 术后偏心倾斜的重要工具。在严重的悬韧带病变中,改进的 CTR 或 CTS 可用来缝合固定于巩膜。CTR 和 CBR 可以用来预防 PCO,并可能降低囊袋皱缩的严重程度。CTR 对于一些没有悬韧带不良的病例,可以降低 ELP 的变异程度,改善屈光准确性。也有报道 CTR 可使大眼球/大囊袋的散光 IOL 稳定,也可改善植入小眼球/小囊袋的可调节 IOL 的稳定性。对于 CTR 植入与视觉质量和高阶像差方面,尚无一致结论。

视频

视频 20.1 囊袋张力环植入。

(倪爽 译 姚克 审校)

参考文献

[1] Hara T, Hara T, Yamada Y. “Equator ring” for maintenance of the completely circular contour of the capsular bag equator after cataract removal. Ophthalmic Surg 1991;22(6):358–359
[2] Nagamoto T, Bissen-Miyajima H. A ring to support the capsular bag after continuous curvilinear capsulorhexis. J Cataract Refract Surg 1994;20(4):417–420, 417–420
[3] Leger U, Witschel BM, Lim SJ, et al. The capsular tension ring: a new device for complicated cataract surgery. Presented at: The Third American-International Congress on Cataract, Intraocular Lenses, and Refractive Surgery; Seattle, WA; May 11, 1993
[4] Kurz S, Dick HB. Spring constants of capsular tension rings. J Cataract Refract Surg 2004;30(9):1993–1997
[5] Dong EY, Joo CK. Predictability for proper capsular tension ring size and intraocular lens size. Korean J Ophthalmol 2001;15(1):22–26
[6] Vass C, Menapace R, Schmetterer K, Findl O, Rainer G, Steineck I. Prediction of pseudophakic capsular bag diameter based on biometric variables. J Cataract Refract Surg 1999;25(10):1376–1381
[7] Khng C, Osher RH. Evaluation of the relationship between corneal diameter and lens diameter. J Cataract Refract Surg 2008;34(3):475–479
[8] Henderson BA, Kim JY. Modified capsular tension ring for cortical removal after implantation. J Cataract Refract Surg 2007;33(10):1688–1690
[9] Angunawela RI, Little B. Fish-tail technique for capsular tension ring insertion. J Cataract Refract Surg 2007;33(5):767–769
[10] Rixen JJ, Oetting TA. Fishtail on a line technique for capsular tension ring insertion. J Cataract Refract Surg 2014;40(7):1068–1070
[11] van Setten G. Bimanual implantation of the capsular tension ring: minimizing capsular stress, optimizing surgical outcome and efficacy. Acta Ophthalmol (Copenh) 2009;87(1):107–109
[12] Ahmed IIK, Cionni RJ, Kranemann C, Crandall AS. Optimal timing of capsular tension ring implantation: Miyake-Apple video analysis. J Cataract Refract Surg 2005;31(9):1809–1813
[13] Hasanee K, Ahmed IIK. Capsular tension rings: update on endocapsular sup-

port devices. Ophthalmol Clin North Am 2006;19(4):507–519
[14] Hasanee K, Butler M, Ahmed IIK. Capsular tension rings and related devices: current concepts. Curr Opin Ophthalmol 2006;17(1):31–41
[15] Gimbel HV, Sun R, Heston JP. Management of zonular dialysis in phacoemulsification and IOL implantation using the capsular tension ring. Ophthalmic Surg Lasers 1997;28(4):273–281
[16] Jacob S, Agarwal A, Agarwal A, Agarwal S, Patel N, Lal V. Efficacy of a capsular tension ring for phacoemulsification in eyes with zonular dialysis. J Cataract Refract Surg 2003;29(2):315–321
[17] Price FW Jr Mackool RJ, Miller KM, Koch P, Oetting TA, Johnson AT. Interim results of the United States investigational device study of the Ophtec capsular tension ring. Ophthalmology 2005;112(3):460–465
[18] Wang BZ, Chan E, Vajpayee RB. A retrospective study of the indications and outcomes of capsular tension ring insertion during cataract surgery at a tertiary teaching hospital. Clin Ophthalmol 2013;7:567–572
[19] Das P, Ram J, Brar GS, Dogra MR. Results of intraocular lens implantation with capsular tension ring in subluxated crystalline or cataractous lenses in children. Indian J Ophthalmol 2009;57(6):431–436
[20] Bayraktar S, Altan T, Küçüksümer Y, Yilmaz OF. Capsular tension ring implantation after capsulorhexis in phacoemulsification of cataracts associated with pseudoexfoliation syndrome. Intraoperative complications and early postoperative findings. J Cataract Refract Surg 2001;27(10):1620–1628
[21] Ahmed IIK, Chen SH, Kranemann C, Wong DT. Surgical repositioning of dislocated capsular tension rings. Ophthalmology 2005;112(10):1725–1733
[22] Scherer M, Bertelmann E, Rieck P. Late spontaneous in-the-bag intraocular lens and capsular tension ring dislocation in pseudoexfoliation syndrome. J Cataract Refract Surg 2006;32(4):672–675
[23] Werner L, Zaugg B, Neuhann T, Burrow M, Tetz M. In-the-bag capsular tension ring and intraocular lens subluxation or dislocation: a series of 23 cases. Ophthalmology 2012;119(2):266–271
[24] Cionni RJ, Osher RH, Marques DM, Marques FF, Snyder ME, Shapiro S. Modified capsular tension ring for patients with congenital loss of zonular support. J Cataract Refract Surg 2003;29(9):1668–1673
[25] Vasavada V, Vasavada VA, Hoffman RO, Spencer TS, Kumar RV, Crandall AS. Intraoperative performance and postoperative outcomes of endocapsular ring implantation in pediatric eyes. J Cataract Refract Surg 2008;34(9):1499–1508
[26] Buttanri IB, Sevim MS, Esen D, Acar BT, Serin D, Acar S. Modified capsular tension ring implantation in eyes with traumatic cataract and loss of zonular support. J Cataract Refract Surg 2012;38(3):431–436
[27] Kim EJ, Berg JP, Weikert MP et al. Scleral-fixated capsular tension rings and segments for ectopia lentis in children. Am J Ophthalmol 2014;158(5):899–904
[28] Bayraktar S, Altan T, Küçüksümer Y, Yilmaz OF. Capsular tension ring implantation after capsulorhexis in phacoemulsification of cataracts associated with pseudoexfoliation syndrome. Intraoperative complications and early postoperative findings. J Cataract Refract Surg 2001;27(10):1620–1628
[29] Takimoto M, Hayashi K, Hayashi H. Effect of a capsular tension ring on prevention of intraocular lens decentration and tilt and on anterior capsule contraction after cataract surgery. Jpn J Ophthalmol 2008;52(5):363–367
[30] Lee D-H, Shin S-C, Joo C-K. Effect of a capsular tension ring on intraocular lens decentration and tilting after cataract surgery. J Cataract Refract Surg 2002;28(5):843–846
[31] Boomer JA, Jackson DW. Effect of the Morcher capsular tension ring on refractive outcome. J Cataract Refract Surg 2006;32(7):1180–1183
[32] Schild AM, Rosentreter A, Hellmich M, Lappas A, Dinslage S, Dietlein TS. Effect of a capsular tension ring on refractive outcomes in eyes with high myopia. J Cataract Refract Surg 2010;36(12):2087–2093
[33] Mastropasqua R, Toto L, Vecchiarino L, Falconio G, Nicola MD, Mastropasqua A. Multifocal IOL implant with or without capsular tension ring: study of wavefront error and visual performance. Eur J Ophthalmol 2013;23(4):510–517
[34] Alió JL, Elkady B, Ortiz D, Bernabeu G. Microincision multifocal intraocular lens with and without a capsular tension ring: optical quality and clinical outcomes. J Cataract Refract Surg 2008;34(9):1468–1475
[35] Rohart C, Gatinel D. Influence of a capsular tension ring on ocular aberrations after cataract surgery: a comparative study. J Refract Surg 2009;25(1) Suppl: S116–S121
[36] Werner L, Hickman MS, LeBoyer RM, Mamalis N. Experimental evaluation of the Corneal Concept 360 intraocular lens with the Miyake-Apple view. J Cataract Refract Surg 2005;31(6):1231–1237
[37] Halili I, Mutlu FM, Erdurman FC, Gündogan FC, Kilic S. Influence of capsular tension ring on posterior capsule opacification in myopic eyes. Indian J Ophthalmol 2014;62(3):311–315
[38] Menapace R, Sacu S, Georgopoulos M, Findl O, Rainer G, Nishi O. Efficacy and safety of capsular bending ring implantation to prevent posterior capsule opacification: three-year results of a randomized clinical trial. J Cataract Refract Surg 2008;34(8):1318–1328
[39] Nishi O, Nishi K, Menapace R, Akura J. Capsular bending ring to prevent posterior capsule opacification: 2 year follow-up. J Cataract Refract Surg 2001;27(9):1359–1365
[40] D'Eliseo D, Pastena B, Longanesi L, Grisanti F, Negrini V. Prevention of posterior capsule opacification using capsular tension ring for zonular defects in cataract surgery. Eur J Ophthalmol 2003;13(2):151–154
[41] Lee DH, Lee HY, Lee KH, Chung KH, Joo CK. Effect of a capsular tension ring on the shape of the capsular bag and opening and the intraocular lens. J Cataract Refract Surg 2001;27(3):452–456
[42] Kurz S, Krummenauer F, Hacker P, Pfeiffer N, Dick HB. Capsular bag shrinkage after implantation of a capsular bending or capsular tension ring. J Cataract Refract Surg 2005;31(10):1915–1920
[43] Waheed K, Eleftheriadis H, Liu C. Anterior capsular phimosis in eyes with a capsular tension ring. J Cataract Refract Surg 2001;27(10):1688–1690
[44] Sudhir RR, Rao SK. Capsulorhexis phimosis in retinitis pigmentosa despite capsular tension ring implantation. J Cataract Refract Surg 2001;27(10):1691–1694
[45] Moreno-Montañés J, Sánchez-Tocino H, Rodriguez-Conde R. Complete anterior capsule contraction after phacoemulsification with acrylic intraocular lens and endocapsular ring implantation. J Cataract Refract Surg 2002;28(4):717–719
[46] Faschinger CW, Eckhardt M. Complete capsulorhexis opening occlusion despite capsular tension ring implantation. J Cataract Refract Surg 1999;25(7):1013–1015

第 21 章 人工晶状体——虹膜夹持固定

Camille Budo, Jorge Perez

21.1 引言

当白内障手术无足够的囊袋支持时，植入虹膜夹持 IOL 是不错的选择。其他 IOL 固定法将在别的章节描述。外伤或术中并发症或先天/继发原因造成的悬韧带/囊袋不良，会引起囊袋支持不足或囊袋缺失。由于用于无晶状体眼的虹膜夹持 IOL 没有被 FDA 批准为常规使用，所以只可在特殊情况下使用。

21.2 无晶状体眼虹膜夹持人工晶状体

Artisan/VerisyseIOL（Abbott Medical Optics, Inc.）是一种 PMMA 材料 IOL，其长 8.5mm，最厚处 1.04mm，光学部直径 5mm（图 21.1 和图 21.2）。Jan Worst 1971 年在一次巴黎的会议上提出“虹膜夹持晶状体”（一种双凸面 PMMA IOL 夹持在虹膜后面视网膜赤道部平面前面）。1986 年，Fechner 将一种改进的双凹面 Artisan

Artisan IOL 规格

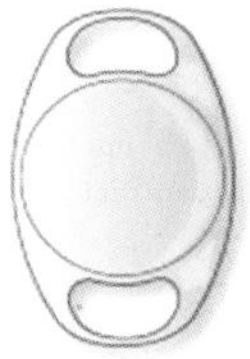

规格
AC 205
虹膜固定

#1 可在复杂白内障病例中作为备用晶状体
根据长期虹膜固定经验，Artisan IOL 是一个可预测的、安全的、高精度的植入物。

材料	CQ-UV 型聚甲基丙烯酸酯
袢	虹膜爪型
直径	8.5mm
光学部	5.4mm 双凸面 *
A 常数	115.0（超声）115.7（激光干涉，评估）
前房深度	3.3mm
屈光度	+2.0D~+3.0D（1.0D 增幅）+14.5D~+24.5D（0.5D 增幅）
也可选择	Artisan 小儿无晶状体眼 4.4/4.6 和 4.4/7.5，为小眼球设计

图 21.1 Artisan IOL 细节。

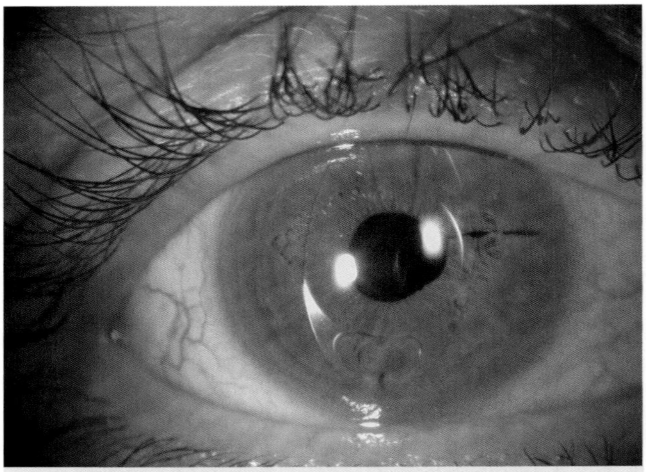

图 21.2 Artisan IOL 植入。

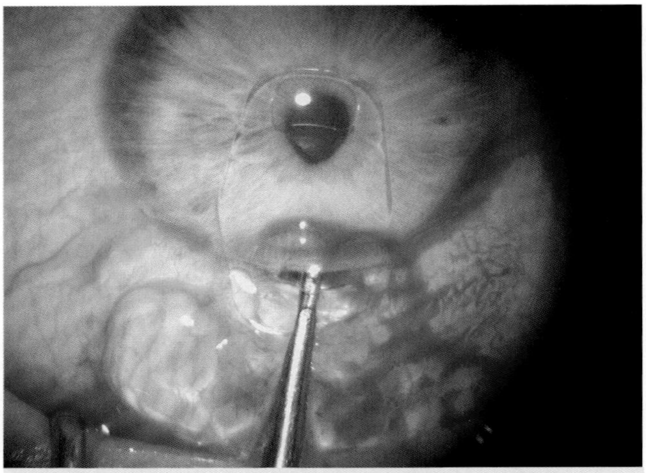

图 21.3 使用植入镊植入 Artisan IOL。

IOL 植入，用于治疗屈光不正。1996 年，无晶状体眼型 IOL 经过重新设计（凹面/凸面）。该无晶状体眼虹膜夹持 IOL 没有被 FDA 批准为常规使用，仅可在特殊情况下使用。

21.3 IOL 度数计算

最常用的 IOL 计算公式是 $A=P+(2.5\times L)+(0.9\times K)$。其中，$A$ 代表 A 常数，115（超声测量），P 是预期 IOL 度数，L 是眼轴长（mm），K 是平均角膜曲率（如果为光学测量，A 常数是 115.7）。

厂家推荐的前房植入 A 常数是 115（如果为后方固定，A 常数建议为 117）。光学部度数计算使用 SRK/T 公式。晶体度数范围为+2~+30D（增幅 1D）和+14.5~+24.5D（增幅 0.5D）。小儿无晶体眼 Artisan IOL 光学部为 4mm 或 5mm，全长 6.5mm、7.5mm 或 8.5mm。

21.4 超声乳化术中或术后囊袋破裂手术处理技术

在 Artisan IOL 植入前，需要双手法进行充分前段玻璃体切除。如果有需要，可以使用曲安奈德染色，使得前房玻璃体可见。瞳孔须圆，前房不能残留玻璃体、晶状体核或皮质。将超声乳化主切口扩大为 5mm。做两穿刺口用于固定针进入。使用 1%乙酰胆碱前房注入缩瞳。为了保护角膜内皮，使用内聚性黏弹剂。为了使夹持方便，建议在虹膜反面相同位置注入黏弹剂。IOL 使用植入镊植入前房（图 21.3），旋转 90°至水平位置（图 21.4），在瞳孔上居中（视频 21.1）。IOL 光学部由植入镊固定，使用固定针固定袢与虹膜。固定针头部为弯折的尖矛状结构，可以将虹膜推入两袢间隙中夹持。固定针通过穿刺口进入前房，挑起部分折叠虹膜，IOL 由植入镊握持并向下轻压，虹膜自动进入袢间隙内（图 21.5 和图 21.6）。换手用同样的方式从另一穿刺口进入。检查袢固定情况以及居中性。用显微外科剪行 12 点钟周边虹膜切开术防止瞳孔阻滞。角膜主切口使用 10-0 尼龙线缝合（图 21.7）。检查缝线紧张度。用 I/A 吸出黏弹剂。如果散光>1.5D，可在术后 6 周拆线。

如果条件允许，在虹膜缺损时也可行 Artisan 植入并重建虹膜（图 21.8），但该方式至少需要有一部分

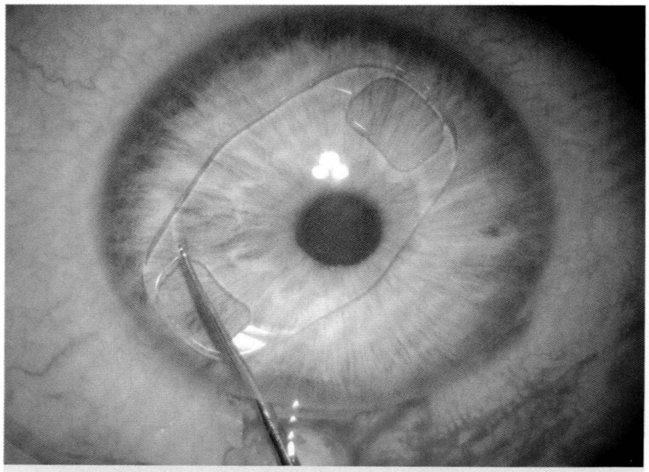

图 21.4 使用拨针在眼内旋转 IOL。

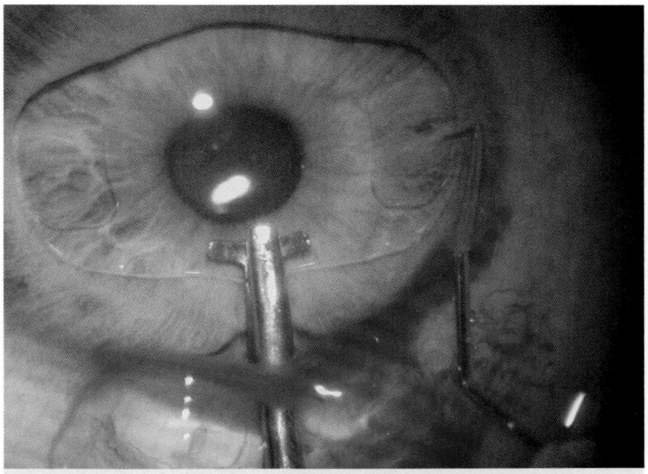

图 21.5　使用固定针固定 IOL。

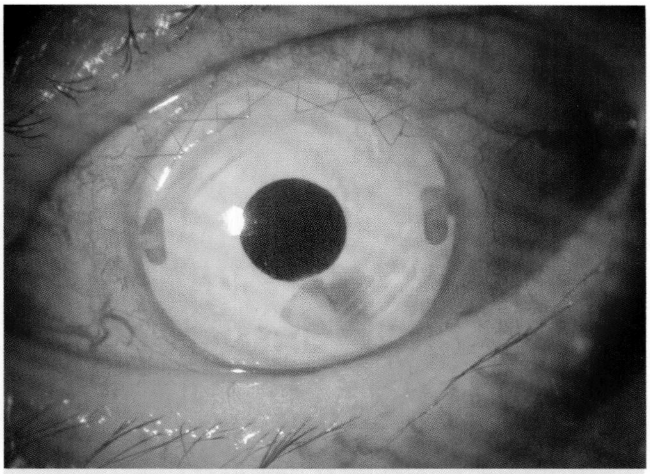

图 21.8　虹膜补片植入。

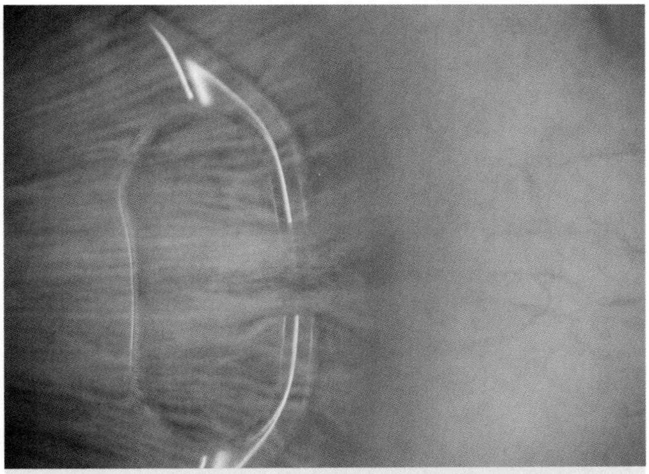

图 21.6　Artisan IOL 已固定。

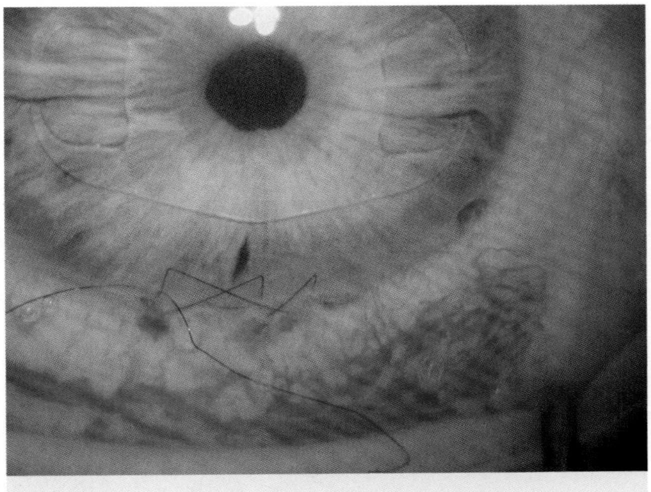

图 21.7　Artisan IOL 已在位，用 10-0 线缝合切口。

虹膜残留。该手术在美国未获批准，该手术需要前房无玻璃体残留，并且要在黏弹剂下进行。该手术方式与经典 Artisan IOL 植入类似 [1]。虹膜修复也可以和 Artisan IOL 植入一起（视频 21.2）。

21.5 马方综合征虹膜夹持 IOL 植入

虹膜夹持技术可以通过两步法用于无晶状体眼马方综合征患者（图 21.9）。所有患者需行全面的眼科检查，包括 Snellen 远视力表或文盲用 E 视力表、散瞳验光、角膜曲率、生物测量、裂隙灯检查前段、晶状体脱位检查、眼压和后段检查。术前术后行角膜内皮计数。患

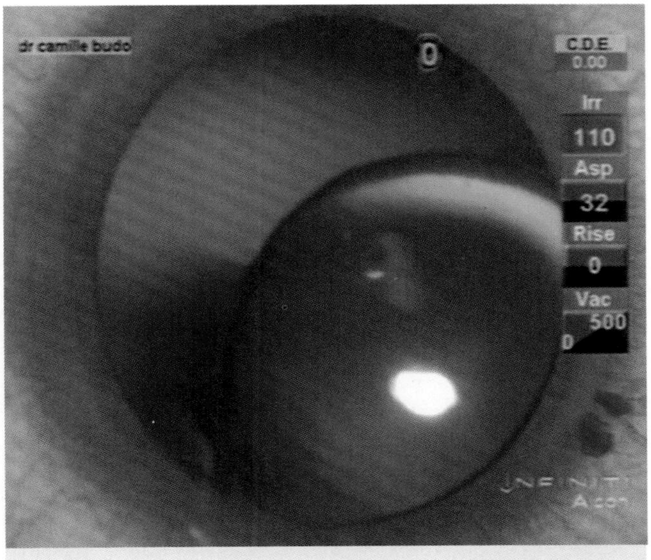

图 21.9　马方综合征。

者无晶状体脱位进入前房或后房,无严重白内障。

术前散瞳,手术在全麻下进行。行12点钟2.2mm角膜主切口,在10点钟与2点钟行角膜穿刺口。前房注入内聚性黏弹剂。行一个较小的撕囊,水分离。使用I/A吸出晶状体。当囊袋内容物已空后,用显微镊将囊袋从切口处拉出。前房使用1%乙酰胆碱缩瞳。如果有玻璃体脱出,需要行前段玻璃体切除,术毕水密切口。

由于半脱位时IOL度数计算不准确,需要在术后6周检查(图21.10)。Artisan IOL可在这时按先前描述的方式植入(视频21.3和视频21.4)。

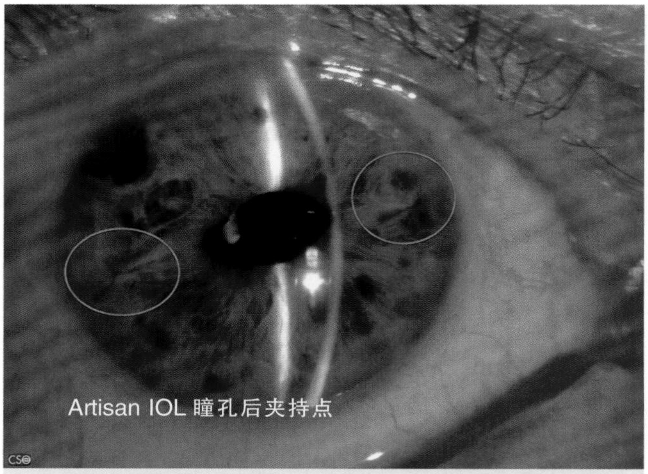

图21.11 Artisan IOL虹膜后方固定。(Courtesy of John A. Kanellopoulos.)

21.6 虹膜夹持IOL虹膜后方固定

为了行Artisan IOL虹膜后方固定(图21.11),需行5mm主切口以及2点与10点钟位置侧切口。1%乙酰胆碱前房注入缩瞳,内聚性黏弹剂注射到瞳孔平面后方阻挡玻璃体并增加虹膜夹持点后方的压力便于夹持。Artisan IOL通过主切口倒置植入(图21.3)。使用调位钩将晶状体转到3点到9点的水平位(图21.4),在瞳孔居中。使用植入镊主切口进入握持IOL并将其通过瞳孔。IOL用植入镊保持水平,另一端也进入瞳孔,使其在虹膜平面之后,袢方位为3点钟和9点钟。夹持前检查IOL位置。同时使用固定针沿侧切口进入将袢夹持在虹膜上(图21.5和图21.6)。不要夹持过多虹膜,以免对瞳孔缘造成压迫。应避免瞳孔移位、畸形和损伤。重复上述操作夹持另一侧,使得IOL在瞳孔下居中。最后清除所有黏弹剂,以10-0线缝合切口(图21.7)。

21.7 虹膜夹持IOL的优点

Teng和Zhang对比该方法与巩膜缝线固定IOL,发现Artisan IOL植入有过程简单、手术时间短以及较少的眼内并发症等优点[2]。该研究发现眼压和矫正远视力良好。Artisan IOL组无小梁色素沉积,无色素播散青光眼(图21.12)。Güell等报道了16眼Artisan IOL植入后结果良好[3]。36个月后随访,31.25%矫正远视力20/40或更好,平均等效球镜为0.46D。很多研究支持对于角膜内皮计数良好、瞳孔正常、无其他禁忌证的

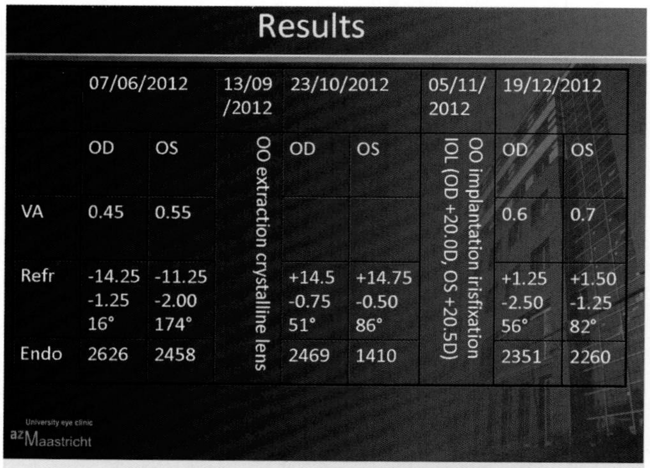

Results

	07/06/2012		13/09/2012	23/10/2012		05/11/2012	19/12/2012	
	OD	OS	OO extraction crystalline lens	OD	OS	OO implantation irisfixation IOL (OD +20.0D, OS +20.5D)	OD	OS
VA	0.45	0.55					0.6	0.7
Refr	-14.25 -1.25 16°	-11.25 -2.00 174°		+14.5 -0.75 51°	+14.75 -0.50 86°		+1.25 -2.50 56°	+1.50 -1.25 82°
Endo	2626	2458		2469	1410		2351	2260

University eye clinic azMaastricht

图21.10 马方综合征视觉效果(晶状体摘除后植入Artisan IOL)。

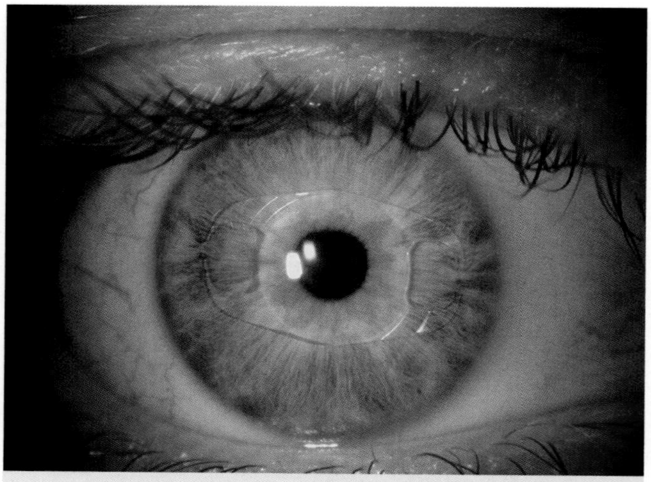

图21.12 无色素沉积Artisan IOL。

无囊袋支持无晶状体眼行 Artisan IOL 植入。一项 128 例无囊膜的无晶状体眼研究表明 Artisan IOL 植入安全有效，有良好的屈光效果且并发症少。Lorencová 等在 51 例无晶状体眼中植入 Artisan IOL，术后 13 个月复查提示视觉效果良好[4]。Sminia 等报道角膜内皮细胞丢失主要发生在术后 1 年[1]。角膜内皮细胞丢失率和常规白内障手术无差别（图 21.13）。无晶状体眼 ACD 无异常（图 21.14）。所有 Artisan IOL 植入患者 ACD>2.6mm。新一代的 Artisan IOL 只占前房体积的 30%，离角膜内皮最近距离>1.5mm，使其避免与角膜内皮直接接触。Qasem 等报道 Artisan IOL 植入 5 年后角膜内皮丢失可以忽略不计 [5]。De Silva 等的研究发现，68%的术眼最终最佳矫正视力为 6/12(20/40)或更好，88.7%的术眼只要无其他眼部病变也能达到该视力[6]。Chen 等研究发现与其他研究相比，Artisan IOL 角膜内皮细胞 3 年密度降低 9.78%[7]（图 21.15[8]和图 21.16[7]），未见角膜失代偿。角膜内皮丢失的主要原因还是术中机械损伤，如术中内皮与器械或 IOL 接触。使用足够的黏弹剂可以保护内皮。Baykara 等描述瞳孔后固定 Artisan IOL 32 只眼未见角膜失代偿，未

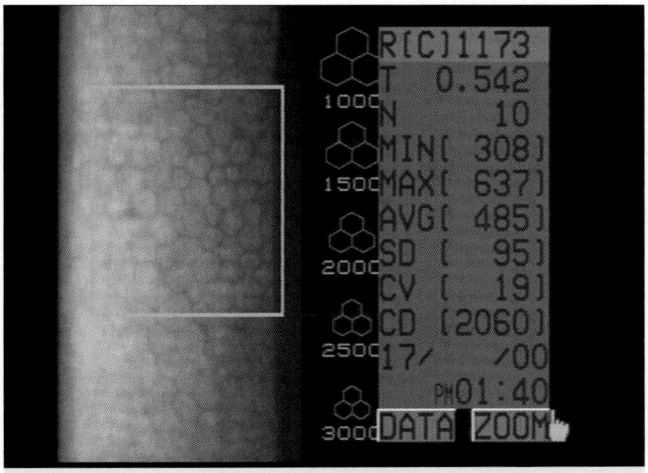

图 21.13　Artisan IOL 植入术后角膜内皮计数（术后 2 年）。

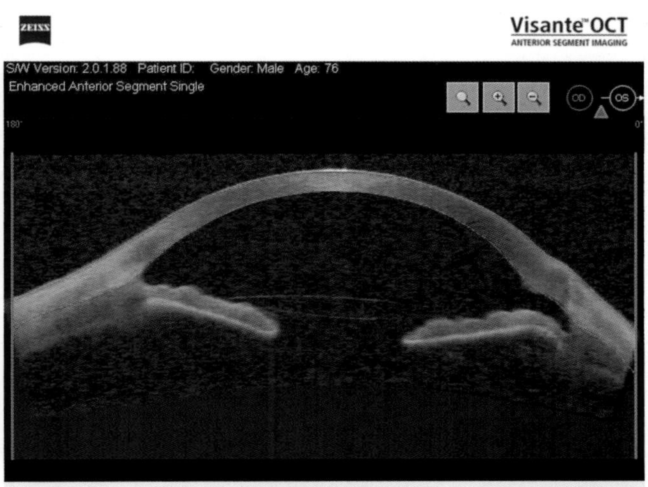

图 21.14　Artisan IOL 术后前节 OCT 检查。

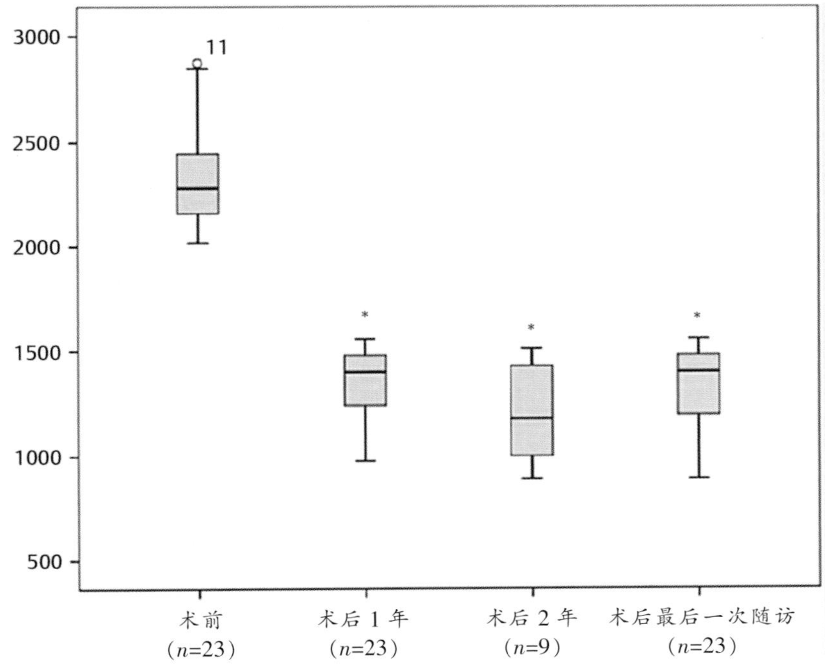

图 21.15　内皮细胞密度(EDC，细胞/mm^2) *P <0.05（术前与术后比较）.(Data from Gonnermann et al[8].)

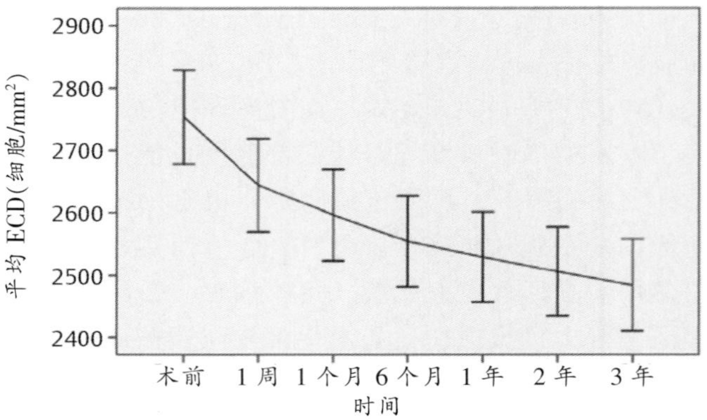

图 21.16 不同时间平均角膜内皮细胞密度。(Data from Chen et al[7].)

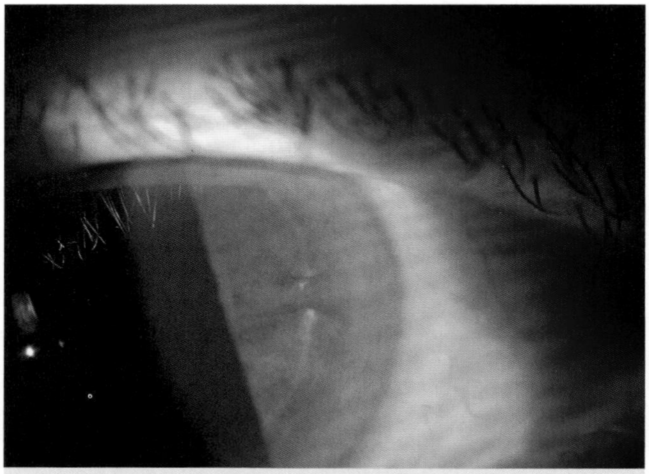

图 21.17 Artisan IOL 取出后虹膜印记(术后 7 年)。

见明显色素播散,未见需要术后干预的继发性青光眼[9]。Artisan IOL 的另一个优势是可以取出(图 21.17)。如未发生脱色素或粘连,即使经过数十年 IOL 也可毫无困难地取出。Artisan IOL 植入观察周边视网膜无显著影响(图 21.18)。Artisan IOL 可以在很多复杂的情况下植入,如在背驼式晶状体混浊取出(视频 21.5),以及需要联合前段重建时(视频 21.6)

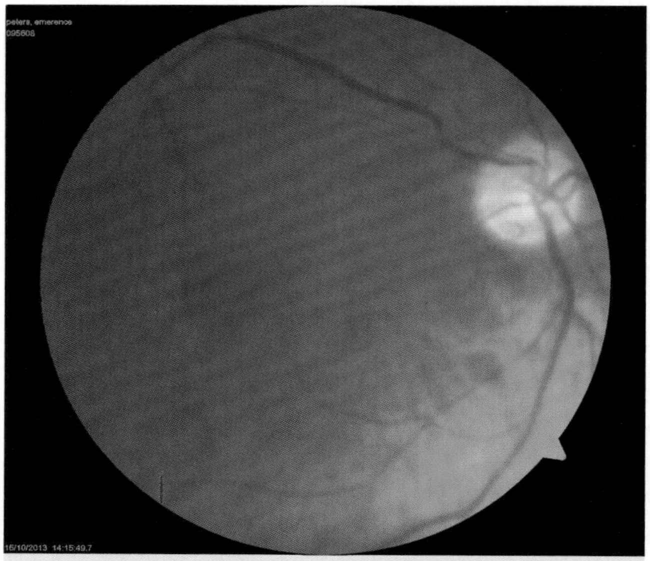

图 21.18 Artisan IOL 植入后眼底情况。

21.8 虹膜夹持 IOL 植入并发症

21.8.1 术中并发症

如果 IOL 没有很好地居中,术者需要将其重新调整居中以避免眩光和光晕。少量虹膜出血可通过黏弹剂填压止血(图 21.19)。如果眼球较软(常出现于后囊裂开和前段玻璃体切除),为了使夹持方便,可通过向虹膜后夹持位点注入少量黏弹剂。在 Chen 等的研究中未发现严重的术中并发症[7]。在后方 Artisan 植入时,如果夹持失败,IOL 可能会掉入玻璃体腔,该结果可能由于植入镊夹持不紧所致。此外,夹持的虹膜组织过少也会使得 Artisan IOL 袢松动。

21.8.2 术后并发症

Kim 等和 van Eijden 等报道了 Artisan IOL 植入术后角膜内皮失代偿[10,11](图 21.20)。其可能由于过多的揉眼或虹膜固定松动 IOL 向前抬起所致。因此,准确、牢固地将 IOL 固定于足够的虹膜组织对于保护角膜内皮非常重要。Koss 和 Kohnen 发现小眼球的术后 ACD 要小于正常眼球。他们建议在小眼球中植入虹膜后固定 Artisan, 以确保 IOL 与角膜内皮间的安全距离[12]。Baykara 等报道了 Artisan 可能对虹膜的损伤[9]。Chen 等的研究发现,术后一天 IOL 光学部或袢上有不同程度的色素沉积,但大部分色素沉积通过糖皮质激素滴眼液治疗后为一过性[7](图 21.21)。未发生虹膜炎或脱色素。Dick 和 Augustin 报道结膜下注射糖皮质激素可以明显减少色素播散发生[13]。Artisan IOL 有拱形设计,在虹膜表面略微凸起,可以防止与虹膜摩擦。

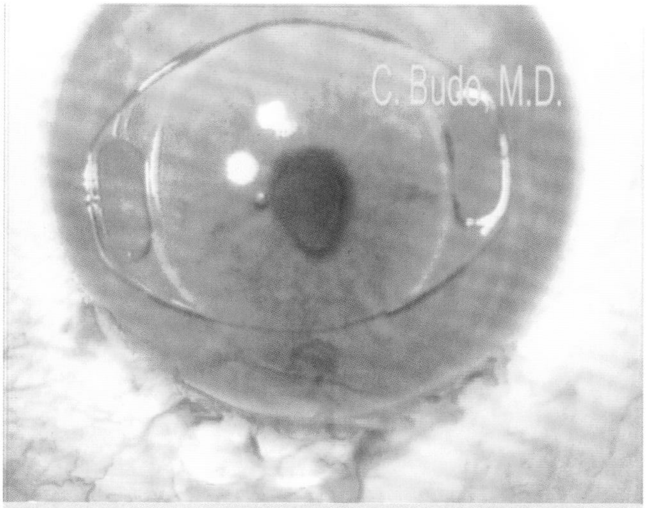

图 21.19　虹膜切开后出血。

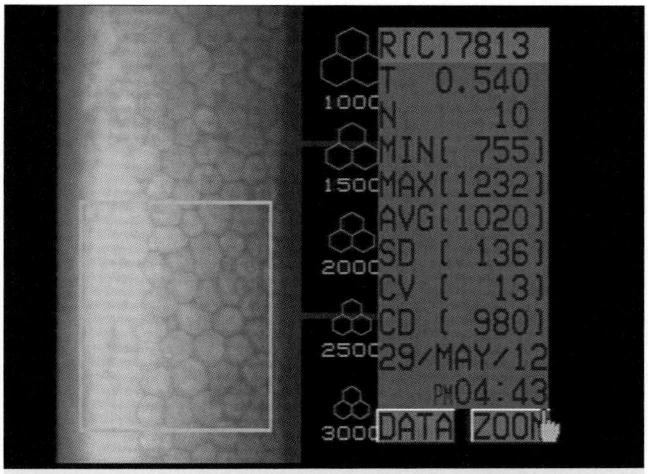

图 21.20　角膜内皮细胞计数低(术后 13 年)。

其他术后并发症也有报道[14],包括玻璃体压力升高、IOL 脱位、瞳孔阻滞青光眼、视网膜脱离、瞳孔变形、前房出血和黄斑囊样水肿(表 21.1[2])。Chen 等报道轻微的 IOL 脱位[7]。这可能由于早期型号的 Artisan IOL 袢比较僵硬,使得夹持的虹膜容易滑脱。Chen 等也在同一研究中报道 12 例患者有夜间驾驶时出现眩光表现，该现象可能由 IOL 居中不佳或暗视下瞳孔直径大于 IOL 光学部引起(图 21.22)。Pérez-Torregrosa 等发现在 4mm 瞳孔下，轻微的 IOL 脱位不会引起严重的视力下降,但瞳孔扩大时就会出现视力下降[15]。

目前,Artisan IOL 的主要缺点是切口较大。6mm 切口用来植入 PMMA IOL,需要缝合(图 21.7)。如果术

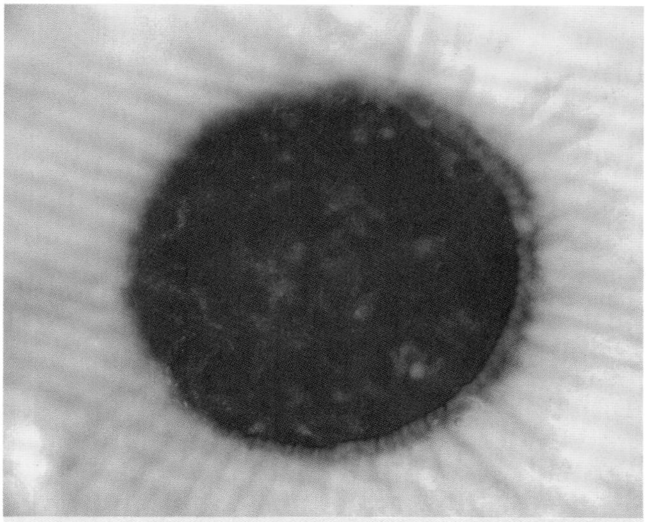

图 21.21　色素沉积于 Artisan IOL。

表 21.1　Artisan 无晶状体眼 IOL 植入术后并发症

并发症	Artisan 组	后房 IOL 巩膜缝合组
低眼压	2	6
脉络膜脱离	0	2
IOL 倾斜	0	1
黄斑囊样水肿	0	2
IOL 移位	1	0
视网膜脱离	0	1
葡萄膜炎	4	0
瞳孔变形	4	0
色素沉积	5	0
虹膜脱色素	3	0
前房积血	0	1
玻璃体积血	0	1

Source: Data from Teng and Zhang[2].

后 6 周切口散光>1.5D,建议拆除 10–0 线。软性 Artisan IOL 可能将要面世。有晶状体眼 Artiflex(Ophtec)(图 21.23)已经上市,可以通过 3.1mm 切口植入。

黄斑囊样水肿(CME)在二期无晶状体眼 Artisan IOL 植入，特别是慢性低眼压中有报道。类似 Lorencová 等的研究[4],Riazi 等的研究未在临床发现 CME[16](图 21.24)。这可能是由于一期手术时已行平坦部玻璃体切除,降低了慢性炎症和黄斑水肿的风险。Güell 等关于并发症发生率的研究结果也基本一致[17]。

一般认为，植入前房 IOL 会使角膜内皮持续丢

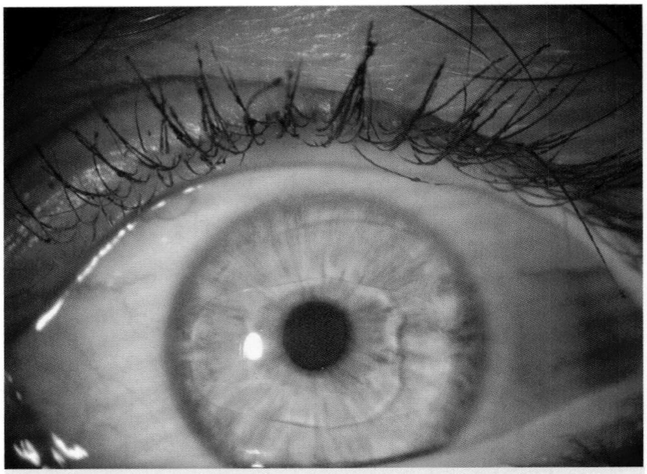

图 21.22 Artisan IOL 偏心。

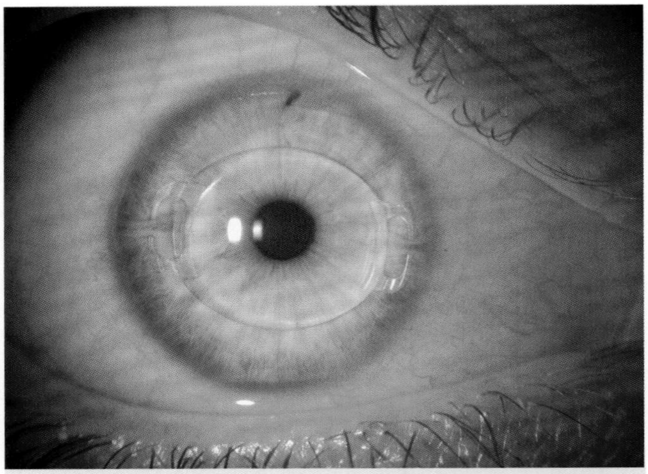

图 21.23 有晶状体眼 Artiflex IOL 植入。

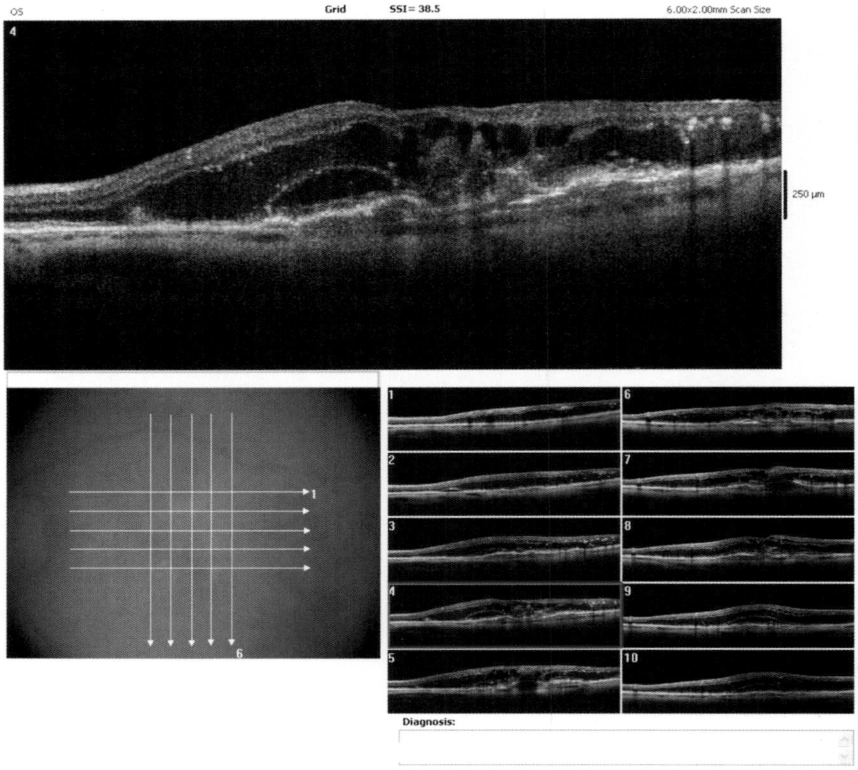

图 21.24 黄斑囊样水肿。

失。Güell 等研究发现,术后 5 年中央角膜内皮计数明显下降,因为作者在临床上没有遇到角膜失代偿的病例。De Silva 等报道角膜失代偿发生率为 1.7%[6]。需要密切监测中央角膜计数。影响角膜内皮丢失的主要因素是手术时间。手术需要轻巧并使用黏弹剂。很多研究显示,小儿无晶状体眼术后中央角膜内皮细胞计数没有变化。内皮安全也在玻璃体术后眼中证实。Sminia 报道前段外伤伴随严重的损伤和内皮细胞丢失的患者[1]。在对 5 例患者长时间随访中,显示无晶状体眼 Artisan IOL 是一个很好的选择,可以用于小儿外伤无晶状体眼修复,以及外伤所致的无囊膜支持小儿无晶状体眼的治疗。Lifshitz 等发现儿童和成人 Artisan IOL 植入术后中央角膜内皮计数无明显差异[18]。目前缺乏长期随访数据,这些研究结果显示细胞丢失主要发生在术中,而不是术后。

21.9 总结

Artisan IOL 植入有良好的结果以及较好的安全性、疗效(图 21.25[7])、可预测性和稳定性(图 21.26[3]),对于治疗缺乏有效囊袋支持的无晶状体眼是一个较好的选择。

视频	
视频 21.1	无晶状体眼 Artisan IOL 植入。
视频 21.2	虹膜缝合合并 Artisan IOL 植入。
视频 21.3	马方综合征透明晶状体摘除。
视频 21.4	马方综合征无晶状体眼虹膜固定 IOL 植入。
视频 21.5	背驼式晶状体取出联合无晶状体眼 Artisan IOL 植入。
视频 21.6	房角固定 IOL 取出，联合白内障摘除，合并植入人造虹膜。

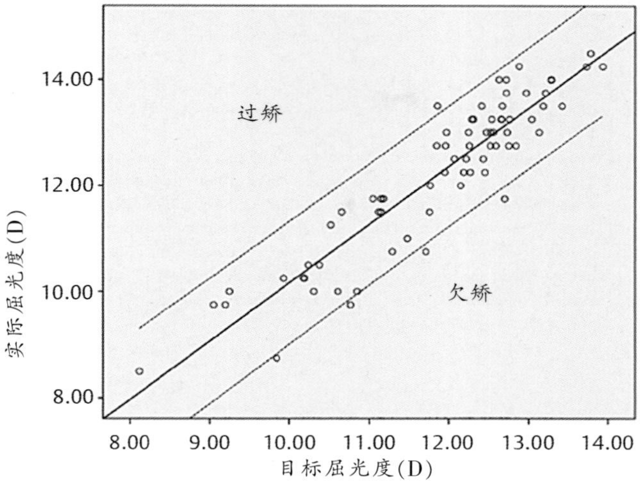

图 21.25 术后 3 年等效球镜欠矫与过矫对比。(Data from Chen et al[7].)

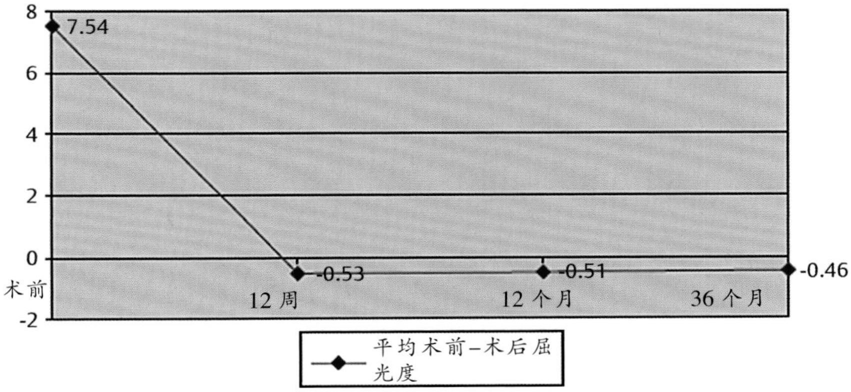

图 21.26 术后 12 周屈光稳定。(Data from Güell et al[3].)

(倪爽 译 姚克 审校)

参考文献

[1] Sminia ML, Odenthal MT, Gortzak-Moorstein N, Wenniger-Prick LJ, Völker-Dieben HJ. Implantation of the Artisan iris reconstruction intraocular lens in 5 children with aphakia and partial aniridia caused by perforating ocular trauma. J AAPOS 2008;12(3):268–272

[2] Teng H, Zhang H. Comparison of Artisan iris-claw intraocular lens implantation and posterior chamber intraocular lens sulcus fixation for aphakic eyes. Int J Ophthalmol 2014;7(2):283–287

[3] Güell JL, Velasco F, Malecaze F, Vázquez M, Gris O, Manero F. Secondary Artisan-Verysise aphakic lens implantation. J Cataract Refract Surg 2005;31(12):2266–2271

[4] Lorencová V, Rozsíval P, Urminský J. Clinical results of the aphakia correction by means of secondary implantation of the iris-fixated anterior chamber intraocular lens [in Czech] Cesk Slov Oftalmol 2007;63(4):285–291

[5] Qasem Q, Kirwan C, O'Keefe M. 5-year prospective follow-up of Artisan phakic intraocular lenses for the correction of myopia, hyperopia and astigmatism. Ophthalmologica 2010;224(5):283–290

[6] De Silva SR, Arun K, Anandan M, Glover N, Patel CK, Rosen P. Iris-claw intraocular lens to correct aphakia in the absence of capsular support. J Cataract Refract Surg 2011;37(9):1667–1672

[7] Chen Y, Liu Q, Xue C, Huang Z, Chen Y. Three-year follow-up of secondary anterior iris fixation of an aphakic intraocular lens to correct aphakia. J Cataract Refract Surg 2012;38(9):1595–1601

[8] Gonnermann J, Torun N, Klamann MKJ et al. Visual outcomes and complications following posterior iris-claw aphakic intraocular lens implantation combined with penetrating keratoplasty. Graefes Arch Clin Exp Ophthalmol 2013;251(4):1151–1156

[9] Baykara M, Ozcetin H, Yilmaz S, Timuçin OB. Posterior iris fixation of the iris-claw intraocular lens implantation through a scleral tunnel incision. Am J Ophthalmol 2007;144(4):586–591
[10] Kim M, Kim JK, Lee HK. Corneal endothelial decompensation after iris-claw phakic intraocular lens implantation. J Cataract Refract Surg 2008;34(3):517–519
[11] van Eijden R, de Vries NE, Cruysberg LPJ, Webers CA, Berenschot T, Nuijts RMMA. Case of late-onset corneal decompensation after iris-fixated phakic intraocular lens implantation. J Cataract Refract Surg 2009;35(4):774–777
[12] Koss MJ, Kohnen T. Intraocular architecture of secondary implanted anterior chamber iris-claw lenses in aphakic eyes evaluated with anterior segment optical coherence tomography. Br J Ophthalmol 2009;93(10):1301–1306
[13] Dick HB, Augustin AJ. Lens implant selection with absence of capsular support. Curr Opin Ophthalmol 2001;12(1):47–57
[14] Budo C, Hessloehl JC, Izak M et al. Multicenter study of the Artisan phakic intraocular lens. J Cataract Refract Surg 2000;26(8):1163–1171
[15] Pérez-Torregrosa VT, Menezo JL, Harto MA, Maldonado MJ, Cisneros A. Digital system measurement of decentration of Worst-Fechner iris claw myopia intraocular lens. J Refract Surg 1995;11(1):26–30
[16] Riazi M, Moghimi S, Najmi Z, Ghaffari R. Secondary Artisan-Verysise intraocular lens implantation for aphakic correction in post-traumatic vitrectomized eye. Eye (Lond) 2008;22(11):1419–1424
[17] Güell JL, Verdaguer P, Elies D et al. Secondary iris-claw anterior chamber lens implantation in patients with aphakia without capsular support. Br J Ophthalmol 2014;98(5):658–663
[18] Lifshitz T, Levy J, Klemperer I. Artisan aphakic intraocular lens in children with subluxated crystalline lenses. J Cataract Refract Surg 2004;30(9):1977–1981

第 22 章 虹膜缝合固定技术

Nicole R. Fram, Samuel Masket

22.1 引言

后房 IOL 偏位或脱位会引起患者严重的视觉下降。该并发症的病因分为早期与晚期。早期脱位主要发生在术中，包括损伤悬韧带以及囊膜，或者是袢位置不对称。晚期的后房型 IOL 脱位主要是由于进行性悬韧带断裂和囊袋纤维化。很多疾病会引起小梁进行性损伤，包括前续眼部手术，滤过性小梁切除术、平坦部玻璃体切割术、外伤和假性囊膜剥脱综合征[1–3]。相对少见的引起悬韧带不良的疾病包括葡萄膜炎、视网膜色素变性、马方综合征和长眼轴[4,5]。幸运的是，异位或脱位的三片式后房型 IOL 可以复位或用很多方式再固定。这些方法包括巩膜缝线固定、虹膜缝线固定以及最近的巩膜层间生物胶固定[6,7]。囊袋内异位的三片式或单片式后房型 IOL 可以通过缝线固定 IOL 袢快速固定于巩膜，而虹膜缝合固定适合对睫状沟固定的三片式后房型 IOL 复位和重新固定。1976 年，Malcom McCannel 博士首先描述了通过穿透性角膜切口行虹膜缝合固定半脱位的三片式后房型 IOL[8]。后来用于虹膜修复的 Siepser 滑结被改良用作固定三片式 IOL [9,10]。同样，虹膜缝合三片式可折叠后房型 IOL 可以用作无晶状体眼二期 IOL 植入[11–13]。这样可以使手术切口变小，减少如术源性散光、脉络膜上腔出血等大切口相关手术风险。本章将介绍虹膜缝合固定的基本方式和手术要点：

- 前房药物控制瞳孔大小。
- 10–0 聚丙烯线(CIF-4，Ethicon)或 10–0 聚酯线(PC-7，Alcon)缝合避免虹膜豁开。
- 折叠(3 点钟和 9 点钟位置)用于二期 IOL 虹膜缝合固定。
- 中周部小心缝合避免损伤瞳孔。

22.2 通过虹膜缝合复位异位三片式后房型 IOL 基本手术方式

虹膜缝合固定三片式 IOL 有很多要点(视频 22.1)。手术开始时患者和术者取舒适体位。球后麻醉使用 50:50 长效麻醉剂，如 2%利多卡因和 0.75%丁哌卡因。不建议术前散瞳，因为需要术中在关键时刻缩瞳。通过前房用药来控制瞳孔大小，使得瞳孔在术中灵活调控。通常球后麻醉可以使瞳孔足够大从而看见异位的后房型 IOL。也可行前房注药散瞳，如 epi-Shugarcaine 或不含防腐剂的利多卡因 (1%) 合并去氧肾上腺素 (1.5%)。另外可能会用到机械装置，如虹膜拉钩。当 IOL 已抬起进入光学部固定位置，可以前房注入乙酰胆碱收缩瞳孔，以便虹膜缝合固定。

检查 IOL 囊袋支持程度和前房玻璃体情况。如果前房有玻璃体，可以使用曲安奈德染色前段玻璃体切除，选择性行角膜缘后 3.5mm 平坦部玻璃体切除，用以清除玻璃体对后房型 IOL 的粘连。这样可以减少牵拉，降低如视网膜裂孔和视网膜脱离等并发症风险。

用边孔刀做多个侧切口，使用弥散性黏弹剂注入前房保护角膜内皮，如果囊袋开放可注入异位 IOL 后方填充后囊阻挡玻璃体。用 23G 显微手术镊将 IOL 光学部拉到虹膜上方将进行光学部固定的位置(图 22.1)。使用氯乙酰胆碱缩瞳，使光学部固定，方便虹膜中周

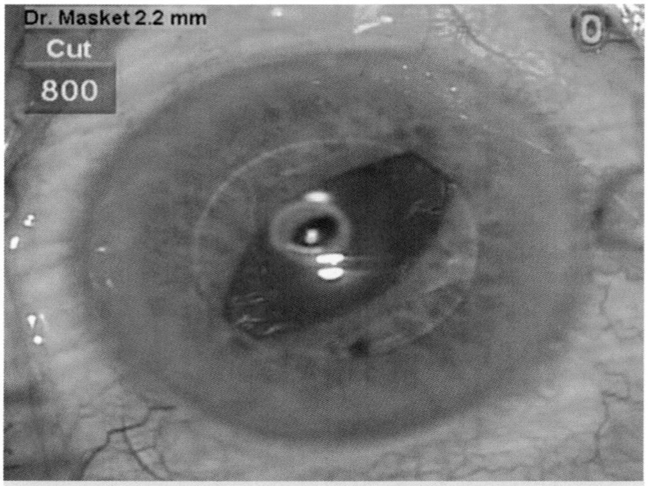

图 22.1 瞳孔固定 PCIOL 光学部,IOL 袢前突用于缝合。

部缝合。光学部固定可形成的向上力量,使得虹膜后袢轮廓可看到。如果袢不明显,可以用膜铲抬起 IOL 光学部或在虹膜表面注射黏弹剂使袢轮廓明显（图 22.2)。用 10–0 丙纶线(CIF-4 needle,Ethicon)或 10–0 涤纶线（PC-7 needle,Alcon）穿过角膜（通过穿刺口 Siepser 方式),穿过虹膜,在袢下方穿过,再从另一侧虹膜背面穿出,在角膜缘出针。也可以用 27 号针从穿刺口进入将缝线针引出。10–0 线较 9–0 线合适,可用于降低虹膜豁开风险。根据术者习惯，此时可以用 Siepser 打结法将袢固定于虹膜。也可以使用 McCannel 或 McAhmed 打结固定法(视频 22.2 和视频 22.3)。IOL 重新复位到虹膜后方，注意不要将袢从固定位置旋转出。可以用调位钩或显微手术镊将瞳孔轻轻恢复

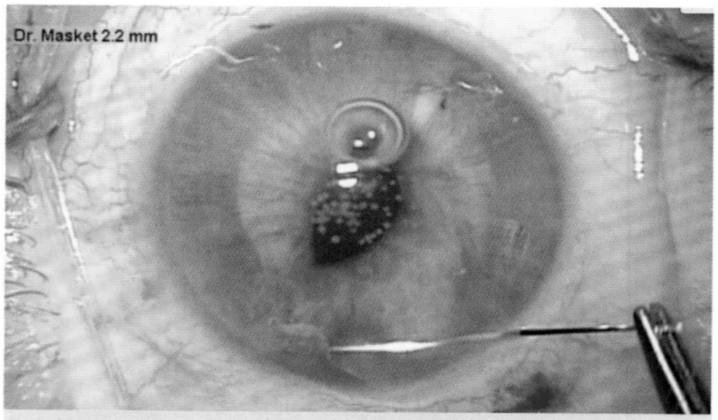

图 22.2 可以看到虹膜后 IOL 袢的轮廓，可以用针抬起袢,或者用压板抬起光学部。

圆形。如果瞳孔出现猫眼状或椭圆形,主要是由于缝线太紧或未在中周部。如果瞳孔出现猫眼样形状,可以再缝合一次，并将先前过紧的缝线拆除（视频 22.4)。如果有玻璃体残留,可使用玻切头 I/A 功能吸出前房所有黏弹剂。

22.3 进阶手术:IOL 取出并二次植入虹膜缝合固定三片式后房型 IOL

对于后囊有裂口的患者行 IOL 取出或置换,在手术开始或手术过程中可能会伴随玻璃体脱出(视频 22.5)。玻璃体是否脱出至关重要,在 IOL 移除和置换之前，需要确保没有过度牵引的前基底部玻璃体,其可能诱发视网膜撕裂或脱离。在操作 IOL 前行前部玻璃体切割术,可以使用曲安奈德辅助染色使得前房中玻璃体可视。通过显微外科器械和黏弹剂上下分离 IOL 将其移除,IOL 袢可能和囊袋纤维粘连，很难取出 IOL 而不损伤囊袋及悬韧带完整性。为了 IOL 睫状沟虹膜缝合固定的稳定性,保留囊袋非常关键。必要时可将 IOL 袢剪断,体部剪为两半,并用显微器械取出。新 IOL 可以置于睫状沟,袢固定于虹膜,避免过多扰动已经纤维化的前囊。尽管有足够的睫状沟支持(>270°)时可以不需要缝合袢与虹膜,但随着进行性悬韧带损伤或囊袋纤维化,还是有可能发生 IOL 半脱位或异位。此外,过多的睫状沟移动可能引起色素播散和慢性虹膜炎。当缺乏囊袋支持需要行 IOL 睫状沟植入并虹膜缝线固定,虹膜缝线松紧度需要调整以使 IOL 居中并稳定。

22.4 进阶手术：异位后房型 IOL 调位联合睫状体平坦部缝线保护虹膜缝合固定

当后房型 IOL 半脱位合并囊袋裂口较大时，玻璃体切割时需要防止后房型 IOL 调整时掉入后极部,可以考虑使用睫状体平坦部缝线保护(视频 22.6)。采用 10–0 聚丙烯线,双针(STC needle,Ethicon)离针尖端末端 4~5mm,由 27G 注射针头 180°引导。缝线位于角膜缘后 2mm，垂直水平各间隔 4mm，最终穿线成一个“井”字形结构(图 22.3)。通常一道缝线(视频 22.7)就可以为复杂的 IOL 调整提供足够的安全网[14]。

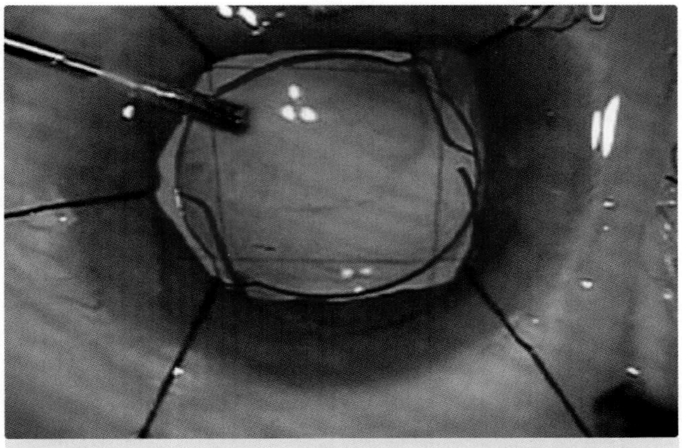

图 22.3 无囊膜支持下，行睫状体平坦部保护缝线。10–0 聚酯双针线已井字水平垂直缝合，在虹膜缝合固定时保护 IOL。

22.5 囊袋支持不足时虹膜固定与其他固定方式对比

虹膜固定在前囊膜部分保留的三片式后房型 IOL 异位或脱位时使用。该方式需要完整的虹膜组织用于固定。无囊袋支持的 IOL 二次植入方法选择存在争论，无一致结论。*American Academy of Ophthalmology* 杂志 2003 年的一篇综述报道，对于无囊膜支持的二期 IOL 植入，对比开袢前房 IOL(ACIOL)、虹膜缝合固定和巩膜缝合固定，没有足够证据显示结果有很大差异[15]。

尽管前房型 IOL 植入简单，但其需做 6mm 大切口，并且有角膜失代偿、青光眼和(或)慢性炎症反应风险[16]。此外，晶状体大小非常重要，过大的前房型 IOL 可能会造成虹膜嵌顿或巩膜突疼痛，过小的前房型 IOL 则会产生过多活动导致角膜失代偿。

巩膜缝合固定尽管在技术上存在很多挑战，其非常适合于玻璃体切割术后眼。巩膜缝线固定需要仔细行玻璃体切除，以避免 IOL 袢嵌顿前玻璃体以及增加玻璃体积血、IOL 倾斜和与缝线相关的眼内炎风险[17-19]。Bostanci 等的综述评估了 60 例患者，其中虹膜缝线固定占 52%，巩膜缝线固定占 48%，虹膜缝线固定术后长期炎症反应占 6.6%，恶性高眼压或青光眼在虹膜缝线固定和巩膜缝线固定中的发病率分别是 22.6%和 10.3%，巩膜缝线固定术后即出现玻璃体积血的发生率为 13.8%。没有患者出现视网膜裂孔或视网膜脱离，1 例在虹膜缝线固定后原有的黄斑囊样水肿加重[20]。尽管巩膜内固定或生物胶固定 IOL 可以让术者通过小切口操作，并使得 IOL 居中性更好，但其依然有类似的风险，如玻璃体积血和晶状体倾斜，如果巩膜没有 180°对应切开会使得光学部偏位[21]。

Condon 等报道了 46 例患者使用小切口二期植入 IOL 虹膜缝线固定，术后并发症较少。并发症包括一过性轻度虹膜炎(6.5%)、一过性色素播散(6.5%)、IOL 移位(4.3%)、高眼压(2.2%)和视网膜脱离(2.2%)，无 CME 以及恶性青光发生[22]。Garcias 等报道了类似的结果，使用频谱 OCT 测量术后 6 个月亚临床黄斑水肿。在他们的小样本 13 眼中，未发现 CME 或亚临床黄斑水肿[23]。对于已经行全玻璃体切除的无囊膜支持患者要非常小心。缺乏玻璃体支持会引起过度运动和眼内视网膜震动，引起轻度虹膜炎、色素播散或脱位。

22.6 总结

对于半脱位的三片式后房型 IOL 或无晶状体眼 IOL 二期植入，虹膜缝合固定是较为理想的方法。为了避免出现术后并发症，如视网膜裂孔、脱离或术中 IOL 脱位，术者应非常熟悉相关辅助技术，如曲安奈德染色前段玻璃体切除和睫状体平坦部缝线保护。视力改善和解剖复位离不开术前仔细计划和术中密切观察 IOL 稳定性。

视频	
视频 22.1	基本手术技巧：使用虹膜缝合固定法复位异位的三片式后房型 IOL。
视频 22.2	McCannel 缝合。
视频 22.3	McAhmed 缝合。
视频 22.4	瞳孔畸变。
视频 22.5	进阶手术：IOL 取出并二次植入虹膜缝合固定三片式后房型 IOL。
视频 22.6	进阶手术：异位后房型 IOL 调位联合通过虹膜缝合固定的平坦部缝线保护。
视频 22.7	睫状体平坦部保护缝线：一个子午线。

(倪爽 译 姚克 审校)

参考文献

[1] Jehan FS, Mamalis N, Crandall AS. Spontaneous late dislocation of intraocular lens within the capsular bag in pseudoexfoliation patients. Ophthalmology 2001;108(10):1727–1731
[2] Gimbel HV, Condon GP, Kohnen T, Olson RJ, Halkiadakis I. Late in-the-bag intraocular lens dislocation: incidence, prevention, and management. J Cataract Refract Surg 2005;31(11):2193–2204
[3] Gross JG, Kokame GT, Weinberg DV Dislocated In-The-Bag Intraocular Lens Study Group. In-the-bag intraocular lens dislocation. Am J Ophthalmol 2004;137(4):630–635
[4] Hayashi K, Hirata A, Hayashi H. Possible predisposing factors for in-the-bag and out-of-the-bag intraocular lens dislocation and outcomes of intraocular lens exchange surgery. Ophthalmology 2007;114(5):969–975
[5] Davis D, Brubaker J, Espandar L et al. Late in-the-bag spontaneous intraocular lens dislocation: evaluation of 86 consecutive cases. Ophthalmology 2009;116(4):664–670
[6] Agarwal A, Kumar DA, Jacob S, Baid C, Agarwal A, Srinivasan S. Fibrin glue-assisted sutureless posterior chamber intraocular lens implantation in eyes with deficient posterior capsules. J Cataract Refract Surg 2008;34(9):1433–1438
[7] Scharioth BG. IOL fixation techniques. Retinal Physician 2009;8:26–28
[8] McCannel MA. A retrievable suture idea for anterior uveal problems. Ophthalmic Surg 1976;7(2):98–103
[9] Siepser SB. The closed chamber slipping suture technique for iris repair. Ann Ophthalmol 1994;26(3):71–72
[10] Chang DF. Siepser slipknot for McCannel iris-suture fixation of subluxated intraocular lenses. J Cataract Refract Surg 2004;30(6):1170–1176
[11] Zeh WG, Price FW Jr. Iris fixation of posterior chamber intraocular lenses. J Cataract Refract Surg 2000;26(7):1028–1034
[12] Condon GP. Simplified small-incision peripheral iris fixation of an AcrySof intraocular lens in the absence of capsule support. J Cataract Refract Surg 2003;29(9):1663–1667
[13] Stutzman RD, Stark WJ. Surgical technique for suture fixation of an acrylic intraocular lens in the absence of capsule support. J Cataract Refract Surg 2003;29(9):1658–1662
[14] Masket S, Fram NR. Safety-basket suture for management of malpositioned posterior chamber intraocular lens. J Cataract Refract Surg 2013;39(11):1633–1635
[15] Wagoner MD, Cox TA, Ariyasu RG, Jacobs DS, Karp CL American Academy of Ophthalmology. Intraocular lens implantation in the absence of capsular support: a report by the American Academy of Ophthalmology. Ophthalmology 2003;110(4):840–859
[16] Lyle WA, Jin JC. Secondary intraocular lens implantation: anterior chamber vs posterior chamber lenses. Ophthalmic Surg 1993;24(6):375–381
[17] Pavlin CJ, Rootman D, Arshinoff S, Harasiewicz K, Foster FS. Determination of haptic position of transsclerally fixated posterior chamber intraocular lenses by ultrasound biomicroscopy. J Cataract Refract Surg 1993;19(5):573–577
[18] Schechter RJ. Suture-wick endophthalmitis with sutured posterior chamber intraocular lenses. J Cataract Refract Surg 1990;16(6):755–756
[19] Heilskov T, Joondeph BC, Olsen KR, Blankenship GW. Late endophthalmitis after transscleral fixation of a posterior chamber intraocular lens. Arch Ophthalmol 1989;107(10):1427
[20] Bostanci BC, Masket S, Fram NR. Comparison of iris suture and scleral suture fixation techniques for management of malpositioned posterior chamber intraocular lenses. Semin OphthalmolIn press
[21] Kumar DA, Agarwal A, Packiyalakshmi S, Jacob S, Agarwal A. Complications and visual outcomes after glued foldable intraocular lens implantation in eyes with inadequate capsules. J Cataract Refract Surg 2013;39(8):1211–1218
[22] Condon GP, Masket S, Kranemann C, Crandall AS, Ahmed II. Small-incision iris fixation of foldable intraocular lenses in the absence of capsule support. Ophthalmology 2007;114(7):1311–1318
[23] Garcia-Rojas L, Paulin-Huerta JM, Chavez-Mondragon E, Ramirez-Miranda A. Intraocular lens iris fixation. Clinical and macular OCT outcomes. BMC Res Notes 2012;5:560

第 23 章 巩膜缝线固定

Arsham Sheybani, Iqbal Ike K. Ahmed

23.1 引言

悬韧带不足或缺失会使 IOL 植入困难，特别是在突发情况下。本章将讨论 IOL 巩膜缝线固定技术，作为前房型 IOL 的替代或在前房型 IOL 无法植入时使用。该方法也适用于巩膜固定脱位 IOL[1]。这个在 IOL 连同整个囊袋脱位时尤其适用。如果 IOL 在脱位的囊袋中，可以用下文中的方法通过囊袋巩膜缝线固定 IOL，使其再居中。IOL 复位原则和技术见第 16 章。

23.2 基本原则

巩膜缝线 IOL 固定原则包括评价残余囊膜、决定 IOL 固定位置、处理玻璃体、选择 IOL(度数和种类)以及挑选和使用最佳的设备(线、针、器械)。

23.2.1 评估囊袋

囊膜和囊袋状态对于 IOL 植入非常重要。在 IOL 植入前，有很多囊膜/囊袋因素需要评估：包括囊袋是否存在、前囊情况、后囊情况、悬韧带情况(局部还是大范围缺损)以及是否使用 CTR(表 23.1)。

如果整个囊袋都缺失，不建议使用一片式可折叠 IOL 行巩膜缝线固定[2]。建议使用无缝线巩膜层间袢固定(见第 24 章)，或虹膜缝合固定三片式 IOL(见第 22 章)，或巩膜缝线固定三片式，或带缝合孔 PMMA IOL。

如果后囊完整或有小裂口，可以植入一片式可折叠 IOL。如果悬韧带缺损，可以植入 CTR。如果后囊有小裂口，可以使用 PCCC 使裂口稳定，行 CTR 或 IOL 植入使其不再向周边放射状裂开[3]。袢板式 IOL 无法在袢上缝合，因此该类 IOL 不适合悬韧带严重损伤时的巩膜缝线固定。除非 IOL 在囊袋内，袢可以通过囊袋缝于巩膜。

如果后囊开口过大无法支持囊内植入 IOL，但前囊完整，前囊可以作支持。即使悬韧带严重缺损，可以使用三片式 IOL 反向光学部固定，使袢位于后囊后(见第 19 章)。袢可以通过囊袋行巩膜缝合，当袢固定好后，IOL 光学部可以仍然留在睫状沟或在前囊之后。

如果悬韧带只是部分离断，可以将袢轴对准离断位置使 IOL 居中。在这种情况下，如果剩余悬韧带状况良好，可以只缝线固定该悬韧带离断区域的袢与巩膜[4]。

如果悬韧带大范围缺损，需决定是否保留囊袋。大面积悬韧带缺损，仍可以通过植入 180°分离的两只 CTR 并缝合于巩膜来使 IOL 安全植入囊袋。或者在行巩膜缝合或巩膜层间袢固定时用“井”字保护线来支持 IOL[5]。

大范围悬韧带离断时，需要将囊袋去除并按囊袋缺失来处理，因为即使行巩膜缝合，仍有可能使得 IOL/囊袋复合体掉入后方。囊袋可以使用囊袋拉钩或囊袋张力器来固定，再行 IOL 植入，再行巩膜缝合，但这样有囊袋裂开的风险，使得整个复合体在袢还未完全固定时不稳定。

CTR 经常用在悬韧带缺损的情况下，该装置可以帮助巩膜缝合固定。由于 CTR 360°存在，缝合 CTR 于

表 23.1 根据术中情况选择相应技术

	囊袋	前囊	后囊	>6h 的悬韧带断裂	<6h 的局部悬韧带断裂	囊袋张力环
目前	• 囊袋张力环/张力器 • 一片式 IOL • 睫状沟 IOL • 虹膜固定 • 前房 IOL	• 光学部固定 • 睫状沟三片式 IOL	• 行后囊连续环形撕囊术 • CTR(如后囊开放需要行后囊连续环形撕囊术)	• 两点法缝合固定囊袋内 IOL • CTS×2 • 虹膜固定 • 巩膜固定 • 前房 IOL	• 单点法缝合固定囊袋内 IOL • CTS×1 • 虹膜固定 • 巩膜固定 • 前房 IOL • 光学部固定(<3h)	• 任何位置缝合固定于巩膜
缺失或严重损伤	• 虹膜固定 • 巩膜固定 • 前房 IOL	• 虹膜固定 • 巩膜固定 • 前房 IOL	• 睫状沟三片式 IOL • 光学部固定			• 在袢周围缝合于巩膜

缩略语:CTR,囊袋张力环;CTS,囊袋张力器。

巩膜比缝合囊袋内的 IOL 袢方便,缝合点可以选在 CTR 的任意位置。术者可以选择最符合人体工程学的缝合位置。

23.2.2 玻璃体处理

需行玻璃体切割,使得术中对玻璃体以及视网膜的牵拉最小。在 IOL 脱离的情况下,需要非常小心地行玻璃体切割,充分将 IOL 和(或)囊袋复合体与玻璃体分离开,以免 IOL 不稳定。需要在准备进行缝合的部位,特别是那些玻璃体已经被扰动过的部位行玻璃体切割。对完整部分玻璃体行玻璃体切割会破坏其完整性,玻璃体更加容易进入前房。应使用不含防腐剂的曲安西龙辅助染色玻璃体,并确保其已被清除干净[6]。对于需要巩膜缝线固定的患者行玻璃体切除的主要原则包括:减少前房波动,使得玻璃体不再向前脱位,使用双手法甚至是干式玻璃体切割术,避免过多或非必要的可能会引起视网膜并发症的玻璃体切除。

23.2.3 IOL 的选择

IOL 的种类根据囊袋情况进行选择。可以选择袢部带孔眼的一片式 PMMA IOL,如 Alcon 的 CZ70BD,Bausch & Lomb 的 6190B,以及 AMO 的 Pharmacia U152S。三片式可折叠 IOL 以及一片式疏水性丙烯酸酯 IOL 可以根据残留囊袋情况来选择。

巩膜缝合 IOL 度数选择的研究较少。由于巩膜缝合位置较常规的 IOL 囊袋内固定位置靠前,因此使用囊袋内公式,并将目标度数设定为减去 0.50~0.75D,这样术后接近正视眼。如果将目标度数设定为正视眼,存在近视的风险(作者资料尚未发布)。巩膜缝合 IOL 位置较虹膜固定 IOL 靠后,需将术后目标度数调整为轻度近视(即稍调高 IOL 度数)。

23.2.4 缝线与针

选择缝线材料和针的类型时需要考虑很多因素。对于年轻患者,他们的平均生存年龄越来越高,线的耐久性很重要,作者建议使用膨胀聚四氟乙烯线(ePTFE)(GORE-TEX,W. L. Gore and Associates 公司)。现在该线尚未批准为眼科使用,小号线是 7–0(制造商为 CV-8)。TTc-9 针是一种圆针,弧度为 3/8,针长 9mm。作者建议将针弄直以方便使用(图 23.1)。尽管是超适应证使用[7,8],该缝线用于巩膜缝合固定 IOL 尚未见并发症。其他线的类型包括聚丙烯 9–0 或 10–0 长弯针线,如 Ethicon CIF-4 和 Alcon PC-7。大家对于聚丙烯线耐久度非常关注[9,10],但目前尚无长期缝线材料对比研究结果发布。通常,相同材料下,粗的线比细的线更耐久。

23.2.5 穿线方法

将线穿过巩膜有两种方法(图 23.2)。早期方法是内路法,针从内部穿出再打结。该方法较外路法方便,但术者比较难以控制最终固定 IOL 的位置。这样不仅会造成屈光不确定,定位太靠前或靠后还会引起虹膜炎、IOL 倾斜和视网膜损伤等相关并发症。

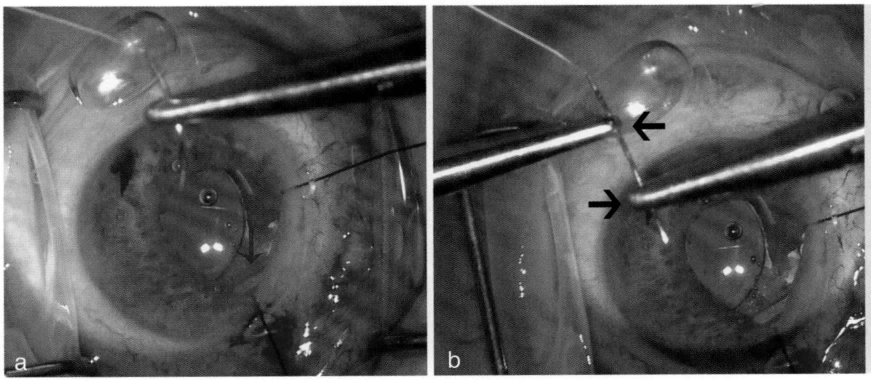

图 23.1 使用两把持针器将缝线针弄直。左图显示弯针。右图黑箭显示用两把持针器将针弄直。蓝箭显示使用虹膜拉钩后可以看到 IOL 袢。

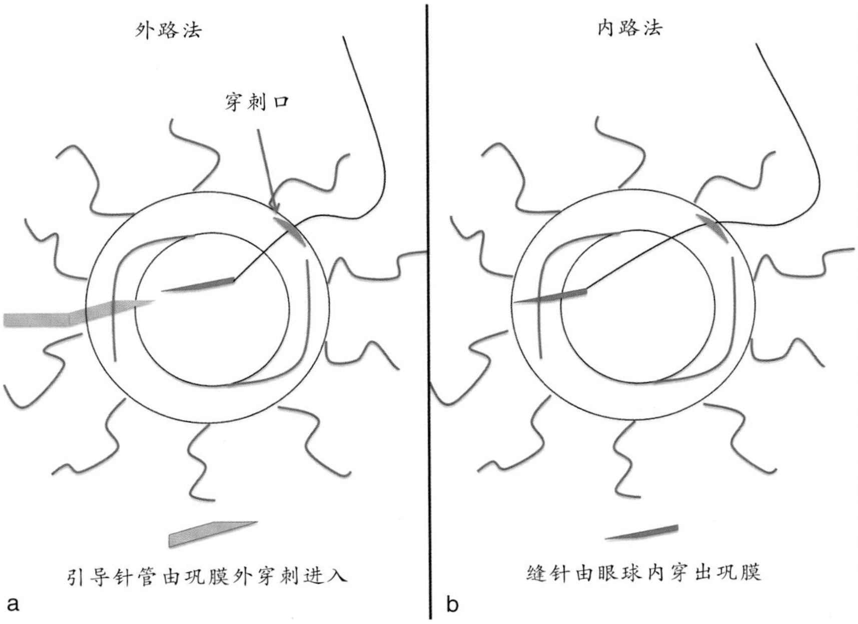

图 23.2 外路法和内路法缝线固定比较。

外路法需要“引导针”，从巩膜突后 1~1.5mm 和 3~3.5mm 进入[11-13]。巩膜突可以作为解剖学标志，与角巩缘相比其变异度更小。引导针决定了缝线的穿出位置，使得 IOL 的位置更可预测。引导针的大小由缝针大小决定。针对 GORE-TEX 缝合，作者建议配 25G 皮下针头。9-0 或 10-0 聚丙烯线可以由 26G 皮试针头引导。

线结防止腐蚀非常重要。在缝线位置做 0.25mm 半深巩膜槽，将缝线置于槽并将线结转埋可以更有效地保护缝线。

23.2.6 结膜：切口和关闭技术

结膜切口看起来步骤简单，但其位置和做法对确保手术视野清晰以及切口利于闭合很重要。我们建议在计划巩膜缝合的位置行 L 形结膜切开。L 形切口一侧用来松解，使得术野暴露清晰并且利于关闭（图 23.3）。此区域可以轻微烧灼，但不宜过量，否则会引起组织变形、巩膜变薄和散光。当巩膜区轻微烧灼后即可做巩膜槽。关闭结膜时，直接将结膜缝合于角巩膜缘浅表巩膜，关闭结膜切口。也可以使用纤维蛋白黏合剂，如 TISSEEL（Baxter Healthcare Corporation）。

23.3 手术技巧

作者推荐的手术物品将在后面列出。

23.3.1 推荐的手术物品

- 显微有齿镊 ×1。

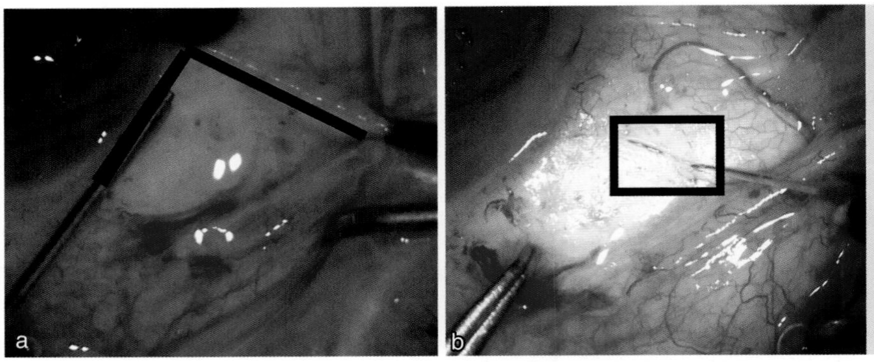

图 23.3 左图为L形球结膜切口(轮廓)。高亮方框显示巩膜表面槽-用于放置缝线。

- 显微无齿镊 ×2。
- 显微剪×1。
- 25G 皮下针头。
- 26G 皮下针头。
- 双极电凝。
- 直 Sinskey 钩。
- 大持针器×2(用于处理 GORE-TEX 针)。
- 成角 Kuglen 钩。
- 分散性和内聚性黏弹剂。

23.3.2 IOL 在囊袋内

如果囊袋及 IOL 偏心严重或非常不稳定,可以使用巩膜缝线固定法(视频 23.1)。在多种方法中,我们推荐一种使用中空引导针的外路法。在 IOL 袢的象限位置行结膜环形切开 (如果是两点固定,180°对称切开),利多卡因球结膜下适量注射麻醉。做 1.5mm 长巩膜槽(避免过深,约 1/4 巩膜深)。由巩膜突后 1~1.5mm 起,终止于离巩膜突 3~3.5mm 处(图 23.3)。引导针(根据缝线选择)穿过板层槽的远点。使用显微镊将囊袋固定,中空引导针头从后方囊袋穿过 IOL 袢与光学部之间(图 23.4)。也可以使用 Kuglen 钩来协同,但其固定作用稍差。分散型黏弹剂注射在悬韧带断裂处,以防止进针时玻璃体溢出。带线针穿过后,缝线针从对侧透明角膜切口进入,插入引导针内,并引导出巩膜,过程需要小心不要有过多的横向运动,防止囊袋裂开(图 23.4)。也可以使用无齿镊辅助将缝针插入引导针,并确保引导针退出。当退到表面后,小心地将缝线拉出,直到留适合第二次穿针的长度。引导针再次通

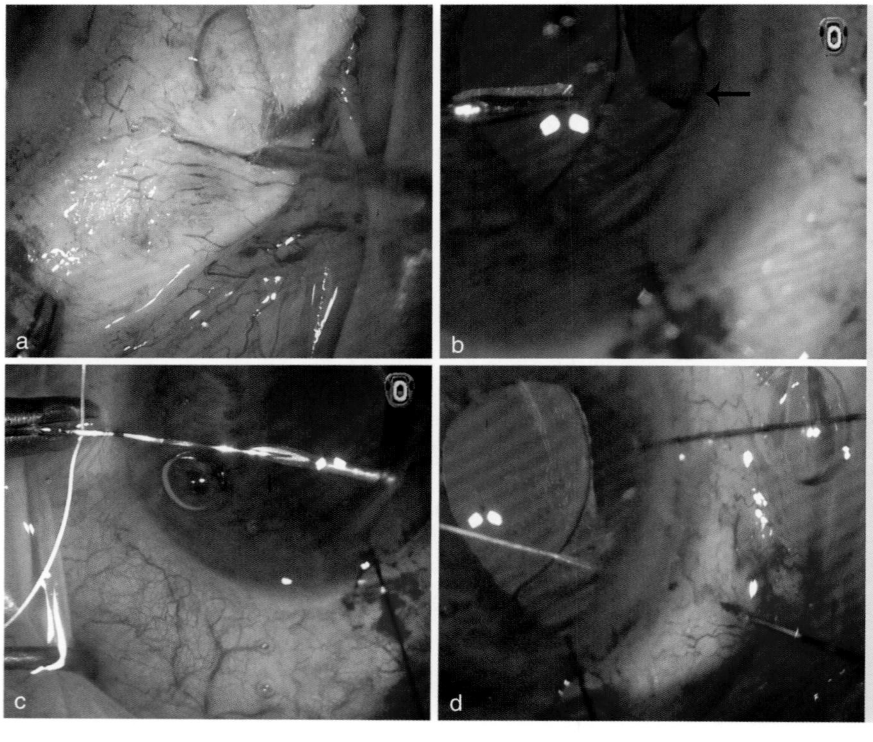

图 23.4 左上图显示了外路法穿针的第一穿,其在 IOL/囊袋平面以下。(a)显微无齿镊夹住前囊,引导针从下方沿着 IOL 袢穿过囊袋。(b)箭示引导针的针尖。(c)显示缝针开始进入引导针。(d)显示缝线由引导针退出。

过巩膜板层槽的近点入针，从含有 IOL 的囊袋上方穿过。可以使用 Kuglen 钩轻向后压 IOL/含有 IOL 的囊袋，或在有 CTR 时将复合体向中心移动，使得引导针可见，并使其穿过 IOL 和囊袋上方(图 23.5)。CTR 较硬，可以用 Kuglen 或 Sinskey 钩勾住，并轻微移动使囊袋远离引导针穿过的位置。缝线的另一端从同一个角膜切口进入，应小心避免带到角膜。该缝针使用同样的方法引出，并小心拉线。修剪线端，使用非锁定滑结(图 23.6)。在第二个固定位置也完成后，调节缝线松紧，将线结锁紧。分散型黏弹剂用于保护角膜内皮并防止玻璃体进入前房。打结，修剪线结，将其转入由引导针形成的巩膜遂道。小心吸出黏弹剂，关闭结膜，根据需要缝合角膜切口(图 23.7)。

下列技巧可以提高效率和成功率。

• 使用虹膜拉钩充分暴露术野。

• 切口大小应合适，以便器械进出不会使角膜变形，避免切口过小。

• 按人体工程学需要做角膜切口，不要试图采用过少切口勉强手术。

• 缝合大切口稳定前房与眼内压。

• 避免巩膜缝线过紧，防止缝线从袢上滑脱，或损伤对侧悬韧带。

• 术中和打结时维持 IOL/囊袋复合物可见，避免意外损伤。

• 不断补充分散型黏弹剂，防止角膜内皮损伤。

小瞳孔(<6mm)时，虹膜拉钩对于充分暴露非常

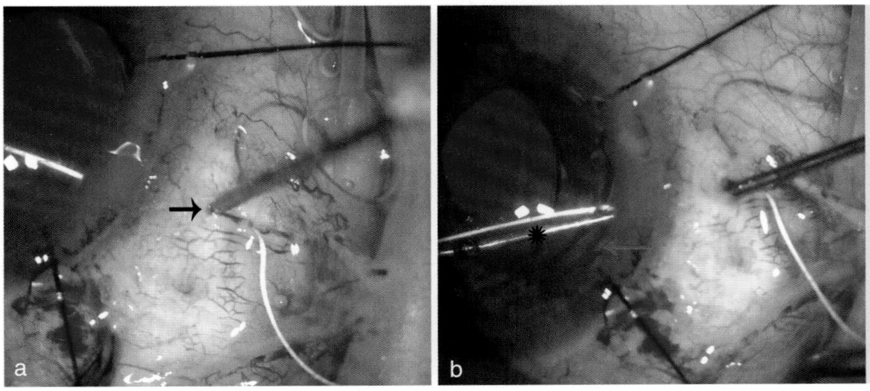

图 23.5　(a)第二针引导针由巩膜槽的近点穿入(黑箭)。(b)显示引导针针尖在 IOL/囊袋复合物上方可见(红箭)，使用 Kuglen 钩(星号)将袢和囊袋拉到中间，使其更容易看见。

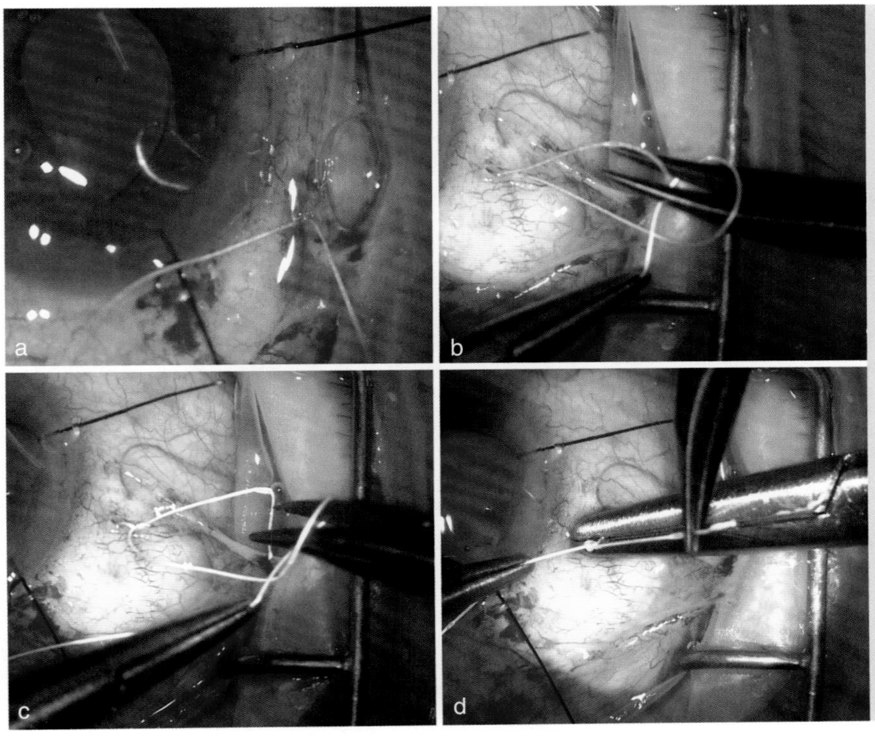

图 23.6　(a)显示线环慢慢拉紧直到其套住袢/囊袋，打一个滑结。(b)打第二个非锁紧的结(c)。(d)助手夹住线结下方的线防止过紧，拉线结末端打紧结后助手才松开。

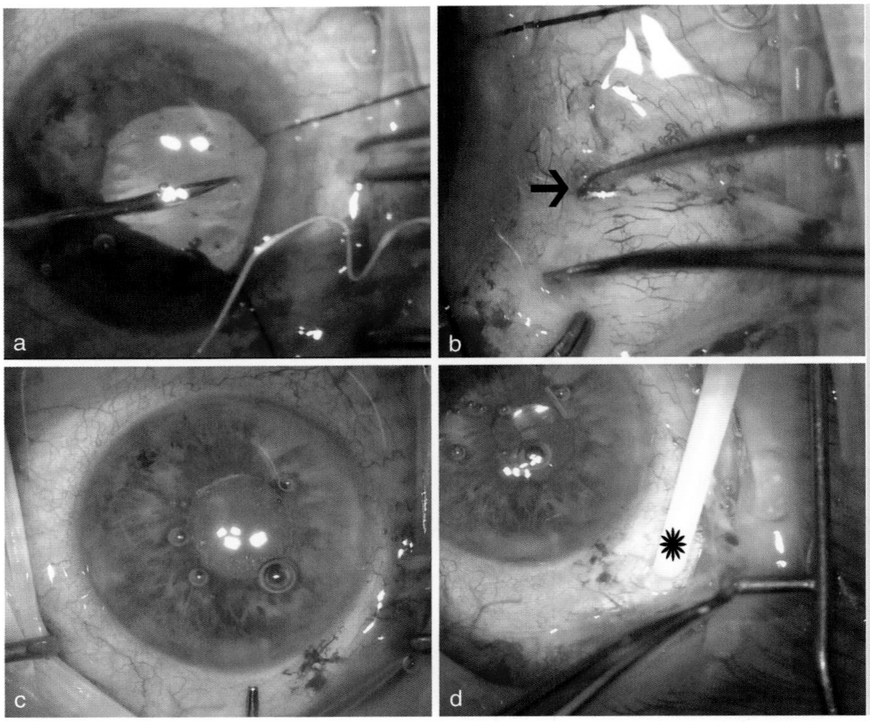

图 23.7 (a)打结锁定前使用显微镊将IOL/囊袋复合物调整居中。(b)使用镊子头将线结由引导针穿孔转入,防止术后腐蚀与线结暴露。(c)去除虹膜拉钩,吸出黏弹剂,维持前房深度。(d)球结膜使用棉签(星号)蘸纤维蛋白黏合剂关闭。

必要,特别是在预计行缝合的位置。在虹膜拉钩辅助下,引导针在囊袋上方和下方穿过时可以清晰显示。注入适量的黏弹剂减少眼球塌陷,缝合漏水切口(即使是暂时性的)将减少脉络膜上腔出血或积液的风险。将切口做得足够宽,减少皱褶,改善可见度。避免巩膜缝线过紧可以防止放射状囊袋裂开以及缝线从IOL袢上滑落。在操作、拉线、打结过程中,保持IOL/囊袋复合物可见,防止由于拉线造成的意外扰动。

23.3.3 IOL无囊袋支持

在无囊袋支持时,有多种巩膜缝线固定方式可以选择。图23.8显示了决策流程。在晶状体悬韧带严重损伤或缺少囊袋时,我们可以选择的方式还有虹膜夹持前房型IOL、虹膜缝合固定或巩膜层间袢固定(生物胶IOL固定)。巩膜缝合固定三片式可折叠IOL或PMMA IOL方式类似。将巩膜槽平行角巩膜缘制作较垂直制作能减少IOL倾斜。制作巩膜瓣,引导针由巩膜突后2mm进入,间隔1.5mm。当引导针从任何一边进入后,缝线可由巩膜或角膜主切口入眼并对接引导针。对于袢带孔眼型IOL可以使用无结方式将缝线穿过孔眼并缠绕固定IOL袢。扩大切口,将IOL植入后房。将线结拉紧,该方式无法将线结转入,建议制作巩膜瓣保护[14]。

对于没有孔眼的三片式IOL,可以按图23.9的方式固定,使得IOL倾斜风险最小。该方式在外部打结时应避免过紧,线圈可能从袢上滑落。线结方法为:使用闭合的镊子将一个线圈做成两个线圈,将IOL袢穿过这两个线圈,拉紧线圈确保袢已被线圈固定。对侧袢同样操作,IOL植入后房,打结,关闭巩膜瓣[15](图23.9)。

23.3.4 特殊情况

巩膜固定单片式散光和多焦点IOL已被报道[2,16-18]。这些往往在IOL脱位后使用,原则同样适用于悬韧带缺损或囊袋残留的一期缝线固定。由于囊袋支持,袢可以和先前描述的那样和囊袋缝在一起。此外,一片式IOL对于虹膜后表面刮擦引起的并发症较三片式IOL高[19]。在手术视野比较差的情况下,也可以使用内镜技术去确定缝线位置[20]。

23.4 术后管理

术后管理的资料比较少。对于可能的并发症[21],需要密切随访。术后早期主要关注眼压和炎症。甾体类

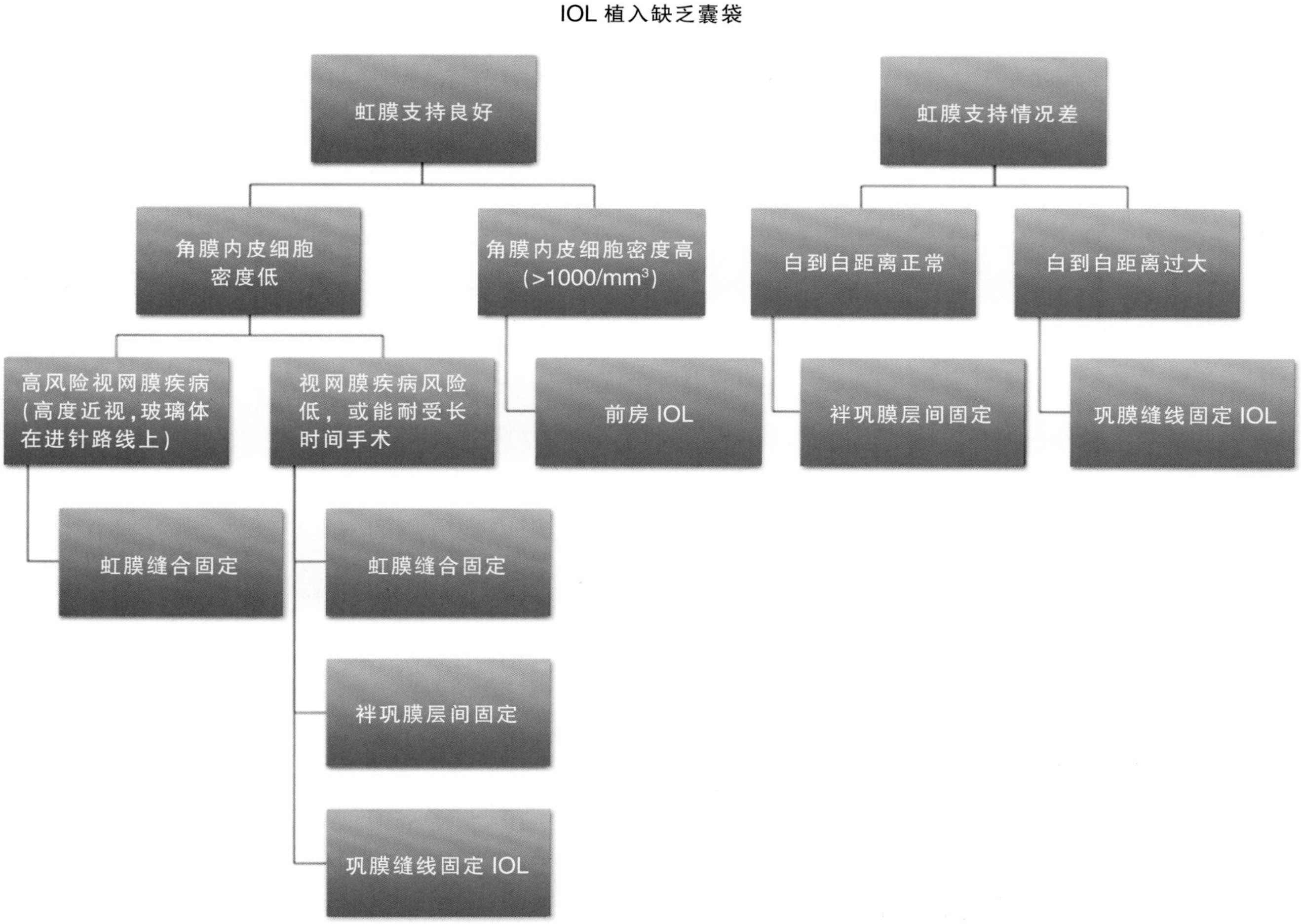

图 23.8　流程图显示无足够囊袋支持下 IOL 固定方式选择。

滴眼液，如 1%醋酸泼尼松，术后几天每隔 2 小时滴 1 次。甾体类药物在术后一段时间可以和非甾体类抗炎药一起应用，因为这类患者黄斑水肿的发生率高。术后常规使用抗生素滴眼液预防感染。我们常规使用口服碳酸酐酶抑制剂，如乙酰唑胺等用于术后 2~3 天内降眼压。该眼压升高往往是由于黏弹剂残留引起，因为术中强行吸出残留黏弹剂可能使得前房变浅，玻璃体向前移动。在角膜内皮损伤时应避免局部使用碳酸酐酶抑制剂眼水[22]。术后第一天可以行前房穿刺，用于降低眼压和排除黏弹剂，此外医生需要注意防止低眼压，因为巩膜缝线处可能有滤过功能。鉴别这些滤过泡很重要，医生需根据眼内压给予口服碳酸酐酶抑制剂。对于高风险可能伴有视网膜并发症的患者，需要谨慎检查周边视网膜[23]。

23.5 总结

- 巩膜缝线固定 IOL 可以用在悬韧带不全或缺乏囊袋支持时。
- 巩膜缝线固定方式的选择取决于 IOL 种类、残余囊袋以及悬韧带缺损情况。
- 术者需要根据实际情况使用损伤最小的方式，包括前房 IOL 植入或虹膜固定。

视频
视频 23.1　巩膜缝线固定囊袋内 IOL。

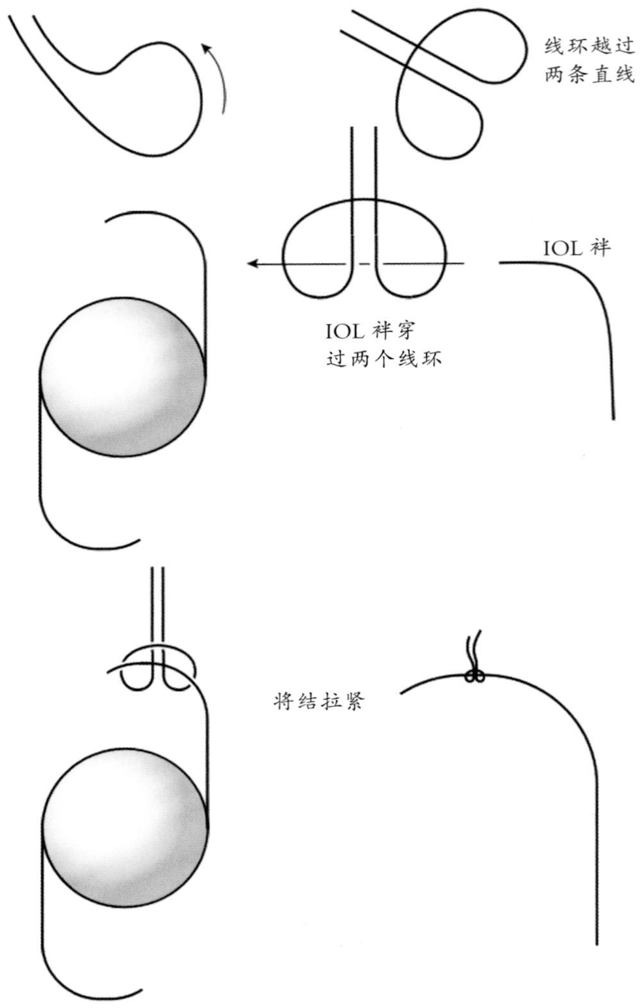

图 23.9 线圈结法开始于先自成一环。使用持针器穿过这两个小线圈夹住一侧 IOL 袢末端，IOL 袢穿过小线圈，拉紧线末端。线在袢上成结。重复作用另一袢。

（倪爽 译 姚克 审校）

参考文献

[1] Gimbel HV, Brucks M, Dardzhikova AA, Camoriano GD. Scleral fixation of a subluxated intraocular lens-capsular bag complex through a fibrotic continuous curvilinear capsulorhexis. J Cataract Refract Surg 2011;37(4):629–632

[2] Borkenstein AFM, Reuland A, Limberger I-J, Rabsilber TM, Auffarth GU. Transscleral fixation of a toric intraocular lens to correct aphakic keratoplasty with high astigmatism. J Cataract Refract Surg 2009;35(5):934–938

[3] Gimbel HV, Sun R, Ferensowicz M, Anderson Penno E, Kamal A. Intraoperative management of posterior capsule tears in phacoemulsification and intraocular lens implantation. Ophthalmology 2001;108(12):2186–2189, discussion 2190–2192

[4] Yarangumeli A, Alp MN, Kural G. Single-suture scleral fixation of subluxated foldable intraocular lenses. Eur J Ophthalmol 2012;22(4):547–553

[5] Masket S, Fram NR. Safety-basket suture for management of malpositioned posterior chamber intraocular lens. J Cataract Refract Surg 2013;39(11):1633–1635

[6] Burk SE, Da Mata AP, Snyder ME, Schneider S, Osher RH, Cionni RJ. Visualizing vitreous using Kenalog suspension. J Cataract Refract Surg 2003;29(4):645–651

[7] Slade DS, Hater MA, Cionni RJ, Crandall AS. Ab externo scleral fixation of intraocular lens. J Cataract Refract Surg 2012;38(8):1316–1321

[8] Khan MA, Gerstenblith AT, Dollin ML, Gupta OP, Spirn MJ. Scleral fixation of posterior chamber intraocular lenses using GORE-TEX suture with concurrent 23-gauge pars plana vitrectomy. Retina 2014;34(7):1477–1480

[9] Asadi R, Kheirkhah A. Long-term results of scleral fixation of posterior chamber intraocular lenses in children. Ophthalmology 2008;115(1):67–72

[10] Price MO, Price FW, Jr, Werner L, Berlie C, Mamalis N. Late dislocation of scleral-sutured posterior chamber intraocular lenses. J Cataract Refract Surg 2005;31(7):1320–1326

[11] Chan CC, Crandall AS, Ahmed IIK. Ab externo scleral suture loop fixation for posterior chamber intraocular lens decentration: clinical results. J Cataract Refract Surg 2006;32(1):121–128

[12] Kirk TQ, Condon GP. Simplified ab externo scleral fixation for late in-the-bag intraocular lens dislocation. J Cataract Refract Surg 2012;38(10):1711–1715

[13] Hoffman RS, Fine IH, Packer M, Rozenberg I. Scleral fixation using suture retrieval through a scleral tunnel. J Cataract Refract Surg 2006;32(8):1259–1263

[14] Por YM, Lavin MJ. Techniques of intraocular lens suspension in the absence of capsular/zonular support. Surv Ophthalmol 2005;50(5):429–462

[15] Seki M, Yamamoto S, Abe H, Fukuchi T. Modified ab externo method for introducing 2 polypropylene loops for scleral suture fixation of intraocular lenses. J Cataract Refract Surg 2013;39(9):1291–1296

[16] Emanuel ME, Randleman JB, Masket S. Scleral fixation of a one-piece toric intraocular lens. J Refract Surg 2013;29(2):140–142

[17] Can E, Basaran MR, Gül A. Scleral fixation of a single-piece multifocal intraocular lens. Eur J Ophthalmol 2013;23(2):249–251

[18] Mutoh T, Matsumoto Y, Chikuda M. Scleral fixation of foldable acrylic intraocular lenses in aphakic post-vitrectomy eyes. Clin Ophthalmol 2010;5:17–21

[19] Chang DF, Masket S, Miller KM et al. ASCRS Cataract Clinical Committee. Complications of sulcus placement of single-piece acrylic intraocular lenses: recommendations for backup IOL implantation following posterior capsule rupture. J Cataract Refract Surg 2009;35(8):1445–1458

[20] Olsen TW, Pribila JT. Pars plana vitrectomy with endoscope-guided sutured posterior chamber intraocular lens implantation in children and adults. Am J Ophthalmol 2011;151(2):287–96.e2

[21] Monteiro M, Marinho A, Borges S, Ribeiro L, Correia C. Scleral fixation in eyes with loss of capsule or zonule support. J Cataract Refract Surg 2007;33(4):573–576

[22] Wirtitsch MG, Findl O, Heinzl H, Drexler W. Effect of dorzolamide hydrochloride on central corneal thickness in humans with cornea guttata. Arch Ophthalmol 2007;125(10):1345–1350

[23] Vote BJ, Tranos P, Bunce C, Charteris DG, Da Cruz L. Long-term outcome of combined pars plana vitrectomy and scleral fixated sutured posterior chamber intraocular lens implantation. Am J Ophthalmol 2006;141(2):308–312

第 24 章 巩膜层间人工晶状体袢固定后房型人工晶状体(黏合剂固定)

Amar Agarwal, Nisha Sinha

24.1 引言

即使是有经验的医生也会遇到晶状体后囊破裂[1,2]。术中较大的后囊破裂使得 IOL 无法植入囊袋。如果前囊膜有足够支持,可以使用 IOL 睫状沟植入。2007 年 12 月 14 日,首例黏合剂固定囊袋缺损后房型 IOL 被报道。在前囊口不完整且后囊缺损时,纤维蛋白胶辅助的无缝线的巩膜层间固定 IOL 是一种新方法[3-7]。Gabor 和 Pavlidis 实施了第一例巩膜固定后房型 IOL[8]。Maggi 使用特殊的 IOL 行无缝线的巩膜固定术[9]。

24.2 手术方式

球周麻醉后,固定上直肌(见视频 24.1)。球结膜环形切开,在 IOL 袢预计穿出巩膜位置局部烧灼止血。置入 23G 免缝合套管或前房灌注。相隔 180°做两个 2.5mm×2.5mm 的角巩膜缘为基底的板层巩膜瓣。在角巩膜缘后 1mm 的巩膜瓣下,使用 20G/22G 穿刺刀行巩膜穿刺。行 23G 平坦部或前路玻璃体切除,清除所有玻璃体。23G 玻切头经巩膜瓣下的巩膜切口进入。行透明角膜或巩膜隧道切口用于置入 IOL。当 IOL 植入时(图 24.1 和图 24.2),使用 23G/25G 显微镊(MicroSurgical Technology)从一侧的巩膜穿刺口进入。使用显微镊抓住前入的 IOL 袢末端(图 24.3 和图 24.4),顺着袢的曲线将其由巩膜穿刺口拉出,置于巩膜瓣下。同样的,后袢也由另一侧巩膜穿刺口引出,并置于巩膜瓣下。可以用接力的方式将袢送出(图 24.5)。用 10-0 尼龙线缝合角巩膜缘巩膜隧道切口。袢尖端插入由 26G 针头做的巩膜隧道内。巩膜瓣用纤维蛋白胶闭合。移除前房灌注或灌注套管。结膜由纤维蛋白生物胶闭合。

24.2.1 纤维蛋白生物胶

我们使用的纤维蛋白黏合剂是 Reliseal(Reliance Life Sciences)。另一种常用的组织生物胶是 TISSEEL (Baxter Healthcare Corporation)。纤维蛋白原和凝血酶用前需要混合重组。商业化的纤维蛋白胶经过病毒灭活,且病毒抗原抗体经过 PCR 检测,因此发生植入性感染的概率很小。但作为组织衍生物,理论上仍存在感染的风险。

24.3 优点

纤维蛋白黏合剂辅助无缝线后房型 IOL 植入技术在各种适合巩膜缝线法固定 IOL 的情况下均可使用,如 IOL 脱位、IOL 移位、悬韧带病变和 IOL 二期植入。

24.3.1 不需要特制 IOL

该方法适用于硬的 PMMA IOL、三片式后房型 IOL 或带改良 PMMA 袢的 IOL。PC PMMA IOL 脱位时,可以行 IOL 复位,减少更多操作。该方式不需要设计

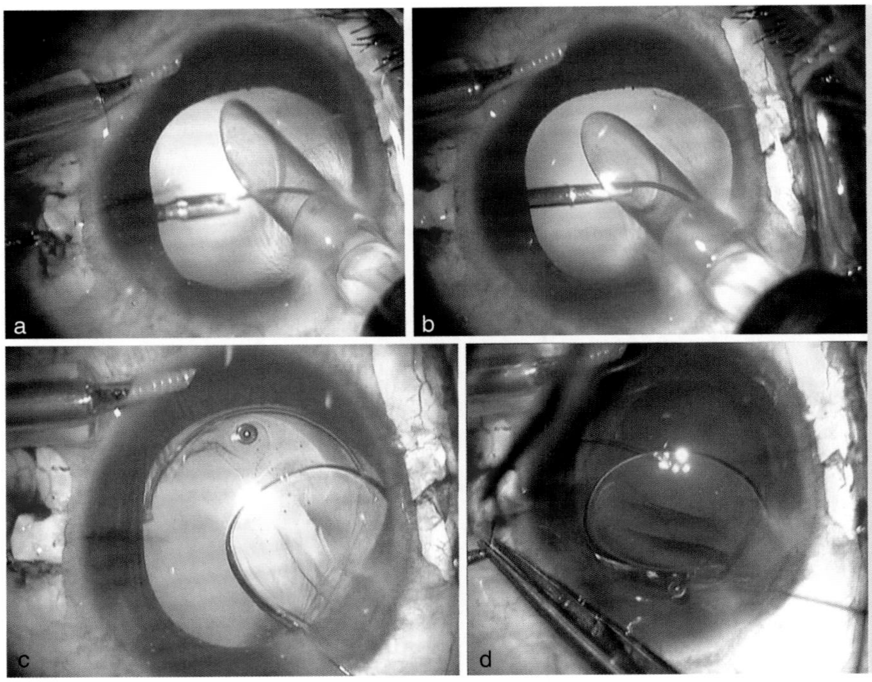

图 24.1 (a)将袢引出,IOL 袢的末端慢慢出推注器，显微镊由巩膜穿刺口进入。(b)显微镊抓住 IOL 袢的末端。(c)继续植入 IOL。(d)袢被引出并由助手握持。(Agarwal A,Jacob S,Kumar DA,Agarwal A,Narasimhan S,Agarwal A. Handshake technique for glued intrascleral haptic fixation of a posterior chamber intraocular lens. J Cataract Refract Surg. 2013 Mar;39(3):317-22. Used with permission.)

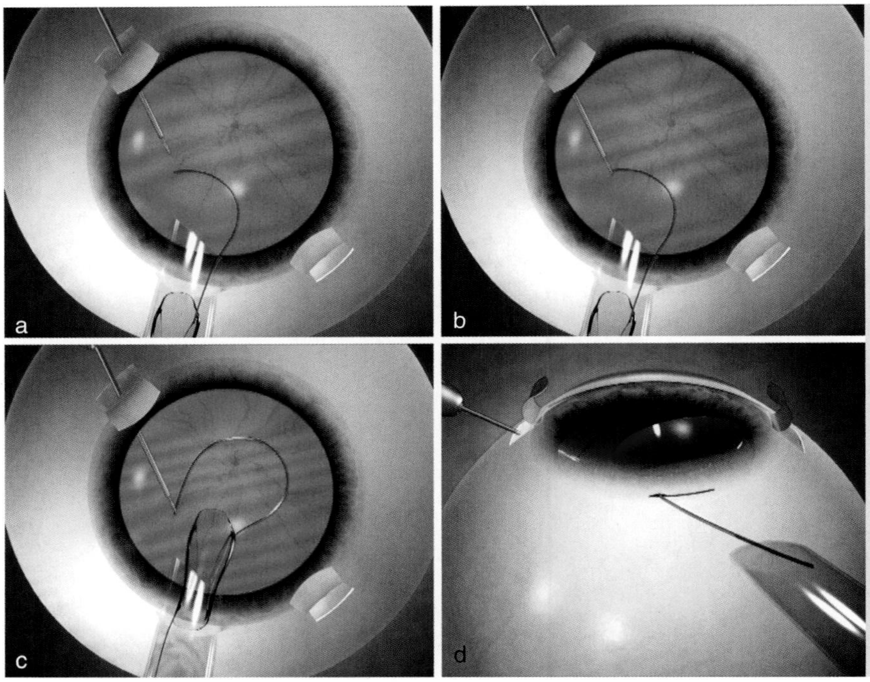

图 24.2 将袢引出。(a)袢出推注器后，显微镊准备抓取袢末端。(b)袢末端由显微镊抓取。(c)继续植入 IOL 直到光学部在前房展开。(d)开始将袢引出。(Agarwal A,Jacob S,Kumar DA,Agarwal A,Narasimhan S,Agarwal A. Handshake technique for glued intrascleral haptic fixation of a posterior chamber intraocular lens. J Cataract Refract Surg. 2013 Mar;39(3):317-22. Used with permission.)

新袢,除了 25G 镊子外也无需特殊的手术器械。

24.3.2 防止 IOL 倾斜

当 IOL 袢没有受到牵拉形态为正常曲线且光学部外形没有扭曲时，常规 IOL 总直径一般为 12~13mm。外露的大部分 IOL 袢沿着本来的曲线走行固定,使得 IOL 轴位稳定防止倾斜[10]。

24.3.3 减少晶状体震颤

眼球运动时由肌肉和眼附属器官获得动能,当停止运动时动能将播散到眼内液体组织。因此前后房的液体震荡会引起晶状体震颤。该由眼球运动引起的震荡会造成玻璃体移动以及角膜内皮受冲击导致永久性损伤。由于 IOL 袢固定在巩膜瓣下,防止袢的进一

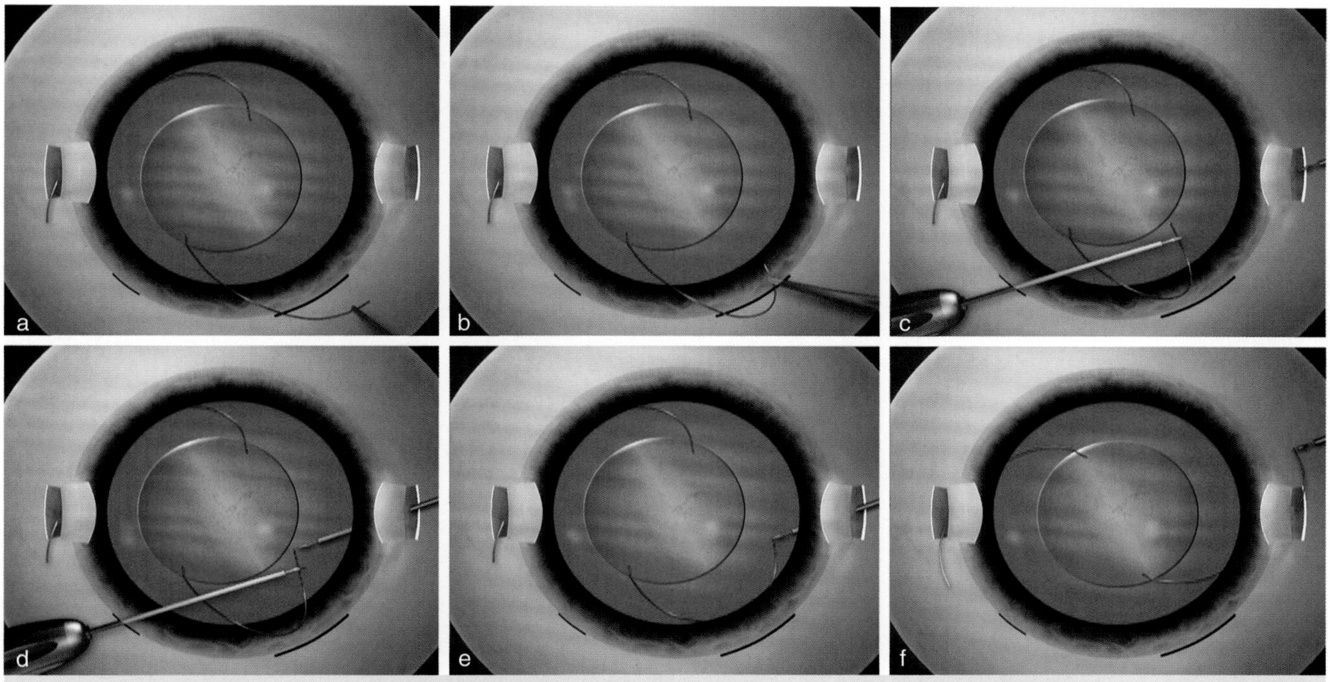

图 24.3　IOL 后袢引出。(a)后袢由第一把显微镊抓住。(b)后袢入前房。(c)后袢由第一把显微镊以接力的方式转移到第二把显微镊上,第二把显微镊由边孔进入。(d)第一把显微镊由巩膜穿刺口进入,将后袢再由第二把显微镊以接力的方式转移到第一把显微镊上。(e)袢拉向巩膜切口。(f)袢由巩膜切口拉出。(Agarwal A,Jacob S,Kumar DA,Agarwal A,Narasimhan S,Agarwal A. Handshake technique for glued intrascleral haptic fixation of a posterior chamber intraocular lens. J Cataract Refract Surg. 2013 Mar;39(3):317–22. Used with permission.)

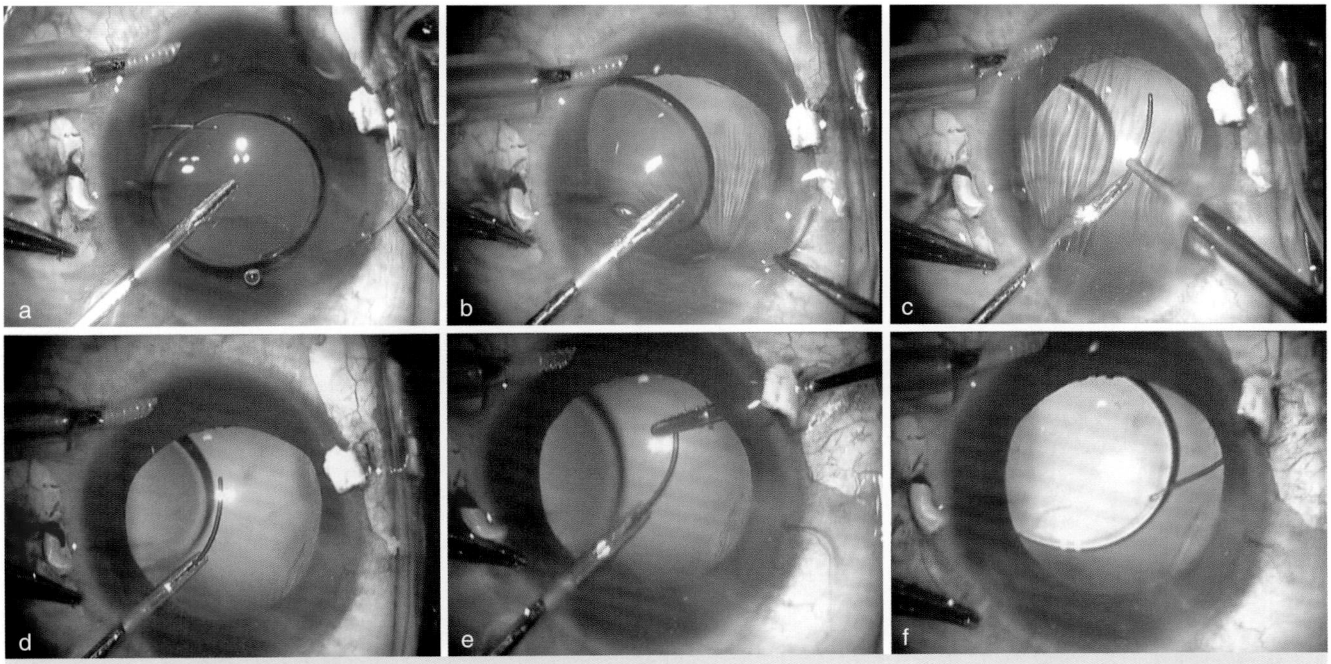

图 24.4　后袢接力法。(a)显微镊由边孔进入。(b)后袢由显微镊夹住并推送入前房。(c)后袢继续进入前房,并由第一把镊子以接力的方式交给第二把镊子。注意由于主切口打开,角膜出现皱褶。(d)后袢由镊子抓住往巩膜穿刺口方向引导,注意主切口关闭,角膜无褶皱,袢末端可见。(e)显微镊从巩膜穿刺口进入抓住袢末端。(f)后袢被拉出。(Agarwal A,Jacob S,Kumar DA,Agarwal A,Narasimhan S,Agarwal A. Handshake technique for glued intrascleral haptic fixation of a posterior chamber intraocular lens. J Cataract Refract Surg. 2013 Mar;39(3):317–22. Used with permission.)

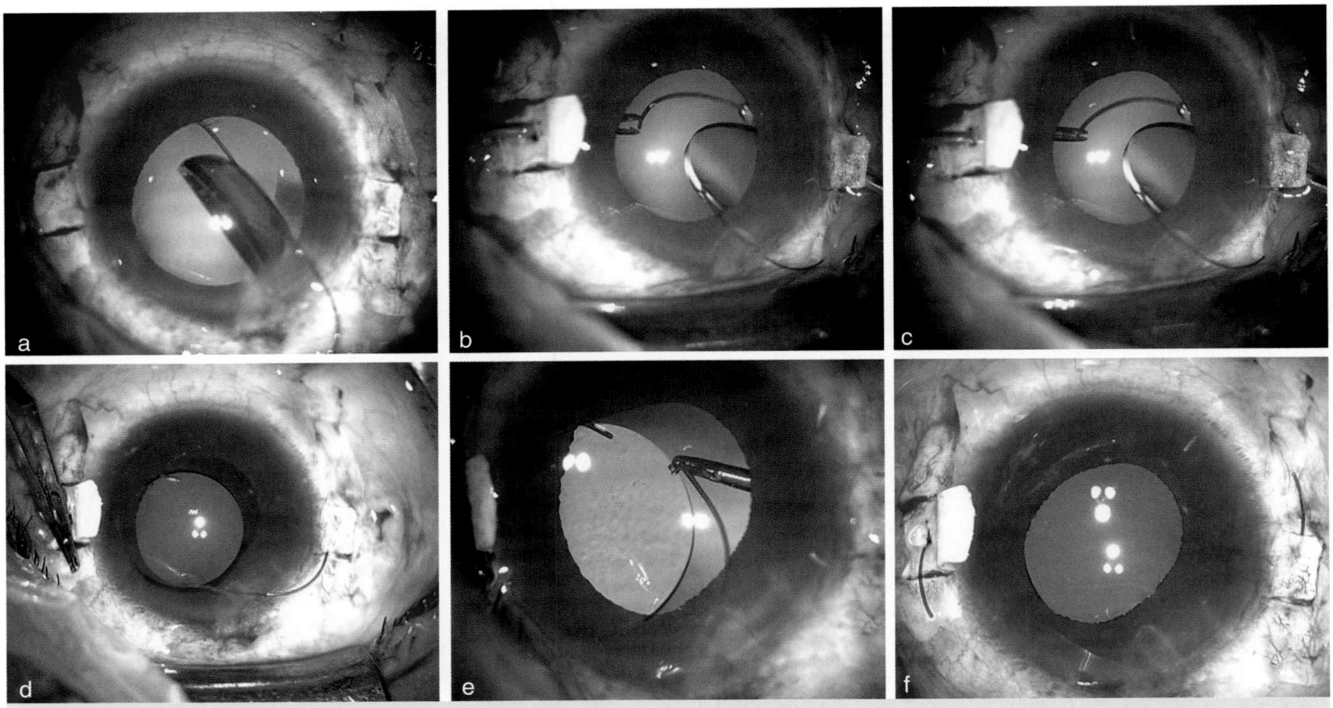

图 24.5 接力法用于再次抓住袢。(a)可折叠 IOL 袢位于虹膜下。(b)一把显微镊从对侧巩膜穿刺口进入,另一把显微镊准备接收抓袢。(c)前袢体被一把显微镊抓住,并将袢末端送往另一把显微镊。(d)前袢被引出,并由助手抓住。(e)后袢被显微镊抓住。(f)两袢均被引出置于巩膜瓣下。(Agarwal A, Jacob S, Kumar DA, Agarwal A, Narasimhan S, Agarwal A. Handshake technique for glued intrascleral haptic fixation of a posterior chamber intraocular lens. J Cataract Refract Surg. 2013 Mar;39(3):317–22. Used with permission.)

步移动将减少晶状体震颤[11]。

24.3.4 减少虹膜炎-青光眼-前房积血综合征

我们希望纤维蛋白生物胶辅助 IOL 植入较巩膜缝线固定 IOL 有更低的虹膜炎-青光眼-前房积血综合征发生率。前者 IOL 稳定地固定在巩膜床,减少运动,后者会有较多的运动,且摩擦睫状体。

24.3.5 无缝线相关并发症

该方法可以避免缝线固定后出现的由于 IOL 半脱位引起的一些明显的并发症,因为该方法完全不要缝合[12]。该方法另一个优点是避免了与缝线相关的一些并发症[13,14],如缝线腐蚀和线结暴露,以及由于线降解或断裂引起的 IOL 移位。

24.3.6 手术快捷简单

该方法与巩膜缝线固定法相比, 将大大减少 IOL 孔眼穿针,打结前确定居中位置,缝合巩膜瓣,关闭结膜的时间。由于缩短了手术时间,可能出现的视网膜光损伤风险也减少[15]。纤维蛋白生物胶作用于巩膜瓣的时间很短(Reliseal 需 20s,TISSEEL 需 3s),其既能黏合又能止血。生物胶准备时间也可以放在术前进行,进一步缩短手术时间,因为生物胶重组后 4h 内仍然稳定。纤维蛋白胶可以提供紧密的闭合,当纤维蛋白降解时,巩膜瓣早已粘连闭合。复查前节 OCT 清晰显示,术后巩膜瓣闭合完好。

24.4 接力法用于可折叠 IOL 黏合剂固定

将 IOL 袢导出巩膜是黏合剂固定的关键步骤。术者需要双手同时操作,一只手注入 IOL,另一只手握持袢并将其导出,术者需要非常熟练地用接力的方式将 IOL 袢从一只手转移到另一只手。如果一侧袢没有抓住或抓住后意外掉落,可用该方法解决。该方式需要两把晶状体镊,一把用于抓住袢,另一把晶状体镊由对侧巩膜穿刺口或边孔进入。袢由第一只手转交给第二只手，第一只手空出。注意需要抓在袢的末端，这样拉出巩膜切口时阻力小。双手接力动作需要连续，直到袢的顶端被一侧镊子夹住可引出。该技术可以在闭合的眼球内操作袢且 IOL 更容易调整。

24.5 多焦点 IOL 黏合剂固定

单焦点 IOL 提供了良好的特定焦距的视力，但术者必须选择一种焦距。多焦点 IOL 设计提供两种以上焦距来避免佩戴眼镜。这些 IOL 预期植入囊袋内。到目前为止，对于囊袋异常的复杂白内障手术还是难以提供多焦点 IOL。白内障术后缺乏囊袋支持的无晶状体眼一直限制了多焦点 IOL 的使用。如今，多焦点 IOL 生物胶固定术也可以用于复杂白内障手术。在后囊巨大裂口或囊袋缺失时，也可以使用这种多焦点 IOL 植入。

24.6 总结

IOL 黏合剂固定法可用于很多缺乏囊袋支持的病例。

视频
视频 24.1　生物胶固定 IOL 手术方法。

(倪爽　译　姚克　审校)

参考文献

[1] Vajpayee RB, Sharma N, Dada T, Gupta V, Kumar A, Dada VK. Management of posterior capsule tears. Surv Ophthalmol 2001;45(6):473–488
[2] Wu MC, Bhandari A. Managing the broken capsule. Curr Opin Ophthalmol 2008;19(1):36–40
[3] Agarwal A, Kumar DA, Jacob S, Baid C, Agarwal A, Srinivasan S. Fibrin glue-assisted sutureless posterior chamber intraocular lens implantation in eyes with deficient posterior capsules. J Cataract Refract Surg 2008;34(9):1433–1438
[4] Prakash G, Ashokumar D, Jacob S, Kumar KS, Agarwal A, Agarwal A. Anterior segment optical coherence tomography-aided diagnosis and primary posterior chamber intraocular lens implantation with fibrin glue in traumatic phacocele with scleral perforation. J Cataract Refract Surg 2009;35(4):782–784
[5] Prakash G, Jacob S, Ashok Kumar D, Narsimhan S, Agarwal A, Agarwal A. Femtosecond-assisted keratoplasty with fibrin glue-assisted sutureless posterior chamber lens implantation: new triple procedure. J Cataract Refract Surg 2009;35(6):973–979
[6] Agarwal A, Kumar DA, Prakash G et al. Fibrin glue–assisted sutureless posterior chamber intraocular lens implantation in eyes with deficient posterior capsules[Reply to letter] J Cataract Refract Surg 2009;35:795–796
[7] Nair V, Kumar DA, Prakash G, Jacob S, Agarwal A, Agarwal A. Bilateral spontaneous in-the-bag anterior subluxation of PCIOL managed with glued IOL technique: A case report. Eye Contact Lens 2009;35(4):215–217
[8] Gabor SGB, Pavlidis MM. Sutureless intrascleral posterior chamber intraocular lens fixation. J Cataract Refract Surg 2007;33(11):1851–1854
[9] Maggi R, Maggi C. Sutureless scleral fixation of intraocular lenses. J Cataract Refract Surg 1997;23(9):1289–1294
[10] Teichmann KD, Teichmann IAM. The torque and tilt gamble. J Cataract Refract Surg 1997;23(3):413–418
[11] Jacobi KW, Jagger WS. Physical forces involved in pseudophacodonesis and iridodonesis. Albrecht Von Graefes Arch Klin Exp Ophthalmol 1981;216(1):49–53
[12] Price MO, Price FW Jr Werner L, Berlie C, Mamalis N. Late dislocation of scleral-sutured posterior chamber intraocular lenses. J Cataract Refract Surg 2005;31(7):1320–1326
[13] Solomon K, Gussler JR, Gussler C, Van Meter WS. Incidence and management of complications of transsclerally sutured posterior chamber lenses. J Cataract Refract Surg 1993;19(4):488–493
[14] Asadi R, Kheirkhah A. Long-term results of scleral fixation of posterior chamber intraocular lenses in children. Ophthalmology 2008;115(1):67–72
[15] Lanzetta P, Menchini U, Virgili G, Crovato S, Rapizzi E. Scleral fixated intraocular lenses: an angiographic study. Retina 1998;18(6):515–520
[16] Agarwal A, Dua HS, Narang P et al. Pre-Descemet's endothelial keratoplasty (PDEK). Br J Ophthalmol 2014;98(9):1181–1185
[17] Dua HS, Faraj LA, Said DG, Gray T, Lowe J. Human corneal anatomy redefined: a novel pre-Descemet's layer (Dua's layer). Ophthalmology 2013;120(9):1778–1785

第 25 章 瞳孔成形术及缝合缺损虹膜

Iqbal Ike K. Ahmed, Patrick Gooi

25.1 引言

很多因素会引起虹膜和瞳孔缺损，如先天性无虹膜，或外伤导致虹膜缺失。虹膜和瞳孔缺损病因如下：

- 外伤。
- 先天性。
- 手术源性。
- 急性闭角型青光眼或高眼压后。
- 炎症(慢性虹膜炎)。
- 感染(单纯疱疹病毒，带状疱疹病毒)。
- 增殖[虹膜角膜内皮(ICE)综合征，眼内上皮增殖]。

这种情况往往和白内障手术以及IOL植入一起处理。虹膜缺损患者往往畏光、眩光，且对双眼外观上的不一致有心理负担。术前对畏光适应性和严重程度做记录评价具有意义(表25.1)。从光学上来说，一个扩大的瞳孔会增加畸变，降低视觉质量。而对于外伤导致严重白内障的患者，术前不一定会有明显的畏光表现，但白内障摘除IOL植入后，可能会出现症状。此外如果没有足够的虹膜覆盖IOL光学部边缘，患者可能出现光晕、弧光或单眼复视。

修复瞳孔虹膜缺损，需要综合考虑视觉功能和美观。修复虹膜的目的是关闭足够的虹膜，防止过多的光线进入瞳孔，或使得散大的无张力的瞳孔恢复到生理大小，与另一眼相匹配。术后瞳孔可能最低限度的恢复情况，取决于术前虹膜肌肉功能和(或)缝合技术。

表25.1 术前畏光问卷

1.日光对你影响有多严重？0~4级
•0：无
•1：轻
•2：中
•3：重
•4：无法忍受
2.夜间亮光对你影响有多严重？0~4级
•0：无
•1：轻
•2：中
•3：重
•4：无法忍受
3.是或否
•你是否经常感觉到在亮光下比正常情况下多很多眩光？
•在明亮的环境下是否关灯或拉窗帘？
•你在户外是否经常戴太阳镜？
•你在室内也不得不戴太阳镜？
•亮光是否引起眼痛？
•亮光是否引起头痛？
•看电视、电脑时是否对光特别敏感？
•夜里驾车是否有眩光？

25.2 虹膜缺损手术处理

虹膜瞳孔缺损的术前准备很关键，尤其是决定用何种方式手术以及需要哪些手术器械与材料。必须考虑残留虹膜的质量与数量。首先要考虑的是虹膜缺损是直接缝合，还是需要人造虹膜，还是两者都需要（表 25.2）。人造虹膜将在第 26 章讨论。除了一些颜色定制的人造虹膜，大部分人造虹膜为黑色，不如虹膜直接修补美观。当有足够的虹膜组织残留时，虹膜缝合是首选。如果虹膜缺损是由增殖膜引起（ICE 综合征、虹膜红变、眼内上皮增殖），或先天性虹膜缺损常伴残留虹膜质量不佳，或残留的虹膜已被纤维化膜包裹，这些情况建议使用人造虹膜。虹膜缝合对于外伤性虹膜缺损效果较好。

以下三方面在虹膜缝合中需要涉及（修复时每个方面都要单独达到）：

- 瞳孔散大/松弛是否是主要问题？局部还是全部？

表 25.2　虹膜缝合与人造虹膜相对适应证

虹膜缝合	人造虹膜
小范围虹膜缺损	大部缺损
2h 以内的扇形缺损	2h 以上的扇形缺损
有健康虹膜残留	虹膜萎缩、变薄
非增殖性疾病	ICE 综合征
	无虹膜

- 主要问题是否是局部虹膜缺损？是虹膜缺损还是畸形？
- 主要问题是否是虹膜离断？离断程度如何？

图 25.1 为基本的手术设计流程图。必须考虑虹膜缺损的范围和本质，究竟是单独缺损还是多处缺损。

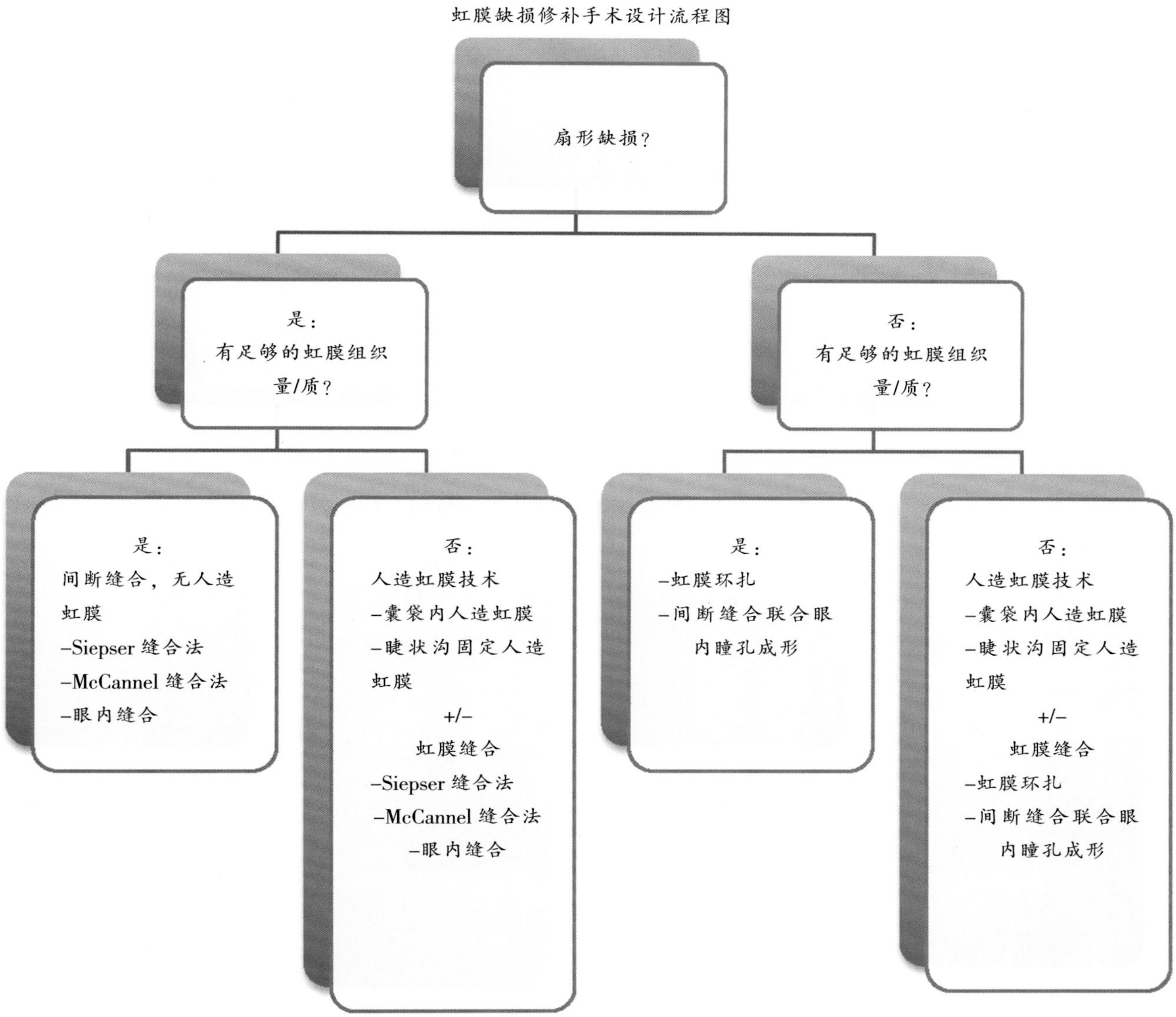

图 25.1　虹膜缺损修补手术设计流程图。

需要判断缺损是一个扇形，还是瞳孔均匀的扩大。扇形缺损适合间断缝合。瞳孔均匀扩大适合虹膜环扎或是虹膜间断缝合联合术中瞳孔成形或术后激光瞳孔成形。

虹膜缝合手术推荐器械如下：

- 持针器。
- Kuglen 钩。
- 显微爪。
- 显微镊。
- 显微剪。
- 带 10–0 聚丙烯缝线的 CIF-4 针(Ethicon)。

总的来说，棕色、黑色虹膜患者虹膜组织弹性较好，如果有足够的虹膜残留，虹膜缝合效果较好。对于刚开始行该手术的医生，我们建议先尝试厚的棕色虹膜的患者。另一方面，患者如果是很薄的淡蓝色虹膜，虹膜组织可能很薄，不耐受手术，建议术者在虹膜缝合技术非常熟练时再行手术。这类患者出现术中医源性虹膜缺损的风险较高，手术室应备人造虹膜以便需要。

25.2.1 Siepser 结与改良

Siepser 结可用于间断缝合瞳孔成形术，对于继发性虹膜缺损效果很好，也可以用于将三片式 IOL 缝合于虹膜时。当单独使用在松弛散大的瞳孔时，会出现猫眼样表现，需要结合术中双极瞳孔热成形术(后文将描述)。该方法最早由 Siepser 报道[1]，最近由 Osher 改良为锁定滑结[2]。我们改良了该技术(视频 25.1)。该技术的主要优点是打结时虹膜组织位移最少。

沿着缝针轨迹做两个角膜穿刺口。缝针进入穿刺口时，左右摇摆，确保针尖进入穿刺口。进针时避免带到角膜组织，否则后期无法调整。虹膜显微爪用于缝合时固定虹膜缺损边缘(图 25.2a)。针尖由 27G 套管从附近的角膜穿刺口引出(图25.2b)。当松开持针器时，最好用两侧的角膜穿刺口固定针(图 25.2c)，这样可以防止针在前房扰动，保护角膜内皮。当针处于这个位置时，针尖由持针器夹住，以安全可控的方式完全拔出针。确定缝线近端与末端(图 25.2d)使用 Kuglen 钩将远端的缝线环勾住并从近端角膜穿刺口勾出，靠近近端缝线。线环带游离末端的这一边设定为线 1，继续拉线，确保虹膜没有移动(图 25.2e)。确保线环在穿过前房和角膜穿刺口时没有缠绕。副手使用直镊抓住线 1，在主手的弯镊上绕 3 圈。弯镊抓住近端线(线 3)的末端穿过绕环。不要松开近端线头，抓住远端线头，通过拉两侧线头将结拉紧。用 Kuglen 钩再次将远端线拉个环，以同样的方式打个绕一圈的反向结，同时拉两侧线头将结锁紧。同样再用 Kuglen 钩拉第 3 个环，并打一个单圈正向结，拉紧。使用眼内剪刀或 MVR 剪刀修剪线结。

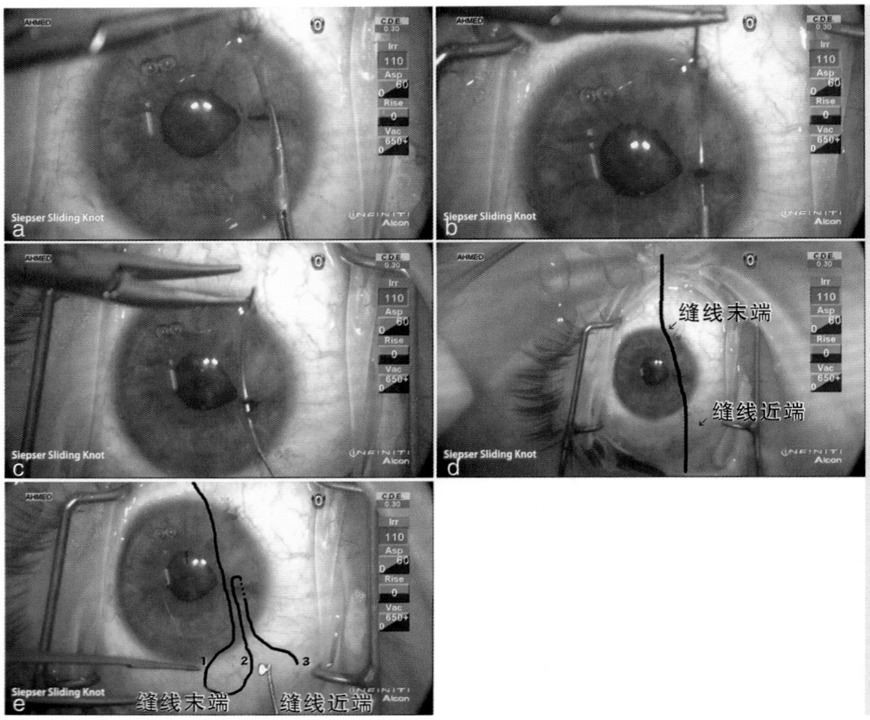

图 25.2 (a)虹膜显微爪用于缝合时固定虹膜缺损边缘。(b)针尖由 27G 套管从附近的角膜穿刺口引出。(c)当松开持针器前，用两侧的角膜穿刺口固定缝针。(d)确定缝线近端与末端。(e)定义好线 1,2,3。确保线环没有自身缠绕。

25.2.2 McCannel 缝合法与改良

McCannel 方式的适应证和 Siepser 结一样。该方式最早由 McCannel 描述[3],其基本原理是线结的两端从一个切口引出。原先方式的缺点是将结系在虹膜上,增加了虹膜炎的发生率。Ogawa 发明了用拉钩将线结推入眼内的方法[4]。我们改良了 McCannel 的方法,使用眼内显微无齿镊,使得虹膜缺损的边缘接近最终位置,减少了虹膜损伤,将该方式称为 McAhmed 法(视频 25.2)。缝针由角膜穿刺口进入,由主切口穿出(图 25.3a)。远端/短端由眼内显微无齿镊将线远端从主切口夹出来,并放置在角膜上(图 25.3b)。副手握普通无齿镊,主手握眼内显微无齿镊。线在眼内显微无齿镊上正绕 3 圈,显微无齿镊抓住短端穿过线圈打结,拉线直到线结靠近主切口(图 25.3c)。此时,使用眼内显微无齿镊在靠近线结处抓住线短端,通过穿过主切口继续将线结拉紧直到最终位置(图 25.3d)。短端再由 Kuglen 钩或眼内无齿镊拉出,以同样的方式再打一个单圈反结,再用同样的手法打一个单圈正结。使用眼内剪修剪线结。该技术与普通打结方法类似,简单易学,应用广泛。

25.2.3 眼内缝合

最近,随着前段显微外科器械的使用,可以通过两把眼内显微无齿镊和眼内显微剪实现眼内缝合。主要器械还是 Sinskey 钩和 Kuglen 钩,术者可以在眼内缝合并使虹膜牵拉最小(视频 25.3)。该方法比较通用,最关键的是保持术中角膜和光学介质清楚,因为 10–0 聚丙烯缝线在角膜轻度水肿或前房积血时很难看清。

25.2.4 瞳孔环扎

有的患者瞳孔均匀散大,如外伤导致的瞳孔松弛散大。这类患者通过瞳孔成形能够实现美观度可接受的圆瞳孔。瞳孔成形术效果较好(视频 25.4)[5]。做 3 个角膜穿刺口(图 25.4a),远端穿刺口在术者对侧,另外两个穿刺口在角膜主切口两侧。缝针(双针)穿过远端穿刺口进入前房,如同缝合棒球一样,在瞳孔缘行多次穿行(图 25.4b)。我们建议至少穿行 5 次,因为穿行的越多越美观。针尖由 27G 套管由左侧穿刺口引出(图 25.4c)。针缓慢稳定在两个穿刺口间前进,用持针器以可控的姿态引出(图 25.4d)。双针的另一针穿过

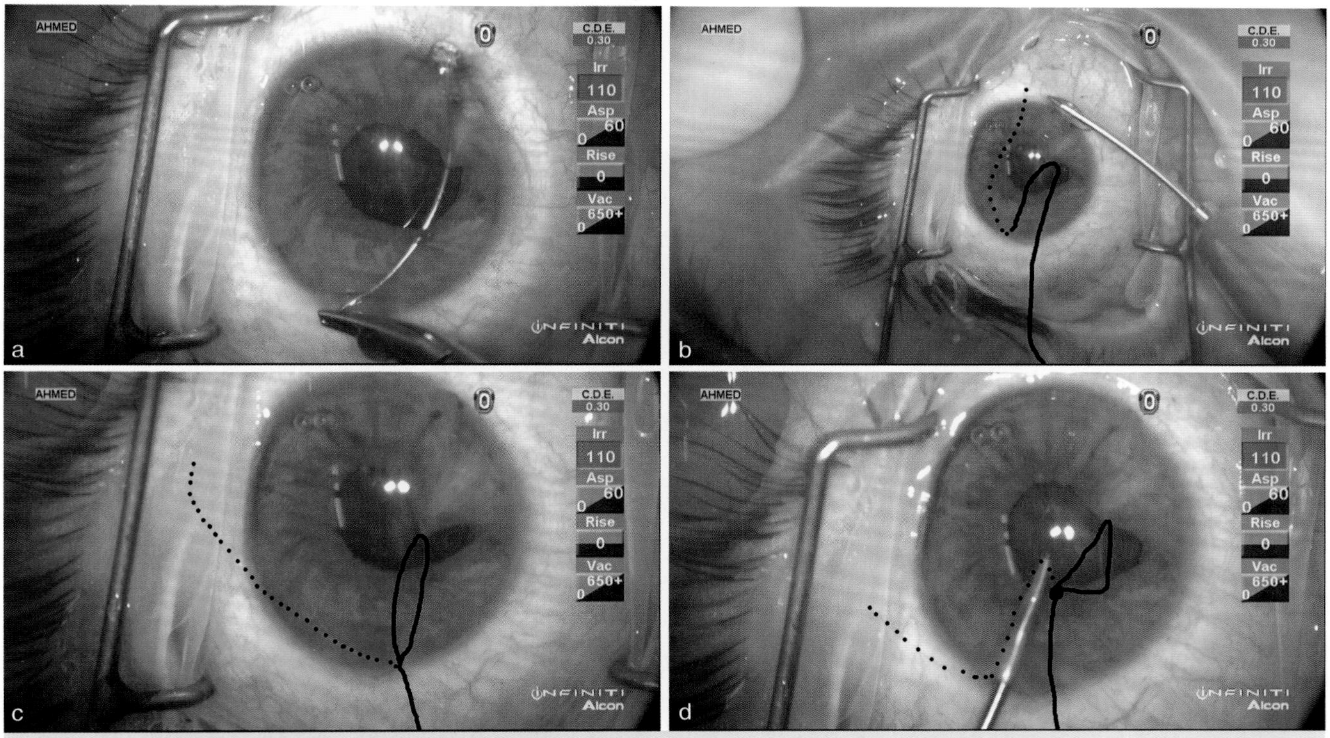

图 25.3 (a)缝针由边孔进主切口引出。(b)远端/短端(点线)由主切口夹出来放置在角膜上。(c)结被拉紧直到主切口,远端/短端用点线表示。(d)用眼内显微镊抓住远端/短端靠近线结,口继续将线结拉紧直到最终位置。

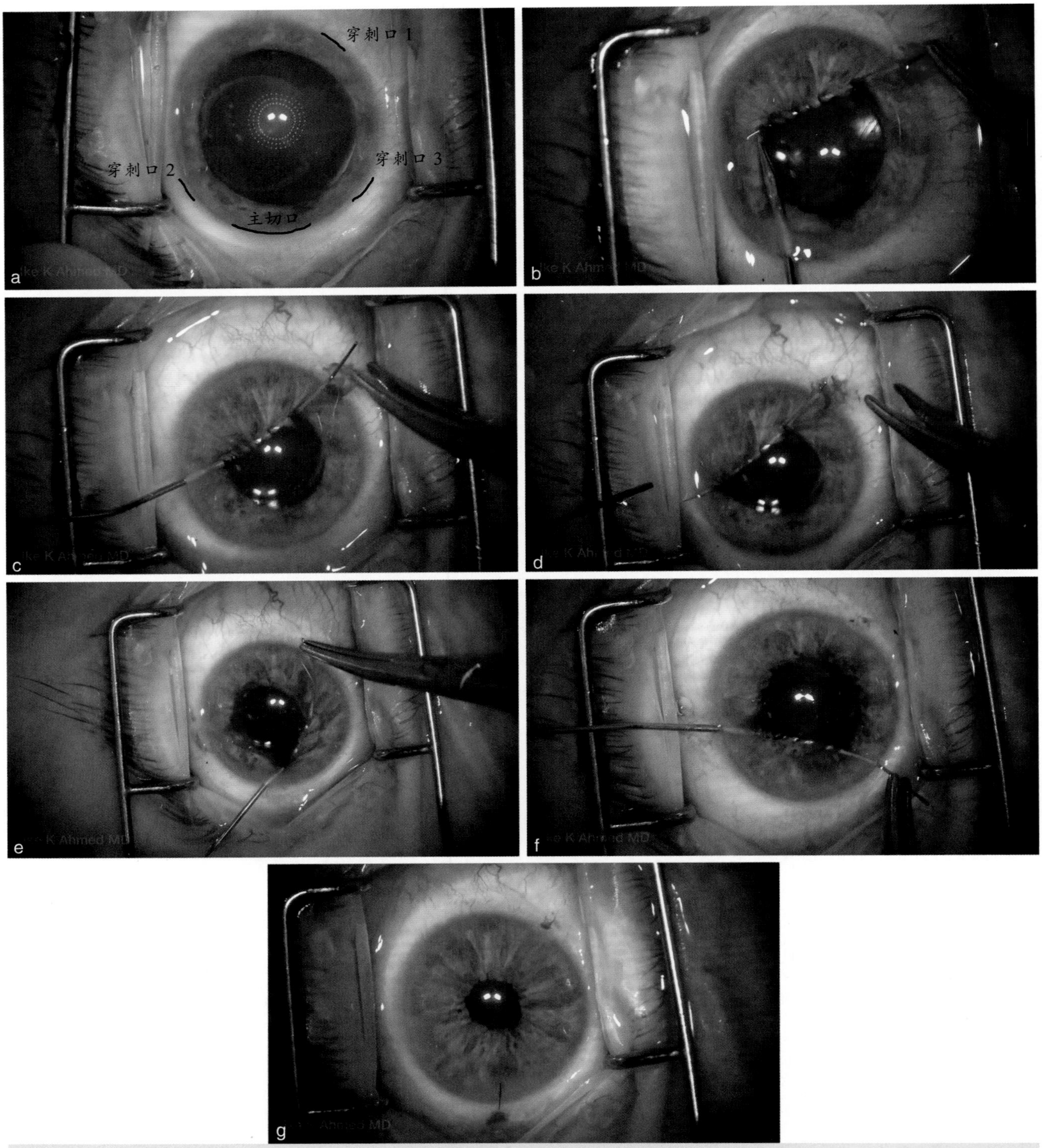

图 25.4 (a)显示了三个切口位置。穿刺口 1-远端穿刺口在术者对侧;穿刺口 2-左侧;穿刺口 3-右侧;以及主切口。(b)针由远端穿刺口穿向左侧穿刺口,使用虹膜显微镊辅助,在瞳孔缘行多次穿行。(c)针尖由 27G 套管由左侧穿刺口引出。(d)在松开持针器和引出针前,针在两个穿刺口间固定。(e)双针的另一针远端穿刺口进,右侧穿刺口引出。(f)再用该针行第三次穿行,从右侧穿刺口进入,由左侧穿刺口引出。(g)虹膜环扎术后效果美观。

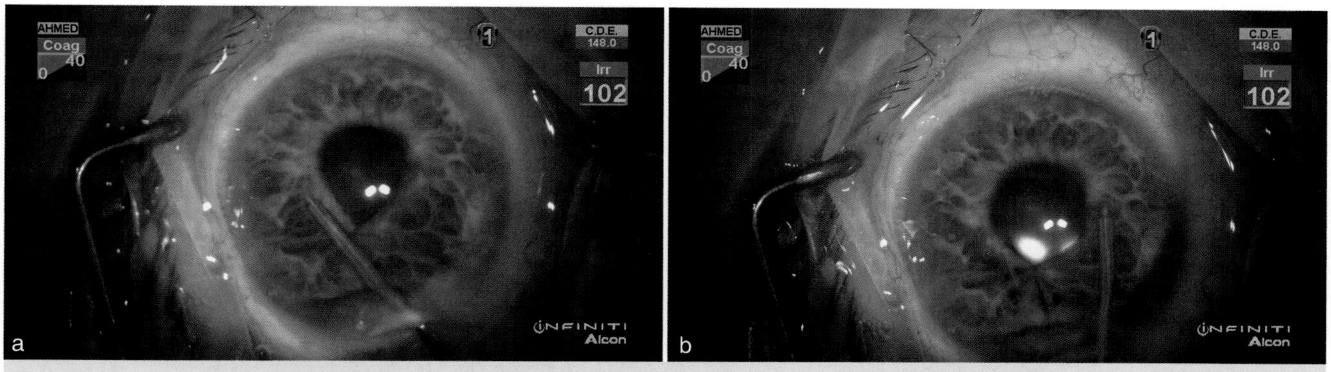

图 25.5　(a)虹膜缝合后瞳孔蝌蚪样外形。(b)虹膜缝合联合眼内双极瞳孔成形后瞳孔成圆形。

远端穿刺口，同样在瞳孔缘行多次反复穿行，并由右侧穿刺口引出(图 25.4e)。再用该针行第三次穿行，从右侧穿刺口进入，多次穿行虹膜，由左侧穿刺口引出(图 25.4f)。将针剪下，用 Kuglen 钩将缝线从主切口勾出。我们建议使用 McCannel 或 McAhmed 方式打结，因为这样可以比较好控制结的紧张度和瞳孔大小。过紧会使得瞳孔过小，影响患者夜间视力。用眼内显微剪修剪线头。该方式术后效果较美观(图 25.4g)。

25.2.5 眼内双极瞳孔热成形

有时，即使虹膜缝合，瞳孔仍然不圆，出现猫眼状或蝌蚪状外形(图 25.5a)。在这种情况下，可以使用眼内双极瞳孔热成形来使瞳孔更圆(图 25.5b)。不要使用单极方式，因为这样会损伤眼内其他结构。我们设置超声乳化仪电凝模式，强度为相对较低的 40 单位。在使用该技术时，瞳孔边缘会被拉向烧灼区域，因为烧灼对虹膜的物理效果是收缩。我们建议在虹膜中周部多点轻度烧灼使得瞳孔圆滑。大面积烧灼需谨慎。为了更美观，该方式可以联合用于间断虹膜缝合或是大范围的瞳孔松弛散大。

25.3 总结

手术修补虹膜缺损具有挑战性。良好的术前准备可以使手术效果最优且手术时间最短。术前需要评估残余虹膜组织，决定是否使用人造虹膜。手术方式由虹膜/瞳孔缺损范围决定。根据不同情况，选择不同的缝合方式。

视频

视频 25.1	白内障术后虹膜缺损使用人造虹膜和瞳孔成形术。
视频 25.2	McAhmed 瞳孔成形术。
视频 25.3	改良的 Seipser 滑结用于虹膜缝合。
视频 25.4	虹膜环扎瞳孔成形术。

(倪爽　译　姚克　审校)

参考文献

[1] Siepser SB. The closed chamber slipping suture technique for iris repair. Ann Ophthalmol 1994;26(3):71–72
[2] Osher RH, Snyder ME, Cionni RJ. Modification of the Siepser slip-knot technique. J Cataract Refract Surg 2005;31(6):1098–1100
[3] McCannel MA. A retrievable suture idea for anterior uveal problems. Ophthalmic Surg 1976;7(2):98–103
[4] Ogawa GS, O'Gawa GM. Single wound, in situ tying technique for iris repair. Ophthalmic Surg Lasers 1998;29(11):943–948
[5] Ogawa GS. The iris cerclage suture for permanent mydriasis: a running suture technique. Ophthalmic Surg Lasers 1998;29(12):1001–1009Erratum in: Ophthalmic Surg Lasers 1999 May;30(5):412

其他引用文献

[1] Ahmed I. Modified Siepser Sliding Knot for Iris Suture. Youtube. July 21, 2013. https://www.youtube.com/watch?v=4QipgGl1HTk. Accessed March 5, 2015
[2] Ahmed I. Iris Prosthesis and Pupilloplasty for Post-Cataract Surgery Iris Defect. Youtube. September 29, 2013. https://www.youtube.com/watch?v=fN5_4EmQObQ. Accessed March 5, 2015
[3] Ahmed I. Pupilloplasty Iris Cerclage Surgical Technique. Youtube. October 10, 2013. https://www.youtube.com/watch?v=__ViCU5mW-k. Accessed March 5, 2015

第 26 章 人造虹膜装置植入

Michael E. Snyder, Daphne C. Han

26.1 引言

正常的虹膜有如下功能：控制眼内进光量、减少晶状体边缘产生的球差色差、通过瞳孔大小参与调节景深。瞳孔大小调节度为1.5~8mm。虹膜基质提供了组织框架。后方的基质层含有瞳孔括约肌，用于收缩瞳孔，受副交感神经支配，瞳孔开大肌则受交感神经支配。两种肌肉之后为后方的色素上皮层，其细胞含有大量色素颗粒。这些细胞阻挡外来光线。虹膜颜色由基质纤维色素决定。这些色素的主要作用是提供外观，对光的吸收作用则较弱。

26.2 人造虹膜需求

任何部分的虹膜组织缺失将会引起严重的临床症状，这取决于缺损范围、伴随的眼内病变、脉络膜色素浓度以及个人感受。一般来说，虹膜缺损越严重，症状越严重。虹膜色淡，脉络膜色素少的患者对于光的吸收能力弱，因此症状更多。同样，伴随着角膜、晶状体、视神经和视网膜疾病时，可能加重或缓解症状，这些取决于病因以及疾病发展的时期。

畏光可以严重影响部分患者。很多人因此避免外出活动，如户外运动或去海滩，有时戴深色太阳镜也无法缓解。曾经有一名狂热的过山车爱好者在遭遇外伤后不得不放弃自己的爱好，直到症状改善。还有一名患者对于外伤后的白内障感到满意，因为其缓解了他的畏光症状，尽管这牺牲了双眼视力。有些患者在白天活动时宁愿用黑片遮盖眼睛，即使不在户外，在一些照明良好的地方，如商场、银行甚至是一般环境中，对于这些畏光患者也是有影响的。

还有一些患者在晚上汽车前灯照射眼睛时感觉最为严重。瞳孔缺损的患者对于暗适应下光感受器眩光感非常明显。

虹膜缺损的患者，如果出现假多瞳症，或暴露没有晶状体的部位，或是露出IOL边缘，将出现单眼复视。事实上，假多瞳症时，光照在无晶状体区或IOL边缘时，症状更明显，因为原本晶状体纤维基本占据了整个角巩膜缘到角巩膜缘的位置，而IOL直径则要小，使得有部分光未经过IOL折射便进入眼内。对比敏感度下降也有类似情况，例如当某人在黑暗的电影院时，灯突然打开，或其他观影者开了门，门外是明亮的走廊或是户外晴天。相同的光射在屏幕上时，光线可以很好地聚焦。如果有经过折射的光干扰，则画面会不清楚。

我们关注虹膜改变后对光学以及个人外观的影响。尽管没有充分研究，虹膜异常对于人的社会心理的影响肯定存在且被低估，尤其是那些浅色虹膜的患者。

26.3 其他方式

有时，虹膜缺损可以不通过补片直接修补，而很多时候，由于缺乏足够的或质量合适的残余虹膜组织，无法直接修补。

将色素注入手工或板层角膜刀或飞秒激光做的板层角膜内[1-3]，行角膜基质染色，可起到美容效果并减少了畏光。目前，全世界尚无提供这类用途的色素，因为没有染色染料经 FDA 批准可用于眼内。色素颗粒在角膜基质内会迁移,其安全性在前瞻性研究中未被证实[4]。

商业化的带不透明外隔的“无虹膜”接触镜(图 26.1)价格较贵,舒适性差,耐久性不如透明接触镜,其对于伴有角膜病变的虹膜缺损患者有影响。接触镜对于光学症状的改善是不稳定的,例如假性多瞳孔产生的复视或阴影依然存在,因为遮盖物在前房前的角膜平面,依然会使得离轴光线射入多瞳区域。此外,由于在角膜平面,会使得周边光线减少导致管状视觉。

尽管人造虹膜的应用价值已明确,但其进入市场的速度仍然十分缓慢。

26.4 从概念到实施

第一枚人造虹膜由英国的 Peter Choyce 设计,为 PMMA 材料前房植入三点式无缝线房角固定。其平板袢可以做成蓝色、棕色或灰绿色(Rayner and Keeler 公司生产), 在 1964 年由 Choyce 第一次将其植入人体[5,6]。当没有足够虹膜组织支撑时,该植入物同样适合通过尼龙袢额外固定。Sundmacher 等于 1991 年报道了一种由 Morcher GMBH 制作的黑色 PMMA 光栅装置[7,8]。该装置带有透明的 PMMA 光学部。由于外径大材料刚性,植入切口较大。为了减小角膜-巩膜切口大小,Volker Rasch 和 Morcher 改进了一种多片式黑色囊袋张力环为基础的 PMMA 人造虹膜, 并由 Kenneth Rosenthal 第一次植入 (K. Rosenthal, MD, “Original Technique and Case Report: Combined ‘True Sutureless’ Phaco Trabeculectomy with Insertion of Opaque Capsular Tension Ring in a Patient with Essential Iris Atrophy (Axenfeld-Rieger), Secondary Glaucoma and Cataract,” presented at the Baylor-Welsh Cataract Congress, Houston, Texas, USA), 很快, Robert Osher 也在 1996 年对此进行了报道。随后,出现各种通过改良尺寸和间隙的虹膜隔, 如 Rasch, Rosenthal, Masket 和 Miller(图 26.2)。

Ophtec 制作了一种大的一片式(311 型)和一种切口多片式硬性虹膜隔,有淡蓝色、淡绿色和中棕色(图 26.3)。311 型可以包含或不包含光学部。与 Morcher 67 型光学部有方边设计并与黑色 PMMA 虹膜隔的内侧方边融合不同,该装置光学部以较缓的斜面装入甲基丙烯酸甲酯座。小切口多片式 IPS 装置由 Heino Hermeking 设计,连同 IOL 以及囊袋张力环一起植入于囊袋内。该装置含有两个呈直角的装置,通过锁定环使其避免在囊袋内移动。安装锁定片需要非常灵巧的手术技术(图 26.4)。

在 21 世纪早期, Hans Reinhard Koch 和 Humanoptics GMBH 发明了一种专门定做的虹膜装置。该装置有弹性,可以装在睫状沟或囊袋内,适用于各种解剖或病理生理情况。

Morcher 发明的 Irismatch 系列联合了 IOL 以及人

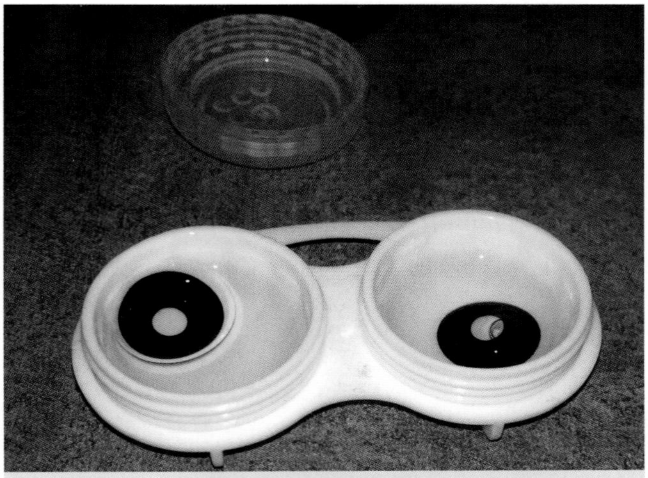

图 26.1 不透明接触镜可以减少环境光,佩戴时可以通过角膜平面的小孔看到隧道样视野。

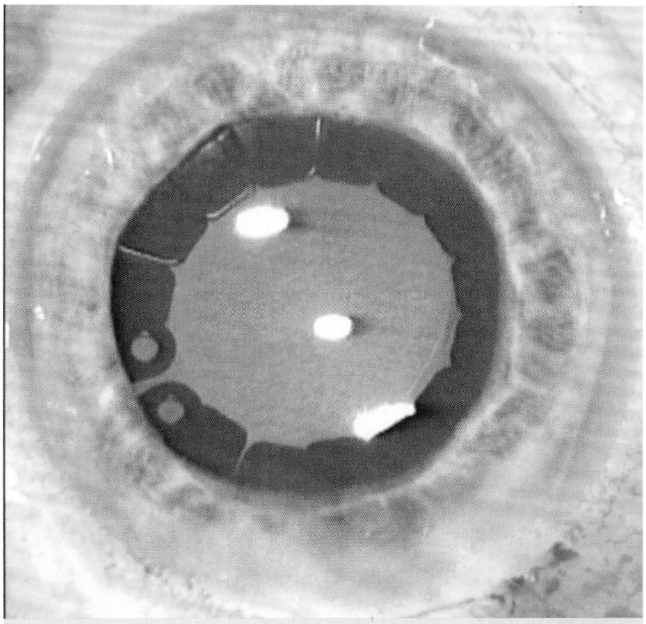

图 26.2 两片重叠的 Morcher 50-D 型 Rasch-Rosenthal 虹膜环植入眼白化病患者囊袋内。

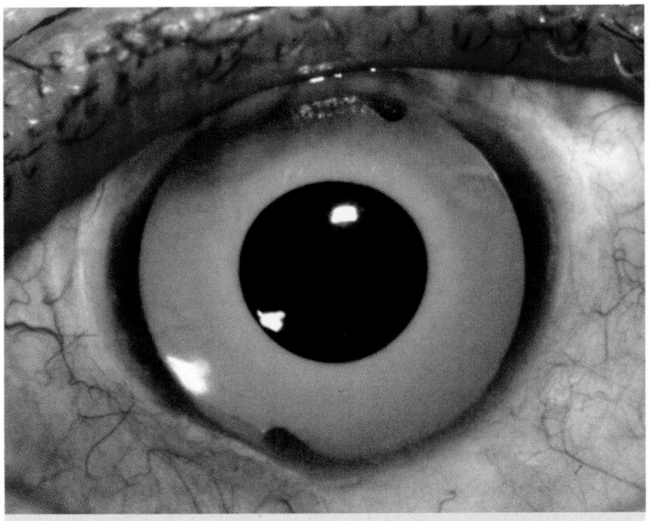

图 26.3 Ophtec 311 绿色装置联合光学部植入。

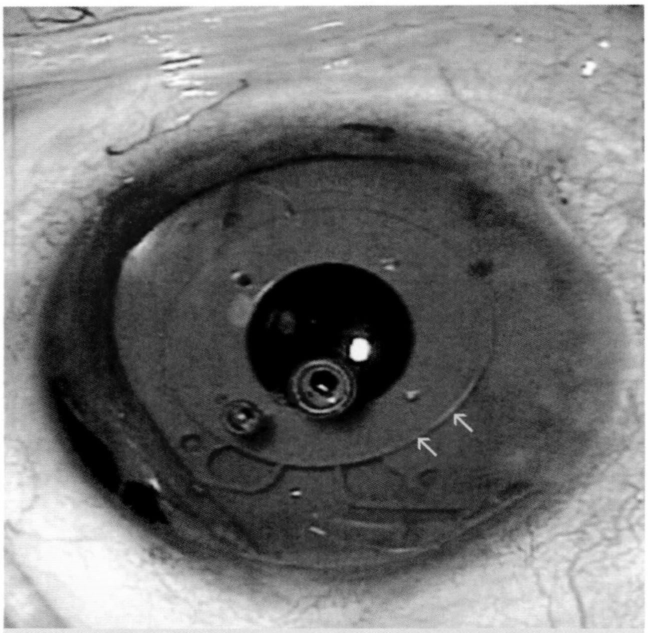

图 26.4 Ophtec IPS 复合物用于囊袋内。箭示两片已锁定装置的边缘。

造虹膜。在无色的 PMMA 基座前方为白色不透明光圈，其上有红蓝黄黑点染色，建立了 45 种不同色调（图 26.5）。有报道称有部分出现包括了光学部在内的空泡样表现，还有些患者则多年来一直维持了良好的视觉功能且症状控制，即使该装置已经下市很久。

Pozdeyeva 等[9]报道了一种房角固定的弹性人造虹膜，但这种装置现在已无法在市面上找到。

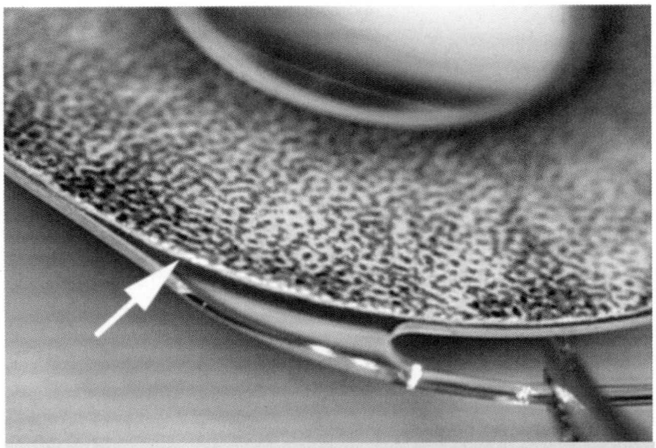

图 26.5 Morcher 30-B 装置(非现存)前部带像素点不透明薄膜(白箭)。

26.5 人造虹膜

虹膜解剖结构出现缺失、缺损和无功能时往往考虑需要人造虹膜。

26.5.1 色素上皮缺乏

在白化患者中，虹膜基质、瞳孔、括约肌和开大肌都未受到影响。事实上，色素上皮层解剖结构和生理功能也是正常的，唯独色素上皮细胞缺乏黑色素。畏光、眩光等症状会比较严重。这些患者植入 IOL 后症状更为明显，因为光线会直接穿过虹膜基质照在 IOL 边缘(图 26.6)。尽管基质可以使部分照在 IOL 边缘的光发散，但和光有关的症状仍无法避免。有些患者由于遗传原因缺乏虹膜色素，如 Hermansky-Pudlak 综合征、Chédiak-Higashi 综合征以及 Waardenburg 2 型综合征。其他一些人有继发性色素缺失，如炎症、疱疹性眼病和药物反应等[10]。在这些病理情况下，括约肌和开大肌可能也受影响。手术意外也能引起伴或不伴基质或括约肌损伤的脱色素，特别是术中虹膜松弛综合征(IFIS)[11]。很多这样的情况下可以考虑人造虹膜[12]。

26.5.2 瞳孔括约肌缺损

有些患者由于外伤、炎症或 Adie 瞳孔会使瞳孔慢性散大。这些情况下虹膜基质和色素上皮情况良好，尽管术前很难判断这些组织的质量情况。虹膜修复无法总是达到预期效果。仔细的术前检查可帮助提供良

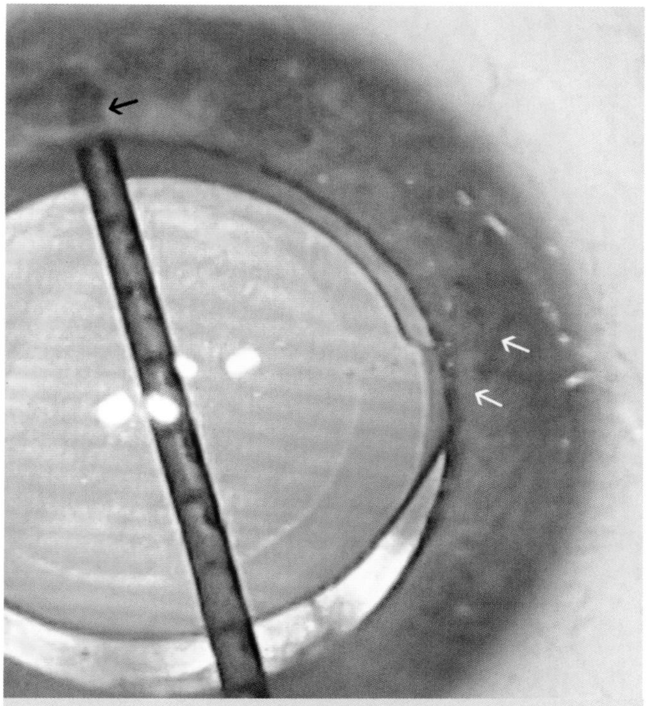

图 26.6　在该白化病眼中，IOL 袢可以透过虹膜看到(白箭)，眼内尺也可以看到(黑箭)。

好的预后，还需要和患者讨论究竟是选择植入人造虹膜还是修复原有组织。

26.5.3 局部基质缺损

虹膜可发生部分或区域缺损，如先天性缺损和鼻下方虹膜区域缺损。IFIS 时手术损伤往往是暂时的，肿瘤切除或外伤可引起虹膜任何区域的明显缺损。有些虹膜弹性好，可以通过选择性使用虹膜补片对其缝合修复，然而还有一些虹膜弹性不佳，无法通过伸展完全覆盖缺损部位。如 ICE 综合征时，即使大量组织存在虹膜仍然很难拉伸。因为多层的“ICE 膜”基底膜沿着虹膜表面生长[13]。

一些外伤、虹膜根部离断、医源性原因或 ICE 综合征，特别是特发性虹膜萎缩时，会出现瞳孔异位或(一个或以上)伪瞳孔。除了其他的一般光学症状外，还会出现单眼复视、视物不清或画面阴影等症状。

26.5.4 部分或全部基质缺损

先天性无虹膜综合征是一种少见的有不同表型的常染色体显性遗传病[14]，发病率为 1/60 000。患者无虹膜组织，或只有一个初级的虹膜蒂，或大量虹膜间质[15]。很少情况下，有些患者甚至有 PAX6 基因缺损，但也有正常或接近正常的虹膜外观[16]。显然，后者无需行人造虹膜植入，不在此章讨论。

处理先天性无虹膜的眼时，还要特别留意其囊膜较薄和悬韧带容易断裂[17]。有时常需要特殊技巧用于白内障摘除以及稳定囊袋异位（在本书其他章节描述）。同样，伴随青光眼或角膜缘干细胞缺损时，需要和有经验的专科医生协作。

术者在处理先天性无虹膜时，应了解无虹膜纤维化综合征(AFS)[18]，其发生概率约为 5%，存在潜在进展风险，即使手术仍可能进行性发展、损伤视力。AFS 的发生不可预测，与虹膜装置是否植入无关。作者建议有条件的话可以使用囊袋内植入的虹膜装置，而不是睫状沟植入，避免装置与色素膜接触。由于二期打开无虹膜的囊袋非常困难，如果条件允许，建议虹膜装置在白内障手术时一期植入。对于薄脆囊袋，超适应证使用吲哚菁绿(ICG)染色优于台盼蓝染色。

26.5.5 创伤后

眼外伤后，虹膜缺损可以有各种不同表现，影响各种不同结构。外伤后有时虹膜会整个从眼球脱落，有时瞳孔散大或虹膜根部离断，有时组织完好但括约肌由于神经损伤或缺血失去功能。损伤范围越大，越有可能需要人造虹膜。

26.6 不同虹膜装置的特点

虹膜装置选择受很多因素的影响，包括需要修补的缺损大小、美观程度、手术切口大小以及术者是否能获得。

装置的获得受很多因素的影响，如在美国，植入物需要通过 FDA 的器械临床研究豁免(IDE)的 Humanoptics CustomFlex device 研究 。有时，花费也会限制选择。

对于很多患者来说，眼部外观非常重要。植入物的选择难以抉择，需与患者认真详尽讨论、共同决策。对患者来说，最理想的情况是瞳孔恢复到生理大小，颜色和反射与之前或另一眼类似。我们曾经遇到一双眼蓝色虹膜患者，其双眼虹膜萎缩、瞳孔散大，之前一只眼已经植入黑色不透明人造虹膜。该患者强烈要求第二只眼装入黑色装置，使得两眼看起来匹配。

装置本身就有多种变化，如制作材料，刚性还是弹性，是否合并光学部，颜色，相对的轮廓以及表面反射情况。

26.6.1 硬质带光学部–虹膜光圈式人造虹膜装置

目前有两家公司提供这些装置：Ophtec BV 和 Morcher。这些设计用于置入后房，可以是囊袋内或是睫状沟（选择性巩膜缝合固定）。将这些大的硬质地装置置入囊袋非常具有挑战性，有撕裂囊袋或牵拉残余悬韧带的危险。Ophtec 311 可以提供淡蓝、淡绿和中棕色 3 种。其外部光圈直径 9mm，人工瞳孔大小 4mm。光圈部刚性，袢有足够的弹性不易断裂。表面光滑能够反射外来光。这些特性以及有限的颜色会被一些人描述为不美观。光学部可以斜安在不透明托上，度数为 1~30D，间隔为 0.5D，也可以配平光镜。

Morcher 的植入物只有黑色。其外径和人工瞳孔大小可以定制。光学部范围从 3mm（Morcher 67B）到 6.5mm。袢到袢距离为 12.5~13.75mm（表 26.1）。有些装置用于不对称解剖情况，如部分虹膜残留时，可以减小切口大小。光学部范围为 10~30D，方边设计与人工瞳孔托内圈方边融合。黑色 PMMA 材料通过加工工艺使得其较普通 PMMA 材料容易碎裂，尤其是袢更容易断。

Morcher 和 Ophtec 的装置都可以不合并光学部。硬质虹膜光圈植入以来，有一些关于其使用和缺陷的报道[19,20]。

Ophtec 也定制了虹膜夹持型前房植入虹膜装置，用于有足够的健康虹膜用于夹持固定但不适合缝合修复的患者[21]。

对于无晶状体眼合并无虹膜的患者，可以使用虹膜光圈–IOL 植入。小的光学部会引起光感异常。由于植入量较普通 IOL 少，该症状很难研究对比。由于光圈颜色无法定制，表面光滑反光，使得外观与残留虹膜或对侧虹膜不匹配不自然。由于 PMMA 材料较硬，需要行 9~10mm 的切口以植入装置。

26.6.2 囊袋内张力环为基础的装置

自 20 世纪 90 年代中期 Rasch 最早以小切口设计以来，很多以 CTR 为基础的黑色 PMMA 被设计。除了 Morcher 部分无虹膜环 96C 型用于植入睫状沟，大多设计为囊袋内植入，需完整囊袋。我们对前者没有经验，最近也未见睫状沟设计的报道。对于大面积的虹膜缺损，需要至少两片 Morcher 无虹膜环，因为其叶片需要互相重叠以保护连接处。如何排列各个叶片具有一定挑战性。Miller 50F 改良减少叶片之间空档增加叶片宽度，使其不需要严格排列叶片。很多欧美报道显示大部分患者能改善光学相关症状[12,22,23]。

CTR 为基础的装置的优点是可以通过自愈性角膜小切口植入。黑色 PMMA 材料较无色 PMMA 更脆，容易在术中断裂。Morcher 50C、50D 和 50E 的设计需要叶片之间准确覆盖，否则通过叶片间隙会出现眩光。后续设计（50F by Miller），使用宽叶片窄间隔，使得装置定位更加容易，因为两个装置间不需要非常精确的重叠。有些虹膜装置内径过大，不能完全覆盖 IOL 光学部边缘，会出现幻视和眩光。

26.6.3 囊袋内硬性直角装置联合锁定环

Ophtec BV 提供了一种多片式可组合的装置，同样需要囊袋完整。CTR 需要单独使用，而不是和该装置组合。其材料和外观和 311 装置一样。

26.6.4 可折叠定制人造虹膜植入

HumanOptics CustomFlex 在欧洲有 10 年以上记录，2008 年进入美国，现在在进行 FDA 临床试验。该装置包括 12.8mm 的硅胶虹膜隔以及 3.35mm 的带卷边人工瞳孔。其设计卷边可以减少装置边缘部的衍射，对提高视力有帮助，并且人造卷边瞳孔即使在裂隙灯下检查也能表现得美观。其可以内含涤纶纤维网。防止在需要缝合时豁开。其硅胶基质通过手工上色，一般颜色采用对侧眼的照片（图 26.7），对于先天性无虹膜可以使用预想的颜色。有时，匹配结果在裂隙灯下看起来有色差，但在正常远距离下依旧美观，即使在照明充足的情况下也一样，不易被发现（图 26.8）。该装置背面为黑色硅胶，中间厚 0.4mm，周边慢慢变薄为 0.25mm。植入物可以用环钻修剪小。前表面模拟天然了虹膜基质的地形结构，并且减少了环境光的反射。

CustomFlex 可以通过折叠后用镊子植入后房，也可以通过 3 次折叠后有色面向外使用 IOL 推注器植入。其可以用于无晶状体眼或 IOL 眼中，和 IOL 以及 CTR 一起植入囊袋内。根据眼的解剖结构选择是植入睫状沟还是缝合。欧洲的研究人员报道了使用部分该装置植入，美国的研究人员则是根据需要使用环钻后整体植入。有 1 例患者为有晶状体眼植入，其随后很快需要白内障手术，因此我们认为不适合于有晶状

表 26.1 袢到袢距离范围

模型(带小图)	人工瞳孔直径(mm)	外径(mm)	全径(mm)	颜色	材料	合并光学部	囊袋(B),睫状沟(S),两者(BS)	可缝线固定
Ophtec 311 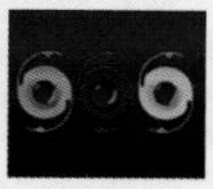	4	9	13.75	棕色、绿色、蓝色	PMMA	是/否	BS	是
Ophtec IPS 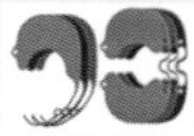	3 或 4	10.5~11	10.5~11	黑色、棕色、绿色、蓝色	黑色：聚碳酸酯；其他：PMMA	否	B	否
Morcher 67 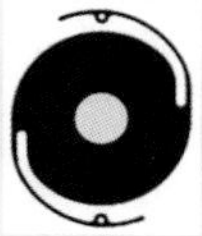	3	10	12.5	黑色	PEMA CQ hapic PMMA optic	是	BS	否
Morcher 67F 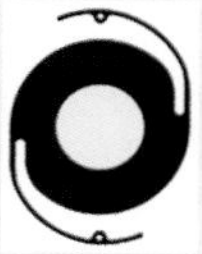	5	10	13.5	黑色	PEMA CQ hapic PMMA optic	是/否	BS	是
Morcher 67G 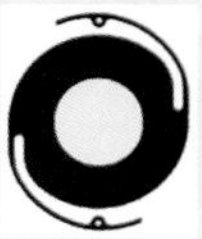	5	10	12.5	黑色	PEMA CQ hapic PMMA optic	是/否	BS	是
Morcher 67L 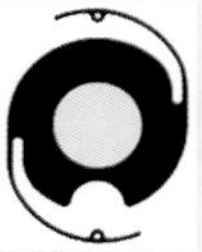	5	10	13.5	黑色	PEMA CQ hapic PMMA optic	是/否	BS	是
Morcher 68 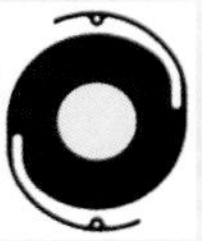	4.5	10	12.5	黑色	PEMA CQ hapic PMMA optic	是	BS	是
Morcher 50-C 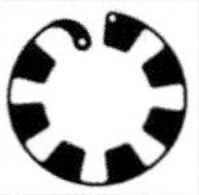	6	10.61 压缩至 10	10.61 压缩至 10	黑色	PEMA CQ	否	B	否
Morcher 50-D 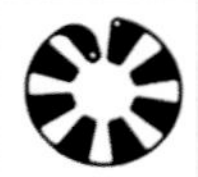	4	10.61 压缩至 10	10.61 压缩至 10	黑色	PEMA CQ	否	B	否
Morcher 50-E 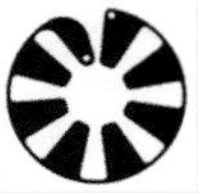	3.5	10.61 压缩至 10	10.61 压缩至 10	黑色	PEMA CQ	否	B	否
Morcher 50-F 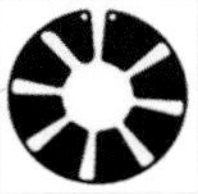	4	10.19 压缩至 10	10.19 压缩至 10	黑色	PEMA CQ	否	B	否

(待续)

表 26.1(续)

模型(带小图)	人工瞳孔直径(mm)	外径(mm)	全径(mm)	颜色	材料	合并光学部	囊袋(B),睫状沟(S),两者(BS)	可缝线固定
Morcher 30-b 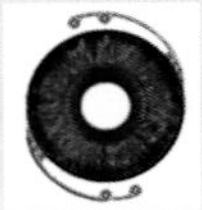	3	10	12	虹膜匹配	PMMA	是	BS	是
Morcher 94-G 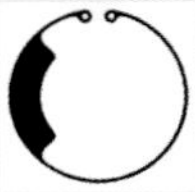	6.5	11.46 压缩至 10	11.46 压缩至 10	黑色	PEMA CQ	否	B	否
Morcher 96 E 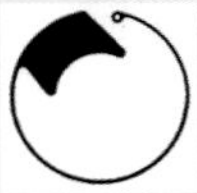	5.5	13 压缩至 11	13 压缩至 11	黑色	PEMA CQ	否	B	否
Morcher 96-F 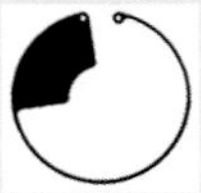	4	12.9 压缩至 11	12.9 压缩至 11	黑色	PEMA CQ	否	B	否
Morcher 96-G 	4	12.26 压缩至 11	12.26 压缩至 11	黑色	PEMA CQ	否	B	否
俄罗斯 Pozdeyeva 装置 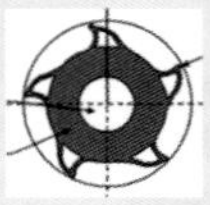	约为 5	11	约 14.7	棕色、灰-蓝色、蓝-绿色,卡其色	加强型聚合物祥	是	BS	是
Trindade Morcher 装置 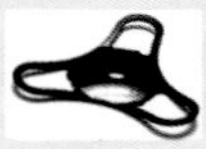	1.5	6	13.5	黑色	黑色亚克力	否	S	否

缩略语:B,囊袋;BS,囊袋或睫状沟;PEMA CQ,临床级聚乙烯马来酸酐共聚物;PMMA,聚甲基丙烯酸甲酯;S,睫状沟。

体眼[24,25]。

由于 CustomFlex 的弹性特质,必须植入 CTR,因为由于术后囊袋收缩,可能会有偏心或卷曲的潜在风险(图 26.9)。

到目前为止,全球已有约 1000 片 CustomFlex 虹膜植入,包括美国的免费试用和临床试验。初步表明其较其他装置有切口小、操作方便和高度美观等优点,尽管其价格较非定制类高。

26.6.5 弹性黑色不透明针孔装置

巴西的 Claudio Trindade 博士在 2014 年介绍了一种由黑色丙烯酸材料制作的装置原型。该装置睫状沟固定,含有 1.5mm 针孔。尽管该装置为黑色且阻隔可见光,但其对于红外线可完全穿透,因此可以使用红外照明观察系统,如 ICG 血管造影相机或配有红外照明的裂隙灯(图 26.10)。

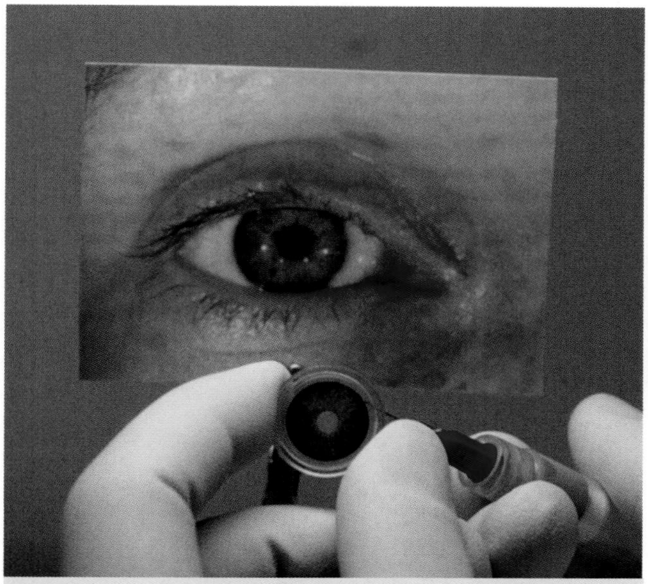

图 26.7　Humanoptics CustomFlex 装置在生产过程中根据目标照片手工上色。

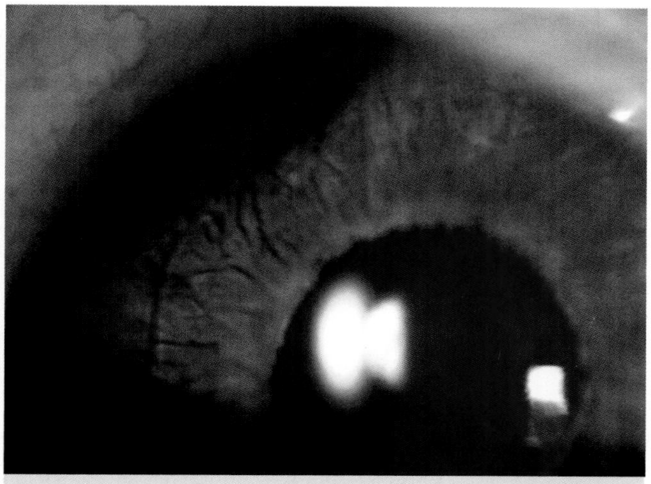

图 26.9　术中没有放置囊袋张力环，装置边缘在囊袋内卷曲。

26.7 合并其他疾病时的策略

植入虹膜装置时，需要考虑眼部合并疾病以及全身情况。可能同时需要考虑青光眼、视网膜或角膜手术。葡萄膜炎患者术前需要持续抗炎治疗。

需要人造虹膜的患者常伴有全身综合征。白化病变异的 Hermansky-Pudlak 综合征往往合并出血、肺纤维化、炎性肠病，而 Chédiak-Higashi 综合征伴随的免疫性疾病感染风险增加[14,26]。Rieger 综合征和其他前节发育异常往往合并牙齿或骨骼肌异常，少部分有心脏、泌尿生殖系统甚至垂体轴异常[27]。先天性无虹膜可能原发于眼，但其亚组还包括 Wilm 瘤、无虹膜、泌尿生殖系统畸形以及精神发育迟缓。Gillespie 综合征包括无虹膜、小脑共济失调、精神发育迟缓以及系统疾病[28]。术前需要对全身系统检查并有效控制症状。

对于眼科医生，有必要查明眼科伴随疾病，制订合理的治疗计划，多方干预，有时分阶段进行，有时联合进行。例如，对于先天性无虹膜合并 4 期角膜病变且眼压控制不佳的青光眼，白内障手术联合人造虹膜建议在青光眼引流管之前进行，因为白内障手术将增加空间使得引流管术后远离角膜。稳定后可以行角膜缘

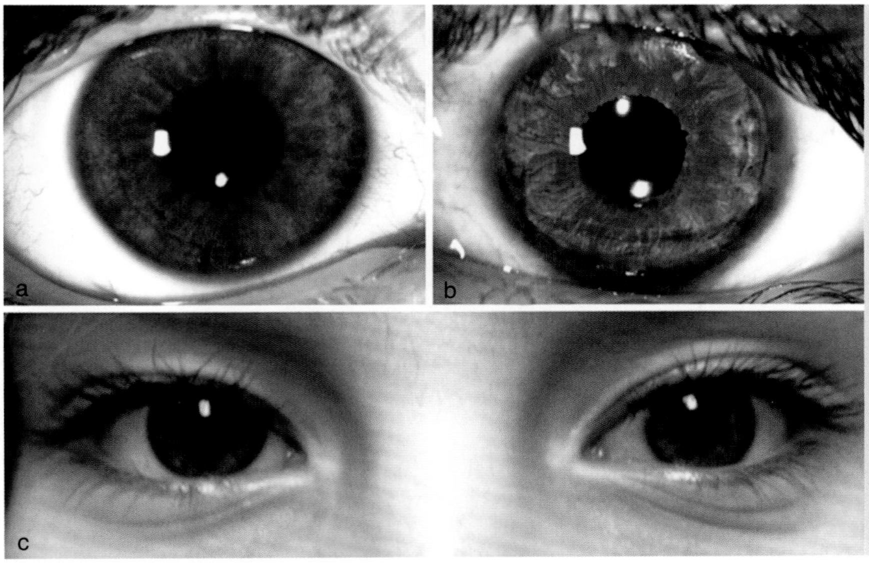

图 26.8　裂隙灯目标图片。(a)匹配良好，尽管左眼装置比照片暗(b)。在日常光线下两者看不出区别(c)。

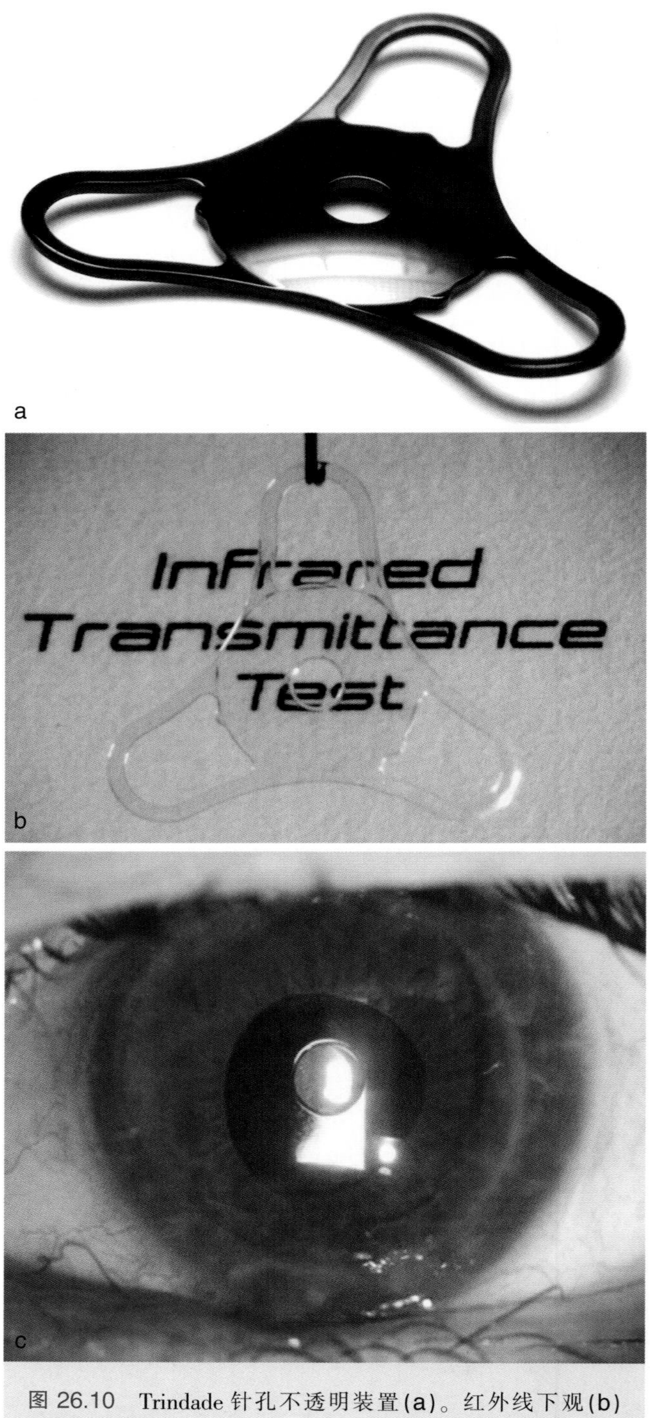

图 26.10 Trindade 针孔不透明装置(a)。红外线下观(b)以及植入眼内(c)。

干细胞移植。

外伤性白内障、外伤性虹膜缺失、牵引性视网膜脱离伴随增殖性玻璃体视网膜病变,联合治疗包括白内障手术,之后行玻璃体切割,剥膜,视网膜脱离修复,在最后行虹膜装置植入。

眼部伴随症状会影响决策。眼球震颤和黄斑发育不良经常在白化病以及无虹膜患者中出现,会影响预后、IOL 选择以及麻醉方式选择。无虹膜或外伤悬韧带病变需要术前仔细检查。

术前评估并发性白内障非常重要。囊袋完整情况以及悬韧带情况直接影响了手术方式。晶状体大小也非常重要,因为小眼球可能无法使用以 CTR 为基础的虹膜环或虹膜光圈。

术前评估眼内压以及青光眼对于手术也非常重要。对于伴随的青光眼需要考虑是同时还是后续治疗,必要时需要与青光眼医生讨论。如果有青光眼病史,需行全面检查,如视野和杯盘比图像等。

超声生物显微镜(UBM)对于帮助分析房角悬韧带完整性,特别是外伤或 ICE 综合征时非常有用。房角后退或狭窄,虹膜根部离断,睫状体撕裂或脱离,悬韧带断裂可以通过 UMB 显示。房角和睫状体的病变需要密切观察眼压,即使术后早期未发现异常,在患者今后的长期随访中也要注意。对悬韧带断裂范围的评估对于手术方式选择、装置选择与固定都有帮助。

玻璃体视网膜状态需要全面检查,当后段被白内障或角膜混浊阻挡时需要行 B 超检查。如果有晶状体脱位或半脱位,需要仔细检查脱出的玻璃体,行玻璃体切除。如果悬韧带病变严重,需要联合手术,可以选择行玻璃体切除辅助白内障摘除缝合 CTR 或虹膜补片,也可以行平坦部晶状体切割联合缝合一体式/独立式虹膜装置和 IOL。

26.8 IOL 选择

如果使用囊袋内 IOL,需要将 IOL 上调 0.5~1D,因为囊袋内植入虹膜光圈会将 IOL 位置轻度向后推。对于其他情况良好特别是使用小切口散光可预测的 CustomFlex 人造虹膜时,散光或多焦点等高价值 IOL 的使用不受限制。可调节 IOL 不适合,因为即使在理想状态下,虹膜植入物也会很容易撞击 IOL 影响其调节。需要准备备选 IOL 方案,硅胶 IOL 需要避免,因为其容易移位。

26.8.1 人造虹膜选择

人造虹膜的选择需要考虑价格、监管、切口大小和美观。如果可以应尽量选择囊袋内植入。如果囊袋健康完整,所有这三类人造虹膜均可以使用。特别需要注意的是眼的屈光状态，因为有些设计如 Morcher 的人造虹膜有一定的屈光矫正作用，可能会造成眼睛不适。如果病眼预后好，患者可以选择价格较高的散光或多焦点 IOL。只要固定良好居中，结合 CustomFlex 可以获得良好的效果。

如果囊袋或悬韧带不完整，可以考虑囊袋固定、睫状沟固定或巩膜缝线固定。可联合固定装置等，以确保植入物稳定且耐用，如囊袋张力器或巩膜缝合张力环。

26.9 植入技术

理想状态下，人造虹膜应在白内障手术时植入完整稳定的囊袋内。如果囊袋完整，但悬韧带不稳定，可以使用固定装置，如 Ahmed CTS（Morcher GMBH）或 Cionni 固定环（MCTR，Morcher GMBH）。使用 Cionni 环或 Ahmed 张力器后会增加囊袋内虹膜装置的操作难度。

将囊袋张力环植入囊袋内可以降低囊袋内虹膜装置由于囊袋收缩出现卷曲变形的风险（图 26.11）。Morcher-50 系列自带 CTR 部分，因此无需额外的张力环。切口大小取决于遮光叶片径向长度。黑色质脆的 PMMA 装置需要仔细操作，并且操作时需要有备用装置。这类装置在 IOL 存在时很难植入囊袋，因此我们建议先植入装置。当第一个装置植入后，第二个装置在植入时容易挂在第一个上。将两个装置上下叠在一起同时植入，可以避免该情况发生（Personal Communication，Kashif Baig，MD 和 Ralf Buhrmann，MD，c. 2010）。

IOL 在人造虹膜后方植入囊袋。IOL 植入可能有难度，因为 IOL 袢有时会卡在虹膜装置之前或中间，轻微调整 IOL 植入可以改善这个情况。我们建议使用一片式丙烯酸酯 IOL，在装入植入器时选择中间拱起边缘下卷的折叠方式，而不是使用传统的两边翘起中间下压的方式。推注器头部通过新植入的人工瞳孔下方推注，使 IOL 袢在下方展开。理论上，IOL 可以植入囊袋内位于虹膜装置之前，尽管 IOL 光学部方边设计用于减少 PCO 的作用只有其和后囊接触才有。IOL 的屈光效果和其在囊袋内的位置也有关。如果 IOL 位于虹膜装置后，其会轻微向后移动，IOL 度数需要比术前公式预测稍微提高。相反，如果 IOL 植入于虹膜装置之前，IOL 度数需要比预期稍微降低。

当植入不透明的虹膜装置后，由于立刻失去红光反射，前囊膜将非常难看清，建议囊膜染色。台盼蓝容易获得且使用广泛，ICG 是一种先天性无虹膜囊袋较薄时的更佳选择[12,29]。在使用黑色 PMMA 装置时，有时蓝色染料在黑色背景下依然很难看清。绿色的 ICG 更容易看清，并且 ICG 在显微镜光下发散红色荧光，使其更容易看清[30]。在有些病例中，白内障术后囊袋会再次打开，如果撕囊口够大或前囊纤维化，可以不用再染色。

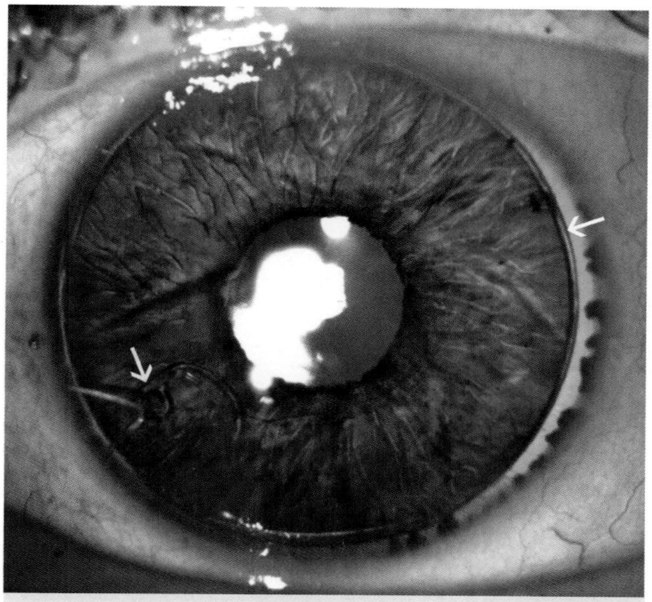

图 26.11　CustomFlex 装置联合囊袋张力环（白箭）植入裂隙灯后照法照片。粉红箭示 Cionni 张力环的固定部件，其在虹膜装置之前，用 GORE-TEX 缝线固定（W. L. Gore and Associates，Inc.）。

如果植入 CustomFlex 装置，需先植入 IOL，因为 IOL 无法轻易通过 3.35mm 的小孔。在囊袋植入 IOL 以及 CTR 后，可以使用眼内尺（Snyder ruler，Microsurgical Technologies，MST）测量囊袋直径，决定虹膜装置植入前需要环钻的大小。尺需向前伸直到顶部触及 CTR 或囊袋赤道部，或直到看到囊袋轻微移动或感觉到力量反馈。如果 Purkinje 1，3，4 反射像位于一条直线，该点穿过尺就是扩大囊袋的半径。该数值加倍就是直径。成年人囊袋一般适合 9.5mm 或 10mm 的装置，小眼球或儿童需要小的环钻，大的前节需要大的直径。将 CustomFlex 装置在平整的台面上同心环钻，再将彩色面向外折叠 3 次，完全装入注有内聚性黏弹剂的推注器（AMO）。向远端囊口缘下方推注，虹膜装置将向两侧囊袋穹隆部展开。将装置植入小的囊袋口需要一定技巧。可以行鼻侧穿刺口,用显微手术镊穿过视野抓住人工瞳孔边缘,术者用手指拨动镊子使虹膜装置折叠减少直径，将其放入撕囊口下再松开镊子,装置在囊口下卷曲进入并展开完全进入囊袋。

囊袋内植入物间隙有黏弹剂残留,因此我们建议手术结束时使用卡巴胆碱(Miostat,Alcon),以减少术后高眼压峰。在非常年轻的患者中,术后第一天可能会看到大量囊袋复合物不用过于紧张,因为睫状体收缩会使得悬韧带松弛。

有些术者将硬性人造虹膜整个植入囊袋内,有损伤撕裂囊口或附近悬韧带的风险。

睫状沟植入适合大的虹膜装置（Ophtec 311, Morcher 67-series),可以带或不带光学部,或是CustomFlex装置。如果囊袋悬韧带完整,且有足够的残余虹膜防止虹膜装置前移接触小梁网或周边角膜,其可以直接放在睫状沟。如果无法阻隔其向前移动,则需要缝线将其缝合于巩膜壁。

如果缺乏足够的悬韧带囊袋支持,IOL和虹膜装置需要分开植入,IOL先行固定,接着单独缝合固定人造虹膜。或将两者附着在一起后按一个整体同时植入。如果决定缝合CustomFlex,需要用含有内衬网的型号增加强度以防止豁开。内衬网使得装置稍难弯曲。将装置附着在一起的方法有很多[31-33]。有人将IOL整个或通过袢与人造虹膜缝合,还有人在硅胶人造虹膜上做小的扣带使IOL袢能穿过固定。当两者组合后,可以将IOL或虹膜装置缝合于巩膜壁。本书的其他章节已描述IOL缝线固定方法。人造虹膜可以容许倾斜的范围有限，因此使用巩膜缝线时应注意埋线结,减少倾斜和扭曲。

术毕虹膜装置应居中且平坦,如果装置偏心或与角膜内皮接触,需要再次手术。

26.10 总结

人造虹膜是前节手术的重要工具，该装置可以减少大部分患者的光学症状,每种装置都有其优点。匹配最适合患者的装置是一个复杂的过程，包括全面了解患者眼部的解剖、潜在的病理生理、心理社会需求和期望，同样也要考虑到装置获取中涉及的监管问题。

(倪爽 译　姚克 审校)

参考文献

[1] Remky A, Redbrake C, Wenzel M. Intrastromal corneal tattooing for iris defects. J Cataract Refract Surg 1998;24(10):1285–1287
[2] Fogla R, Gupta A, Indumathy TR. Microkeratome-assisted corneal tattooing: a case report. Cornea 2010;29(4):446–448
[3] Kim JH, Lee D, Hahn TW, Choi SK. New surgical strategy for corneal tattooing using a femtosecond laser. Cornea 2009;28(1):80–84
[4] Pomella KM, Wagner H. Unilateral Peters' anomaly complicated by a corneal tattoo. Optom Vis Sci 1998;75(9):635–639
[5] Pandey SK, Apple DJ. Professor Peter Choyce: an early pioneer of intraocular lenses and corneal/refractive surgery. Clin Experiment Ophthalmol 2005;33(3):288–293
[6] Choyce P. Intraocular Lenses and Implants. London: HK Lewis; 1964:21–32, 162–178
[7] Sundmacher R, Reinhard T, Althaus C. Black-diaphragm intraocular lens for correction of aniridia. Ophthalmic Surg 1994;25(3):180–185
[8] Sundmacher T, Reinhard T, Althaus C. Black diaphragm intraocular lens in congenital aniridia. Ger J Ophthalmol 1994;3(4–5):197–201
[9] Pozdeyeva NA, Pashtayev NP, Lukin VP, Batkov YN. Artificial iris-lens diaphragm in reconstructive surgery for aniridia and aphakia. J Cataract Refract Surg 2005;31(9):1750–1759
[10] Eagle RC Jr. Congenital, developmental, and degenerative disorders of the iris and ciliary body. In: Albert DM, Jacobiec FA, eds. Principles and Practice of Ophthalmology. Philadelphia, PA: WB Saunders; 2000:1151–1153
[11] Chang DF, Braga-Mele R, Mamalis N et al. ASCRS Cataract Clinical Committee. ASCRS White Paper: clinical review of intraoperative floppy-iris syndrome. J Cataract Refract Surg 2008;34(12):2153–2162
[12] Karatza EC, Burk SE, Snyder ME, Osher RH. Outcomes of prosthetic iris implantation in patients with albinism. J Cataract Refract Surg 2007;33(10):1763–1769
[13] Khng C, Snyder ME. Iris reconstruction with a multipiece endocapsular prosthesis in iridocorneal endothelial syndrome. J Cataract Refract Surg 2005;31(11):2051–2054
[14] Lee H, Khan R, O'Keefe M. Aniridia: current pathology and management. Acta Ophthalmol (Copenh) 2008;86(7):708–715
[15] Elsas FJ, Maumenee IH, Kenyon KR, Yoder F. Familial aniridia with preserved ocular function. Am J Ophthalmol 1977;83(5):718–724
[16] Singh B, Mohamed A, Chaurasia S et al. Clinical manifestations of congenital aniridia. J Pediatr Ophthalmol Strabismus 2014;51(1):59–62
[17] Neuhann IM, Neuhann TF. Cataract surgery and aniridia. Curr Opin Ophthalmol 2010;21(1):60–64
[18] Tsai JH, Freeman JM, Chan CC et al. A progressive anterior fibrosis syndrome in patients with postsurgical congenital aniridia. Am J Ophthalmol 2005;140(6):1075–1079
[19] Burk SE, Da Mata AP, Snyder ME, Cionni RJ, Cohen JS, Osher RH. Prosthetic iris implantation for congenital, traumatic, or functional iris deficiencies. J Cataract Refract Surg 2001;27(11):1732–1740
[20] Beltrame G, Salvetat ML, Chizzolini M et al. Implantation of a black diaphragm intraocular lens in ten cases of post-traumatic aniridia. Eur J Ophthalmol 2003;13(1):62–68
[21] Sakellaris D, Goossens C, Tassignon MJ. Customized iris clip anterior chamber intraocular lenses designed for iris reconstruction. Eur J Ophthalmol 2009;19(6):1084–1087
[22] Olson MD, Masket S, Miller KM. Interim results of a compassionate-use clinical trial of Morcher iris diaphragm implantation: report 1. J Cataract Refract Surg 2008;34(10):1674–1680
[23] Srinivasan S, Yuen C, Watts M, Prasad S. Endocapsular iris reconstruction implants for acquired iris defects: a clinical study. Eye (Lond) 2007;21(8):1109–1113
[24] Magnus J, Trau R, Mathysen DG, Tassignon MJ. Safety of an artificial iris in a phakic eye. J Cataract Refract Surg 2012;38(6):1097–1100
[25] Snyder ME, Perez MA. Phakic implantation of flexible iris prosthesis. J Cataract Refract Surg 2012;38(12):2208–2209, author reply 2209
[26] Nelson LB, Spaeth GL, Nowinski TS, Margo CE, Jackson L. Aniridia. A review. Surv Ophthalmol 1984;28(6):621–642
[27] Chang TC, Summers CG, Schimmenti LA, Grajewski AL. Axenfeld-Rieger syndrome: new perspectives. Br J Ophthalmol 2012;96(3):318–322
[28] Fischbach BV, Trout KL, Lewis J, Luis CA, Sika M. WAGR syndrome: a clinical review of 54 cases. Pediatrics 2005;116(4):984–988
[29] Dick HB, Aliyeva SE, Hengerer F. Effect of trypan blue on the elasticity of the

human anterior lens capsule. J Cataract Refract Surg 2008;34(8):1367–1373
[30] Khng C, Snyder ME. Indocyanine green-emitted fluorescence as an aid to anterior capsule visualization. J Cataract Refract Surg 2005;31(7):1454–1455
[31] Forlini C, Forlini M, Rejdak R et al. Simultaneous correction of post-traumatic aphakia and aniridia with the use of artificial iris and IOL implantation. Graefes Arch Clin Exp Ophthalmol 2013;251(3):667–675
[32] Spitzer MS, Yoeruek E, Leitritz MA, Szurman P, Bartz-Schmidt KU. A new technique for treating posttraumatic aniridia with aphakia: first results of haptic fixation of a foldable intraocular lens on a foldable and custom-tailored iris prosthesis. Arch Ophthalmol 2012;130(6):771–775
[33] Gooi P, Teichman JC, Ahmed II. Sutureless intrascleral fixation of a custom-tailored iris prosthesis with an intraocular lens. J Cataract Refract Surg 2014;40(11):1759–1763

其他引用文献

[1] Srinivasan S. Techniques and devices for surgical reconstruction of traumatic and developmental iris defects. Paper presented at the Annual Meeting of the American Academy of Ophthalmology; Chicago, Illinois; 2012
[2] Rosenthal K, Venkateswaran N. Clinical and ultrasound biomicroscopic findings in a patient with anterior vaulting of flexible, customized artificial iris. Paper presented at the Annual Meeting of the American Society of Cataract and Refractive Surgery; San Francisco, California; 2013

第 6 部分

未来研究热点

第 27 章 新一代人工晶状体中的新技术

Damien Gatinel, Florence Cabot, Desiree Delgado

27.1 引言

过去,我们常选择球面单焦点 IOL,近十余年来,新一代 IOL 已得到广泛应用。近几年,主要是在白内障和老视领域取得了一定的研究进展。新型的多焦点、可调节和散光型 IOL 彻底改变了白内障手术。这些 IOL 改善术后视觉质量,尽量保证使患者脱镜,纠正散光、老视,并可能真正恢复调节力。很多新一代 IOL 已在欧洲广泛使用,目前正在美国进行临床试验,以获得 FDA 的批准。这些新型 IOL 形状、大小和结构不一。曾经局限的单焦点 IOL 现今已发展为多焦点、三焦点、人工可调节型和可调节型等多种选择。随着这些 IOL 应用于临床,白内障术后视觉质量越来越趋向于健康晶状体的自然状态。

第 3 章涵盖了目前应用的诸多新一代 IOL,术者在行 IOL 植入手术时除了单焦点 IOL 外有了更多的选择。本章将讨论新一代 IOL 技术,用于解决该领域一些长期存在的问题。表 27.1 列出了新型 IOL 技术的概况,很多甚至还未应用于临床。

27.2 单焦点 IOL 中的新技术

单焦点 IOL 已应用多年,是目前白内障手术的常规选择。在美国只有数量相对有限的经 FDA 批准的 IOL 可以选择,欧洲外科医生可以选择的单焦点 IOL 范围却很广,如球面/非球面、一片式/三片式(生物材料方面)及亲水/疏水材料。此外,IOL 有两个特性是会引起闪辉点和 PCO。

闪辉点是在充满水的环境中,IOL 光学部形成液体充盈的微空泡。在多种 IOL 类型中都有发现,最常见于疏水性丙烯酸酯 IOL,这也是美国最常用的 IOL 类型。闪辉点在 IOL 的表层形成,导致光线散射,从而降低术后视觉质量(见第 2 章图 2.2)[1,2]。详情请见第 13 章。

尽管很多改进 IOL 的新技术已得到应用,并可提高术后视力,但 PCO 仍为白内障手术成功的一大障碍。后发性白内障是由于晶状体上皮细胞沿着囊膜迁移,在后囊形成一混浊层,导致术后视力下降。许多研究表明,IOL 设计不可忽视晶状体上皮细胞迁移这一问题。因为直角方边设计的 IOL 相较圆边的 IOL,其后发性白内障发生率降低。因为直角方边设计的 IOL 的光学部边缘相较圆边的 IOL,对后囊多施加 60%~70% 的压力,从而为晶状体上皮细胞在囊袋内移行提供物理屏障[3,4]。为了预防后发性白内障的发生,新型单焦点 IOL 的设计有了各种各样的材料、形状和尺寸。

27.2.1 囊袋撑开设计

囊袋撑开装置是为减少后发性白内障的发生率而设计的。这一装置分离前囊和后囊,使前后囊之间液体流动增加,囊袋内的生长因子水平下降,并通过 IOL 袢对晶状体上皮细胞增殖产生屏障。这种新的植入方法使后发性白内障的发生率明显降低。

Zephyr (Anew Optics)

Anew Optics 公司开发了基于维持囊袋开放和房水循环的 Zephyr 新设计。Zephyr 是改进的一片式亲水性丙烯酸酯单焦点 IOL,能保证前后囊与袢分

表 27.1 IOL 新技术

特征	晶状体	制造商	特征	FDA 通过	CE 认证
单焦点囊袋打开装置	Zephyr	Anew Optics	囊袋打开装置	否	否
	CleaRing	Hanita Lenses	直角方边设计环;可植入镜片的选择	否	否
	Harmoni	ClarVista Medical	双元件系统:基座与光学部	否	否
光学可调节性人工晶状体(LAL)		Calhoun Vision	由有机硅聚合物基质组成,其中含有光敏分裂大球形分子,在紫外光照射下进行光聚合反应,引起形状变化	否	是
	Sapphire Auto-Focal	Elenza	传感器检测瞳孔大小的变化,连接到调节屈光度的电活性元件	否	否
晶状体填充		暂缺(Jinshikai 医学基础 Nishi 眼科医院)	不同体积的硅聚合物被注入可调节型的膜性人工晶状体下的囊袋中	否	否
	SmartIOL	Medennium 公司	由热力学材料做成的 30mm 杆状物,在人体温度环境下,重新形成自然的晶状体形状	否	否
	Liquilens	Vision Solutions 技术	同一光学系统中由不同折射率的两种不混溶流体组成的重力透镜	否	否
	注入式人工晶状体 Phaco-Ersatz	暂缺(Bascom Palmer 眼科研究所眼科生物物理学中心)	白内障超声乳化术后晶状体囊袋中注入聚合物	否	否

离,因此保证囊袋的自然弯曲度。这种 IOL 的袢和光学部上还有 5 个微孔,使营养物质在囊袋系统中自然流动(图 27.1)。该 IOL 是圆形的,总直径为 8.8mm。研究人员推测,囊袋开放可提高囊袋内液流,从而减少后发性白内障。

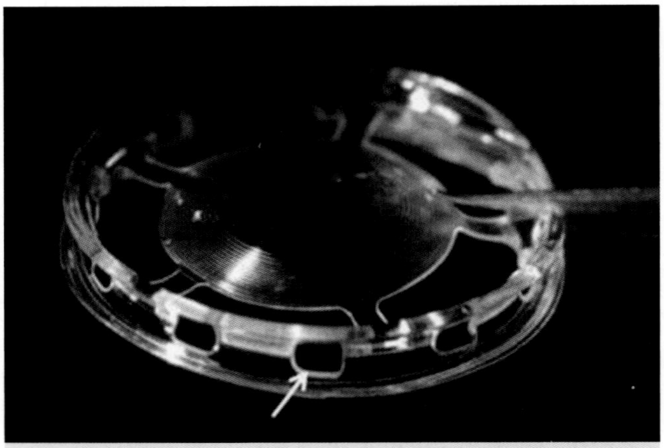

图 27.1 Zephyr IOL 有一个囊袋撑开设计。箭头示周边有微孔,使营养物质流动。

Leishman 等在新西兰兔中分别植入 Zephyr 和一片式亲水丙烯酸酯 IOL(model C-flex、Rayner),然后进行后发性白内障发生率的研究。结果显示:Zephyr 组术后 4 周无一例发生后发性白内障,而对照组后发性白内障发生率为 1.75±0.5 (P=0.005)[5]。Wormstone 等在奥兰多召开的 2014 年视觉与眼科研究协会(ARVO)上也报告了他们的研究,将 Zephyr 和 AcrySof(Alcon)植入尸眼,得到了类似的结果[6]。该公司宣布:未来将开发设计出散光型和可调节型 Zephyr。

ClеaRing(Hanita Lenses)

由 Hanita Lenses 设计的 IOL 植入后放入囊袋的一种撑开装置亦可预防后发性白内障的发生。该装置由一个特殊的直角方边设计环组成,其中包括一个用于 IOL 固定的凹槽,几个保证液流的孔洞及用来支撑前囊的顶盖(图 27.2)。该装置可以用亲水或疏水型材料,阻碍晶状体上皮细胞迁移至 IOL 光学部。在这个系统中,医生可以任意植入任何 IOL。Kleinman 在阿姆斯特丹召开的 2013 年欧洲白内障和屈光外科医师学

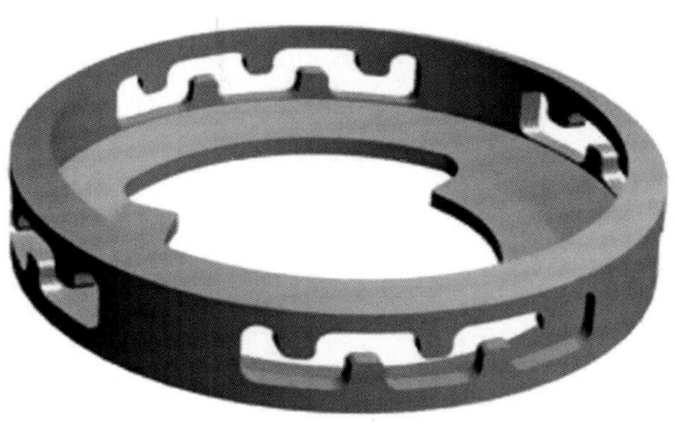

图 27.2　CleaRing 是在 IOL 植入后放入的一种囊袋打开装置,可以任意植入任何 IOL。

会(ESCRS)上展示了兔和尸眼的相关研究,结果显示不论是亲水性还是疏水性材料的环,实验组相较对照组后发性白内障的发生率均降低 75%,且植入亲水性与疏水性 IOL 之间无显著差异[7]。然而,该环的植入有待优化,并需要进一步的研究来评估其在人眼中的疗效和安全性。

Harmoni(CLarVista Medical)

ClarVista Medical 公司的 Harmoni 晶状体也是一种选择,但尚未经 FDA 批准。ClarVista 是具有基座和光学元件的双要素系统(图 27.3)。基座是光学元件的定位装置,包括固定光学元件的环形槽。光学元件可以是单焦点、散光型和多焦点的 IOL。整个装置通过 2.2mm 的切口植入。其模块化设计便于术后增强屈光力或 IOL 置换等操作,而无需侵及囊袋。Harmoni 已于 2013 年 10 月进行了第一次临床观察。

27.3 晶状体填充技术

随着年龄增长,晶状体调节力下降,可引起老视。用合成的、生物相容性材料来代替晶状体是解决这一问题的合理方法。晶状体填充术有可能恢复白内障术后的调节能力。该技术的难题是填充液体可能从囊袋内泄漏,但研究表明,使用不同的聚合物和技术未来可解决这一问题。

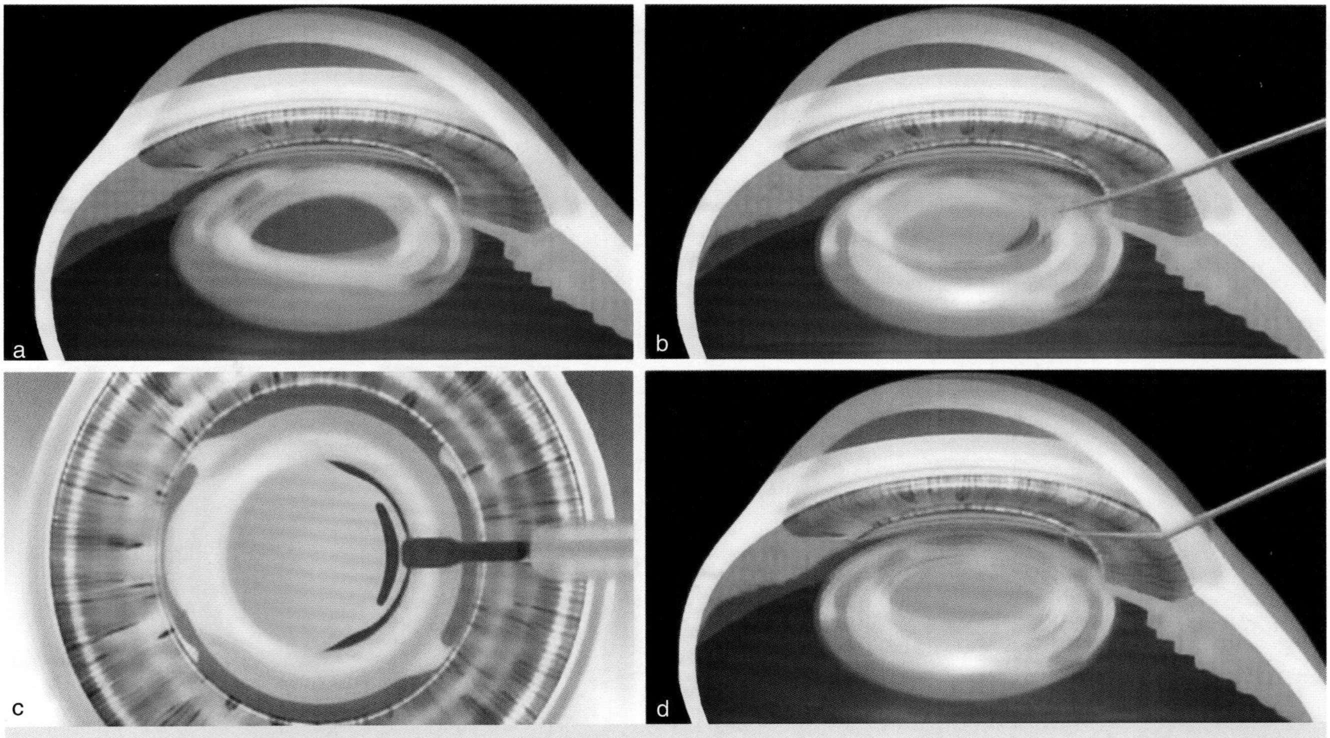

图 27.3　Harmoni。(a)Harmoni 系统包括首先植入囊袋的基座。(b,c)然后在基座上植入光学元件。(d)基座可预防后发性白内障的发生,为光学元件滤过紫外光。

27.3.1 晶状体填充

目前研究的主题是囊袋内晶状体再填充术。迄今为止，该技术已在恒河猴上进行了体内试验。先将原有的晶状体进行超声乳化抽吸，在囊袋中植入一可调节的膜状IOL，防止渗漏。然后，将硅聚合物注入囊袋内，IOL之后。囊袋内注射的聚合物体积决定了调节程度。已有报道在猴眼中实现2~8D的调节。Nishi等成功地在猴子中进行了实验，没有任何聚合物泄漏，并实现了不同的调节幅度。据报道，注入硅聚合物占囊袋体积的65%（0.08mL）、80%（0.1mL）和100%（0.125mL）时，平均调节幅度分别达2.56D、2.42D和2.71D[8-10]。

该技术目前主要的问题是囊袋中硅聚合物可能泄漏。Nishi等发明了一种可调节IOL，可密封3~4mm的连续环状撕囊口，预防泄露（图27.4）。将硅聚合物通过撕囊口注入该可调节IOL内。注入的硅聚合物是为了尽可能地模仿人眼的晶状体。相较以前的体外实验，研究者做了一些改进，让IOL光学部嵌顿于囊袋口。硅凝胶IOL较薄，直径为9mm，其中心最薄，约100μm，周边较厚，它有一个圆盘形的袢，前表面曲率为15.5mm，后表面曲率为9mm，还有一个0.8mm的孔，可用22G的针头在晶状体边缘注入硅聚合物。在注入聚合物后，可通过位于中央的0.2mm定位凹，用Sinskey钩调整IOL的位置。在体外实验中，注入的材料在两小时内聚合。

另一个关键问题是囊袋混浊。Nishi等通过后囊连续环状撕囊，在硅聚合物后面植入一可调节IOL来降低囊袋混浊的发生率。然而，在晶状体填充术后4周，仍可发现一些囊袋轻度混浊的病例。

27.3.2 SmartIOL（Medennium公司）

这种新型的热力学IOL由疏水性丙烯酸材料制成，为凝胶聚合物，非常有弹性，可以通过很小的切口。它是一个30mm的杆状物，通过直径为2.5mm的切口和正常大小的撕囊口植入。该IOL必须在37℃以下保存。当温度由室温升高至体温，它会充满整个囊袋变成晶状体的形状（图27.5）。丙烯酸化学材料在低温时呈蜡状，10℃~30℃之间会融化。其直径为9.5mm，中心厚度为3.5mm，大小可根据囊袋的力量进行调节。

体外研究表明，晶状体的改变对视力结果没有负面影响。Samuel Masket博士对尸眼的进一步实验证明，该IOL可以通过3.5mm的小切口植入而不影响光学质量[11]。囊袋过量填充可能预防后发性白内障，并改善调节水平。

27.3.3 液流晶状体

这种IOL的光学部中包含两种不同折射率的不混溶流体。依赖于重力，流体间产生垂直向上或向下的相互作用。当患者注视不同的方向时，焦距随折射率的变化而变化。晶状体的下3/4部分包含了折射率较低的液体，为远视力提供合适的屈光力（图27.6a），上半部分则包含了折射率较高的液体，为近视力提供合适的屈光力（图27.6b）。当向下看时，可产生高达+30D的假性调节力，可用于年龄相关性黄斑变性患者。无视网膜疾病患者行白内障手术，则需在IOL度数上加+5D。但这个公式尚未在人类身上得到证实。

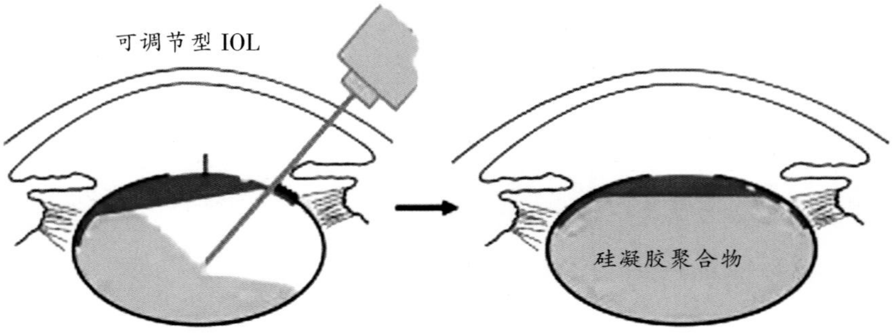

图27.4 Nishi等发明的晶状体填充术。

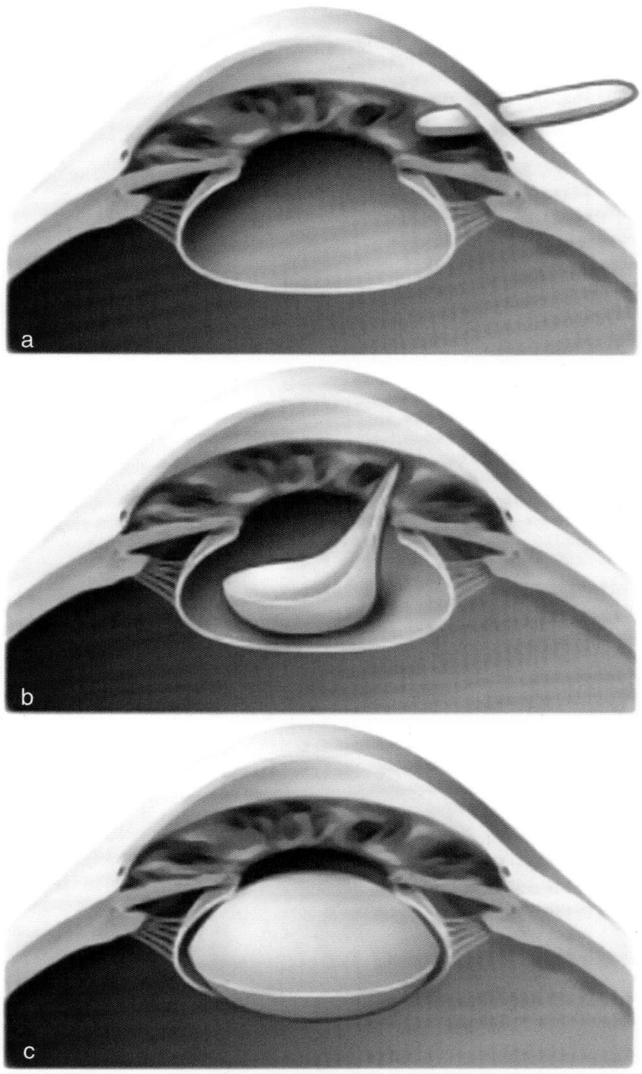

图 27.5 Smart IOL。(a)Smart IOL 由疏水性丙烯酸材料制成,是一个 30mm 的杆状物,通过直径为 2.5mm 的切口注入。(b)由于其材料特性,注入囊袋内后,该晶状体在体温环境中成型。(c)最终充满整个囊袋,由于其材料的可变性,可保持调节功能。

27.3.4 注入式人工晶状体 Phaco-Ersatz

位于佛罗里达州迈阿密的 Bascom Palmer 眼科研究所生物物理学中心,有一个以 Jean-Marie Parel 教授为首的研究小组。该小组已研发了一项新的晶状体填充技术,即注入式 IOL,早在 20 世纪 80 年代就首次在青年和老年的灵长类动物中进行实验[12–14]。该技术的主要并发症之一是 PCO。由于 Nd:YAG 激光后囊截开术可能导致聚合物泄漏至玻璃体腔,学者致力于研究通过光动力疗法和缓释药物抑制晶状体上皮细胞的增殖[15,16]。

研究小组在与澳大利亚悉尼的 Brien Holden 眼科研究所合作后,仪器、手术技术和聚合物研究等多方面都取得了进展[17–19]。最近在奥兰多举办的 2014 年 ARVO 会上展示了在新西兰兔上进行的研究结果[20]。实验在 86 只兔的 104 只眼上进行。4 名眼科医生在白内障超声乳化术后，用四种不同的聚合物进行晶状体填充。做一个小的撕囊口[(1.19±0.38)mm],再用一微型囊阀封闭囊口(图 27.7),并在囊袋内注入聚合物。最后,透明角膜切口用 10–0 尼龙缝线闭合,并将聚合物交联。撕囊口撕裂是最常见的并发症(25%),可用飞秒激光来预防。四种聚合物均易于注射,安全性好,生物相容性佳。进一步研究致力于评估自动屈光计控制晶状体填充精度的有效性，飞秒激光简化和提高手术过程的安全性[21]。

27.4 总结

IOL 技术正在迅速发展，现在我们可以为患者提供更多的选择。随着各种设计和技术的应用和开发，恢复调节力将是本世纪眼科领域最大的挑战。希望在不久的将来，许多已经在世界范围内广泛应用的 IOL(主要在欧洲、亚洲和南美洲)能被 FDA 批准而在美国应用。

27.4.1 致谢

感谢 Jean-Marie Parel 博士和 Sonia H. Yoo 医学博士提供的有价值的信息。

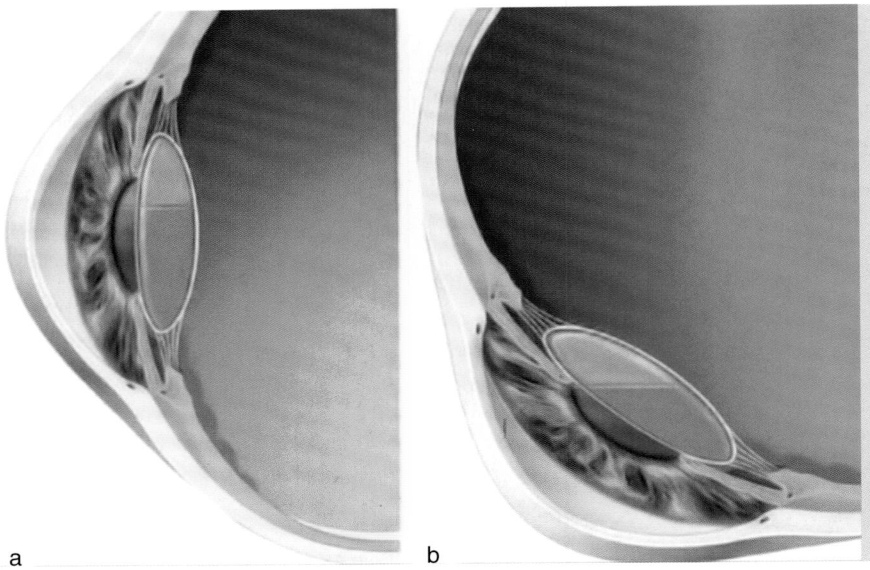

图 27.6 液流 IOL。(a)直视时，低折射率的液体充满 75%囊袋。(b)向下注视时，高折射率的液体覆盖视轴，为近视力提供必要的屈光度。

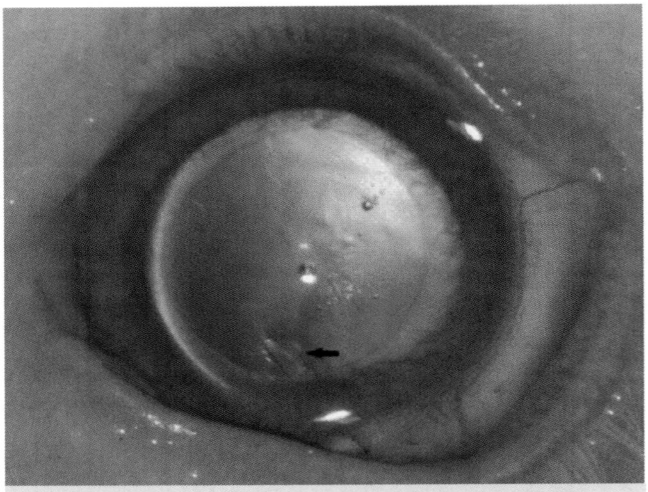

图 27.7 行注入式 IOL 的兔眼。通过微撕囊口，在囊袋内注入聚合物，再用一微型囊阀封闭囊口(箭)。

(李谨予 译 姚克 审校)

参考文献

[1] Werner L. Glistenings and surface light scattering in intraocular lenses. J Cataract Refract Surg 2010;36(8):1398–1420

[2] Colin J, Praud D, Touboul D, Schweitzer C. Incidence of glistenings with the latest generation of yellow-tinted hydrophobic acrylic intraocular lenses. J Cataract Refract Surg 2012;38(7):1140–1146

[3] Maddula S, Werner L, Ness PJ et al. Pathology of 157 human cadaver eyes with round-edged or modern square-edged silicone intraocular lenses: analyses of capsule bag opacification. J Cataract Refract Surg 2011;37(4):740–748

[4] Ness PJ, Werner L, Maddula S et al. Pathology of 219 human cadaver eyes with 1-piece or 3-piece hydrophobic acrylic intraocular lenses: capsular bag opacification and sites of square-edged barrier breach. J Cataract Refract Surg 2011;37(5):923–930

[5] Leishman L, Werner L, Bodnar Z et al. Prevention of capsular bag opacification with a modified hydrophilic acrylic disk-shaped intraocular lens. J Cataract Refract Surg 2012;38(9):1664–1670

[6] Eldred JA, Spalton DJ, Wormstone IM. An in vitro evaluation of the Anew Zephyr open-bag IOL in the prevention of posterior capsule opacification using a human capsular bag model. Invest Ophthalmol Vis Sci 2014;55(11):7057–7064

[7] Kleinman G, Alon R, Assia E. Histopathology results of the open-capsule device for posterior capsule opacification prevention. Paper presented at: ESCRS 2013 Amsterdam

[8] Nishi O, Nishi K, Nishi Y, Chang S. Capsular bag refilling using a new accommodating intraocular lens. J Cataract Refract Surg 2008;34(2):302–309

[9] Nishi Y, Mireskandari K, Khaw P, Findl O. Lens refilling to restore accommodation. J Cataract Refract Surg 2009;35(2):374–382

[10] Nishi O, Nishi Y, Chang S, Nishi K. Accommodation amplitudes after an accommodating intraocular lens refilling procedure: in vivo update. J Cataract Refract Surg 2014;40(2):295–305

[11] Masket S. http://www.escrs.org/Publications/Eurotimes/04december/pdf/Thermoplastic.pdf

[12] Parel JM, Gelender H, Trefers WF, Norton EW. Phaco-Ersatz: cataract surgery designed to preserve accommodation. Graefes Arch Clin Exp Ophthalmol 1986;224(2):165–173

[13] Haefliger E, Parel J-M, Fantes F et al. Accommodation of an endocapsular silicone lens (Phaco-Ersatz) in the nonhuman primate. Ophthalmology 1987;94(5):471–477

[14] Haefliger E, Parel J-M. Accommodation of an endocapsular silicone lens (Phaco-Ersatz) in the aging rhesus monkey. J Refract Corneal Surg 1994;10(5):550–555

[15] Parel J-M, Cubeddu R, Ramponi R, Lingua R, Sacchi CA, Haefliger E. Endocapsular lavage with Photofrin II as a photodynamic therapy for lens epithelium proliferation. Lasers Med Sci 1990;5:25–30

[16] Fernandez V, Fragoso MA, Billotte C et al. Efficiency of various drugs in the prevention of posterior capsule opacification: experimental study of rabbit eyes. J Cataract Refract Surg 2004;30(12):2598–2605

[17] Parel JM, Holden B. Accommodating intraocular lenses and lens refilling to restore accommodation (restoring accommodation). In: Azar DT, Yoo S, Stark W, Azar NF, Pineda R, eds. Intraocular Lenses in Cataract and Refractive Surgery. Philadelphia, PA: WB Saunders; 2001:313–324

[18] Parel JM, Ziebarth N, Denham D et al. Assessment of the strength of minicapsulorhexes. J Cataract Refract Surg 2006;32(8):1366–1373

[19] Hao X, Jeffery JL, Wilkie JS et al. Functionalised polysiloxanes as injectable, in situ curable accommodating intraocular lenses. Biomaterials 2010;31(32):8153–8163

[20] Arrieta E, Aguilar M, Arboleda A et al. Use of mini-capsulorhexis in the Phaco-Ersatz technique for cataract surgery in a rabbit model. Invest Ophthalmol Vis Sci 2014;55:2804

[21] Kruger RR, Parel JMA, Huxlin KR, Knox WH, Hohla K. The future of ReLACS and femtosecond laser refractive, ocular surgery. In: Kruger RR, Talamo JH, Lindstrom RL, eds. Textbook of Refractive Laser Assisted Cataract Surgery (ReLACS). New York, NY: Springer; 2013:255–277

第 28 章 人工晶状体植入手术的未来热点

H. Burkhard Dick, Ronald D. Gerste, Tim Schultz

28.1 引言

与医学上的其他许多创新一样，IOL 手术在发展史上有许多惊人的成功，也有一些失败和困境。从 Alfred Ridley 爵士做 IOL 植入手术开始，在不到 70 年的时间里，IOL 植入手术已经从 20 世纪 40 年代末被 Ridley 爵士的同僚愤怒指责的怪异术式，转变成比任何其他医疗干预(至少在工业化国家)的数量和成功率都高的手术方式。如今，患者期望通过 IOL 手术不仅可解决白内障问题，同时可“治愈”长期存在的屈光不正状态。

对这一已经非常成功、安全有效的手术进行改进无疑是发明家、设计师及眼科医生的巨大挑战，他们努力开发新型的可调节 IOL，不断研究新的手术技术，以保证更好的准确度和重复性。

28.2 增加焦深

新一代 IOL 通过加深视觉深度(EDOF)来纠正老视。Tecnis symfony(IOL 型号 ZXR00，散光型 IOL 型号 ZXT100，ZXT150，ZXT225，ZXT300 和 ZXT375，Abbott Medical Optics，伊利诺伊州，雅培科技园)在 2014 夏天获得欧洲合格(CE)标志(图 28.1a)。它包括专有的波前曲面或散光型非球面光学部前表面设计，以及直角方边的光学部边缘设计，为晶状体上皮细胞的迁移提供了 360°的屏障(图 28.1b)。光学部边缘有磨砂设计，以减少潜在的边缘眩光效应。IOL 的光学部后表面有一个专有的消除色差的双折面设计，以减少色差，提高对比敏感度(图 28.1c)，还有一个特有的小阶梯光栅设计，以扩展焦深(图 28.1d)。这种小光栅设计提供了一种新型的光衍射图案，产生较宽的焦距范围，形成连续视程，而不像多焦点 IOL 那样固定焦点数量。Tecnis Symfony IOL 在任何照明条件下不受瞳孔大小的影响，并可减少光感受异常(图 28.2)。

早期的临床报告（发表于眼科新闻媒体而不是同行评审期刊)指出，要求远距视觉清晰的患者，配镜率非常低(约5%)。在 2014 年 9 月伦敦召开的 ESCRS 会议上指出 81%患者的术后远距视力未校正至 20/20，65%的中距视力未校正至 20/20。根据这些报告，98%的患者可不戴眼镜舒适地进行远距的日常用眼活动，96%的患者可不戴眼镜舒适地进行中间距离的用眼，73%的患者可不戴眼镜舒适地进行近距离的阅读。Tecnis Symfony IOL 植入术后发生光晕和眩光与单焦点 IOL 相似，患者的主诉感觉类似于相机上的变焦镜头。术后 3 个月，97%的 Tecnis Symfony IOL 受试者表示，他们将选择再次植入这种 IOL。

28.3 用光线调整 IOL 度数

IOL 植入术后预期目标屈光度不足是导致患者不满意的常见问题之一。尽管 Murphy 等的研究显示：白内障手术后，在 1676 只眼中，72.3%在预期屈光度偏差 1D 以内，6.4%在 2D 以上[1]。毫无疑问，IOL 度数不

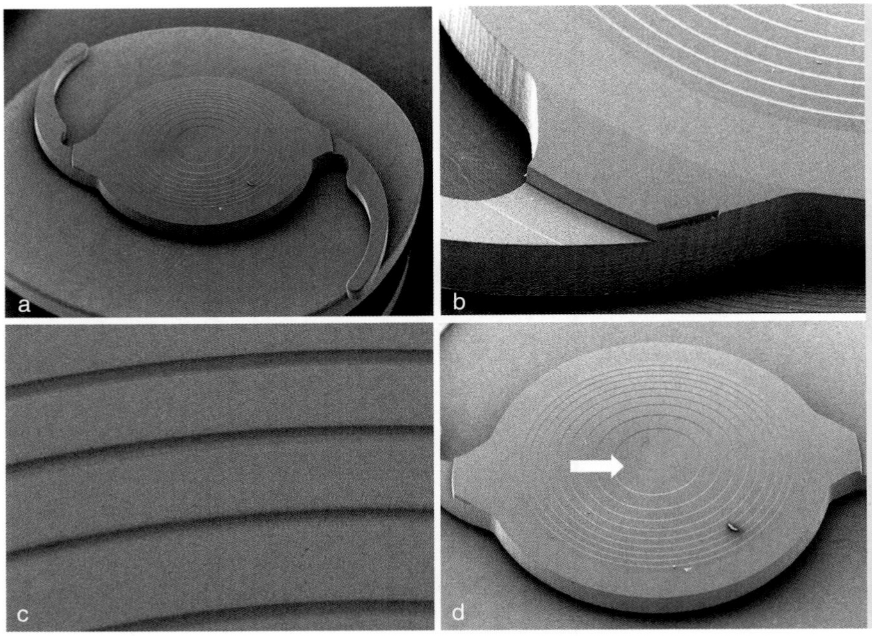

图 28.1 (a)扫描电子显微镜(SEM)显示 IOL 的焦点扩展深度 (symfony)。(b) SEM 显示直角方边的光学部边缘设计,为晶状体上皮细胞的迁移提供了 360°的屏障。(c)无衍射表面的设计,可降低色差,提高对比敏感度(SEM 显示同样的 I-OL,高放大倍率)。(d)SEM 显示中央小阶梯光栅以扩展焦深。

正确仍然是术后无法达到最佳视觉效果的原因。Ford 等已明确技术缺陷、机械问题、伤口愈合等不可预知因素和未经处理的散光是导致术后视力不佳的主要原因[2]。当发生这种情况时,我们希望术后能调整 IOL 度数。

临床上最常用的是光可调节型 IOL, 其光敏剂结合硅凝胶,在紫外线照射下可改变晶状体的形状和屈光力(图 28.3 和图 28.4)。2003 年,Schwartz 首次发表了关于 LAL IOL 在体内和体外的研究[3]。光传送装置(LDD) 由 365nm 紫外光源和安装在标准裂隙灯上的控制接口组成(图 28.5)。UV 光照射时,LAL IOL 的大分子单体经过光聚合的化学变化,其表面形状发生可预估的变化,从而使屈光力相应改变。该系统的工作原理如下:通过 UV 光照射的 IOL,其大分子单体在照射区聚合而形成硅聚合物。这将产生不稳定的扩散梯度,通常是大分子单体从照射区逐渐向未照射区扩散

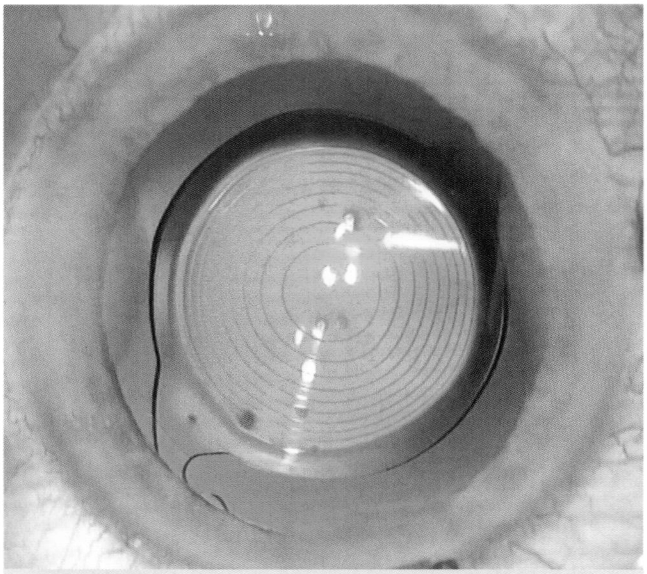

图 28.2 手术结束时 Symfony IOL 在囊袋内(术者显微镜所见)。

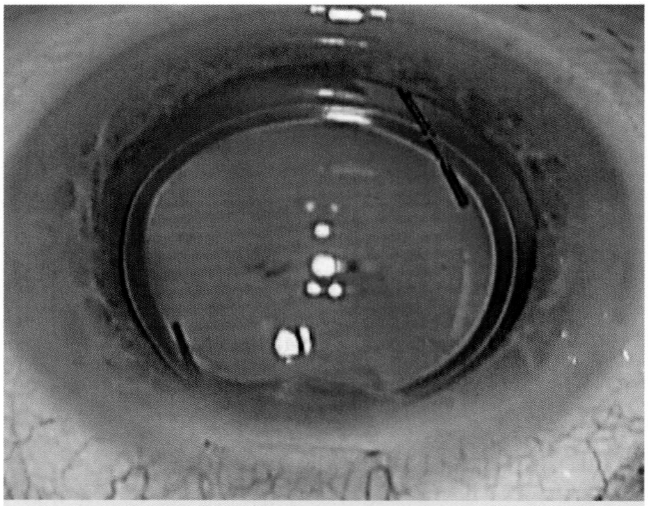

图 28.3 手术结束时光可调节型 IOL 在囊袋内(术者显微镜所见)。在手术显微镜下,紫外线阻断剂保护 IOL 的光敏元件。

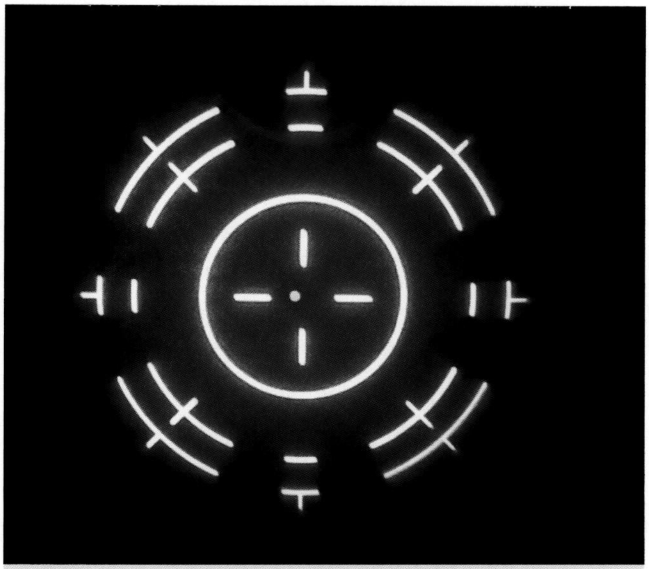

图 28.4　患者注视中心绿色固定光源时，术者视野中可见光传输装置内的中心十字线。在光调节过程中，光可调节型 IOL 始终可见且度数可控制。

至整个晶状体，在 12~15 小时后，晶状体内的大分子单体浓度均匀。大分子单体向未照射区扩散导致照射区晶状体体积的膨胀，从而导致 IOL 曲率半径的变化（图 28.6）。一旦调整至合适的晶状体屈光度，用光线照射整个 IOL，剩余的大分子单体全部完成聚合（即“锁定”照射）。调整过程可在必要时重复，直到达到所需的晶状体度数为止。一旦获得预期的屈光度，整个 IOL 进入“锁定”照射状态，移除所有的大分子单体，从而确保晶状体度数不会进一步改变。精确地选择目标区域、光照强度、曝光时间和空间强度分布来改变每个患者所需的 IOL 屈光力。大分子单体的折射率与硅胶基质相似，因此，照射后 IOL 屈光度改变是由于晶状体形状的改变，而不是其折射率的变化引起的[24]。

LAL 的早期研究示：21 例患者中有 20 例（96%）“锁定” 照射后， 与预期屈光度偏差±0.5D， 有 17 例（81%）与预期屈光度偏差±0.25D。这项技术可纠正术后 2D 以内的球镜和柱镜差[5]。对于老视患者，我们可

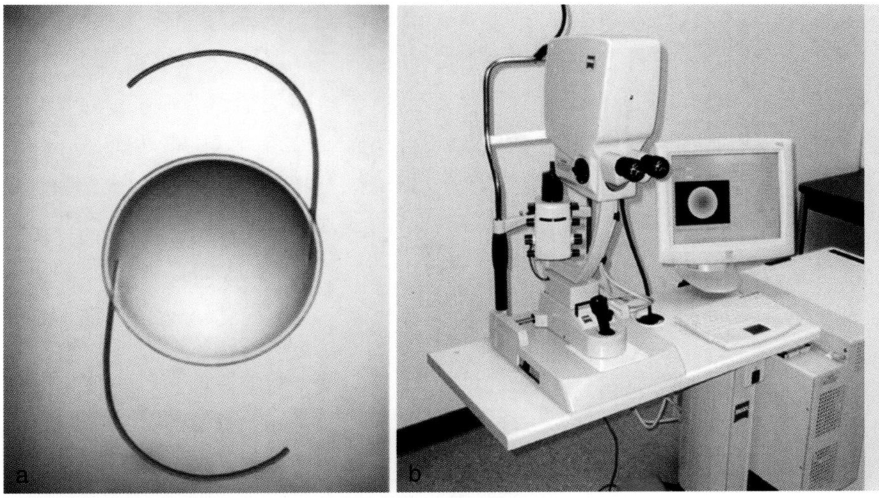

图 28.5　光可调节型 IOL。(a)光可调节型人工晶状体在 IOL 植入术后 1~3 周用光敏调节型装置结合裂隙灯。(b)进行调节。计算机软件控制该装置的光线模式和亮度，并传递到人工晶状体上。(Courtesy of Damien Gatinel，MD.)

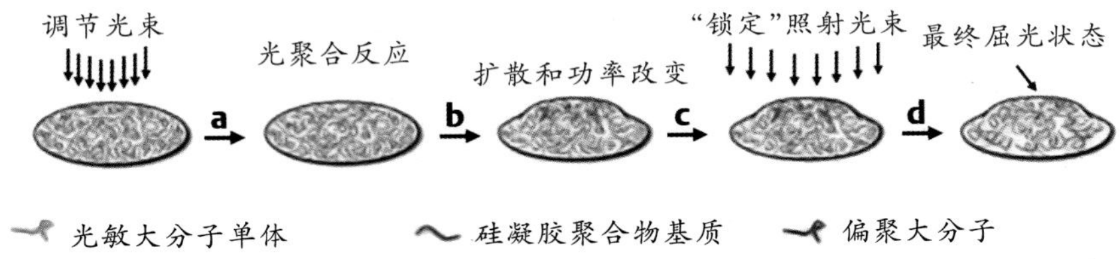

图 28.6　光可调节型 IOL 装置。术者调节光束后投照于 IOL 中心。(a)大分子单体被光照射后进行光聚合。(b)晶状体周边非照射区未进行光聚合反应的大分子单体， 与中央照射区域形成扩散梯度，向中央区扩散，引起晶状体形状和屈光力的改变。(c)进行一或数次的调整后，进入“锁定”照射模式。(d)光线照射整个 IOL，剩余的大分子单体全部完成聚合，并“锁定”IOL 的屈光状态。(Courtesy of Damien Gatinel，MD.)

以用参考瞳孔大小的个性化近用度数(CNA)纠正一只眼的术后残余的球镜和柱镜度数。另一只眼纠正为正视状态。最近研究显示:15例患者在最终锁定照射后均获得良好的近、中、远视力[6]。如果患者可以很好地耐受,我们可根据其阅读习惯和用眼距离进一步调整近视度数。通过对91例患者的122只眼进行18个月的长期随访,发现术后平均屈光误差由+0.96D降低到0.04D[7],证实其稳定性良好(图28.5)[7]。患者通常对这种光调节型IOL有很好的耐受性,但体外研究尚未明确在LAL治疗时用最大剂量紫外线是否对角膜内皮细胞产生毒性[8]。

尽管紫外线照射过程并不复杂,但由于需要密切随访,组织调试,患者和临床工作人员都要付出大量的精力。新研制的LAL IOL后表面有一层特殊的靶向结构,可加强或减弱紫外线效应,可能减少光调整次数。目前,新一代LAL IOL尚在测试阶段。

在美国,Calhoun公司的LAL IOL还未经FDA批准。FDA所需的临床试验的第1和第2阶段已经完成,第三期和最后一期仍在进行中。然而,Calhoun公司的LAL IOL在南美洲、欧洲的部分国家已进入市场,并通过2008欧洲标准(CE)认证。

28.4 调整术后IOL度数的其他方法

28.4.1 飞秒激光调节IOL度数

飞秒激光的应用是白内障手术领域近几年最有影响力的创新之一,也可将其作为调整IOL度数的一种特殊工具。Ford等近期报道:Alcon Laboratories公司发明了一种适合用飞秒激光调整其度数的IOL,目前正在申请专利[2]。该IOL由两个同心环结构组成光学部分,包括有热吸收材料的袋状结构和染色定位区域。用脉冲激光加热袋状结构,热吸收材料收缩,内外同心环张力增加。爱尔康公司宣称:该IOL可在术后任何时段应用,辅以波前像差技术,可达到完美的屈光状态,但公司未提供相应的数据[2]。

28.4.2 液晶可调节IOL

理论上来说,含有液晶的IOL在植入眼内后,可受外部磁场或电场力的影响而改变屈光度。这种IOL边缘环上有一个天线,由无线电遥控。Simonov等用其进行体外实验。在534nm的波长内实现了~2.5D的调节范围[9]。

蓝宝石自动调焦IOL(Elenza)有一个可检测到调节发生的微传感器,连接到一个可自动调节屈光度的电元件开关(图28.7)。这是首个装有人工智能的IOL,其传感器可检测瞳孔的微小变化。基于调节反射使瞳孔缩小的原理,因此,该IOL不同于其他大多数可调节IOL,不依赖睫状肌的运动而改变形状。其特性如下:用于近距视觉时,是一种可改变屈光度的电活性液晶(图28.8)。用于远距视觉时,是非球面衍射疏水单焦点晶状体。由IOL电活性部分中的微传感器检测不同的视距和光环境,形成连续的视程。该IOL用两节可充电锂离子电池提供能量,电池必须每3~4天充电一次,有50年的使用周期。工程师目前正在研发更方便、智能的充电方式,如通过集成在枕头或口罩上的充电器对电池充电。

28.4.3 药物可调节IOL

除了依赖UV-A光、飞秒激光、射频进行调节,其他多种侵入性操作也可改变IOL的屈光力。Acri. Tec公司生产的AR-1机械可调节后房型IOL,其活塞连接到每个袢外部,可由一个特别设计的IOL操作器移至不同位置。手术需要在角膜上做两个1mm的切口,调整范围可达到2~2.5D。2005年,Jahn和Strotmann在35只眼中植入该IOL,在初次手术后2周进行双眼调整。植入可调节IOL与常规IOL眼的术后视力及并发症发生率无显著差异[10]。然而事实上,自从那

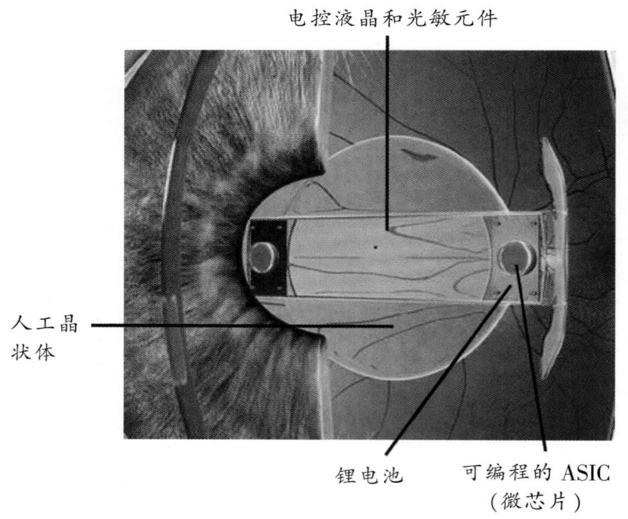

图28.7 Sapphire自动焦点IOL。(Courtesy of Damien Gatinel, MD.)

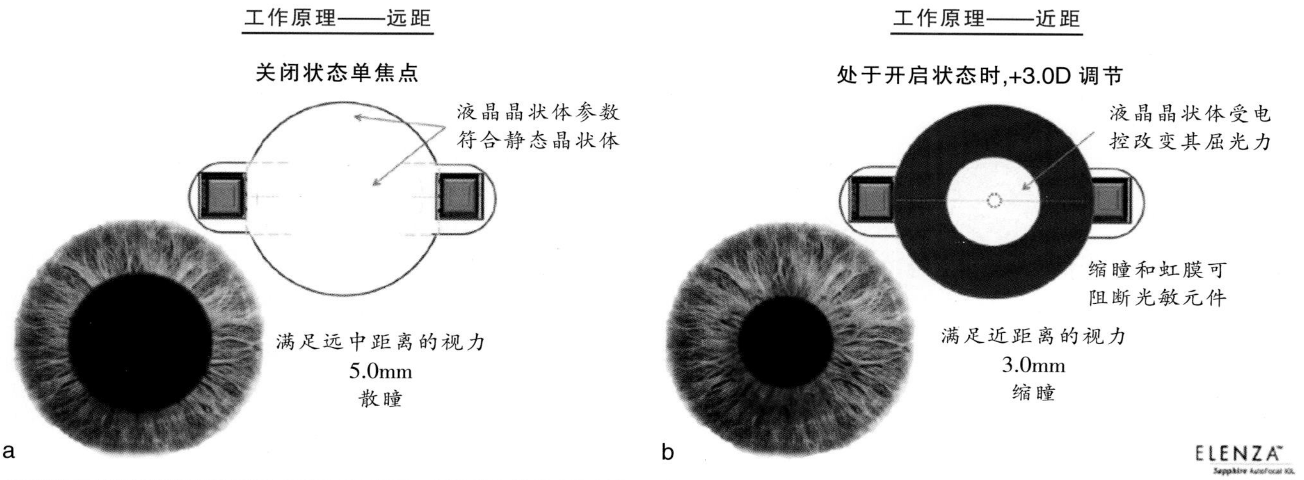

图 28.8 Sapphire 的原理。通过与非球面疏水性 IOL 结合的电活性液晶提供调节力。当关闭状态时,IOL 满足远中距离的视力。当开启状态时,电活性液晶满足近距离的视力,来改变屈光力。(Courtesy of Damien Gatinel,MD.)

时起, 正式发表的论文中这种设计均已经消失了,好像都是口头描述。Infinite Vision Optics 公司的 Precisight IOL 由作为对接站的基部 IOL 和位于囊袋外部的可置换的前置 IOL 两部分组成。理论上来说,前置 IOL 用于纠正额外的老视、散光,可以终生反复置换,而不需要将整个 IOL 取出。在 6 例患者中植入了基于背驮式原理的多种组合 IOL,研究证明,其对角膜内皮细胞、ACD 及术后 2 年的角膜厚度均无影响,比较安全,且无一例发生矫正视力下降[11]。

28.5 飞秒辅助 IOL 植入:稳定及永久定位

特殊的飞秒辅助 IOL 已被开发并投放市场。飞秒激光技术可在前囊做预期大小和足够强度的环状撕囊,保证散光型、多焦点和非球面 IOL 的稳定性和良好的居中性。飞秒激光系统的三维 OCT 可观察前后囊的曲度和赤道平面,以制订治疗方案。与瞳孔中心偏差越小,IOL 的光学部中心越容易被前囊口固定住。这种新型的可折叠丙烯酸 IOL 有许多优点,可固定于前囊口,从而通过前囊口,而非瞳孔来判断其是否居中。具体优势如下:

• 持久且近乎完美的 IOL 居中性,但 360°翻转偶有发生,居中性不能保证。而对于多焦点、非球面、散光型 IOL 来说,保持居中非常重要。

• IOL 几乎不会因为囊袋皱缩而发生位置改变,反而会加固其定位的位置。

• 更快达到视力重建。

• 不会发生 IOL 旋转。

飞秒辅助 IOL 植入的首次尝试是用飞秒激光做环形撕囊,并植入 IOL。90F IOL(Morcher GmbH)有一个大 C 袢和侧翼(图 28.9)。在囊袋内植入 IOL 时,前囊可在其沟槽中固定。首先在 IOL 的 6 点钟方位固定前囊, 随后在 9、12 和 3 点钟方位固定。在 6 例眼中植入 90F IOL,发现所有病例前囊都固定良好。术后 1 周的等效球镜度[(−0.56±0.53)D]与术后 1 个月[(−0.66±0.54)D]相比,差异并不显著(P=0.10)。术后 1 周与术后 1 个月的平均 ACD 改变为 (0.01±0.05) mm(范围:−0.06~0.04mm;P=0.70)。术后 1 个月时未发现持续性炎症、纤维增生、IOL 倾斜、光学部或袢变形、色素播散、虹膜夹持或黄斑水肿等并发症[12]。

市面上的 90S(Morcher GmbH)也是一款飞秒辅助 IOL(图 28.10),这种 IOL 能消除某些患者术后的负性光感受异常(ND)或类似于颞侧月牙状黑影。临床发现可通过 IOL 光学部边缘超过前囊口来消除或逆转负性光感受异常(图 28.11)。市售的是一片式亲水性 IOL,光学部直径为 6mm,囊袋内植入,凸缘设计的前表面光学部边缘可覆盖前囊口。另一款飞秒辅助 IOL 是一片式平板状袢的亲水性 IOL, 即 Femtis(Oculentis)(图 28.12a,b)。

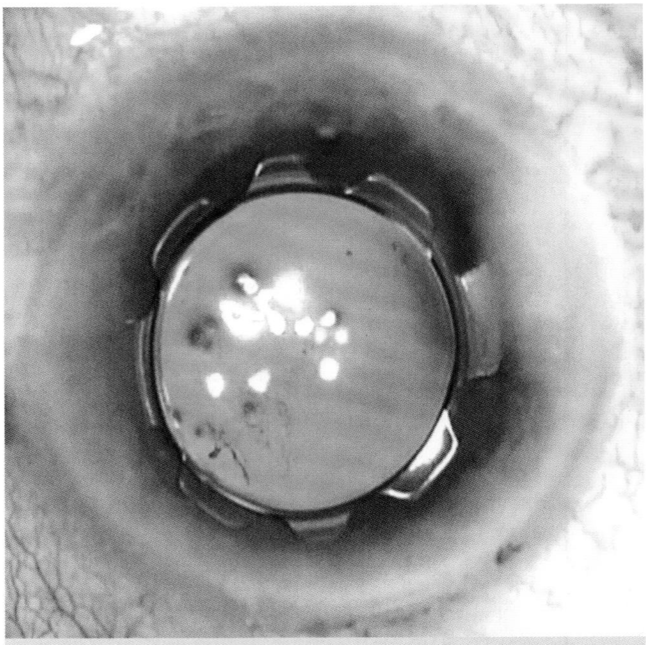

图 28.9 手术结束时，飞秒辅助 IOL 90F 位于前房（通过术者显微镜观察）。

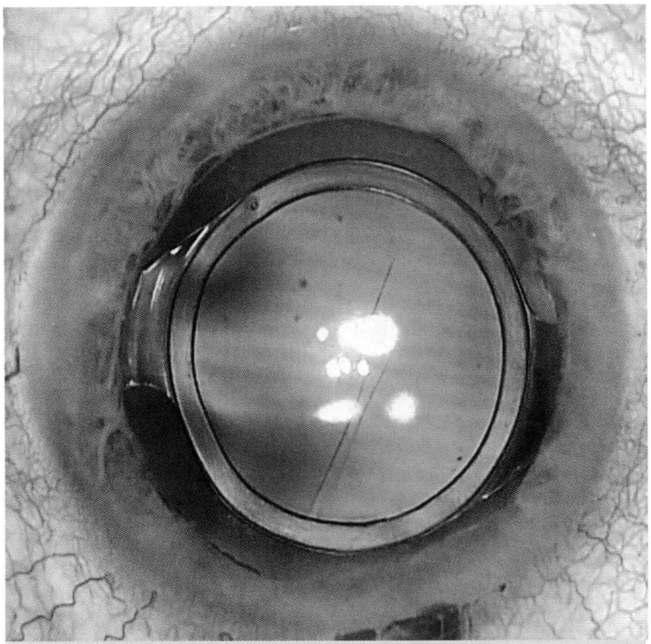

图 28.10 市场上的 90S 飞秒辅助 IOL。前囊固定于 IOL 的光学部，360°范围（通过术者显微镜观察）。

28.6 不用黏弹剂的 IOL 植入手术

近十年，眼科黏弹剂（OVD）是白内障手术中必不可少的，不用黏弹剂的白内障手术是现在很多医生难以想象的。然而，在白内障手术的未来发展方向上，用不同的方法使用黏弹剂似乎是可行的。就像很多药物制剂一样，有其优点也有缺点。例如，在手术结束时，需手工彻底吸除凝聚型和弥散型黏弹剂，残留的黏弹剂可能会增加术后眼压和屈光误差。黏弹剂导致的高眼压通常需要降眼压治疗，但现有的黏弹剂一般只有轻微的升眼压作用，因此目前不推荐新的黏弹剂[13]。不用黏弹剂的 IOL 植入手术已在 23 例患者中进行，dimple-down 技术经确认可以在后囊完好的病例和轻

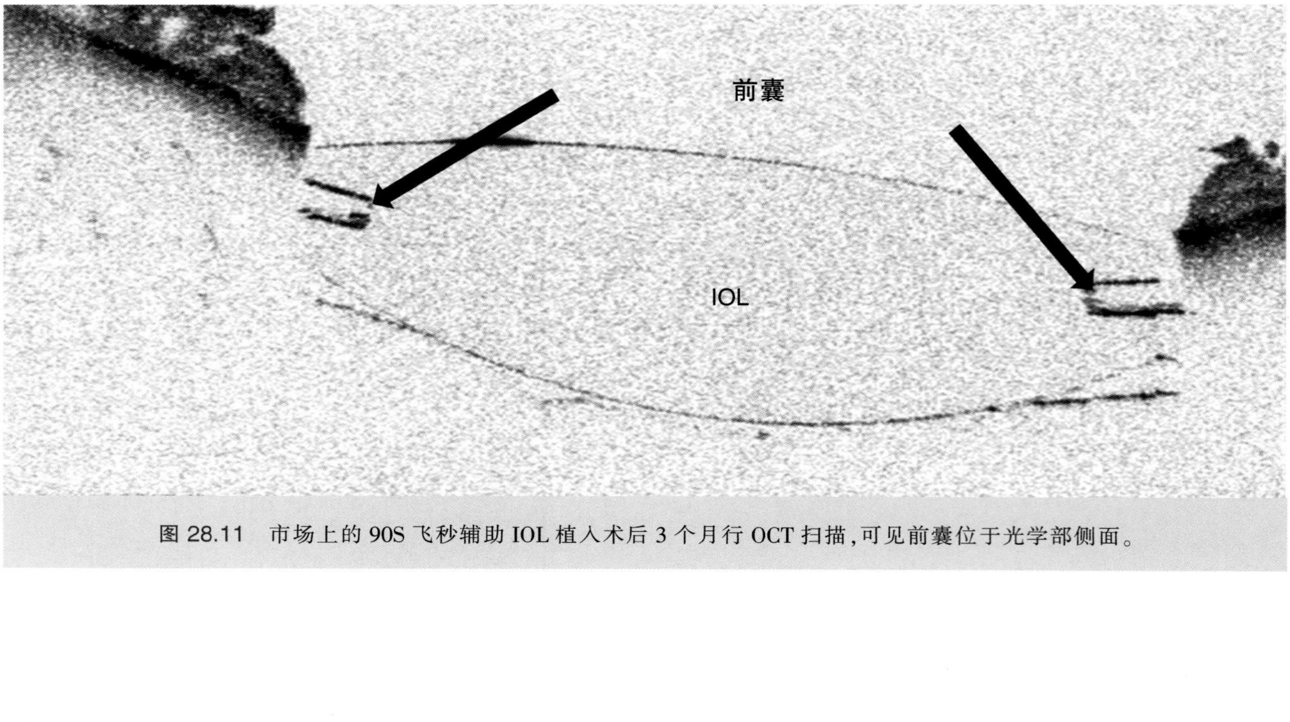

图 28.11 市场上的 90S 飞秒辅助 IOL 植入术后 3 个月行 OCT 扫描，可见前囊位于光学部侧面。

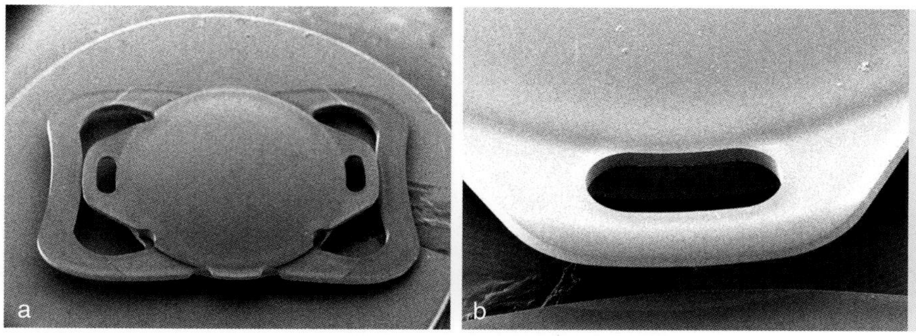

图 28.12 (a)SEM 显示一片式平板状袢的 Femtis 飞秒 IOL。(b)SEM 显示 Femtis 光学部的前翼(高放大倍率)。

柔的水分离下实施。晶状体水分离后,软化的核用超声能量吸除(有效超声乳化时间为 0)。残余皮质采用双手灌注,抽吸法吸除,用手动的灌注头保持前房稳定。术中和术后均未发现并发症。术前眼内压为(15.9±4.2)mmHg(范围 7~23mmHg),术后 4 天为(12.8±4.3)mmHg(范围 6~20mmHg),术后 1 周为(12±2.3)mmHg(范围 8~15mmHg)。术前角膜厚度为(558±33)μm(范围 502~621μm),术后 3 天为(598±43)μm(范围 523~666μm)。平均中央角膜厚度术后 1 周为(588±40)μm(范围 503~647μm)。飞秒激光预处理后,在晶状体吸除阶段清除黏弹剂。前房无黏弹剂,角膜内皮暴露于液流和晶状体皮质,可能导致内皮细胞损伤。不使用黏弹剂的飞秒激光辅助白内障摘除手术可能达到与经典的使用黏弹剂的白内障超声乳化手术相似甚至更好的术后效果,这需要前瞻性随机多中心临床研究的长期随访和角膜内皮损伤评估来进行验证[14]。

28.7 总结:未来有无限可能

随着近十余年白内障手术的迅猛发展,特别是最近这几年飞秒激光的应用,我们可以展望在不久的将来,IOL 植入术会有多种创新的选择。就像 Abraham Lincoln 所说的:对于患者和医者来说,过去的技术更迭瞬息万变,未来的前景才是最美好的。

(李谨予 译 姚克 审校)

参考文献

[1] Murphy C, Tuft SJ, Minassian DC. Refractive error and visual outcome after cataract extraction. J Cataract Refract Surg 2002;28(1):62–66

[2] Ford J, Werner L, Mamalis N. Adjustable intraocular lens power technology. J Cataract Refract Surg 2014;40(7):1205–1223

[3] Schwartz DM. Light-adjustable lens. Trans Am Ophthalmol Soc 2003;101:417–436

[4] Villegas EA, Alcon E, Rubio E, Marín JM, Artal P. Refractive accuracy with light-adjustable intraocular lenses. J Cataract Refract Surg 2014;40(7):1075–84.e2

[5] Hengerer FH, Hütz WW, Dick HB, Conrad-Hengerer I. Combined correction of sphere and astigmatism using the light-adjustable intraocular lens in eyes with axial myopia. J Cataract Refract Surg 2011;37(2):317–323

[6] Hengerer FH, Böcker J, Dick BH, Conrad-Hengerer I. Light adjustable lens. New options for customized correction of presbyopia [in German]. Ophthalmologe 2012;109(7):676–682

[7] Hengerer FH. [Current state of the "light-adjustable lens" [in German]. Klin Monatsbl Augenheilkd 2012;229(8):784–793

[8] Heinzelmann S, Hengerer FH, Maier P, Böhringer D, Dick HB, Reinhard T. Is there an endothelial cell toxicity of light-adjustable lens UVA irradiation on the human corneal endothelium? Eur J Ophthalmol 2012;22 Suppl 7:S57–S61

[9] Simonov AN, Vdovin G, Loktev M. Liquid-crystal intraocular adaptive lens with wireless control. Opt Express 2007;15(12):7468–7478

[10] Jahn CE, Strotmann H. Investigation of the safety of an intraocular lens with reversibly adjustable optical power: the *Acri.Tec AR-1 PC/IOL. Ophthalmologica 2005;219(6):362–365

[11] Portaliou DM, Grentzelos MA, Pallikaris IG. Multicomponent intraocular lens implantation: two-year follow-up. J Cataract Refract Surg 2013;39(4):578–584

[12] Dick HB, Schultz T. Intraocular lens fixated in the anterior capsulotomy created in the line of sight by a femtosecond laser. J Refract Surg 2014;30(3):198–201

[13] Neumayer T, Prinz A, Findl O. Effect of a new cohesive ophthalmic viscosurgical device on corneal protection and intraocular pressure in small-incision cataract surgery. J Cataract Refract Surg 2008;34(8):1362–1366

[14] Dick HB, Gerste RD, Rivera RP, Schultz T. Femtosecond laser-assisted cataract surgery without ophthalmic viscosurgical devices. J Refract Surg 2013;29(11):784–787

索 引

《人工晶状体手术：适应证、并发症及复杂病例》手术视频

视频列表

第 11 章　复曲面人工晶状体植入术后残留散光的处理(1 个视频)

第 17 章　人工晶状体置换(13 个视频)

第 19 章　人工晶状体光学部固定(20 个视频)

第 20 章　人工晶状体囊袋张力环植入术(1 个视频)

第 21 章　人工晶状体——虹膜夹持固定(6 个视频)

第 22 章　虹膜缝合固定技术(7 个视频)

第 23 章　巩膜缝线固定(1 个视频)

第 24 章　巩膜层间晶状体袢固定后房型人工晶状体(1 个视频)

第 25 章　瞳孔成形术及缺损缝合虹膜(4 个视频)